Thieme

Physiotherapie in der Traumatologie/Chirurgie

Herausgegeben von
Antje Hüter-Becker
Mechthild Dölken

Mit Beiträgen von
Michael Fresenius
Stephanie Fresenius
Christian Münzing
Florian Schneider
Heide Suger-Wiedeck
Bärbel Trinkle

4. Auflage

390 Abbildungen

Georg Thieme Verlag
Stuttgart · New York

Kapitel 1

Charakteristika des Arbeitsfeldes Traumatologie

1.1	Leitsymptome	*13*
1.2	Leitsymptom: Mobilität	*14*
1.3	Leitsymptom: Schmerz	*51*
1.4	Leitsymptom: Vitalfunktionenen	*66*
1.5	Leitsymptom: Traumaverarbeitung	*84*

1

1 Charakteristika des Arbeitsfeldes Traumatologie

Florian Schneider

1.1 Leitsymptome

Unfälle und die damit verbundenen Verletzungen treffen den Menschen unvorbereitet. Die Beeinträchtigungen können für den Patienten dramatisch sein und führen zu Folgen, die sich in vier, für die Patienten in der Traumatologie typischen Leitsymptomen zusammenfassen lassen:

- Verlust/Einschränkung der Mobilität bei gleichzeitiger reduzierter Belastbarkeit verletzter und heilender Strukturen
- Schmerz
- Beeinträchtigung der Vitalfunktionen
- Verarbeitung des Traumas

In der physiotherapeutischen Untersuchung und Behandlung gilt es zu erkennen, welche Leitsymptome beim einzelnen Patienten im Vordergrund stehen und wie ausgeprägt sie sind. Die einzelnen Symptome lassen sich nicht scharf gegeneinander abgrenzen. Sie beeinflussen sich gegenseitig. So kann z. B. Schmerz die Mobilität verhindern oder Bewegung die Vitalfunktionen unterstützen. Gelingt es dem Patienten nicht, das Trauma und die Folgen zu verarbeiten, leidet eventuell die Motivation. Das wiederum kann Fortschritte der Heilung behindern und die Compliance vermindern und damit auch die Erfolge durch Physiotherapie. Ein Fallbeispiel soll das verdeutlichen.

Fallbeispiel

B

Herr K., 34 Jahre alt, Schreiner, hat sich bei einem Motorradunfall, den er selbst verschuldete, folgende Verletzungen zugezogen: komplexe instabile Beckenverletzung mit urogenitalen Verletzungen, Humerusschaftfraktur, Thoraxtrauma mit Rippenserienfraktur.

Herr K. wurde noch im Rettungswagen sediert und intubiert, auf der Intensivstation wurde ein suprapubischer Blasenkatheter gelegt. Seine Freundin, die mit ihm auf dem Motorrad saß, hat den Unfall nicht überlebt.

Es ist klar, dass in dem beschriebenen Zustand die Stabilisierung der Vitalfunktionen Atmung, Herzkreislauf und Ernährung im Vordergrund stehen. Herr K. wurde intensivmedizinisch betreut.

Die Verletzungen und das künstliche Koma führen zum Verlust der Mobilität. Physiotherapeutisch und pflegerisch werden die Entstehung von Kontrakturen und Dekubitus verhindert.

Nach einigen Tagen ist es gelungen, die Vitalfunktionen so weit zu stabilisieren, dass die Sedierung reduziert werden kann. Die ersten Versuche, Herrn K. von der Beatmung zu entwöhnen, scheitern zunächst. Der Schmerz ist zu stark. Schließlich gelingt es den Intensivmedizinern doch, die Medikation so einzustellen, dass Herr K. wach und bei Bewusstsein ist und aktiv atmen kann. Die Atmung wird atemtherapeutisch unterstützt.

Langsam wird Herr K. die gesamte Situation bewusst. Trauer und Schuldgefühle stellen sich ein. Die Traumaverarbeitung setzt ein. Seine Mitarbeit bei der Therapie und während der Pflege geht gegen Null. Pflegende und Physiotherapeuten erreichen mit viel Geduld, dass keine erneute Intubation erfolgen muss. Ein konsequentes Mobilisationsprogramm stimuliert die Vitalfunktionen und fördert die Atemfunktion. Im weiteren Verlauf nimmt Herr K. immer mehr an der aktiven Therapie teil. Er lässt seine Trauer zu und beginnt, Schuldgefühle zu überwinden.

Nachdem die Frakturen chirurgisch versorgt sind, können seine Gelenke gezielt mobilisiert werden. Die Fortschritte im Bereich der Mobilität führen zu enormen Verbesserungen auf der Aktivitäts- und Partizipationsebene. Bei der Körperpflege benötigt er nur noch wenig Hilfe; er übt das Gehen mit Unterarmstützen und fährt mit dem Rollstuhl in die Cafeteria.

Tab. 1.1 Anatomie und Funktion „echter" und „unechter" Gelenke

Gelenktyp	Anatomie (allgemein)	Beispiele/Funktion
Diarthrosen	echtes Gelenk mit • Gelenkspalt • mit Knorpel bedeckten Gelenkflächen • Gelenkhöhle • Gelenkkapsel	Die Strukturen bedingen umfangreiche und gut geführte Bewegungen, welche je nach Gelenkform um eine unterschiedliche Anzahl von Bewegungsachsen stattfinden.
Scharniergelenk		einachsig, z. B. Art. humeroulnaris
Sattelgelenk		zweiachsig, z. B. Art. radiocarpea
Kugelgelenk		dreiachsig, z. B. Art. glenohumeralis
Synarthrosen	direkte Verbindung von Knochen oder knorpeligen Strukturen durch Bindegewebe oder Knorpel (im echten Gelenk)	bis auf wenige Ausnahmen (z. B. Bandscheiben) ist weniger Bewegung möglich als in Diarthrosen
Syndesmose	bandhafte (Bandverbindung zwischen Knochen)	z. B. Syndesmosis tibiofibularis
Synchondrose	knorpelhafte (Verbindung aus Hyalinknorpel)	z. B. Synchondrosis manubriosternalis
Symphyse	knorpelhafte (Verbindung überwiegend aus Faserknorpel)	z. B. Zwischenwirbelscheiben, Symphysis pubica
Synostose	knochenhafte (im Kindes- und Jugendalter oft zunächst Synchondrosen, z. B. Epiphysenfugen, die dann verknöchern)	z. B. Verbindungen der Sakralwirbel, funktionell keine Gelenke, da keine Bewegung mehr möglich ist

Zusammenfassung

Man unterscheidet zwei Arten von Gelenken:

- „echte" Gelenke (Diarthrosen) mit einem Gelenkspalt, Gelenkknorpel und einer Kapsel,
- „unechte" Gelenke (Synarthrosen) mit einer direkten bindegewebigen oder knorpeligen Verbindung.

Bewegungsformen

Grundsätzlich unterscheidet man zwei Bewegungsformen:

- rotatorische Bewegungen sind Drehbewegung um einen Drehpunkt, d. h. zumindest dieser eine Drehpunkt bewegt sich nicht,
- translatorische Bewegungen sind Verschiebebewegungen eines Gelenkpartners gegenüber dem anderen (▸ Abb. 1.3).

Physiologische Bewegungen setzen sich in der Regel aus beiden Komponenten zusammen. Wird eine dieser Komponenten gestört, hat dies unweigerlich Auswirkungen auf die gesamte Mobilität des Gelenks (▸ Abb. 1.4). Dabei kann auch ein Zuviel der einen Komponente dazu führen, dass die Gesamtbeweglichkeit abnimmt!

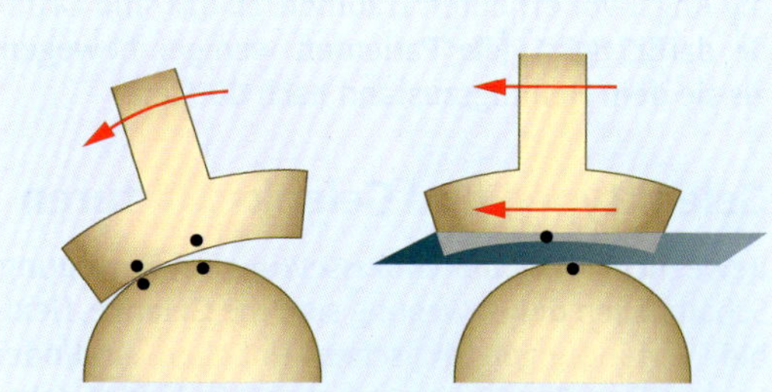

Abb. 1.3 Rotatorische und translatorische Bewegung.

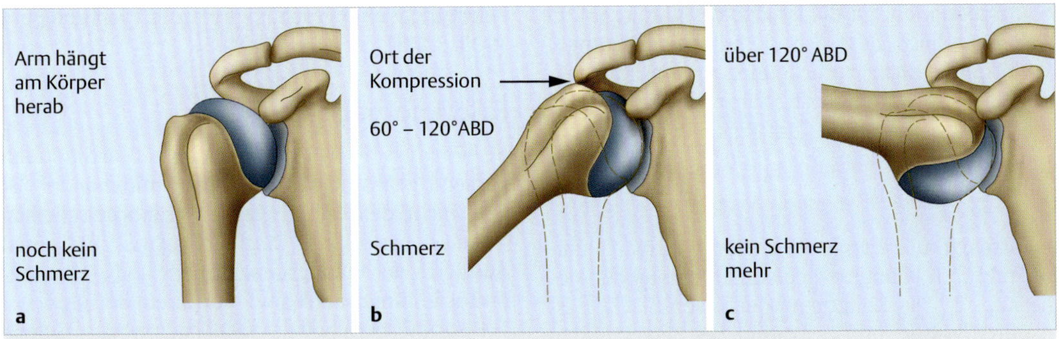

Abb. 1.4 Ausmaß der Abduktion im Schultergelenk in Abhängigkeit von der Rollbewegung.
a Ruhestellung.
b Zu viel Rollen im Verhältnis zum Gleiten stoppt die Bewegung vorzeitig, weil der Humeruskopf an das Akromion stößt.
c Ist das Verhältnis von Rollen und Gleiten ausgeglichen, ist mehr Bewegung möglich.

Zusammenfassung

- Man unterscheidet rotatorische und translatorische Bewegungen.
- Physiologische Bewegungen setzen sich aus beiden Komponenten zusammen.

1.2.2 Bewegungsstrukturen

Gelenkknorpel

Hyaliner Knorpel überzieht die gelenkbildenden Knochenteile. Er hat einen sehr hohen Wassergehalt. Abgesehen vom direkten Übergang zum Knochen besitzt er keine Blutgefäße. Auch Nervenendigungen und Lymphgefäße fehlen. Die Ernährung erfolgt fast ausschließlich über Diffusion. Schädigungen werden nur indirekt wahrgenommen wenn Rezeptoren im Knochen oder Kapsel-Band-Apparat nozizeptiv reagieren. Die wesentlichen Aufgaben des Gelenkknorpels sind:

- Stoßdämpfung: Gelenkknorpel dämpft Stöße, die unter normalen Bedingungen auf Gelenke einwirken. Um Druckspitzen auf den darunter liegenden Knochen zu verhindern, muss er in der Lage sein, auf Druck mit Verformung zu reagieren. Trotzdem muss er formstabil sein, da durch sein Profil die Bewegung im Gelenk mit gesteuert wird.
- Bildung der Gleitfläche für die Bewegung: Gelenkknorpel hat eine sehr glatte Oberfläche. Somit ist die Reibung beim Gleiten der Gelenkpartner minimal. Dies reduziert die Kraft, die für die Bewegung aufgewendet werden muss. Der mechanische Abrieb bleibt gering.

Bedeutung der Bewegung für den Gelenkknorpel

Bewegung ist Voraussetzung für eine ausreichende Ernährung des Gelenkknorpels. Bei Bewegungen findet eine Umwälzung von Gelenkflüssigkeit statt. Fehlt Bewegung, kommt es zur Mangelversorgung des Gelenkknorpels, der damit seine wesentlichen Eigenschaften verliert. Ob die Bewegung aktiv oder passiv erfolgt ist dabei weniger wichtig.

Merke

Der Einsatz einer Bewegungsschiene als Therapie begleitende Maßnahme gewährleistet eine ausreichende Knorpelernährung und verhindert Immobilisationsschäden im Gelenk.

Knorpelschäden

▸ **Mikroverletzungen.** Häufig wiederkehrende Mikroverletzungen, die alleine noch keine Symptome verursachen, können ebenfalls zu einer Beschädigung des Knorpels führen und langfristig eine Arthrose verursachen.

► **Impressionen.** Ist die Druckbelastung in einem Gelenk so hoch, dass sich die belastungsbedingte Verformung nicht zurückbildet, treten Knorpelschäden auf. Es kommt zu Störungen der Gelenkmechanik. Langfristig ist das Risiko einer Degeneration des Gelenkknorpels und der Entstehung einer Arthrose erhöht.

► **Intraartikuläre Frakturen.** Durch intraartikuläre Frakturen können Gelenkstufen entstehen (siehe Kap. 2). Die Kongruenz der Gelenkflächen ist dadurch gestört und es kommt bei Bewegung zu mechanischem Abrieb des Gelenkknorpels. Wird dies nicht korrigiert führt auch dies zu einer Arthrose.

► **Knochenkontusionen (Bone bruise).** Wird der unter dem Knorpel liegende Knochen bei Belastungsspitzen direktem Druck ausgesetzt, kommt es zu einem Markraumödem. Der Knochen reagiert mit einer vermehrten Neubildung. Der Knorpel wird von seiner tiefen Zone her geschädigt, so dass degenerative Prozesse den Knorpel zerstören können.

► **Immobilisationsschäden.** Ist der Gelenkknorpel verletzt, müssen Betroffene das Gelenk entlasten. Druckbelastung führt zu weiteren Schäden. Entlastung darf aber nicht mit Ruhigstellung verwechselt werden. Durch eine Ruhigstellung kann es zu weiteren Schäden kommen.

Ohne Bewegung und ein Mindestmaß an Belastung ist eine Knorpelernährung durch Diffusion nicht möglich. Der Stoffwechsel der Knorpelzellen erlahmt, der Wassergehalt nimmt ab. Dadurch reduziert sich die Elastizität des Gelenkknorpels. Die Verformbarkeit nimmt zu. Der Knorpel wird weniger belastbar und kann dann schon bei normaler Belastung weiter geschädigt werden (van den Berg 1999, S. 89f).

Faserknorpelscheiben

In den meisten synovialen Gelenken artikulieren passend geformte Gelenkflächen miteinander. Ist dies nicht der Fall, sorgen Faserknorpelscheiben (Menisci articularis, Disci articularis) für einen Ausgleich der Inkongruenz. Innen- und Außenmeniskus im Kniegelenk sind hierfür ein Beispiel.

Faserknorpelscheiben stabilisieren das Gelenk und gewährleisten die komplexe Funktion. Während der Bewegung des Gelenks sorgen sie für einen optimalen Kontakt der Gelenkflächen. Dabei spielen auch aktive Mechanismen eine Rolle. Verschiedene Muskeln strahlen z. B. mit Fasern in die Vorder- und Hinterhörner der Menisken ein und ziehen diese in Position (► Tab. 1.2). Je nach Ausmaß der Kniegelenksbewegung verlagert sich der Außenmeniskus um bis zu 12 mm, der Innenmeniskus um bis zu 6 mm nach ventral oder dorsal (Kapandji 1992, S. 94ff).

Betrachtet man den histologischen Aufbau der Menisken, lässt der Faserverlauf darauf schließen, dass sie in der Lage sind, komplexen mechanischen Anforderungen gerecht zu werden. Mit den zwischen den Kollagenfibrillen eingelagerten Knorpelzellen ergibt sich eine hohe Belastbarkeit sowohl in Bezug auf Scher- als auch auf Druckkräfte (► Abb. 1.5).

Auch in Bezug auf die Knorpelernährung spielen Faserknorpelscheiben eine wichtige Rolle. Durch ihre Lokalisation im Gelenkspalt sorgen sie für eine Verkürzung der Diffusionsstrecke zwischen Synovia und Chondrozyten. Zusätzlich sorgen sie für eine bessere Verteilung der Gelenkflüssigkeit während der Bewegung (de Morree 2001).

Tab. 1.2 Verschiebung der Menisken gegenüber dem Tibiaplateau bei verschiedenen Kniebewegungen

Bewegung	Meniskus	Verschiebung nach	Unterstützende Muskeln
Flexion	Innenmeniskus	dorsal	M. semimembranosus
	Außenmeniskus	dorsal	M. popliteus
Extension	Innenmeniskus	ventral	
	Außenmeniskus	ventral	
Innenrotation	Innenmeniskus	ventral	
	Außenmeniskus	dorsal	
Außenrotation	Innenmeniskus	dorsal	M. semimembranosus
	Außenmeniskus	ventral	

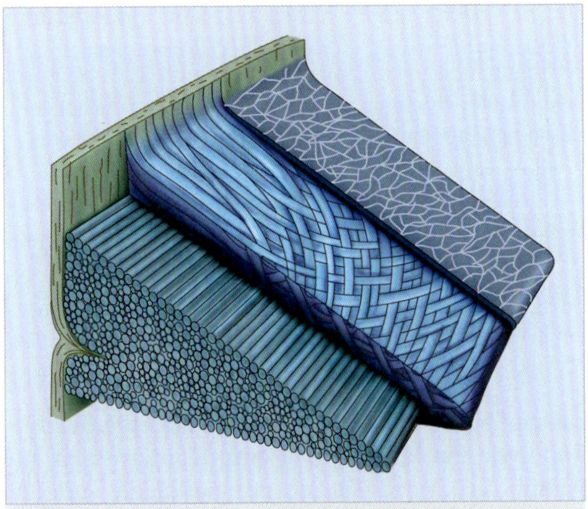

Abb. 1.5 Histologischer Aufbau des Meniskus (Hochschild 2002).

Da nur wenige Bereiche der Menisken (Meniskusbasis, Vorder- und Hinterhorn) vaskularisiert sind, wird der größere Anteil über Diffusion zur Synovia ernährt. Das Vorhandensein von Propriozeptoren und freien Nervenendigungen lässt darauf schließen, dass die Menisken auch sensibel an der Gelenksteuerung beteiligt sind. In ▶ Tab. 1.3 werden die Aufgaben den entsprechenden Konstruktionsmerkmalen gegenüber gestellt.

Meniskusschäden

Die Immobilisation des Kniegelenks begünstigt degenerative Veränderungen der Menisken. Durch einen Verlust von Grundsubstanz sinkt der Wassergehalt und damit auch die Belastbarkeit. Gleichzeitig wird die Beweglichkeit der Menisken durch Verklebungen der Menisken mit den Gelenk- bzw. Knorpelflächen eingeschränkt (van den Berg 1999, S. 100).

Dieser Mechanismus kann auf Faserknorpelscheiben in anderen Gelenken übertragen werden. Sieht man von den Bandscheiben ab, wirken sich diese Veränderungen im Kniegelenk am gravierendsten aus, weil das Gelenk mechanisch stark beansprucht wird.

Bei einem Trauma kann es zu Einrissen der Menisken kommen. Grundsätzlich können diese Risse heilen, auch wenn sie die avaskuläre Zone betreffen (van den Berg 1999, S. 100). Es kann aber auch zu Einklemmungserscheinungen und zu einer Störung der Gleitbewegung im meniskotibialen Gelenk kommen. Beides beeinträchtigt die Funktion des Kniegelenks und macht u. U. einen operativen Eingriff erforderlich.

M!

Merke

Ist die Mobilität der Menisken wegen einer Ruhigstellung vermindert, kann es wegen der reduzierten Belastbarkeit schon bei „normalen" Bewegungen des Kniegelenks zu Überlastungsschäden der Menisken kommen!

Tab. 1.3 Aufgaben und Funktion der Menisken

Aufgabe/Funktion	Konstruktionsmerkmal
Kongruenzausgleich der Gelenkflächen	• konkave Form der dem Femur zugewandten Flächen • plane Form zum Tibiaplateau
mechanische Stabilisierung des Gelenks	• Keilform mit verbreiterter Basis • komplexer Aufbau, Faserverlauf
mechanische Führung, Steuerung der Bewegung	• Mobilität der Menisken gegenüber dem Tibiaplateau
Stoßdämpfung	• komplexer Aufbau und Faserverlauf • eingelagerte Knorpelzellen
Verbesserung des Gelenkstoffwechsels	• Verkürzung der Diffusionsstrecke der Gelenkflächen zur Synovia • bessere Verteilung der Synovia im Gelenk
sensorische Bewegungssteuerung (Propriozeption)	• Propriozeptoren v. a. im Bereich der Meniskusbasis

Tab. 1.4 Kapsuläre, intrakapsuläre und extrakapsuläre Bänder

Lokalisation	Band	Hauptfunktionen
kapsulär	Lig. pubofemorale	hemmt die Abduktion und Außenrotation im Hüftgelenk
	Lig. collaterale tibiale	stabilisiert das Kniegelenk gegen Valgusstress
extrakapsulär	Lig. collaterale fibulare	stabilisiert das Kniegelenk gegen Varusstress
	Lig. interspinale	hemmt die Beugung der Wirbelsäule
intrakapsulär	Lig. cruciatum anterius	stabilisiert das Kniegelenk gegen die vordere Schublade
	Lig. cruciatum posterius	stabilisiert das Kniegelenk gegen die hintere Schublade
	Lig. capitis femoris	Gefäßstraße für die Arterie zur Ernährung des Hüftkopfes

Gelenkkapsel und Bänder

Die synovialen Gelenke werden von einer Gelenkkapsel umgeben. Die Kapsel besteht aus einem Mantel aus Bindegewebe (Membrana fibrosa), der auf der Innenseite von der Membrana synovialis ausgekleidet wird. Die Membrana synovialis setzt sich aus der dünnen, inneren Schicht von Synovialzellen (Intima) und einer dickeren Schicht aus losem Bindegewebe (Subintima) zusammen. An Gelenken (z. B. Kniegelenk, Schultergelenk) mit großem Bewegungsumfang bildet die Kapsel Ausstülpungen oder Falten (Recessi).

Die Gelenkkapsel erfüllt verschiedene Aufgaben:
- Gelenkhülle,
- Druckregulation,
- Schutz der Synovialzellen,
- Gelenkstabilisation,
- Bewegungssteuerung.

▸ **Gelenkhülle.** Die Gelenkhöhle ist ein geschlossener Raum, der durch die Kapsel von der Umgebung getrennt wird. In der Gelenkhöhle herrscht ein spezifisches Milieu, das die Funktion des Gelenkknorpels gewährleistet. Durch die Abgrenzung bleibt die Synovia im Gelenk.

▸ **Druckregulation.** Um die Gelenkpartner zusammenzuhalten, ist neben dem Muskelzug auch ein leichter Unterdruck im Gelenk notwendig. Dieser Unterdruck wird durch Lymph- und Blutgefäße in der Kapselwand aufrechterhalten, indem sie die Synovia samt den anfallenden Stoffwechselprodukten aufnehmen und abtransportieren. Dieser Vorgang wird durch Bewegung und die damit verbundene Aktivierung von Muskel- und Lymphpumpe unterstützt.

Am Beispiel Schultergelenk wird deutlich, wie wichtig dieser Unterdruck in Bezug auf die Gelenkstabilität ist. Da die Fossa glenoidalis den Humeruskopf bei weitem nicht umfasst, liegt die Gelenklippe wie ein Pfropfen auf dem Humeruskopf auf (▸ Abb. 1.6). Wird das Labrum glenoidale verletzt, kann dies zur Folge haben, dass der Unterdruck zwischen der Fossa glenoidalis und der Fläche des Caput humeri nicht aufrechterhalten werden kann. Es kommt zur Subluxation oder Luxation.

▸ **Schutz der Synovialzellen.** Die Subintima sorgt dafür, dass Kräfte, die bei Bewegungen auf die fibröse Kapsel wirken, nicht an die Intima weitergeleitet werden und die Funktion der Synovialzellen (Produktion der Synovia) stören. Zahlreiche Gefäße in der Subintima stellen außerdem die Flüssigkeit für die Produktion der Synovia bereit. Dehnung kann die Funktion der Kapillaren und der synovialen Zellen beeinträchtigen.

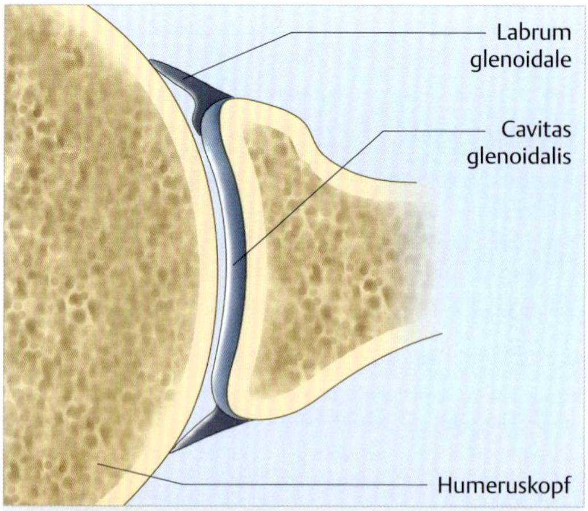

Abb. 1.6 Das Labrum glenoidale liegt dem Humeruskopf wie ein Pfropfen an.

► **Gelenkstabilisation/Bänder.** Es gibt dünne und damit etwas elastische Anteile der Gelenkkapsel, die sich während der Bewegung verformen können. Ebenso gibt es Anteile, welche von kollagenem Bindegewebe mit nahezu parallel verlaufenden Fasern verstärkt werden. Diese sind unelastisch. Die Ausrichtung dieser Fasern wird durch die Bewegung, die gesteuert oder limitiert werden soll, bestimmt. Diese Kapselverstärkungen werden als kapsuläre Bänder bezeichnet. Sie haben die Aufgabe, das Gelenk zu stabilisieren und Bewegungen zu limitieren.

Neben den kapsulären Bändern gibt es auch extrakapsuläre Bänder, die nicht direkt mit der Gelenkkapsel verwachsen sind. Intrakapsuläre Bänder befinden sich innerhalb der Gelenkkapsel und stehen lediglich mit der Synovialmembran in Verbindung. Beide haben überwiegend die gleichen mechanischen Aufgaben wie kapsuläre Bänder. Wie man am Beispiel des Lig. capitis femoris sieht, können sie aber auch andere Funktionen erfüllen. Die ► Tab. 1.4 nennt Beispiele.

► **Bewegungssteuerung.** Je komplexer die Bewegungsmöglichkeiten eines Gelenks sind, umso aufwändiger ist der zugehörige Kapsel-Band-Apparat aufgebaut. Um bei entsprechenden Bewegungen die Faserverläufe aktiv auszurichten, strahlen häufig Fasern der gelenkumgebenden Muskulatur in Anteile von Bändern und Kapsel ein.

Bei genauerer Betrachtung vieler Gelenkbänder fällt auf, dass der Verlauf der Fasern nicht streng parallel ist. Außerdem sind Ansatz und Ursprung oftmals nicht punktuell, sondern breit und komplex angelegt (► Abb. 1.7). Diese beiden Konstruktionsmerkmale bewirken, dass bei sich verändernder Gelenkstellung immer nur einige Anteile des Bandes anspannen. So wird gewährleistet, dass die Bewegung genügend Führung erfährt, ohne dass die Spannung des Bandes die Bewegung behindert. Gleichzeitig sorgen zahlreiche Rezeptoren in der Gelenkkapsel und den Bändern dafür, dass Spannungsänderungen wahrgenommen und bei der Bewegungssteuerung berücksichtigt werden (siehe Kap. Peripheres Nervensystem, ► Tab. 1.9).

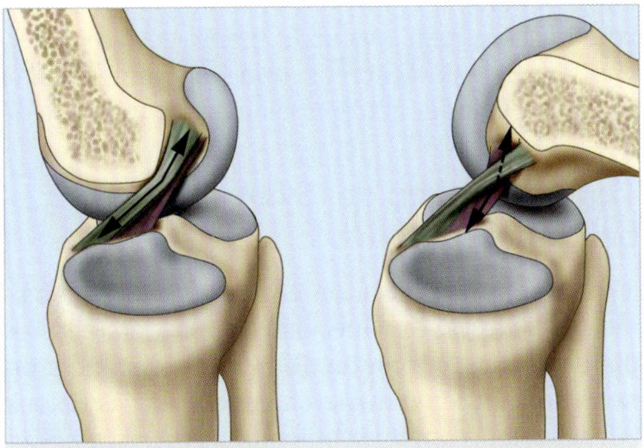

Abb. 1.7 Faserverlauf des vorderen Kreuzbandes in Extension- und Flexionstellung.

M!

Merke

Bei Bandersatzplastiken, z. B. dem Ersatz des vorderen Kreuzbands, können meist weder der komplexe Faserverlauf noch die Ansätze und Ursprünge genau rekonstruiert werden. Dies hat zur Folge, dass gute Stabilität mit Einschränkungen der Mobilität und gute Mobilität mit Einschränkungen der Stabilität einhergehen können. Außerdem kann der Bandersatz nicht die Informationen liefern, die ein intaktes Band zur Steuerung der Bewegung beiträgt. Der Ersatz ist nie so gut wie das Original!

Schäden am Kapsel-Band-Apparat

► **Immobilisationsschäden.** Durch eine längere Ruhigstellung nimmt die Elastizität von Kapsel und Bändern ab. Dadurch verringert sich die Belastbarkeit des Kapsel-Band-Apparats und die Beweglichkeit des betroffenen Gelenks. Die Folge sind Kontrakturen.

Durch Immobilisation kann es zur Bildung von Wasserstoffbrücken zwischen den aufeinanderliegenden inneren Kapselanteilen eines Recessus kommen. Diese sind wasserlöslich und die dadurch verursachte Bewegungshemmung kann vergleichsweise einfach durch Bewegen im schmerzfreien Bereich behoben werden. Nach längerer Zeit bilden sich jedoch bindegewebige, nicht wasserlösliche Crosslinks. Diese müssen mit gezielten physiotherapeutischen Techniken behandelt oder chirurgisch behoben werden.

Bei Bändern kommt es durch Immobilisation zu einer Verlängerung (van den Berg 1999, S. 137). Dadurch reduziert sich die Stabilität im betroffenen Gelenk. Gleichzeitig nimmt auch die Zugfestigkeit deutlich ab, so dass die Mobilisation nach der Ruhigstellung sehr vorsichtig erfolgen muss.

▸ **Gelenkerguss.** Wird die mechanische Belastbarkeit der fibrösen Kapsel durch ein Trauma überschritten, kommt es zur Schädigung der Subintima. Die Permeabilität der Gefäße wird durch das Trauma erhöht. Es wird mehr Gelenkflüssigkeit gebildet, so dass ein Gelenkerguss entsteht. Werden dabei auch Blutgefäße verletzt, kommt es zu einem blutigen Erguss (Hämarthros, siehe Kap. 2.3.3).

Ein Gelenkerguss erhöht den intraartikulären Druck. Die damit einhergehende Kapselspannung verursacht Schmerzen. Gleichzeitig nimmt die Adhäsion zwischen den Knorpelflächen der artikulierenden Knochen ab. Die Stabilität des Gelenks wird geringer.

Merke M!

Auch bei einem Gelenkerguss sollte das betroffene Gelenk hubarm, schmerzfrei mit angepasster Amplitude bewegt werden, um Verklebungen der Kapsel zu verhindern. Dabei darf es nicht zu einer Überdehnung der Kapsel kommen, weil sonst eine dauerhafte Beeinträchtigung der Stabilität droht.

Gelenkflüssigkeit

Die Gelenkflüssigkeit (Synovia) wird von der Membrana synovialis gebildet (s. o.). Neben der Ernährung des Gelenkknorpels hat die Synovia folgende Aufgaben:

- Gelenkschmierung,
- Stoßdämpfung, v. a. bei axialer Belastung des Gelenks,
- die Synovia verhindert in Ruhe, dass sich die Gelenkflächen berühren.

Um diesen Anforderungen gerecht zu werden, besitzt die Gelenkflüssigkeit besondere Eigenschaften.

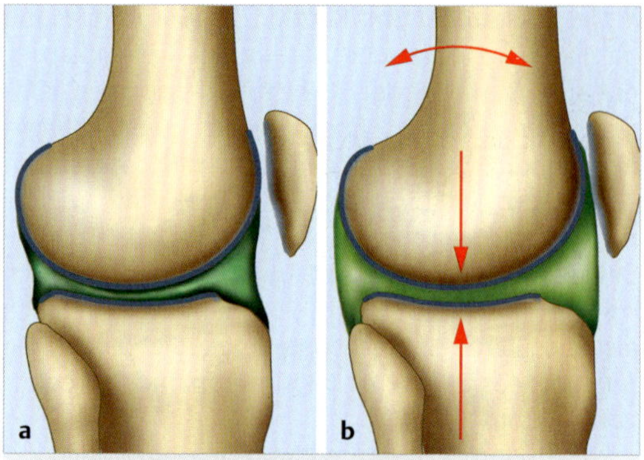

Abb. 1.8 Abstand der Gelenkflächen.
a Gelenk in Ruhe: hohe Viskosität, Abstand der Gelenkflächen zueinander bleibt erhalten.
b Gelenk in Bewegung: niedere Viskosität, gute Verteilung der Gelenkflüssigkeit, Schmierung der gesamten Gelenkfläche.

▸ **Veränderliche Viskosität.** Die Viskosität der Gelenkflüssigkeit verändert sich in Abhängigkeit von der Bewegung. Scherkräfte, die durch das Gegeneinandergleiten der Gelenkflächen entstehen, führen dazu dass sich die Synovia verflüssigt. Je schneller sich das Gelenk bewegt, umso dünnflüssiger wird die Synovia. Das Gelenk ist leichter zu bewegen. Damit ein gewisser Gleitfilm zwischen den Gelenkflächen erhalten bleibt, fassen zähflüssigere Anteile der Synovia die dünnflüssigeren Anteile ein, sodass diese nicht verdrängt werden können.

▸ **Elastizität.** In begrenztem Maß kann die Synovia auf kurzzeitigen Druck elastisch reagieren. Bei länger anhaltendem Druck wird die Gelenkflüssigkeit dickflüssiger. Dadurch bleibt gewährleistet, dass die Gelenkflächen auch in Ruhe unter Belastung voneinander getrennt bleiben (▸ Abb. 1.8).

Veränderungen der Synovia bei Immobilisation

Durch die Immobilisation erhöht sich die Viskosität der Synovia. Der mechanische Widerstand für die Bewegung nimmt zu. Diesen Widerstand können Therapeuten reduzieren, indem sie das Gelenk zunächst langsam im schmerzfreien Bereich bewegen.

Zusammenfassung

- Gelenkknorpel hat einen sehr hohen Wassergehalt und makroskopisch eine glatte Oberfläche (beachte: mikroskopisch betrachtet ist die Oberfläche rau). Außer im Übergang zum Knochen besitzt er weder Nerven noch Gefäße und wird durch Diffusion ernährt. Bewegung und Belastung hält den Knorpel gesund. Immobilisation verursacht degenerative Veränderungen. Jeder Knorpelschaden begünstigt die Entstehung einer Arthrose.
- Faserknorpelscheiben gleichen die Inkongruenz von Gelenkflächen aus. Sie verbessern die Gelenkmechanik und wirken als Stoßdämpfer. Immobilisation reduziert die Belastbarkeit und Beweglichkeit der Knorpelscheiben. Meniskusrisse können heilen. In vielen Fällen ist eine Operation (Arthroskopie) aber unumgänglich.
- Die Gelenkkapsel besteht aus einer derben, bindegewebigen Hülle (Membrana fibrosa), die auf der Innenseite von der Synovialmembran ausgekleidet ist. Die Gelenkkapsel umschließt das Gelenk und schützt es.
- Bänder stabilisieren das Gelenk und verbessern die mechanische Führung.
- Rezeptoren in der Kapsel und den Bändern unterstützen die Steuerung von Bewegungen.
- Immobilisationsschäden am Kapsel-Band-Apparat führen oft zu erheblichen Einschränkungen der Beweglichkeit und vermindern die Belastbarkeit des Kapsel-Band-Apparates. Ein Gelenkerguss kann die Gelenkkapsel dehnen und Stabilität des Gelenks dauerhaft verringern.
- Die Gelenkflüssigkeit (Synovia) wird von den Synovialzellen gebildet. Sie ernährt den Knorpel und „schmiert“ das Gelenk. Bei Immobilisation erhöht sich ihre Viskosität. Der Bewegungswiderstand nimmt zu.

1.2.3 Auswirkungen von Verletzungen auf die Haut

Die Haut ist das größte Organ des Menschen und die Hauptkontaktfläche zur Umwelt. Sie überzieht den gesamten Körper und damit auch alle Gelenke. Eine Störung der Hautfunktion oder ihrer Verschieblichkeit und Elastizität kann sehr schnell zu Beeinträchtigung der Beweglichkeit führen.

Die Haut hat eine Vielzahl von Funktionen:

- Abgrenzung zur Umwelt: Die Haut verhindert, dass schädliche Substanzen und Erreger in den Körper eindringen können. Ebenso sorgt sie dafür, dass unser überwiegend aus Flüssigkeit bestehender Körper nicht durch Kondensation austrocknet.
- Isolierung und Thermoregulation: Ohne die Haut würde die vom Körper erzeugte Wärme viel stärker abstrahlen. Mit dem Schwitzen verhindert sie eine zu starke Erwärmung des Körpers.
- Schutz vor UV-Strahlung: Pigmentzellen sorgen dafür, dass schädliche UV-Strahlung nicht zu tief in das Gewebe eindringt und dort Schäden anrichtet.
- Schutz gegen mechanische Kräfte: Hornhaut und subkutane Fettzellen (wie beispielweise an der Fußsohle) bilden einen Schutz gegen von außen einwirkende Kräfte.
- Wahrnehmung: Die Haut ist das größte Sinnesorgan des menschlichen Körpers. Sie ist dank der vielen Rezeptoren, welche sich überwiegend in der Lederhaut (Dermis) befinden, in der Lage, verschiedene Umweltreize wahrzunehmen und weiterzuleiten (▸ Tab. 1.9).

Aufbau der Haut

Um den o. g. Aufgaben gerecht zu werden ist die Haut in drei Schichten aufgebaut. Jede dieser Schichten weist spezialisierte Zellen bzw. Strukturen auf, die bestimmte Aufgaben übernehmen (▸ Abb. 1.9).

Epidermis

Die Epidermis (Oberhaut) besteht aus der Keimlage und der Hornlage. In der Epidermis befinden sich drei unterschiedliche Zelltypen, Keratinozyten (bilden das Plattenepithel), Melanozyten (Pigmentzellen) und Langerhans-Zellen, die zu den Immunzellen der Haut gehören (▸ Tab. 1.5).

Tab. 1.5 Zelltypen der Epidermis

Zelltyp	Lokalisation	Funktion
Keratinozyten	Keimlage	• ständige Zellteilung • Verdrängung älterer Keratinozyten Richtung Hornlage • Anreicherung von Keratin im Zellinneren
	Hornlage	• als abgestorbene und ausgetrocknete Keratinozyten bilden sie im Verbund die Hornhaut
Melanozyten	Übergang Keim- zur Hornlage	• Produktion des Pigments Melanin • Abgabe der Pigmentkörnchen zwischen die Keratinozyten
Langerhans-Zellen	Keim- und Hornlage	• Erkennung der Antigene von eindringenden Viren oder Bakterien • Stimulierung der spezifischen Immunabwehr, z. B. über T- Lymphozyten

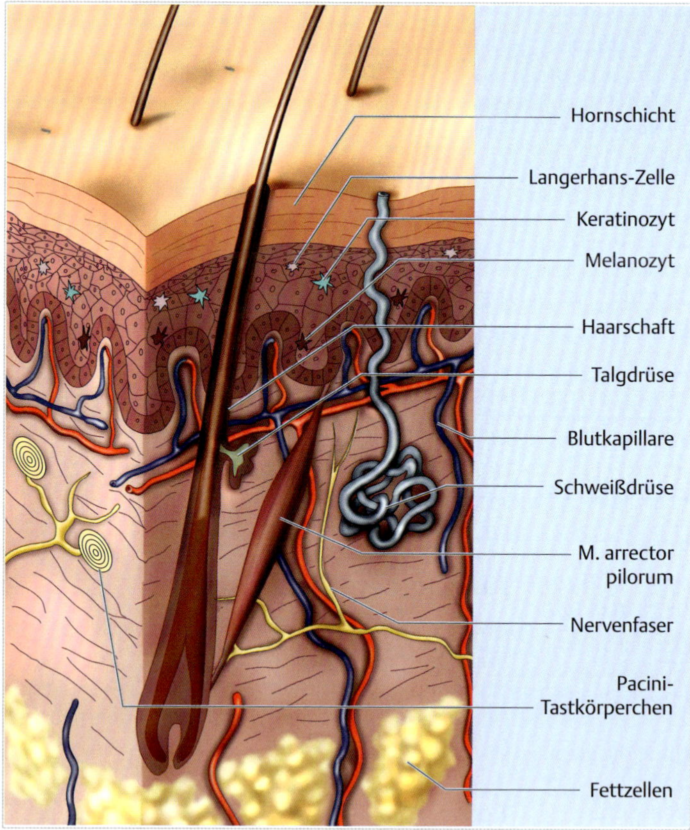

Abb. 1.9 Dreischichtiger Aufbau der Haut.

▸ **Dermis.** Die sog. Lederhaut ist mit der Epidermis durch die Lamina basalis verbunden. Diese besteht aus einem sehr dünnen Kollagenfasergeflecht (Typ IV) und hilft mit Ankerfasern bei der Fixierung der Epidermis. Die Dermis selbst besteht aus überwiegend parallel verlaufendem kollagenem Bindegewebe. Zwischen diesen Fasern sind Elastinfasern eingelagert. In Richtung der kollagenen Fasern ist die Haut sehr zugfest. Das Elastin sorgt dafür, dass die junge, gesunde Haut keine Falten bildet.

Durch Ausstülpungen, dermale Papillen, der Dermis in die Oberhaut ist eine weitere Fixierung der Epidermis gewährleistet. Gleichzeitig wird dadurch die Diffusionsstrecke zu den Keratinozyten in der Epidermis verkürzt und deren Ernährung gewährleistet. Unter dieser Schicht liegt die eigentliche Lederhaut. Diese ist geprägt durch dicke kollagene Fasern welche mit Elastin durchflochten sind. Die Dermis verfügt über ein stark verästeltes Gefäßnetz. Dies hat mehrere Gründe:

- Die Epidermis wird über Diffusion ernährt. Deshalb sind im Übergang zwischen Dermis und Epidermis viele Kapillaren. In den Bereichen der Schweiß- und Talgdrüsen und der Haarfollikel verhält es sich genauso.
- Damit die Kühlung, welche durch Verdunstung des Schweißes entsteht, nicht nur oberflächlich bleibt, ist es notwendig, dass auch das Blut gekühlt wird. Dies geschieht wie mit dem Wasser in den Kühlrippen eines Wasserkühlers mit dem Blut in den Kapillaren der Lederhaut.
- Durch die Grenzlage der Haut zur Umwelt kann es immer wieder zu Verletzungen und im Zusammenhang damit zu Verunreinigungen kommen. Für eine gute Wundheilung und eine adäquate Immunreaktion ist eine gute Durchblutung unerlässlich.

► **Hypodermis (Subkutis).** Die unterste Schicht der Haut zeichnet sich durch die Einlagerung von großen Fettzellen zwischen den kollagenen Fasern des Bindegewebes aus. Als Fortsetzung des kollagenen Gewebes der Dermis sind die kollagenen Fasern der Hypodermis mit der Körperfaszie verbunden. Sie gruppieren sich lose um die Fettzellen und gewährleisten somit die Verschieblichkeit der Haut.

Neben der Funktion als langfristiger Energiespeicher stellt die Fettschicht eine Isolationsschicht dar. An bestimmten Stellen schützt sie vor erhöhtem mechanischen Druck. Wird die Dermis zu stark gegen tiefer liegende Knochen gedrückt, kann die Durchblutung so stark gestört werden, dass es zu Nekrosen (Dekubiti) kommt. Die Fettschicht dient als Puffer und wirkt dem entgegen.

Hautanhangsgebilde

► **Haare.** Das Haar wird, ebenso wie die Hornhaut, von Keratinozyten gebildet. Auch sie sterben ab. Somit wird das Haar zum größten Teil aus totem Horn gebildet.

Die Keratinozyten befinden sich im unteren Drittel der Haarfollikel. Haarfollikel sind Einstülpungen der Epidermis bis in die Dermis. Man findet daher um die Haarwurzel eine Schichtfolge, die sich mit der sonstigen Haut vergleichen lässt. So entsprechen die innere Wurzelscheide der Hornschicht, die äußere Wurzelschicht der Keimschicht der Epidermis und die bindegewebige Wurzelscheide der Lederhaut.

Im unteren Bereich der Follikel befinden sich auch Melanozyten, welche dem Haar über Pigmentkörnchen die Farbe geben. Hier beginnen die Haarzellen, Keratin anzureichern.

► **Talgdrüsen.** An den oberen Teil der Haarfollikel sind die Talgdrüsen mit ihren Gängen angeschlossen. Die Talgdrüsen produzieren den fetthaltigen Talg und geben ihn über die Follikel an die Haut ab.

► **Schweißdrüsen.** Es gibt zwei unterschiedliche Arten von Schweißdrüsen.

- Apokrine Schweißdrüsen kommen nur im Bereich der Kopfhaut, den Gehörgängen und den Achselhöhlen vor. Ihr Sekret wird wie der Talg der Talgdrüsen über einen Gang in den oberen Teil des Haarfollikels eingeleitet. Aufgrund der Lokalisation und der beschränkten Anzahl der apokrinen Schweißdrüsen geht man davon aus, dass sie keine große Rolle bei der Kühlung spielen.
- Ekkrine Schweißdrüsen sind über den ganzen Körper verteilt. Mit der Fähigkeit Schweiß zu produzieren sind sie in der Lage, den Körper zu kühlen. Die Schweißdrüsen befinden sich in der Lederhaut. Von den, knäuelartig angelegten, Sekret produzierenden Drüsen führt ein leicht gekrümmter Gang zur Hautoberfläche. Über diesen wird der Schweiß zur Oberfläche geleitet, wo er verdunstet und so das darunter liegende Gewebe kühlt.

M!

Merke

Ist bei Verletzungen die Keimschicht der Haut betroffen, können Keratinozyten aus den Schäften der Haarfollikel und der Schweißdrüsen für eine Neubildung des Epithels im Verletzungsgebiet sorgen. Da sie etwas tiefer liegen, sind sie oft nach Verletzungen noch intakt.

Tab. 1.6 Heilungsphasen der Haut

Phase	Dauer	Prozess
Entzündungsphase	einige Tage	• Blutstillung: primäre Vasokonstriktion und Bildung eines Eiweißpfropfs/Gerinnsels; • Wundreinigung: durch sekundäre Vasodilatation werden u. a. vermehrt Makrophagen mit dem Blut angeschwemmt, welche mit der Bekämpfung eingedrungener Bakterien beginnen; • der oberflächliche Wundverschluss beginnt durch Epidermiszellen die in das Gerinnsel einsprossen; • unter dem primären Eiweißpfropf bildet sich Granulationsgewebe aus neuen Blutgefäßen und Fibroblasten.
Proliferationsphase	5.–21. Tag	• Makrophagen bauen Blutgerinnsel ab; • es wandern vermehrt Fibroblasten ein und vermehren sich durch Zellteilung; • die Durchblutung wird durch Angiogenese der verletzten Gefäße wieder hergestellt; • Fibroblasten beginnen mit der Produktion von kollagenen Fasern (Typ III), um den Defekt aufzufüllen; • Fibroblasten werden durch Zug über die Kollagenfasern Typ III ausgerichtet, hierdurch können später die Kollagenfasern Typ I entsprechend der Zugrichtung angelegt werden; • einige Fibroblasten werden Myofibroblasten und helfen beim Zusammenziehen der Wunde.
Umbauphase	21. Tag–1 Jahr	• stärkere Kollagenfasern Typ I werden produziert; • Typ-III-Fasern werden abgebaut; • Typ-I-Fasern organisieren sich entsprechend dem wieder vermehrt einwirkenden Zug; • die kollagenen Fasern werden dicker und die Narbe wird kontinuierlich fester, erreicht aber nicht die Zugfestigkeit der ungeschädigten Haut.

Die angegebenen Zeiträume gelten nur bei normal verlaufender Wundheilung. Schlechter Allgemeinzustand, Stoffwechselerkrankungen (Diabetes) oder zusätzliche Belastungen des Patienten können die Wundheilungsphasen und somit die gesamt Heilung deutlich verzögern.

Beschädigung und Heilung

Wundheilungsphasen

Die Haut wird als äußere Kontaktfläche des menschlichen Körpers zur Umwelt bei äußerer Gewalteinwirkung als Erstes verletzt. Aufgrund der vielen wichtigen Funktionen der Haut ist es wichtig, dass die entstandenen Schäden möglichst schnell vom Körper behoben werden. Wie bei anderen Geweben erfolgt die Heilung der Haut in drei Phasen (▸ Tab. 1.6).

Merke M!

Durch gezieltes und dosiertes Bewegen in der Proliferations- und Umbauphase wird die physiologische Ausrichtung der kollagenen Fasern unterstützt. Dies gilt bei oberflächlichen wie bei tiefen Wunden. Somit tragen Maßnahmen wie CPM (continuous passive motion), aktiv-assistives Bewegen etc. zur funktionellen Narbenbildung bei.

Auswirkungen der Verletzung auf die Wundheilung

Je nach Trauma können die verschiedenen Schichten der Haut unterschiedlich stark betroffen sein.

Bei großen oberflächlichen Wunden kann es sein, dass die Epidermis so stark geschädigt ist, dass die Keratinozyten aus den Schäften der Haarfollikel und der Schweißdrüsen für die Reepithelisation sorgen müssen. Sind die Schäfte der Haarfollikel mitbetroffen oder ist die Wundfläche zu groß, hilft nur eine Abdeckung der Wunde mit Spalthaut (Hauttransplantation).

Merke

Bei Wunden, die mit Spalthaut abgedeckt werden, kann es sein, dass die Bewegung der angrenzenden Gelenke kurzzeitig limitiert werden muss. Dies ist dann notwendig, wenn durch die Bewegung Spannung auf die Wundfläche kommt und verhindert, dass das Transplantat anheilt. Die Ruhigstellung kann zur Folge haben, dass die Wunde zu „stramm" ausheilt und später selbst ein Bewegungshindernis darstellt.

▸ **Primäre Wundheilung.** Bei tiefen Wunden werden die Dermis und die Hypodermis in Mitleidenschaft gezogen. Liegt diese Wunde in einem Bereich, in dem die Haut unter Spannung steht, kommt es zum Klaffen. Um zu verhindern, dass eine hässliche Narbe entsteht verschließt der Chirurg die Wunde mit einer Naht und gewährleistet so eine primäre Wundheilung. Dies ist aber nur möglich wenn die Wunde sauber und die Gewebespannung nicht zu hoch ist.

▸ **Sekundäre Wundheilung.** Kann eine Wunde nicht chirurgisch verschlossen werden, wird der Defekt durch Granulationsgewebe aufgefüllt. Es kommt zur sekundären Wundheilung, bei der die Haut von unteren Schichten her neu aufgebaut werden muss. Dieser Prozess dauert in der Regel wesentlich länger und verursacht häufig Narben.

▸ **Narbenkontrakturen.** Je nach Tiefe der Verletzung überbrücken Narben mehrere Schichten der Haut. Diese sind nicht mehr gegeneinander verschieblich. Im Bereich von Gelenken führt dies unweigerlich zu Bewegungseinschränkungen.

Merke

Um Verklebungen der einzelnen Hautschichten zu verhindern, sollte bei tiefen Wunden spätestens nach drei Wochen mit manueller Narbenbehandlung begonnen werden.

Tab. 1.7 Funktion des Muskelbindegewebes

Schicht	Lokalisation	Aufbau/Funktion
Endomysium	• intramuskulär • direkt an der Basalmembran der Muskelzellen • gesamte Muskelfaser wird umhüllt	• dünne, netzwerkartige kollagene Fasern • verbindet Muskelfasern miteinander • verbindet Muskelfasern mit den Kapillaren
Perimysium	• intramuskulär • umhüllt mehrere Muskelfasern	• fester als Endomysium, da die kollagenen Fasern dichter verwoben sind • grenzt Muskelbündel gegeneinander ab
Epimysium	• extramuskulär • umgibt einen gesamten Muskel	• trennt einzelne Muskeln voneinander
Faszien	• extramuskulär • umgeben meist mehrere Muskeln	• trennen verschieden Muskelgruppen voneinander

Zusammenfassung

- Die Haut ist das größte Organ des Menschen.
- Ihr dreischichtiger Aufbau gewährleistet vielfältige Funktionen (Abgrenzung, Schutz, Wahrnehmung, Isolierung).
- Verletzungen der Haut heilen in drei Phasen: Entzündungs-, Proliferations- und Umbauphase.
- Immobilisation und Störungen der Wundheilung (Narbenbildung) können Störungen der Mobilität zur Folge haben.

1.2.4 Auswirkungen von Verletzungen auf Muskulatur und Sehnen

Muskulatur

Muskeln bewegen durch aktive Verkürzung (Kontraktion) die Gelenke. Jeder Muskel besteht aus einer großen Anzahl von Muskelfasern, die in einer bindegewebigen Hülle mit einer gemeinsamen Sehne zwischen knöchernen Ansatzstellen fixiert sind.

Aufbau der Skelettmuskulatur

▸ **Muskelfasern.** Muskelfasern sind zylindrisch angelegt und variieren sehr stark in ihrem Durchmesser (40–100 mm) und ihrer Länge (0,2–30 cm) (Rauber, Kopsch 1987). Bindegewebe ordnet die Muskelfasern und bestimmt deren Verlauf. Sehnen geben die Kontraktion an den Knochen weiter und verursachen eine Bewegung im betreffenden Gelenk. In den Muskelfasern befinden sich mehrere Zellkerne, die Zellflüssigkeit (Sarkoplasma) und die Myofibrillen.

Myofibrillen sind die kontraktilen Elemente des Muskels. Sie bestehen aus mehreren Sarkomeren. Das Sarkomer ist die kleinste funktionelle Einheit des Skelettmuskels. Ein Sarkomer besteht aus Aktin- und Myosinfilamenten. Mikroskopisch lassen sich die Trennlinien zwischen zwei Sarkomeren als sog. Z-Scheiben erkennen. Die Aktinfilamente sind an diesen Z-Scheiben befestigt. Zwischen zwei Z-Scheiben und den dazu gehörenden Aktinfilamenten befinden sich Myosinfilamente (▸ Abb. 1.10a).

Ist die Muskelfaser entspannt, überlappen sich die Myosinfilamente teilweise mit den Aktinfilamenten. Bei der Kontraktion gleiten die Myosinfilamente auf beiden Seiten tiefer zwischen die Aktinfilamente. Dadurch werden die Aktinfilamente samt den zugehörigen Z-Scheiben aufeinander zu bewegt.

Damit dies geschehen kann bilden die Myosinköpfchen unter dem Einfluss von einströmenden Kalziumionen eine Verbindung mit den Aktinfilamenten. Durch eine Kippbewegung der Myosinköpfchen werden dann die Aktinfilamente aufeinander zubewegt. Danach lösen sich die Myosinköpfchen wieder, um zurückzuklappen und wieder Kontakt zu den Aktinfilamenten aufzunehmen. Dieser Vorgang wird mehrfach rasch wiederholt, so dass sich das Sarkomer stark verkürzt.

Damit die Muskelfaser wieder entspannen kann, müssen die Brückenverbindungen zwischen den Myosinköpfchen und den Aktinfilamenten wieder gelöst werden. Dies geschieht vermutlich unter Einfluss von ATP (Adenosintriphosphat) (Laube 2004). Die Kalziumpumpe sorgt dafür, dass die Kalziumionen wieder aktiv aus dem Sarkomer gepumpt werden.

▸ **Muskelbindegewebe.** Muskeln und Muskelgruppen werden von Bindegewebe (Epimysium, Faszien) umhüllt. Innerhalb des Muskels befinden sich weitere Schichten (Endomysium, Perimysium) (▸ Abb. 1.10b). Dieses Bindegewebe ordnet die Muskelfasern und bestimmt deren Verlauf (▸ Tab. 1.7). So hat es einen Einfluss auf die Beweglichkeit.

Um Bewegung zuzulassen, müssen sämtliche bindegewebigen Anteile eine gewisse Dehnfähigkeit besitzen und gegenüber ihrer direkten Umgebung verschieblich sein. Um diese zwei Eigenschaften zu erhalten, ist es notwendig, dass der Muskel immer wieder auf Dehnung belastet wird und sich maximal verkürzt.

Aspekte der Muskelfunktion

Die Bewegungen einzelner Muskelfasern oder einfach aufgebauter Muskeln sind geradlinig. Um die primäre Eigenbewegung des Muskels in die gewünschte Bewegung des Gelenks umzusetzen, bedarf es keiner aufwändigen Konstruktion wie in einem Getriebe. Durch breitgefächerte Ursprünge und Ansätze und durch einen in mehrere Richtungen angelegten Faserverlauf sind einige Muskeln dazu in der Lage, sich in verschiedene Richtungen zu verkürzen. Diese Konstruktionsmerkmale haben mehrere Vorteile.

Kraftentfaltung

Entscheidend für die Kraftentfaltung eines Muskels ist der Muskelquerschnitt. Bei Muskeln mit großem Querschnitt sind viele Muskelfasern parallel wirksam, wodurch in der Summe mehr Kraft entfaltet wird. Neben dem Muskelquerschnitt spielen auch der Dehnungszustand und der wirksame Hebel, der dem Muskel zur Verfügung steht, eine entscheidende Rolle.

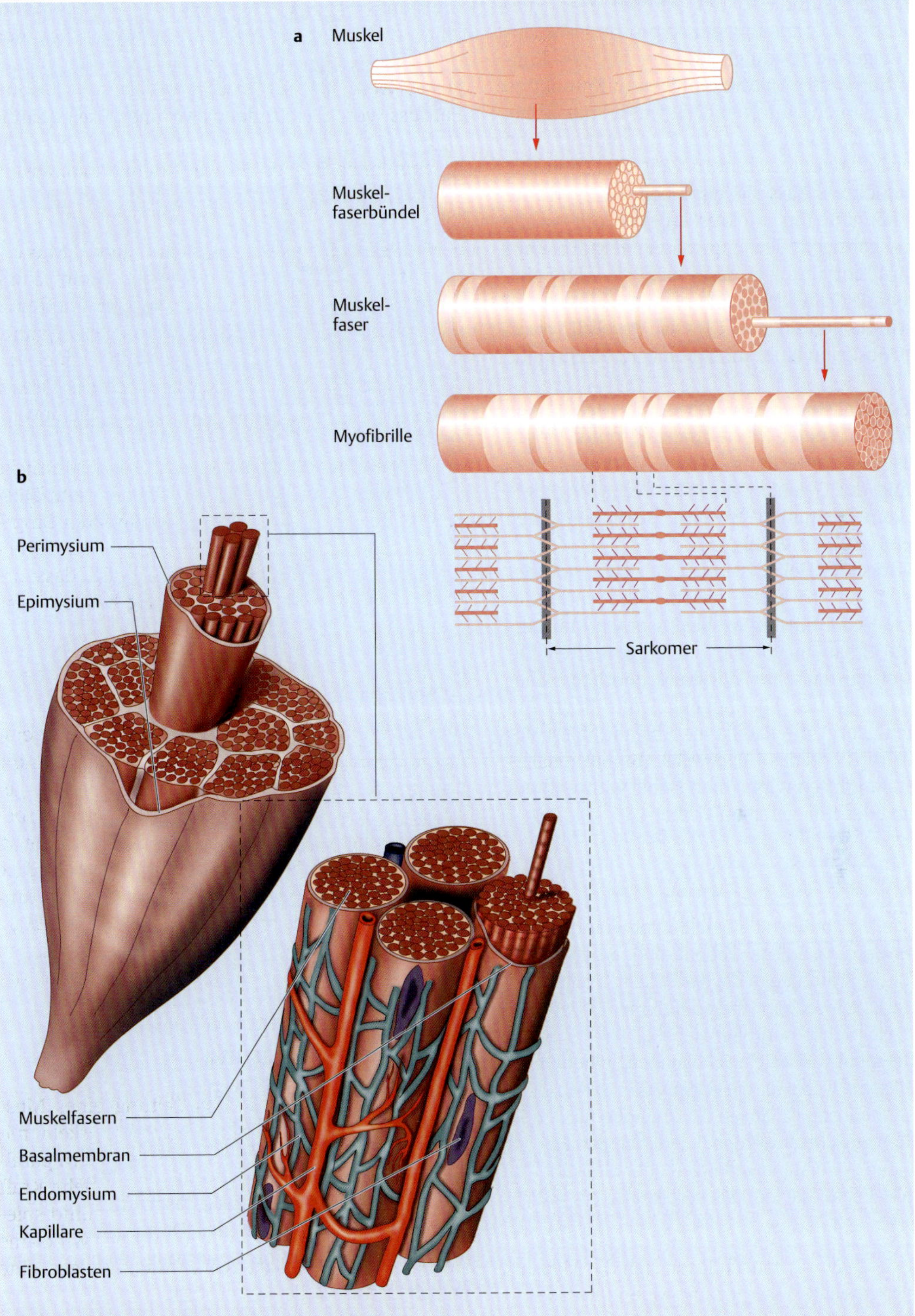

Abb. 1.10 Muskelfasern und Muskelbindegewebe.
a Aufbau eines Sarkomers.
b Aufbau eines Skelettmuskels.

▶ **Dehnungszustand.** Ist der Muskel stark gedehnt, ist die Überlappung der Aktin- und Myosinfilamente gering. Dadurch können bei der Kontraktion nur wenig Myosinköpfchen in Kontakt zu den Aktinfilamenten treten. Der Muskel hat wenig Kraft. Ist der Muskel schon stark angenähert, sind die Myosinfilamente schon so weit zwischen den Aktinfilamenten, dass sie nur noch wenig weiter gleiten können. Der Muskel arbeitet mit wenig Kraft und geringem Bewegungsausschlag. Eine optimale Kraftentfaltung ist dann möglich, wenn eine ausreichende Zahl Myosinköpfchen Kontakt zu den Aktinfilamenten hat. Dies ist der Fall, wenn sich der Muskel in einer mittleren Länge befindet.

▶ **Wirksamer Hebel.** Der wirksame Hebel, den ein Muskel zu seiner Kraftentfaltung nutzt, ergibt sich aus der Entfernung seiner Wirklinie zum Drehpunkt des Gelenks. Muskeln, deren Wirklinie weiter vom Drehpunkt entfernt ist, haben einen größeren Hebel zur Verfügung.

Der wirksame Hebel ist auch abhängig von der Gelenkstellung. Bei extendiertem Ellbogen ist der wirksame Hebel für den M. biceps brachii im Vergleich zu einem in 90° Flexion eingestellten Ellbogen gering, da seine Wirklinie deutlich näher am Drehpunkt des Ellenbogengelenks liegt. Am Kniegelenk sorgt die Patella als Abstandhalter des M. quadriceps und des Lig. patellae für einen nahezu konstant großen wirksamen Hebel während der Bewegung des Kniegelenks (▶ Abb. 1.11).

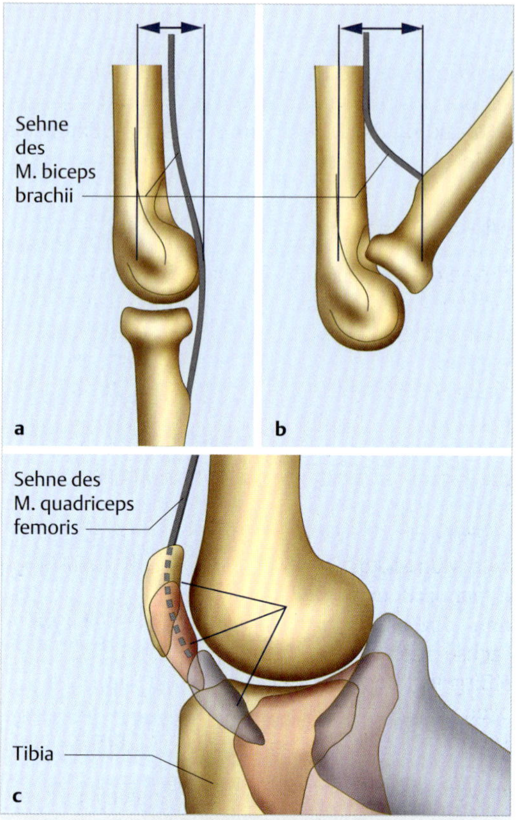

Abb. 1.11 Schematische Darstellung der Veränderung des wirksamen Hebels durch Gelenkbewegung.
a Ellenbogen in Extension, kurzer wirksamer Hebel für den M. biceps brachii. **b** Ellenbogen in Flexion, größerer wirksamer Hebel. **c** Die Patella als Abstandhalter für die Sehne des M. quadriceps femoris gewährleistet für den Muskel einen nahezu konstanten wirksamen Hebel in unterschiedlichen Flexionsstellungen.

Merke M!

Bei fast allen Übungen nutzen Physiotherapeuten das Hebelgesetz. Soll der Patient mehr arbeiten, wird für die Kraft, gegen die der Patient arbeiten muss (z. B. Schwerkraft, therapeutischer Widerstand), ein möglichst großer Hebel gewählt; oder der Therapeut wählt Gelenkstellungen, in denen der wirksame Hebel für die entsprechende Muskulatur ungünstig ist. Sollen die Übungen für den Patienten erleichtert werden, kann man den Hebel für den Widerstand verkürzen oder den wirksamen Hebel für die Muskeln verbessern.

Funktionsumkehr/ Funktionserweiterung

Muskeln können ihre Funktion verändern bzw. umkehren. Das hängt von der Stellung der Knochen, an denen sie ansetzen, zueinander ab und von der Lage der Zugrichtung des Muskels zur Bewegungsachse. Alle Muskelfasern des M. deltoideus, welche unterhalb des Drehpunkts für die Abduktions-/Adduktionsbewegung liegen, wirken adduktorisch.

Je mehr der Oberarm abduziert wird, umso mehr Muskelfasern wandern über diesen Drehpunkt. Die Folge ist, dass diese nun adduktorisch wirken.

Durch das Vertauschen von Punctum mobile und Punctum fixum können Muskeln zusätzliche Funktionen erhalten. Werden beide Schultergelenke durch Stützaktivität fixiert, bewirkt z. B. die Kontraktion des M. latissimus dorsi eine Extension in der Wirbelsäule.

Muskelarbeit

Neben der Fähigkeit des Muskels, sich aktiv zu verkürzen, kann er auch eine Stellung halten oder eine Bewegung, welche seiner eigenen Funktion entgegengesetzt ist, bremsen. Nähern sich bei einer Bewegung Ursprung und Ansatz des Muskels einander an, arbeitet der Muskel dynamisch konzentrisch. Die Myosinfilamente gleiten zwischen die Aktinfilamente und verkürzen den Muskel aktiv.

Entfernen sich Ursprung und Ansatz des Muskels während der Anspannung, arbeitet der Muskel dynamisch exzentrisch. Neigen wir z. B. im Sitz den Oberkörper mit aufgerichteter Körperlängsachse nach vorne, kommt es zu einer Flexion im Hüftgelenk, eingeleitet vom proximalen Hebel Becken. Der M. glutaeus maximus und andere Extensoren bremsen diese Bewegung dynamisch exzentrisch.

Wenn sich der Abstand von Ursprung und Ansatz nicht ändert, verrichtet der Muskel Haltearbeit. Er arbeitet statisch. Neigen wir wie oben beschrieben den Oberkörper nach vorn, müssen die Rückenstrecker statisch gegen die Schwerkraft arbeiten, um eine Flexion der Wirbelsäule zu verhindern.

Muskelkoordination

Je nach Funktion und Lokalisation können Muskeln sehr groß aber auch sehr klein sein. So können kleine Gelenke mit vielen Freiheitsgraden, wie etwa das Daumensattelgelenk, mit einer entsprechenden Anzahl von kleinen Muskeln in alle Richtungen aktiv und koordiniert bewegt werden. Andererseits gibt es große Muskeln, die bei teilweiser Anspannung andere Bewegungen verursachen als bei der Anspannung des gesamten Muskels (z. B. der Glutaeus maximus, dessen transversale Fasern Außenrotation machen können).

► **Intramuskuläre Koordination.** Das Zusammenspiel verschiedener Anteile innerhalb eines Muskels bezeichnet man als intramuskuläre Koordination. Deutlich wird das z. B. an der Aktivität des M. glutaeus medius beim Gehen. Beim aufrechten Gang senkt sich das Becken auf der Schwungbeinseite leicht ab (ca. 5–7°). Damit diese Bewegung kontrolliert abläuft, arbeitet der M. glutaeus medius auf der Standbeinseite dynamisch exzentrisch. Da der gebremste Bewegungsausschlag in die Adduktion sehr gering ist, müssen Teile des Muskels für eine kurze Zeit statisch arbeiten. Gleichzeitig sind die hinteren Anteile des Muskels an der Extension beteiligt (dynamisch konzentrische Arbeit). Es finden sich somit zeitgleich völlig unterschiedliche Aktivitätsmuster innerhalb eines Muskels, ein Beispiel für eine außergewöhnliche Koordinationsleistung, die noch dazu unwillkürlich erfolgt (Götz-Neumann 2002)!

M!

Merke

Nach Hüftgelenksoperationen kommt es häufig wegen einer Schwäche der Abduktoren während der Standbeinphase zu Hinkmechanismen (Kap. Hinkmechanismen). Wählt man zur Kräftigung Übungen, bei denen die Abduktoren nur konzentrisch arbeiten, kann es sein, dass es dem Patient selbst nach einer langen Rehabilitationsphase nicht gelingt, das Becken stabil über dem Standbein zu halten. Um dies zu verhindern, müssen die Abduktoren bei der Behandlung auch statische und exzentrische Arbeit leisten.

Intermuskuläre Koordination: Das Zusammenspiel verschiedener Muskeln bei einer Bewegung bezeichnet man als intermuskuläre Koordination. Dabei muss das Zusammenwirken der Agonisten und Synergisten geregelt werden, zum anderen müssen die Antagonisten der Bewegung nachgeben. Deshalb sind Agonist und Antagonist auf Rückenmarksebene so miteinander verschaltet, dass sie sich gegenseitig hemmen. Dies bedeutet, dass bei der Anspannung des Agonisten der Antagonist entspannt und umgekehrt.

M!

Merke

Nach Hüftoperationen sind die Hüftgelenksadduktoren aufgrund des OP-Traumas oft hyperton. Gelingt es nicht, diesen Tonus zu senken, besteht die Gefahr, dass kräftigende Übungen für die Abduktoren wirkungslos bleiben, weil sie antagonistisch gehemmt werden.

Gelenkstabilisation und Entlastung

Muskeln können durch ihre Anspannung ein Gelenk stabilisieren. Durch die gleichzeitige Anspannung von Agonisten und Antagonisten einer Bewegung (Ko-Kontraktion) wird der Kapsel-Band-Apparat entlastet und ein Teil der Last überträgt sich vom Gelenk auf die Muskulatur.

Mit Stabilisationsübungen können verletzte Gelenkstrukturen aktiv entlastet werden.

Schäden der Muskulatur

Immobilisationsschäden

Wird ein Muskel wegen einer Verletzung ruhig gestellt, kommt es zur Atrophie, die Muskelmasse verringert sich. Die Anzahl der Sarkomere passt sich der aktuellen Ruhelänge des Muskels an. Dadurch verringert sich die Beweglichkeit des Muskels und seine Kraft nimmt ab.

Merke

Muskeln, die infolge einer Verletzung nicht bewegt werden können, müssen so früh wie möglich isometrisch beansprucht werden. (Ausnahme: Muskelfaser-, Muskelbündelrisse und andere massive Schädigungen der Muskulatur.) Nur so kann das Ausmaß einer Atrophie begrenzt werden. In manchen Fällen kann mithilfe der Elektrostimulation die Kontraktionsbereitschaft der ruhig gestellten Muskeln und ein gewisses Maß an Kraft erhalten werden.

Das Muskelbindegewebe nimmt bei Ruhigstellung ab, in der Matrix bilden sich Crosslinks. Durch die Abnahme des Muskelbindegewebes ist der Muskel mechanisch weniger geschützt. Die Crosslinks reduzieren die Beweglichkeit. Verstärkt wird dieser Effekt, wenn sich bei einer Abnahme der Muskelmasse die Spannung im Muskelbindegewebe reduziert und dadurch weitere Querverbindungen in der Matrix entstehen (van den Berg 1999).

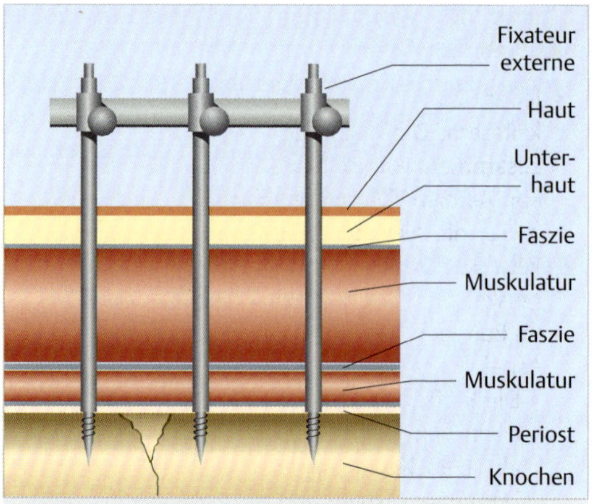

Abb. 1.12 Schematische Darstellung eines Fixateur externe.

Strukturschäden

Auch die Folgen einer direkten Traumatisierung eines Muskels können dazu führen, dass das Muskelbindegewebe die Beweglichkeit eines Gelenkes einschränkt. Dies ist insbesondere dann zu erwarten, wenn verletzte Bindegewebsschichten narbig ausheilen und die vormals bestehende Trennung der einzelnen Muskelanteile oder Muskeln aufgehoben ist. Die gegenseitige Verschieblichkeit ist dann nicht mehr gewährleistet und es kommt zu einer Einschränkung der Mobilität.

Bei einer Osteosynthese mit einem Fixateur externe (► Abb. 1.12) werden mehrere Weichteilschichten (Haut, Unterhaut, Muskelfaszien und Muskeln) an einem Pin „aufgefädelt“. Da diese Schichten dadurch nur noch eingeschränkt gegeneinander beweglich sind, kann es zu Einschränkungen der Beweglichkeit der angrenzenden Gelenke kommen. Durch die Ruhigstellung reduziert sich die Muskelmasse, was die Bildung von Crosslinks zusätzlich fördert.

Zusammenfassung

- Jeder Muskel besteht aus einer Vielzahl von Muskelfasern. Diese sind aus zahlreichen Myofibrillen zusammengesetzt. In den Myofibrillen bilden die kontraktilen Filamente Aktin und Myosin Sarkomere, die kleinste funktionelle Einheit des Muskels. Bindegewebe in der Muskulatur ordnet die Muskelfasern und bestimmt deren Verlauf.
- Im Rahmen der Physiotherapie sind verschiedene Aspekte der Muskelfunktion bedeutsam:
  - Die Kraftentfaltung eines Muskels hängt nicht allein von seinem physiologischen Querschnitt ab. Entscheidenden Einfluss haben auch der Dehnungszustand und der wirksame Hebel.
  - Durch Vertauschen von Punctum fixum und Punctum mobile können Muskeln ihre Funktion umkehren bzw. verändern. In Abhängigkeit von der Gelenkstellung können Muskeln ihre Funktion erweitern.
  - Muskeln können dynamisch konzentrisch, dynamisch exzentrisch und statisch arbeiten.
  - Die intramuskuläre Koordination bestimmt das Zusammenspiel der Muskelfasern in einem Muskel. Die intermuskuläre Koordination regelt das Zusammenspiel verschiedener Muskeln bei einer Bewegung.
  - Muskeln können Gelenkstrukturen entlasten.
- Bewegung erhält die Muskelfunktion. Immobilisation führt zu einem Abbau von Muskelmasse (Atrophie), Muskelbindegewebe und kontraktile Fasern nehmen ab. Durch Crosslinks in der Matrix des Muskelbindegewebes reduziert sich die Beweglichkeit.

Sehnen

Sehnen stellen die Verbindung der Muskeln zu den Knochen her und gewährleisten, dass sich die Kraft des Muskels auf den Knochen und die Gelenke überträgt. Entsprechend der Funktionsweise der Muskeln werden sie mechanisch auf Zug beansprucht. Um dieser Beanspruchung gerecht zu werden, ist der Anteil an kollagenem Gewebe in der Sehne sehr hoch. Dieses Kollagen bildet Fibrillen, welche wiederum Bündel bilden. Diese sind in der Sehne zu Faszikeln angeordnet, welche vom dünnen Endotenon umhüllt werden. In dieser Hülle verlaufen auch Nervenfasern sowie Blut- und Lymphgefäße.

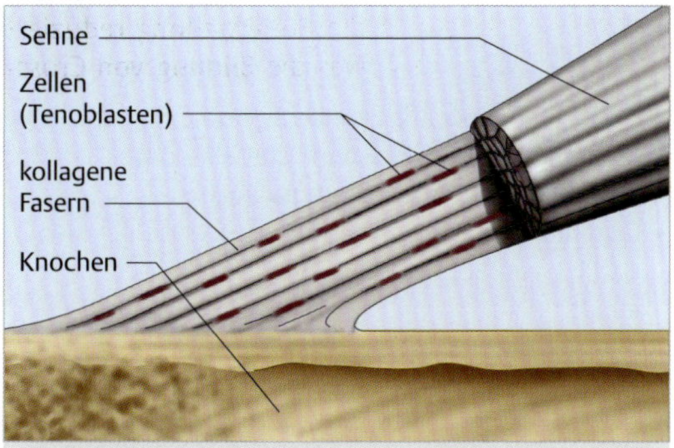

Abb. 1.13 Aufbau einer Sehne.

In den Faszikeln liegen zwischen den Kollagenbündeln Tenoblasten, welche u. a. für die Produktion von kollagenen und elastischen Fasern zuständig sind. Dadurch spielen sie eine wichtige Rolle bei der Heilung nach Sehnenverletzungen. Mehrere Faszikel, welche in Längsrichtung ein wenig gegeneinander verschieblich sind, werden durch das Epitenon zur Sehne zusammengefasst (▶ Abb. 1.13).

Sehnengleitlager

Damit Sehnen die aktive Kontraktion des Muskels an den Knochen weitergeben oder die passive Bewegung eines Gelenks zulassen können, müssen sie gegenüber dem umliegenden Gewebe beweglich sein. Deshalb liegt um das Peritenon das Paratenon, ein lockeres Bindegewebsvlies, welches die Sehne vom umliegenden Gewebe trennt. An der Außenseite des Paratenon befinden sich Synoviazellen, die mit der Produktion einer synoviaähnlichen Flüssigkeit dafür sorgen, dass durch die Bewegung der Sehne weniger Reibung entsteht.

Sehnenscheide

In Bereichen, in denen die Sehnen in ihrer Verlaufsrichtung geführt werden müssen und stärkere Reibungskräfte entstehen, sind Sehnenscheiden angelegt. Diese haben einen ähnlichen Wandaufbau wie die Gelenkkapsel. Die Außenseite bildet ein bindegewebiger Mantel, während die Innensei-

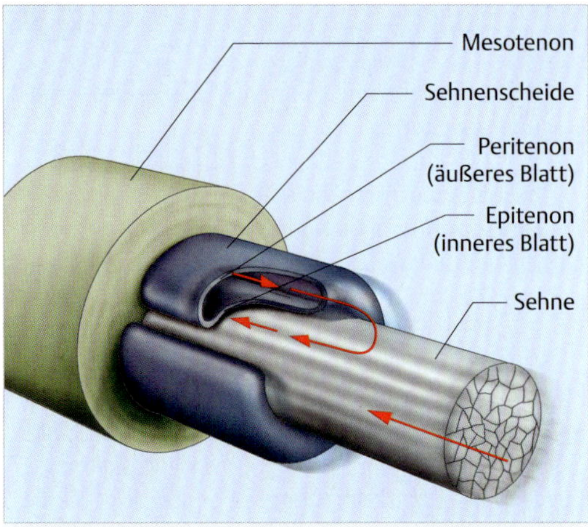

Abb. 1.14 Bewegung der Sehne in der Sehnenscheide.

te eine Membrana synovialis besitzt. Diese bildet synoviale Flüssigkeit, welche dafür sorgt, dass sich das obere Blatt und das untere Blatt der Sehnenscheide gut gegeneinander bewegen können (▶ Abb. 1.14).

Veränderungen der Sehnen durch Immobilisation

Wird eine Sehne längere Zeit nicht belastet, verringert sich der Anteil an kollagenem Gewebe und die Belastbarkeit der Sehne nimmt deutlich ab. Dies erhöht die Anfälligkeit für Verletzungen.

Merke

Nach längerer Ruhigstellung (ab ca. 3–4 Wochen) muss die Wiederaufnahme der Belastung sehr moderat erfolgen, damit sich das Sehnengewebe neu organisieren und der Belastung anpassen kann. Anderenfalls sind Überlastungsschäden bis hin zu schwerwiegenden Verletzungen vorprogrammiert.

Sehnen können, wenn sie z. B. direkt über Knochen verlaufen, auch Kompression ausgesetzt sein. An diesen Stellen bildet sich in der Sehne faseriges Knorpelmaterial. Dieser Vorgang ist physiologisch, wenn die Sehne dadurch vor zu großer Druckbelastung geschützt wird. Bildet sich aufgrund einer pathologischen Druckbelastung an der falschen Stelle Knorpel, kann dies zur Ruptur der Sehne führen! Dies liegt daran, dass der physiologische Belastungsreiz für Knorpel Druck und nicht Zug ist.

Beim Impingementsyndrom an der Schulter z. B. kommt es zu wiederholten Einklemmungen der Sehnen der Rotatorenmanschette im subakromialen Raum. Betroffen ist meist die Sehne des M. supraspinatus. Dadurch kann es neben der Entzündung zu einem Umbau von Sehnengewebe kommen. Gelingt es nicht, durch gezielte physiotherapeutische Übungen und Maßnahmen, den Humeruskopf zu zentrieren bzw. zu kaudalisieren und somit die Rotatorenmanschette zu entlasten, besteht die Gefahr, dass der oben beschriebene Prozess zu einer Rotatorenmanschettenruptur führt (siehe Kap. 7.5). Eine operative subakromiale Dekompression kann das Voranschreiten der Pathologie verhindern.

Zusammenfassung

- Sehnen übertragen die Kraft des Muskels auf Knochen und Gelenke. Sie werden dabei mechanisch auf Zug belastet. Kollagenes Bindegewebe sorgt für eine ausreichende Stabilität.
- Synovialflüssigkeit in den Sehnenscheiden und Sehnengleitlagern gewährleistet eine gute Beweglichkeit ohne Reibungsverluste.
- Durch Immobilisation verringert sich die Belastbarkeit von Sehnen. Die Gefahr für Verletzungen steigt.

1.2.5 Auswirkungen von Verletzungen auf die Nervenstrukturen

Die Bewegungssteuerung erfolgt im Wesentlichen durch übergeordnete Zentren des Zentralnervensystems.

> **Merke**
>
> Mehr zu Bewegungssteuerung, motorischer Kontrolle und motorischem Lernen finden Sie z. B. im physiolehrbuch „Physiotherapie in der Neurologie" (Wulf 2004) in dieser Reihe und im physiolehrbuch „Biomechanik, Bewegungslehre, Leistungsphysiologie, Trainingslehre" (Laube 2004). Mehr zur Mobilität des Nervensystems finden Sie in den physiolehrbüchern „Untersuchen" und „Behandeln" (von der Heide 2005).

Periphere Nerven sorgen für die Signalübertragung zwischen Zentralnervensystem und der Skelettmuskulatur. Um ihrer Hauptaufgabe, der Reizweiterleitung gerecht zu werden, erstrecken sie sich über den gesamten menschlichen Körper. Bis zu den Rezeptoren an den distalen Enden der einzelnen Extremitäten haben sie sich oft verzweigt und eine ganze Reihe von Gelenken überquert. Dabei werden an das Nervengewebe mechanische Anforderungen gestellt.

Bindegewebsstrukturen peripherer Nerven

Vor allem in der Nähe von Gelenken mit großem Bewegungsausmaß sind periphere Nerven ständig Zug- und Druckkräften ausgesetzt. Um vor diesen Kräften geschützt zu sein, sind die Nervenfasern (Neurone) von verschiedenen Bindegewebsschichten umhüllt. Die bindegewebige Hülle der Nerven besteht aus drei Schichten (▶ Abb. 1.15, ▶ Tab. 1.8):

- Um das Axon befindet sich das Endoneurium. Diese Schicht hat vor allem eine isolierende Funktion. Das Endoneurium verhindert eine Reizübertragung von einem auf das andere Axon und sorgt bei myelinisierten Neuronen für eine schnellere Reizleitung.

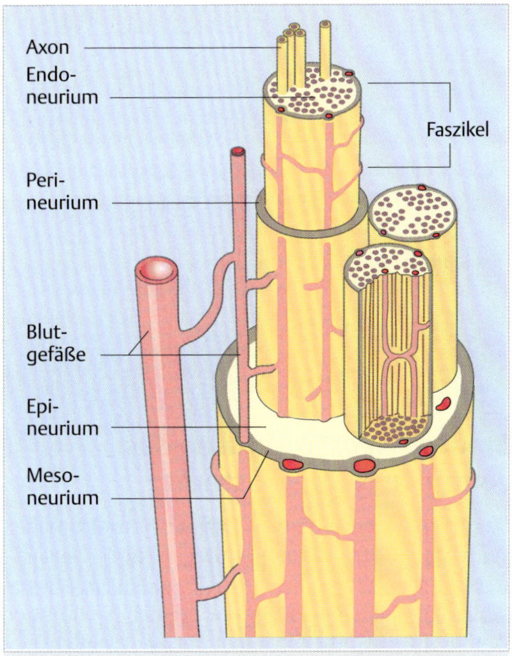

Abb. 1.15 Aufbau eines Nervs und seiner bindegewebigen Hülle.

- Das Perineurium umfasst mehrere Nervenfasern zu „Kabelsträngen" (Faszikeln). Diese bilden die einzelnen Äste, wenn sich der Nerv verzweigt. Innerhalb dieser Faszikel sind die Nervenfasern teilweise spiralförmig angelegt. Dies bedeutet, dass eine geringe Verlängerung möglich ist (Reservelänge), ohne dass es zur Dehnung dieser Fasern kommt (Rauber, Kopsch 1987).
- Das Epineurium umschließt mehrere Faszikel, die innerhalb dieser Hülle gegeneinander beweglich sind. Es besteht aus überwiegend längs verlaufenden Bindegewebsfasern, die kollagene Fasern (Typ I) und Elastin enthalten. Daneben finden sich auch Fibroblasten, Fettzellen, Blut- und Lymphgefäße.

Tab. 1.8 Nervenbindegewebe: Lokalisation und Funktion

Schicht	Lokalisation	Funktion
Endoneurium	• innere Schicht • umgibt die einzelnen Nervenfasern	• Isolation • Myelinisierung zur Steigerung der Reizleitungsgeschwindigkeit
Perineurium	• mittlere Schicht • umgibt mehrere Nervenfasern und bildet Faszikel	• Bereitstellung der Reservelänge durch spiralförmige Anordnung einzelner Nervenfasern • schützt Nervenfasern v. a. vor Zugbelastungen
Epineurium	• äußere Schicht • umgibt mehrere Faszikel	• lässt Verschiebung der Faszikel gegeneinander zu (intraneurale Mobilität) • Schutz vor Druck- und Zugbelastungen • Ernährung der Nervenfasern

Bindegewebsstrukturen des zentralen Nervensystems

Das Rückenmark befindet sich im Neuralrohr der Wirbelsäule. Die Nervenwurzeln und Nervenfasern müssen vor Druck- und Zugbelastungen geschützt werden. Insbesondere bei der Flexion der Wirbelsäule kommt es wegen der weit ventral gelegenen Drehpunkte der einzelnen Bewegungssegmente (im Discus intervertebralis) zu einer deutlichen Verlängerung des gesamten Wirbelkanals (▶ Abb. 1.16).

Das Rückenmark ist von drei schützenden Bindegewebshüllen im Wirbelkanal umgeben. Direkt um das Rückenmark liegt die Gefäßhaut, Pia mater. Diese ist durch einen mit Hirnflüssigkeit (Liquor cerebrospinalis) gefüllten Raum (Subarachnoidalraum) von der Arachnoidea spinalis (Spinnengewebshaut) getrennt. Pia mater und Arachnoidea spinalis werden auch als weiche Rückenmarkshäute bezeichnet. Im Gegensatz dazu ist die direkt an die Spinnengewebshaut anliegende Dura mater wesentliche dicker und härter. Aus diesem Grund wird sie harte Rückenmarkshaut genannt. Sie bildet einen geschlossenen Sack, der die Innenseite der Spinalkanals auskleidet.

Die Dura mater kleidet auch die Foramina intervertebralia aus und schützt somit die Nervenwurzeln. Sie ist durch durale Ligamente, durch ein langes dorsales Septum und eine Verbindung zum Lig. longitudinalis posterior im Wirbelkanal aufgehängt. Kranial hat sie eine trichterförmige Aufhängung am Foramen magnum, kaudal stellt das Filum terminale externus eine elastische Verbindung zum Steißbein her.

All diese Strukturen weisen einen stark längsgerichteten Faserverlauf auf. Somit kann die durch Beugung verursachte Spannung von der Dura mater aufgenommen werden. Das empfindliche Rückenmark selbst „schwimmt" im Liquor des Subarachnoidalraums und ist diesen Kräften nicht direkt ausgesetzt.

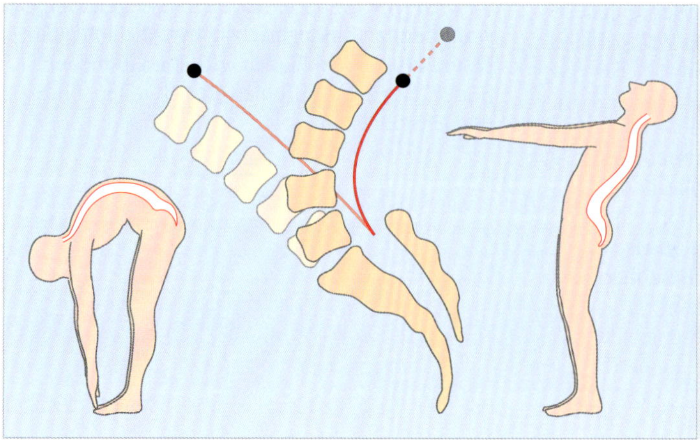

Abb. 1.16 Verlängerung des Neuralrohrs im Wirbelkanal durch Flexion.

M!

Merke

Alle drei Rückenmarkshäute finden in den entsprechenden Hirnhäuten ihre Fortsetzung nach kranial. Im Bereich der peripheren Nerven setzen sie sich als Epi- und Perineurium fort. Somit wird das gesamte Nervensystem von einer zusammenhängenden Bindegewebshülle geschützt. Dies erklärt, warum es bei Schädigungen an einer beliebigen Stelle des Systems zu weit entfernten Symptomen kommen kann.

Eine in Flexion eingestellte Wirbelsäule verlagert den N. ischiadicus nach proximal. Dies kann so weit gehen, dass die passive Beweglichkeit des Kniegelenks gestört wird, weil der Nerv bei Extension des Knies nicht weit genug nach distal gleiten kann. Diese Beobachtung macht man sich beim Slump-Test (▸ Abb. 1.17) und einer Reihe anderer klinischer Tests (wie Lasègue und den Spannungstests für die obere Extremität) zunutze. Die Tests beinhalten eine ganze Reihe definierter Gelenkstellungen. Wenn sie exakt durchgeführt werden, können sie eine gestörte Mobilität des Nervensystems aufdecken.

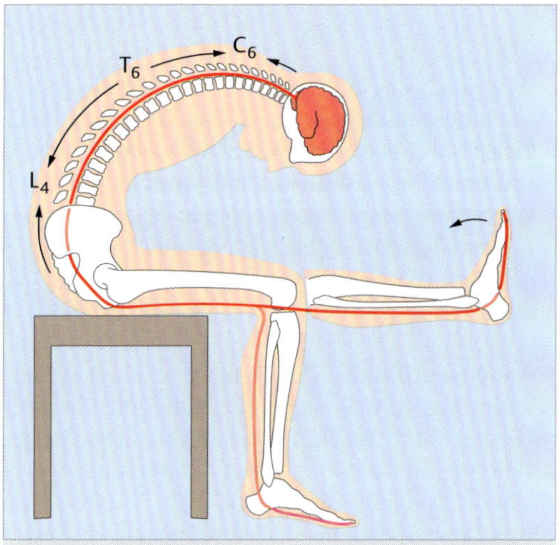

Abb. 1.17 Slump-Test. Durch das Zusammensacken des Oberkörpers („slump“) und die gleichzeitige Streckung im Kniegelenk wird der Ischiasnerv auf Zug belastet.

Zusammenfassung

- Das Nervenbindegewebe schützt das empfindliche Nervengewebe und gewährleistet seine Funktion und Mobilität.
- Es umschließt das zentrale und das periphere Nervensystem vollständig. Daher können Schädigungen an einer beliebigen Stelle des Systems weit entfernte Symptome verursachen.

Peripheres Nervensystem

Afferentes System

Afferente Bahnen leiten Informationen aus der Körperperipherie zum Zentralnervensystem. Bestandteile des afferenten Systems sind:

- Rezeptoren, spezialisierte Nervenendigungen, die verschiedene Reize wie z. B. Druck, Temperatur, Gewebsschäden registrieren. Jeder dieser Reize hat seinen eigenen Rezeptor bzw. jeder Rezeptor ist auf einen Reiz spezialisiert.
- sensible Fasern/sensorische Nerven. Sie leiten Impulse von den Rezeptoren aus verschiedenen Regionen (Haut, Muskulatur, Gelenkkapsel, etc.) zum Hinterhorn des Rückenmarks.
- Synapsen, die Verbindung zwischen zwei Neuronen.

▸ **Oberflächensensibilität.** Alle Rezeptoren, die äußere Reize verarbeiten, sind Bestandteil der Oberflächensensibilität (siehe ▸ Tab. 1.9). Sie sind Grundlage jeder taktilen Wahrnehmung. Ihre Empfindungen sind wichtig, um den Körper vor Schädigungen zu schützen.

> **Merke**
>
> Wird durch eine Verletzung die Oberflächensensibilität beeinträchtigt, ist die Gefahr hoch, dass der Patient im Falle einer längeren Immobilisation ein Druckgeschwür (Dekubitus) bekommt. Er kann Weichteilschäden, welche durch zu langes Liegen in einer Position entstehen können, nicht wahrnehmen.

► **Tiefensensibilität.** Die Tiefensensibilität ist unser Haltungs- und Bewegungsempfinden. Für aktive Bewegungen ist die Tiefensensibilität wichtiger als die viel bewussteren Empfindungen der Oberflächensensibilität. Rezeptoren im Muskel, den Muskelsehnen, Gelenken, Gelenkkapseln und Bändern können verschiedene Reize aufnehmen (siehe ► Tab. 1.9):

- die Muskellänge und deren Veränderung,
- die muskuläre Kraft,
- muskuläre Spannung,
- Gewebeschädigung in der Tiefe,
- Gelenkstellung und -bewegung.

All diese Informationen sind notwendig, um eine Bewegung kontrolliert und koordiniert durchzuführen, weil das Zentralnervensystem als Kontrollinstanz wissen muss:

- wo die Bewegung beginnt,
- wo die Bewegung aufhört,
- wie schnell die Bewegung stattfindet,
- ob der Körper durch die Bewegung geschädigt wird,
- ob der Körper zu der Bewegung in der Lage ist.

> **Merke**
>
> Wird durch eine Verletzung die Tiefensensibilität gestört, kann der Patient dies bis zu einem gewissen Maß über die optische Kontrolle der Bewegung kompensieren. Nimmt man ihm diese Möglichkeit, wird die Koordination unweigerlich schlechter.

Tab. 1.9 Oberflächen- und Tiefensensibilität

Qualität	Rezeptor	Lokalisation	Sensibilität
Oberflächensensibilität	Merkel-Zellen	• Epidermis	• Druck • Berührung
	Vater-Pacini-Körperchen	• Dermis	• Druck • Vibration
	Ruffini-Körperchen	• Dermis	• Druck • Zug • Abscherung
	Meißner-Tastkörperchen	• Dermis (Handfläche, Lippen, Brustwarzen)	• Berührung • Druck • Tastsinn
	Freie Nervenendigungen	• Epidermis • Haarfollikel • Schleimhäute, u. a.	• Temperatur • Gewebsschäden (Schmerz)
Tiefensensibilität	Muskelspindel	• Muskelbauch	• Muskellänge und deren Änderung
	Golgi-Sehnenorgan	• Muskelsehne	• Muskelspannung • Kraft • wirksame Belastung
	Pacini-Körperchen	• Gelenkkapsel • Bänder der Wirbelsäule	• Gelenkbewegung
	Ruffini-Körperchen	• Gelenkkapsel • Bänder der Wirbelsäule	• Gelenkstellung • Bewegung
	Freie Nervenendigungen	• Gelenkkapsel • Gelenkbänder • Muskulatur	• Gewebsschädigung (Schmerz)

Efferentes System

Efferente Bahnen leiten die Information vom Zentralnervensystem zur Körperperipherie. Bestandteile des efferenten Systems sind:
- Synapsen,
- Motoneurone (efferente Nerven),
- Motorische Endplatte.

► **Motorische Einheit.** Das im Vorderhorn des Rückenmarks gelegene Motoneuron löst bei Erregung einen Impuls aus, der über seine Axone bis zu den einzelnen Muskelfasern weitergeleitet wird. Der efferente Nerv endet mit der motorischen Endplatte in der Mitte der Muskelfaser. Jede Muskelfaser wird von einer motorischen Endplatte angesteuert. Ein Motoneuron steuert immer mehrere Muskelfasern an.

Merke M!

Das Motoneuron, seine Axone, deren Aufzweigungen mit den motorischen Endplatten und den zugehörigen Muskelfasern nennt man motorische Einheit.

Die Anzahl der von einem Nerv versorgten Muskelfasern in einer motorischen Einheit richtet sich nach der Aufgabe des zugehörigen Muskels. Muss dieser präzise und gut koordinierte Bewegungen ausführen, ist sie klein. Bei großen Muskeln, deren Hauptaufgabe große Kraftentfaltung ist, werden sehr viele Muskelfasern von nur einem Motoneuron erregt.

Zusammenfassung

- Das periphere Nervensystem besteht aus einem afferenten und einem efferenten System.
- Im afferenten System werden Reize der Oberflächen- und Tiefensensibilität zum Zentralnervensystem geleitet. Die Tiefensensibilität spielt für die Kontrolle aktiver Bewegungen die größere Rolle.
- Im efferenten System gelangen Informationen aus dem Zentralnervensystem zur Körperperipherie
- Motorische Einheiten in unterschiedlicher Größe ermöglichen eine große Vielfalt an Bewegungen.

Weiteres zu Nervenverletzungen finden Sie in Kap. 4 dieses Lehrbuches und z. B. im physiolehrbuch „Neurologie für Physiotherapeuten“ (Jesel 2004). Physiotherapie bei Rückenmarksverletzungen (Querschnittlähmungen) finden Sie im physiolehrbuch „Physiotherapie in der Neurologie“ (Pape 2004).

1.2.6 Reduzierte Belastbarkeit verletzter bzw. heilender Strukturen

Merke M!

Die mechanische Belastbarkeit ist der wichtigste limitierende Faktor für die physiotherapeutische Behandlung. Deshalb müssen Physiotherapeuten, die unfallverletzte Patienten behandeln, die Kriterien der Belastbarkeit verletzter Struktur kennen und beachten.

Belastung und Spannung

Durch die Wirkung der Schwerkraft ist der Mensch ständig mechanischen Kräften ausgesetzt (statische Belastung). Durch Bewegung wirken dynamische Kräfte auf den Körper (dynamische Belastung). Statische und dynamische Belastungen führen zu mechanischen Spannungen in verschiedenen Körperstrukturen. Um diesen zu widerstehen, müssen die entsprechenden Strukturen eine gewisse Stabilität aufweisen. Eine zentrale Rolle spielt hierbei das knöcherne Skelett, aber auch die passiven Strukturen des Bewegungsapparates sind für die Stabilität wichtig.

Um das Ausmaß und die Folgen der von außen auf den Körper wirkenden Belastungen besser beurteilen zu können, ist es hilfreich zu wissen, welche Arten von Spannungen diese im Körper verursachen. Grundsätzlich unterscheidet man:
- Zugspannung,
- Druckspannung,
- Biegespannung.

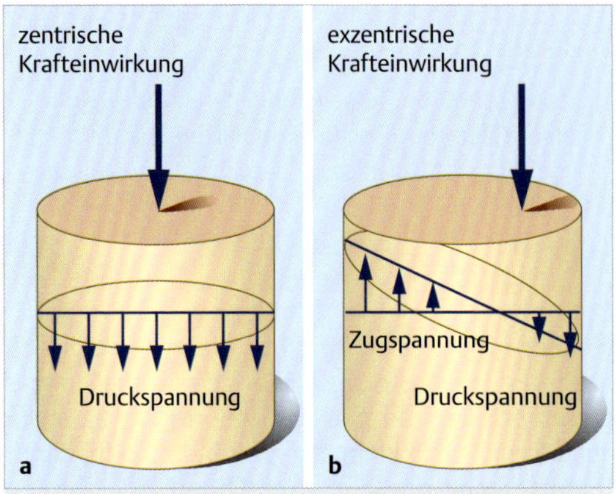

Abb. 1.18 Belastung eines mechanischen Bauteils. **a** Zentrische Krafteinwirkung. **b** Exzentrische Krafteinwirkung

Die unterschiedlichen Spannungen werden durch unterschiedliche Krafteinwirkungen verursacht. Nur bei absolut zentrisch einwirkender Kraft kommt es zu reiner Zug- oder Druckspannung (▶ Abb. 1.18a). Bei exzentrischer Krafteinwirkung kommt es auf der einen Seite der belasteten Struktur zu Zugspannungen, auf der anderen Seite zu Druckspannungen (▶ Abb. 1.18b). Die Summe aus diesen Spannungen bezeichnet man als Biegespannung, die bei entsprechender Größe eine Verformung zur Folge hat.

Sorgt eine Kraft, die senkrecht zur Längsachse des Körpers wirkt, dafür, dass es zu einem Abgleiten des Querschnitts des Körpers an einem Ende gegenüber dem Querschnitt am anderen Ende kommt, spricht man von Scherung. Dies passiert u. a. wenn der Körper keine homogene Stabilität aufweist.

Merke

M!

Eine Fraktur mindert die Stabilität des betroffenen Knochens. An den Frakturrändern kommt es deshalb bei parallel zur Frakturlinie wirkenden Kräften zur Scherung.

Die einzelnen Strukturen des Bewegungsapparats richten sich mit ihren anatomischen Konstruktionsmerkmalen sehr stark nach der mechanischen Belastung, der sie im Alltag ausgesetzt sind. So gibt es Strukturen, die so konstruiert sind, dass sie besonders gut Zug, Druck und Biegespannungen aufnehmen können (z. B. Knochen), es gibt Strukturen, die überwiegend Druckspannung aufnehmen (z. B. Faserknorpelscheiben) und Strukturen, die überwiegend Zugspannungen aufnehmen (z. B. Muskeln, Sehnen und Bänder). Generell kann festgestellt werden, dass sich die Strukturen in ihrer Masse immer nach der Stärke der Beanspruchung richten.

Merke

M!

Die Schwerkraft und die Bewegungen des Körpers sind wichtige Bildungsreize für die Körperstrukturen. Fallen diese weg – z. B. der Reiz der Schwerkraft in der Raumfahrt – baut der Körper sofort entsprechend Gewebe ab. Dies macht lange Aufenthalte in der Schwerelosigkeit problematisch. Die Muskulatur baut ab und die Knochen verlieren an Stabilität.

Weitere Beispiele verdeutlichen, was unter Anpassung zu verstehen ist.

- Das Lig. patellae kann mit seinem parallel zur Zugrichtung des M. quadriceps femoris ausgerichteten Faserverlauf die durch die Muskelkraft verursachte Zugspannung aufnehmen. Würde es in der gleichen Richtung auf Druck belastet, wäre es nicht in der Lage diese Kraft weiterzugeben.
- Die lasttragenden Knochen werden immer exzentrisch belastet. Das heißt es treten Zug-, Druck- und Biegespannungen auf. Da hierbei die größten Spannungen am Rand auftreten, sind die langen Knochen (Röhrenknochen) so konstruiert, dass sich dort, wo die Spannung am höchsten ist, die dichte und stabile Kortikalis befindet. Im Markraum wird Material und damit Gewicht gespart.

Durch Verletzungen kann die statische und die dynamische Belastbarkeit beeinträchtigt werden. Um herauszufinden, ob und wie stark die verletzte Struktur belastet werden kann, machen Ärzte eine genaue klinische und apparative Diagnose. Die Art von Spannung, der die verletzte Struktur normalerweise ausgesetzt ist, bestimmt das operative Verfahren. Wird z. B. eine Femurschaftfraktur mit einer Platte operativ versorgt, so wird diese auf der lateralen Seite des Knochens angebracht, um der dort auftretenden Zugspannung (▶ Abb. 1.19) entgegenzuwirken.

Zusammenfassung

- Die mechanische Belastbarkeit ist der wichtigste limitierende Faktor für die physiotherapeutische Behandlung.
- Statische und dynamische Belastungen verursachen Zug-, Druck- und Biegespannungen. Die Strukturen des Bewegungsapparates reagieren verschieden auf die unterschiedlichen auftretenden Spannungen.
- Operative Verfahren nach Verletzungen werden auch entsprechend den Beanspruchungen der Strukturen im Alltag ausgewählt.

Stabilität und Belastbarkeit

Man kann die verschiedenen Arten mechanischer Spannung den verschiedenen Situationen bzw. Belastungen im täglichen Leben und in der Physiotherapie zuordnen. Da der Bewegungsapparat aber deutlich komplexer ist als ein idealisiert vereinfachtes mechanisches Bauteil, kann man davon ausgehen, dass eine Belastung selten nur eine Form der Spannung zur Folge hat. So führt z. B. die vermeintlich axiale Belastung im Stand aufgrund der Knochenform von Tibia und Femur zu Druck-, Zug- und Biegespannungen (▶ Abb. 1.19).

Damit Physiotherapeuten beurteilen können inwieweit ein verletzter oder operierter Knochen belastbar ist, müssen sie die verschiedenen Belastungsarten und die daraus resultierenden Spannungen kennen. Dies ist aber nur eingeschränkt möglich, da jede Berechnung eine Modellrechnung ist, welche nicht allen Belangen gerecht wird. Um diese Problematik deutlich zu machen lohnt es sich, einige Schwächen der ▶ Abb. 1.19 aufzuzeigen:

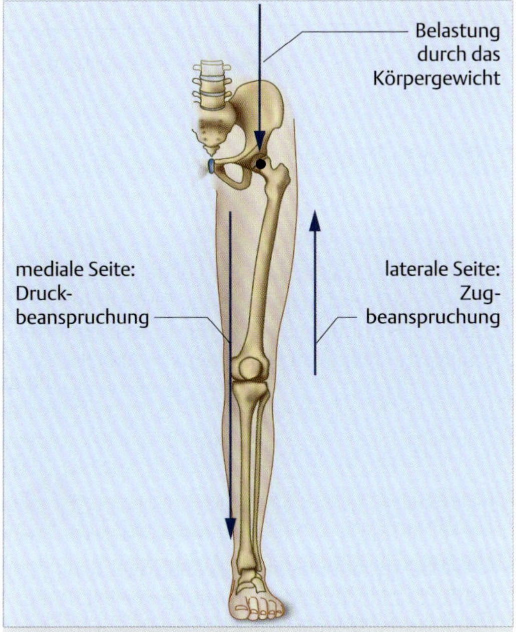

Abb. 1.19 Druck- und Zugbeanspruchung von Femur und Tibia unter Belastung.

- Die Darstellung bezieht sich auf die statische Belastung im Stand. Verändert sich die Stellung des Hüft- oder des Kniegelenks, verändern sich auch unweigerlich die auftretenden Spannungen.
- Es werden nur vertikale Kräfte berücksichtigt. Die Wirkung von horizontalen Kräften muss für jede Gelenkstellung neu berechnet werden.
- Das Modell berücksichtigt nur die knöchernen Strukturen, während andere „Bauteile" (Muskeln, Sehnen, Bänder) ignoriert werden. Diese können aber dafür sorgen, dass andere Belastungen auftreten (z. B. durch Anspannung der kleinen und mittleren Glutäi), oder dass sich die auftretenden Spannungen im Knochen reduzieren oder verändern (z. B. durch den Zug des Tractus iliotibialis).
- Individuelle Abweichungen in Größe, Form, Gestalt und Stabilität der Knochen sind schwer feststellbar und somit schwer zu berücksichtigen. Es wird immer von einem idealisierten Modell ausgegangen.

Diese wenigen Aspekte machen deutlich, warum eine korrekte Berechnung unmöglich ist. Messungen bei Tieren sind nur bedingt übertragbar, da sich die Anatomie von Tieren nur teilweise mit der des Menschen vergleichen lässt. In-vivo-Messungen beim Menschen gibt es nur sehr wenige. Einige dieser Messungen haben überraschende Ergebnisse gebracht:

- Die Ergebnisse einer Untersuchung mittels Messendoprothese (Bergmann 1989) zeigen, dass auch unter der ärztlichen Vorgabe von Teilbelastung im täglichen Leben und bei einer physiotherapeutischen Übungsbehandlung erhebliche

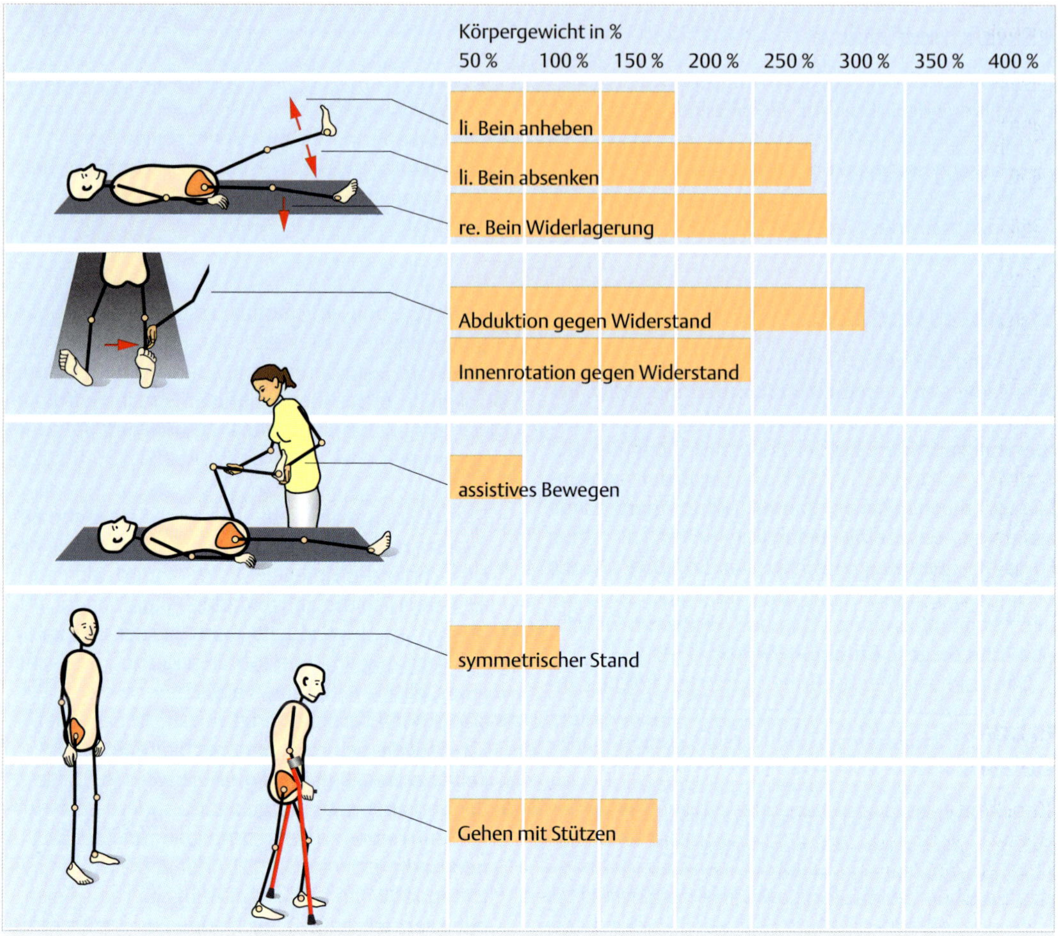

Abb. 1.20 Belastungen des Hüftgelenks bei verschiedenen Aktivitäten (Hochschild 2002).

Kräfte auf das Hüftgelenk einwirken können (▶ Abb. 1.20).

- Die unterschiedlichen Ergebnisse der intradiskalen Druckmessungen von Nachemson (1970) und Wilke (1998) weisen darauf hin, dass auch In-vivo-Messungen ihre Tücken haben können.

Die deutlichen Unterschiede bei der Druckbelastung im Sitz und in der Seitlage sind ein Indiz dafür, dass zumindest einer der jeweils ermittelten Werte nicht exakt sein kann (▶ Abb. 1.21).

Zusammenfassung

- Stabilität und Belastbarkeit hängen von vielen Faktoren ab.
- Selbst bei genauer Kenntnis der auftretenden Kräfte ist eine korrekte Ermittlung der Belastung und Belastbarkeit nicht möglich.

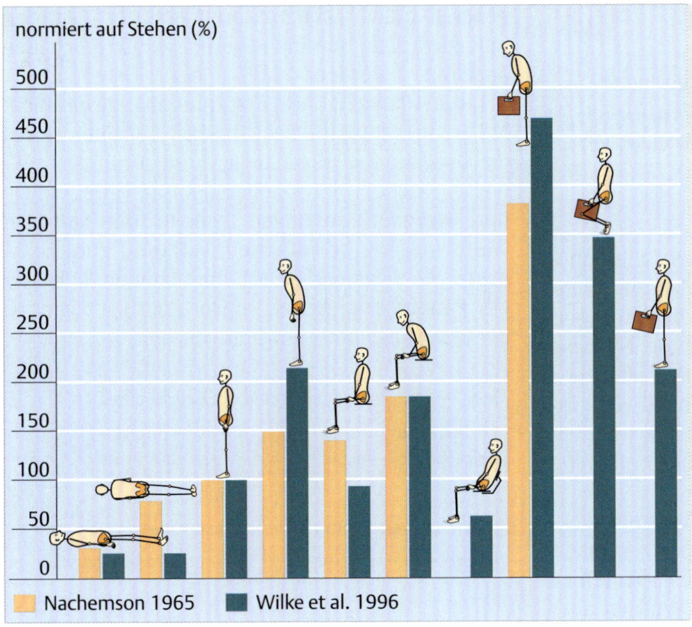

Abb. 1.21 Intradiskale Druckverhältnisse bei Alltagsbelastungen bezogen auf den Druck beim normalen Stehen nach Nachemson (gelb: 1965) im Vergleich zu den Daten von Wilke (blau: 1996).

Erhöhen der mechanischen Belastbarkeit durch Osteosynthesen

Knochenverletzungen werden immer häufiger operativ versorgt. Einer der Hauptansprüche, welcher an das Operationsergebnis gestellt wird, ist das Erhöhen der mechanischen Belastbarkeit. Um dies zu erreichen gibt es eine Vielzahl verschiedener Osteosyntheseverfahren (siehe Kap. 2). Die Wahl des richtigen Verfahrens ist u. a. von folgenden Faktoren abhängig:

- Lokalisation der Fraktur: je nach verletztem Knochen oder Knochenteil müssen in Größe und Gestalt unterschiedliche Osteosynthesematerialien verwendet werden.
- Art der Fraktur: eine Trümmerfraktur muss aufwändiger stabilisiert werden als eine einfache Querfraktur.
- Allgemeinzustand des Patienten: bei schlechtem Allgemeinzustand des Patienten müssen schnelle Verfahren gewählt werden, um das Narkoserisiko herabzusetzen.
- Zustand des umgebenden Weichteilmantels: bei einer großen Schädigung der umgebenden Muskulatur und Haut muss eine weitere Schädigung durch die Operation vermieden werden, um die Durchblutung des verletzten Bereichs nicht weiter herabzusetzen.
- Infektionsrisiko: bei entsprechender Verschmutzung müssen eventuell äußere Stabilisierungsverfahren (Fixateur externe) angewandt werden, um eine Infektion des Knochens zu vermeiden.

Beurteilen der Belastbarkeit

Geht man davon aus, dass es weder rechnerisch noch experimentell möglich ist, die Belastbarkeit von Knochen, Knochenbrüchen und deren operativer Versorgung exakt zu bestimmen, fragt man sich, wie es gelingt, die Belastbarkeit korrekt zu beurteilen.

Bei der Einführung neuer Osteosynthesetechniken verfährt man in Bezug auf die Belastbarkeit trotz aufwändiger mechanischer Tests zunächst vorsichtiger, als es die Laborergebnisse zulassen würden. Erst wenn bei entsprechend vielen Patienten der Verlauf komplikationslos ist, wird die Belastung mutiger gehandhabt. Dieses Vorgehen begründet sich zum einen durch individuelle Unterschiede von Patient zu Patient, zum anderen durch die Tatsache, dass die echte Belastbarkeit nur in vivo getestet werden kann.

Merke

Die festgelegten Belastungsgrenzen resultieren aus Berechnungen, experimentellen Versuchsreihen und zu einem erheblichen Teil aus klinischen Erfahrungen.

In vielen Kliniken gibt es Bestrebungen, allen operativen Verfahren standardisierte Belastungsgrenzen zuzuordnen. Die Hauptmotivation hinter solchen Bemühungen ist, die nachfolgende Therapie zu vereinfachen. Zieht man aber in Betracht, dass es außer dem gewählten Verfahren noch viele individuelle Faktoren gibt, welche die Belastbarkeit beeinflussen, kann ein solcher Standard nie allen Patienten gerecht werden.

Würde man alle individuellen Faktoren berücksichtigen, welche die Stabilität herabsetzen, hätte dies unweigerlich zur Folge, dass viele Patienten zu schwach dosiert behandelt werden. Würden aber generell individuelle Faktoren ignoriert, würden manchen Patienten unweigerlich weitere Schäden zugefügt werden (z. B. bei Osteoporose). ► Tab. 1.10 macht diese Zusammenhänge deutlich: Ein Trauma setzt die Belastbarkeit herunter. Durch die Operation wird versucht, diese zumindest teilweise wieder herzustellen. Zusatzverletzungen und Nebenerkrankungen können die Stabilität weiter negativ beeinflussen, während gute Hilfsmittel die Belastbarkeit erhöhen können. Je besser ein Patient mitarbeitet, umso „mutiger“ können die Belastungslimits gewählt werden.

Tab. 1.10 Einflussfaktoren auf die Belastbarkeit

Verbesserung der Belastbarkeit durch:	Reduzierung der Belastbarkeit durch:
Operation	Trauma
Hilfsmittelversorgung	Zusatzverletzungen
Mitarbeit, Compliance	Zusatzerkrankungen
etc.	etc.

Zusammenfassung

- Die Belastbarkeit von Knochen, Frakturen und deren operative Versorgung kann man trotz aufwändiger Rechenverfahren und Experimente nur auf der Grundlage klinischer Erfahrungen beurteilen.
- Belastungsstandards werden in der Regel dem Einzelnen nicht gerecht.

Belastungslimitierung

Eine effektive Physiotherapie setzt voraus, dass der Therapeut die Kriterien für die Belastungsgrenzen der Strukturen kennt und nachvollziehen kann. Alle limitierenden Faktoren sind dabei zu berücksichtigen. Der Operateur legt die Belastbarkeit fest. Er kennt den Zustand des Patienten und beurteilt nach einer Operation, wie gut die Stabilisierung gelungen ist.

Belastungsdefinitionen der Deutschen Gesellschaft für Unfallchirurgie (DGU)

Die Sektion Physikalische Therapie der DGU hat folgende Definitionen für in der Physiotherapie gebräuchliche Begriffe erarbeitet und eingeführt.

- „lagerungsstabil: Geringste Stufe eines medizinischen Behandlungsergebnisses. Es bedeutet, dass an dem betroffenen Körperabschnitt eine physiotherapeutische Behandlung (Bewegen) weder passiv noch assistiv möglich ist. Aus medizinischen Gründen notwendige Lagerungen sind zulässig. Zur Verbesserung der basalen Funktionen wie Atmung, venöser Rückstrom, etc. oder im Sinne einer Reizübertragung ist die Behandlung anderer Körperabschnitte und der nicht betroffenen Extremität möglich.
- „bewegungsstabil: Der Körperabschnitt darf in dem vorgegebenen Bewegungsausmaß bewegt werden. Diese Bewegung kann aktiv, passiv oder assistiv erfolgen. Passive oder assistive Bewegung erfordert eine geringere Festigkeit der betroffenen Strukturen als aktive Bewegung.
- „belastungsstabil: Bewegungen oder Übungen gegen Widerstand können abgestuft innerhalb der Grenzen der physiologischen Belastbarkeit des Körperabschnittes durchgeführt werden. Belastungsstabilität bedeutet in der Rehabilitation die höchstmögliche medizinische Therapiestufe. Therapeuten dürfen die Belastung kontinuierlich steigern, z. B. indem sie den Widerstand bei Bewegungen der Extremitäten immer weiter von

proximal (kurzer Hebel) nach distal (langer Hebel) verlagern.

- „trainingsstabil: Trainingsstabilität erlaubt die wiederholte aktive Bewegung eines Gliedmaßenabschnittes gegen die Schwerkraft oder gegen Widerstand, ohne dass die gehäufte Wiederholung negative Einflüsse auf ehemals verletzte Strukturen hat.

Merke

M!

Der Begriff „übungsstabil" wurde gestrichen, da er nach Einschätzung der Sektion keinen Hinweis auf die Krafteinwirkung und die Belastung enthielt.

Belastung beim Gehen

Um die axiale Belastung der unteren Extremität beim Gehen zu limitieren wurden ebenfalls von der DGU folgende Gangarten definiert:

- „entlastender Gang": Gang mit vollständiger Entlastung des betroffenen Beines mittels Hilfsmittel (Gehbarren, Unterarmgehstützen, Gehwagen etc.).
- „minimal belastender Gang": hierbei wird die Belastung des Beines reduziert, indem beide Stützen das Bein entlastend begleiten (Dreipunktegang). Der Patient übt den normalen Gangrhythmus mit Abrollen des Fußes und Bewegung im Knie- und Hüftgelenk. Im Stand und im Sitz darf das Bein mit seinem Eigengewicht abgestellt werden.
- „teilbelastender Gang": die Teilbelastung des betroffenen Beines erfolgt immer unter Einsatz von Hilfsmitteln (s. o.) Die erlaubte Belastung wird in Kilogramm oder Prozent des Körpergewichts vom Arzt vorgegeben.
- „vollbelastender Gang": das betroffene Bein muss während des Gangzyklus das gesamte Körpergewicht frei tragen können, selbst wenn dies dem Patienten aufgrund von Schmerzen oder Schwäche noch nicht möglich ist. Das Gehen unter Vollbelastung ist mit Hilfsmitteln (z. B. Vier-Punkt-Gang mit Gehstützen) sowie ohne Hilfsmittel möglich.

Weitere Ausführungen zum entlasteten Gehen und zum Gehen mit Hilfsmitteln finden Sie in Kap. 6.3.6.

Beanspruchung und Belastbarkeit

Die Notwendigkeit einer Vereinheitlichung der Nomenklatur zur Belastungslimitierung ist unstrittig. Die von der DGU eingeführten Fachtermini erleichtern den Ärzten die Verordnung und die Kommunikation im Team. Für den einzelnen Patienten sollten Physiotherapeuten sich allerdings noch differenzierter mit der Frage auseinandersetzen, welche Belastungsformen die verletzten und oder operierten Strukturen wie stark beanspruchen.

Ist man sich der einzelnen Belastungsparameter bewusst, können Physiotherapeuten die Beanspruchung der Strukturen gezielt steuern. Die wichtigsten klinisch nutzbaren Limitierungen nach Verletzungen am Bewegungsapparat sind:

- Limitieren der Beweglichkeit,
- Limitieren der axialen Belastung,
- Limitieren des therapeutischen Widerstandes.

▶ Tab. 1.11 zeigt, wie die einzelnen zu limitierenden Faktoren quantifiziert werden können. In Bezug auf den therapeutischen Widerstand wird vorgeschlagen, diesen mit den Werten der Muskelfunktionsprüfung (MFP) zu beschreiben. Gerade mit den Werten II, III und IV kann eine sehr genaue Dosierung vorgenommen werden. Dies ist dann sinnvoll, wenn durch die Verletzung die Belastbarkeit in Bezug auf die Biege- und Scherkräfte beeinträchtigt ist.

Tab. 1.11 Quantifizieren der Limitierungen

Limitierung	Quantifizierung
Beweglichkeit	in Grad gemessen mittels der Neutral-Null-Methode
Axiale Belastung	Kilogramm oder Prozent des Körpergewichts des Patienten
Therapeutischer Widerstand	distal der Verletzung wirkender Widerstand entsprechend den unterschiedlichen Widerständen bei der MFP (I-V)

Zur Erinnerung in der ▶ Tab. 1.12 die Werte der Muskelfunktionsprüfung (Wieben, Falkenberg 2012):

Tab. 1.12 Beurteilung der Muskelkraft

Werte	Ergebnis der Muskelfunktionsprüfung
0	keine sicht- oder tastbare Anspannung eines an der Bewegung beteiligten Muskels
1	sicht- oder tastbare Muskelkontraktion, Bewegung ist nicht möglich
2	die Bewegung kann unter Aufhebung der Schwerkraft in einer horizontalen Ebene ausgeführt werden
3	die Bewegung kann vollständig ohne Widerstand gegen die Schwerkraft ausgeführt werden
4	die Bewegung kann vollständig gegen die Schwerkraft und gegen mäßigen Widerstand ausgeführt werden
5	die Bewegung kann vollständig gegen die Schwerkraft und gegen starken Widerstand ausgeführt werden
6	die Bewegung kann 10-mal vollständig gegen die Schwerkraft und gegen starken Widerstand ausgeführt werden

Die ▶ Tab. 1.13 zeigt, dass die Einteilung der DGU die Belastungslimitierung unklar ausdrückt. Der Therapeut muss im Einzelfall entscheiden, wie das Beispiel in der Tabelle zeigt.

Tab. 1.13 Beispiel der Quantifizierung einer DGU-Verordnung am Beispiel einer mit Plattenosteosynthese versorgten Oberschenkelschaftfraktur

DGU-Verordnung	Quantifizierung
teilbelastender Gang mit 20 kg	axiale Belastung maximal 20 kg
trainingsstabil	Widerstand distal der Fraktur entspricht dem MFP-Wert III

Strukturbezogene Limitierungen

Die unterschiedlichen Formen der Belastung wirken sich in Abhängigkeit von der Funktion auf die verschiedenen Strukturen des Bewegungsapparates unterschiedlich aus. So kann bei vielen isolierten Bandverletzungen auf eine Limitierung des axialen Drucks verzichtet werden, weil die Gelenkbänder keinen axialen Druck aufnehmen. Bänder sind durch spezifische Bewegung Zugspannungen ausgesetzt, folglich müssen diese Bewegungen in ihrem Ausmaß begrenzt werden, um eine Schädigung der Bandstrukturen bzw. eine Störung der Heilung zu vermeiden.

Lange Knochen der unteren Extremität tragen unser Körpergewicht. Nach Verletzungen ist eine Limitierung der axialen Belastung notwendig. Kräfte wirken aber nicht nur axial. Physiotherapeuten müssen sich der Wirkung aller nicht axialen Kräfte bewusst sein, ihre Kenntnisse über Hebelgesetze und resultierende Kräfte nutzen. Lange Hebel und Krafteinwirkungen parallel zur Bruchlinie müssen limitiert werden. ▶ Tab. 1.14 zeigt das an Beispielen.

Tab. 1.14 Limitierung bei verschiedenen Verletzungen

Verletzung	Limitierung	Begründung
Kalkaneusfraktur	axiale Belastung	Druckbelastung im Stand und Gang
Inversionstrauma	Bewegung: USG Inversion	Zugbelastung des lateralen Bandapparats
Querfraktur Tibiaschaft	axiale Belastung	Druckbelastung im Stand und Gang
	therapeutischer Widerstand	Scherbelastung
Meniskusläsion	axiale Belastung	Druckbelastung im Stand und Gang

Zusammenfassung

Belastungslimitierungen prägen die Dosierungen der Physiotherapie in der Traumatologie. In der Unfallchirurgie sind die Begriffe „lagerungsstabil“, „bewegungsstabil“, „belastungsstabil“ und „trainingsstabil“ definiert und etabliert. Beim Gehen unterscheidet man den „entlastenden“, den „minimal belastenden“, den „teilbelastenden“ und den „vollbelastenden“ Gang. Andere Belastungslimits orientieren sich an der Beweglichkeit, dem Körpergewicht oder den Widerständen beim Muskelfunktionstest.

Mehr zu diesem Thema finden Sie z. B. im physiolehrbuch „Biomechanik, Bewegungslehre, Leistungsphysiologie, Trainingslehre" im Kapitel Biomechanik der Körperstrukturen (Schomacher 2004).

1.2.7 Prinzipien der Physiotherapie bei eingeschränkter Mobilität

Betrachtet man sämtliche bisher beschriebenen Strukturen und physiologischen Mechanismen ist klar, dass jede Bewegungseinschränkung viele Ursachen haben kann. Je nach Ursache kann man eine Bewegungshemmung besser oder schlechter mit Physiotherapie behandeln. Deshalb muss, mithilfe der Krankenakte, einer genauen Anamnese und einer differenzierten physiotherapeutischen Befundaufnahme die Ursache der Einschränkung herausgefunden werden.

Gelingt dies, fällt die Festlegung der richtigen Behandlungsziele mit den passenden Maßnahmen wesentlich leichter. Um zu verhindern, dass die Therapieplanung am Patient und am Problem vorbei geht, muss sich jeder Therapeut immer wieder folgende Fragen stellen:

- Ist die Bewegungseinschränkung für den Patienten und aus Sicht des Patienten funktionell bedeutsam? Es gibt funktionell bedeutsame, aber auch weniger bedeutsame Bewegungseinschränkungen. Schon ein vergleichsweise geringes Streckdefizit von 15° im Kniegelenk führt zu einer relevanten Verkürzung der funktionellen Beinlänge während ein Verlust von 15° Beugefähigkeit im Kniegelenk im Alltag kaum ins Gewicht fällt.
- Welche Ziele hat der Patient? Leider wird das Bedürfnis des Patienten in Bezug auf die Beweglichkeit immer noch zu wenig berücksichtigt. Dieses richtet sich im Normalfall nach den Gewohnheiten und den Aktivitäten, welche er vor der Verletzung hatte. Bei einem sportlich aktiven Menschen können diese, auch im fortgeschrittenen Alter, deutlich höher sein als bei Jüngeren, die weniger aktiv sind. Diese Tatsachen bergen ein gewisses Konfliktpotenzial. Zum einen kann es sein, dass, je nach Schwere der Verletzung, die Prognose schlechter ist als es den Bedürfnissen des Verletzten entspricht, oder dass sich der Patient von den an ihn gestellten Erwartungen überfordert fühlt. Um diesen Konflikten vorzubeugen ist es unbedingt notwendig, die Behandlungsplanung und die damit verbundenen Behandlungsziele fortlaufend mit dem Patienten zu besprechen, um sie mit dessen Erwartungen, wenn möglich, in Einklang zu bringen.
- Kann die Bewegungseinschränkung mit physiotherapeutischen Mitteln positiv beeinflusst werden? Auch wenn einer der Hauptansprüche, welche von Seiten der behandelnden Ärzte und der Patienten an den Physiotherapeuten gestellt werden, die Bewegungserweiterung ist, muss dieser erkennen, wenn seine Techniken nicht funktionieren. Eine Bewegungseinschränkung, welche auf ein konsolidiertes knöchernes Hindernis zurückzuführen ist, widersteht jeglicher noch so ausgefeilten und engagiert durchgeführten physiotherapeutischen Maßnahme. Fällt diese z. B. durch einen harten Stopp am Bewegungsende auf, muss dies mit dem Arzt und dem Patient besprochen werden, da sich dadurch die Prognose und das weitere Vorgehen ändert.

Zusammenfassung

- Die Therapie von Bewegungseinschränkungen muss sich an den Bedürfnissen und Erwartungen des Patienten, den objektiven Gegebenheiten und an funktionellen Aspekten orientieren.
- Nur wenn diese Faktoren berücksichtigt werden, ist ein zufriedenstellendes Behandlungsergebnis zu erwarten.

Überblick über gezielte Maßnahmen zur Verbesserung der Mobilität

Je nach Ursache der Bewegungseinschränkung müssen die Physiotherapeuten möglichst gezielte Maßnahmen wählen. In ► Tab. 1.15 werden wichtige Strukturen und Mechanismen genannt, die passive Bewegungseinschränkungen in einem Gelenk verursachen können. Mit entsprechenden physiotherapeutischen Maßnahmen lassen sich die Einschränkungen beheben.

Es gibt auch Schädigungen und Mechanismen die eine aktive Bewegung einschränken oder unmöglich machen. In ► Tab. 1.16 sind einige Beispiele aufgeführt.

Tab. 1.15 Ursachen von Bewegungseinschränkungen und Möglichkeiten der Behandlung

Struktur	Mögliche Ursache	Schädigung	Physiotherapeutische Maßnahmen
Gelenkknorpel	• erhöhte Druckbelastung (Sturz)	• posttraumatische Arthrose	• Traktion, • rotatorische und translatorische Bewegungen
	• Fraktur mit Gelenkbeteiligung	• Gelenkstufe	• keine spezifischen Maßnahmen
Menisken	• unphysiologische Krafteinwirkung	• Einrisse, • Ausrisse	• Traktion, • Bewegung mit verringerter axialer Belastung
Gelenkbänder	• posttraumatische Ruhigstellung	• Verkürzung	• Traktion, • rotatorische und translatorische Bewegungen
	• unphysiologische Krafteinwirkung	• Dehnung, • Riss, • Bewegungseinschränkung durch fehlende Führung	• Ruhigstellen, • limitiertes Bewegen, • propriozeptive Techniken
Gelenkkapsel	• posttraumatische Ruhigstellung	• Verkürzung	• Traktion, • rotatorische und translatorische Bewegungen
	• unphysiologische Krafteinwirkung	• Dehnung, • Riss, • Bewegungseinschränkung durch fehlende Führung	• Ruhigstellen, • limitiertes Bewegen, propriozeptive Techniken, • muskuläre Stabilisation
Muskelbindegewebe, Sehnen	• posttraumatische Ruhigstellung	• Verkürzung	• Dehntechniken, • aktives Bewegen
Muskelfaser, Skelettmuskel	• posttraumatische Ruhigstellung	• Verkürzung durch Sarkomerabbau	• aktive und passive Dehntechniken
Haut	• Stich-, Brand-, Schürf-, Operationsverletzungen	• Vernarbung	• Narbenbehandlung, • Lymphdrainage
Knochen	• Fraktur	• Stabilitätsverlust	• axiale Belastungsanpassung, • Bewegen der angrenzenden Gelenke, ohne zu große Scherkräfte im Bereich der Fraktur zu verursachen.
	• Fraktur mit Gelenkbeteiligung	• Stabilitätsverlust und Gelenkstufenbildung	• axiale Belastungsanpassung, evtl. limitiertes Bewegen des betroffenen Gelenks unter Traktion

Tab. 1.16 Bewegungseinschränkungen mit begrenzten aktiven Behandlungsmöglichkeiten

Struktur	mögliche Ursache	Schädigung	physiotherapeutische Maßnahmen
Muskelsehne	• Schnitt durch scharfen Gegenstand	• keine Kraft- bzw. Bewegungs-übertragung mehr möglich	• keine OP: Training der synergistischen Muskulatur
Skelettmuskel	• Bluterguss, • Ödem durch Schlag auf den Muskelbauch	• reflektorischer Hypertonus der Synergisten, um Dehnung und Schmerzen zu verhindern	• komplexe physikalische Entstauungstherapie (KPE), • Entspannung über antagonistisches Anspannen (Sherrington II)
afferente Nervenfasern	• Druckschädigung durch Schwellung	• weniger bewegungsauslösende Sensibilität bei leichter Schädigung	• KPE, • angepasste Lagerung, • aktives Bewegen zur Stimulation über die Propriozeptoren
efferente Nervenfasern	• Durchtrennung durch Knochenfragment	• totale Parese	• Unterstützung der Reinnervation durch taktile Reize, • Zug/Druck auf betroffene Gelenke, • passives Bewegen, • Lagerungsschienen zur Kontrakturprophylaxe

Mobilität/Immobilität des Individuums

Der gesunde Mensch ist selbstständig mobil. Die Fähigkeit, sich zu bewegen, gilt als selbstverständlich. Erst wenn der Mensch durch eine Krankheit oder eine Verletzung Einschränkungen seiner Bewegungsfreiheit erfährt, spürt er die enormen Auswirkungen auf sein tägliches Leben. Es verwundert deshalb nicht, dass die WHO der Mobilität des Individuums im Rahmen der Internationalen Klassifikation der Funktionsfähigkeit, Behinderung und Gesundheit (ICF) große Beachtung schenkt (de Bie, Kool 2004).

Folgende Faktoren werden darin als Parameter für Gesundheit definiert:

- Körperfunktionen und Körperstrukturen;
- Aktivität und Teilhabe (am öffentlichen Leben);
- Als Kontextfaktoren (Hintergrundfaktoren) gelten Umweltfaktoren.

Körperfunktionen und Körperstrukturen

Unter Körperfunktionen sind alle physiologischen Funktionen der Körpersysteme zusammengefasst, auch die psychologischen Funktionen.

Mit Körperstrukturen sind alle anatomischen Bestandteile (die unterschiedlichen Gewebe, Organe, Gliedmaßen, etc.) des Körpers gemeint. Eine Schädigung ist eine Beeinträchtigung einer Körperfunktion oder -struktur. Ein Trauma ist immer eine Ursache für Beeinträchtigung.

M!

Merke

Eine traumatisch bedingte Verletzung wirkt sich stets – zumindest vorübergehend – auf die Körperfunktion Mobilität aus.

Aktivität und Teilhabe

Die Aktivität beschreibt eine Handlung des Menschen. Unter Teilhabe (Partizipation) versteht man die Beteiligung und das Einbezogensein in Lebenssituationen.

In der ICF wurde eine Liste erstellt, mit deren Hilfe man die Aktivität und die Teilhabe beurteilen kann. In dieser Liste taucht die Mobilität neben der Lernfähigkeit und der Fähigkeit der Wissensanwendung und der Kommunikationsfähigkeit nicht zufällig als wichtiger Faktor auf.

Merke

M!

Die Mobilität ist der Motor für alle Aktivitäten der Selbstversorgung.

Umweltfaktoren und personenbezogene Faktoren

Die Umweltfaktoren beschreiben die von außen auf den Menschen wirkenden Einflüsse. Man unterscheidet individuelle (Arbeitsplatz, Schule) und gesellschaftliche Faktoren (Staatswesen, Infrastruktur, Gesetze).

Personenbezogene Faktoren beschreiben den speziellen, individuellen Hintergrund eines Menschen, der nicht direkt Teil seines evtl. Gesundheitsproblems ist, wie z. B. Geschlecht, Fitness, Erziehung, Alter und Lebensstil.

Wechselwirkungen

Alle oben genannten Faktoren beeinflussen sich gegenseitig. Dies bedeutet, dass eine Schädigung oder Störung einer Körperstruktur Auswirkung auf alle Faktoren haben kann. Umgekehrt nehmen die anderen Faktoren Einfluss auf die Auswirkung der Schädigung.

Wird die Fähigkeit, sich zu bewegen, durch ein Trauma eingeschränkt, hat dies immer Einfluss auf alle Faktoren. Und die Überwindung der Bewegungseinschränkung wird ihrerseits positiv oder negativ von allen Faktoren beeinflusst.

In ▶ Tab. 1.17 werden solche Wechselwirkungen am Beispiel einer Patientin mit Schenkelhalsfraktur beispielhaft aufgeführt.

Tab. 1.17 Wechselwirkung zwischen Mobilität, Behinderungsgrad und den in der ICF definierten Komponenten

Patientin mit Zustand nach medialer Schenkelhalsfraktur	ICF Komponente	Positiver Faktor	Negativer Faktor
	Körperfunktion und Körperstruktur	unkomplizierter Frakturverlauf	Depression
	Aktivität und Teilhabe	vor dem Trauma sportlich aktive Patientin	eingeschränkte Lernfähigkeit
	individueller Umweltfaktor	medizinische Bildung	Berufsunfähigkeit
	gesellschaftlicher Umweltfaktor	gesetzlich geregelte Krankenversicherung	schlecht ausgebautes Gesundheitswesen
	personenbezogener Faktor	gesunder Lebensstil	Nikotin, Alkohol

Physiotherapeuten müssen sich also bei der Behandlung einer Immobilität nicht nur möglichst genau darüber klar werden, welche Strukturen für die Bewegungseinschränkung verantwortlich sind, sondern auch, welche begleitenden Faktoren negativen Einfluss nehmen und in welchen Belangen der Patient durch die Bewegungseinschränkung negativ beeinträchtigt wird.

Die folgenden Kapitel Schmerz, Vitalfunktionen und Traumaverarbeitung befassen sich mit Einflussfaktoren, die für Patienten in der Traumatologie typisch sind.

Komplexe Bewegungen und Mobilität

Betrachten wir die Arbeit am Bewegungssystem als ein zentrales Tätigkeitsfeld für Physiotherapeuten, muss jedem Therapeut die Auswirkung einer Bewegungsstörung eines Gelenks auf das gesamte Bewegungsverhalten klar sein, sie muss erkannt und beurteilt werden. Komplexe Bewegungen sind die Summe aus vielen Einzelbewegungen mehrerer Gelenke. Kann ein Gelenk nicht oder nicht im vollen Umfang genutzt werden, lassen sich dennoch Bewegungsziele erreichen. Nicht beeinträchtigte Gelenke kompensieren die Störung eines Gelenks.

Aus dieser Beobachtung ergeben sich drei Ansätze für die Therapie:

- Therapie direkt am einzelnen Baustein: ist als ursächlich zu bezeichnen, da hierbei versucht wird, die Ursache der Bewegungsstörung zu beseitigen. Je nach Verletzung ist dies aber nicht immer möglich.
- Therapie an der Gesamtbewegung: ist wichtig, um wieder erlangte Fähigkeiten in den Bewe-

gungsablauf zu integrieren bzw. den Patienten auf eine neue Situation einzustellen (z. B. Üben des Gehens bei Teilbelastung).

- Verhindern oder Ermöglichen von Kompensationen: Physiotherapeuten müssen Bewegungskompensationen erkennen, um abwägen zu können, ob diese schädlich oder unerwünscht sind. Ebenso müssen sie Kompensationen zulassen oder schulen, wenn ohne diese die Gesamtmobilität oder gar die Lebensqualität des Patienten (z. B. Körperpflege) beeinträchtigen. Dabei sollen auch Hilfsmittel zu Kompensationen gefunden und genutzt werden.

M!

Merke

Individuelle Mobilität ist ein wichtiger Bestandteil und Indikator der Lebensqualität jedes Einzelnen. Physiotherapie in der Traumatologie fördert Mobilität, verbessert sie, stellt sie wieder her.

1.3 Leitsymptom: Schmerz

Christian Münzing

Schmerz ist ein bedrohliches, unangenehmes Warnsignal und entsteht bei tatsächlicher oder potenzieller Gewebsschädigung. Schmerz veranlasst den Patienten, die geschädigten Strukturen zu schonen und dem schädigenden Ereignis entgegenzuwirken.

Die Schmerzwahrnehmung geschieht auf mehreren Ebenen:

- auf der sensorischen Ebene wird die Intensität des Schmerzes wahrgenommen,
- auf der kognitiven Ebene spielt die Einstellung des Patienten zu seinem Schmerz eine Rolle,
- auf der emotionalen Ebene beeinflussen die Gefühle des Patienten seine Wahrnehmung.

Nach einem Trauma beeinträchtigen vorrangig akute Schmerzen die erste Phase der Rehabilitation.

Die Behandlungskompetenz des Therapeuten im Umgang mit diesen Schmerzen ist bedeutsam für einen erfolgreichen Behandlungsverlauf.

M!

Merke

Der Therapeut kann das Bedrohliche des Schmerzes reduzieren, in dem er dem Patienten – falls möglich – die Schmerzursache erklärt. So kann er beispielsweise eine Ödembildung mit Druck auf die Rezeptoren als normale Reaktion im Heilungsprozess beschreiben.

Schmerz kann exogen durch Reizung eines sensiblen Rezeptors oder einer freien Nervenendigung verursacht werden. Rezeptoren für das Wahrnehmen schädigender Reize werden Nozizeptoren genannt und befinden sich in allen Geweben außer dem Knorpel- und Hirngewebe.

Der Schmerz auslösende Reiz wird auf seinem Weg vom Rezeptor bis zum Kortex über mindestens vier Ebenen weitergeleitet und verändert (▶ Abb. 1.22):

- am Rezeptor, der den Reiz in Nervenimpulse umwandelt und über sein Axon fortleitet,
- auf Rückenmarksebene im Hinterhorn,

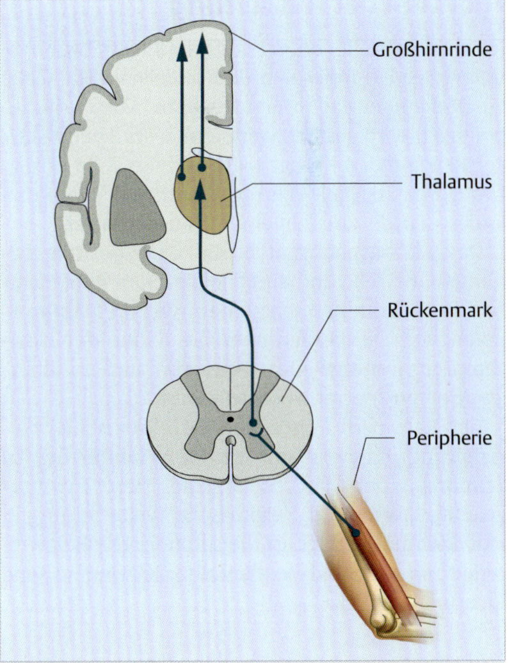

Abb. 1.22 Weg vom Rezeptor bis zum Großhirn – bis zur Schmerzwahrnehmung (Klinke, Silbernagl 2003).

- auf Hirnstammebene im Bereich der Formatio reticularis und dem Thalamus,
- auf der Großhirnebene im Bereich des Neokortex und dem limbischen System.

Schmerzen können auch durch innere Organe ausgelöst und auf andere Körperregionen projiziert werden, beispielsweise Schmerzen im Arm bei einem Herzinfarkt.

1.3.1 Neurophysiologische Grundlagen des Schmerzes

Die Rolle des Nervensystems

Aufgabe des Nervensystems ist es, sämtliche auf unseren Körper eintreffenden Reize zu erfassen und darauf in angepasster Weise zu reagieren. Dies kann sich in Form eines Schutzmechanismus oder als bewusstes Annehmen eines Reizes (z. B. Wohlempfinden von Wärme) äußern. Jeder den Körper treffende Reiz wird in elektrische Energie umgesetzt. Das Weiterleiten des Reizes hängt von seiner Stärke ab. Der Reiz muss eine bestimmte Schwelle überschreiten (Alles-oder-nichts-Gesetz).

Funktion der Reizleitung

Jede Nervenzelle besitzt aufgrund von Ladungsunterschieden innerhalb und außerhalb der Zelle ein Ruhepotenzial ihrer Membran. Dieses Ruhepotenzial wird gestört, wenn ein ausreichend starker Reiz auf den Körper trifft und die Zelle erregt. Die Durchlässigkeit (Permeabilität) der Membran ändert sich. Es entsteht ein Aktionspotenzial.

Das Aktionspotenzial bringt eine positive Ladung in die Zelle und durch Reaktionen in benachbarten Zellanteilen entstehen weitere Aktionspotenziale. Sie werden über die Axone der Nozizeptoren weitergeleitet (Afferenz) und in übergeordneten Zentren verarbeitet.

Der Reiz wird kontinuierlich (elektrische Weiterleitung) oder saltatorisch (von Schnürring zu Schnürring der Markscheiden des Nervs) weitergeleitet. Während die elektrische Weiterleitung in jede Richtung erfolgt, ist die saltatorische Reizweiterleitung aufgrund der Refraktärzeit nur in eine Richtung möglich.

> **M!**
>
> **Merke**
>
> Erregung ist eine spezielle Leistung des gesamten Nervengewebes, um positive und negative Einflüsse abzuwägen und darauf in hoch spezialisierter Form zu reagieren. Die Stärke eines Aktionspotenzials bestimmt, ob der Reiz weitergeleitet wird oder nicht (Alles-oder-nichts-Gesetz). Je nach Aufbau der Nervenfaser (markhaltig/marklos) wird die Erregung schnell oder langsam fortgeleitet.

Funktionelle Eigenschaften von Nervenfasern

Nervenfasertypen und ihre Leitungsgeschwindigkeit

Man unterscheidet afferente Nerven in Abhängigkeit von der Leitungsgeschwindigkeit:

- dicke markhaltige A-alpha/beta-Fasern mit Leitungsgeschwindigkeiten von ca. 40–90 m/s,
- dünne markhaltige A-delta-Fasern mit Leitungsgeschwindigkeiten von 2–40 m/s,
- marklose C-Fasern mit Leitungsgeschwindigkeiten von < 2 m/s.

Die Verteilung der verschiedenen Nervenfasertypen in Haut, Muskulatur und Periost ist relativ ausgeglichen. Die viszeralen Nervenfasern bestehen fast ausschließlich aus dünnen markhaltigen und marklosen Nervenfasern.

Je dicker eine Nervenfaser ist, desto schwächere Reize genügen, um ein Aktionspotenzial auszulösen. Die dünnen C-Fasern benötigen die stärksten Reize. Eine Afferenz wird als schmerzhaft empfunden, sobald sie stark genug ist, die dünnen A-delta-Fasern zu erregen. Ist ein Reiz so stark, dass zusätzlich C-Fasern erregt werden, wird die Schmerzempfindung stärker und klingt länger nach.

> **M!**
>
> **Merke**
>
> Strukturell bedingter Schmerz wird in erster Linie durch die dünnen Nervenfasern, die C-Fasern vermittelt.

Auslösende Reize für Fluchtreflexe werden durch die A-delta-Fasern geleitet.

Die bewusste Schmerzwahrnehmung und die Reflexe des vegetativen Nervensystems werden afferent durch C-Fasern weitergeleitet.

Die Leitungsgeschwindigkeit der C-Fasern ist so langsam, dass man die Impulsleitung durch A-delta-Fasern und C-Fasern teilweise selbst unterscheiden kann: Liegt der Reiz weit peripher, muss die Reizweiterleitung eine lange Wegstrecke zum ZNS zurücklegen. Hierbei entsteht das so genannte Doppelschmerzphänomen: Nach dem Reiz setzt sofort eine erste Schmerzempfindung ein (A-delta-Fasern) und nach einem kurzen schmerzfreien Intervall folgt dann die zweite Schmerzwelle (C-Fasern).

Bei einem länger anhaltenden Reiz verkürzt sich die Phase der ersten Schmerzwahrnehmung, während der zweite Schmerz kontinuierlich zunimmt. Die Zunahme des durch die C-Fasern vermittelten Schmerzes entsteht wahrscheinlich durch die Summation in den zentralen Synapsen am Hinterhorn und ist abhängig von der Art des auslösenden Reizes.

Struktur der Nervenfasertypen

Die C-Fasern verlaufen in Gruppen vereint (sog. Remake-Bündel), die jeweils von den Schwann-Zellen gebildet werden, während die A-delta-Fasern jeweils einzeln von Schwann-Zellen umhüllt sind. Wenn die Axone auf dem Weg zu ihrem Innervationsgebiet die letzten feinen Nervenästchen verlassen haben, verlieren sie in ihren Endverzweigungen die Markscheide.

Nozizeptive Axone sind in der Regel mehrfach verzweigt und bilden sensorische Endbäumchen mit perlenartigen Auftreibungen. Das sensorische Axon ist hier nur noch zu ⅓ von der Schwann-Zelle umschlossen. Es zeigt freie Flächen, an denen es mit seiner Basallamina direkt an die Umgebung grenzt. Es wird angenommen, dass dies die eigentlichen Sensoren sind, die sämtliche noxischen Reize aufnehmen und weiterleiten (nozizeptive afferente Nervenendigung).

Die peripheren Enden der primären afferenten Neuronen leiten nicht nur nozizeptive Stimuli, sondern verursachen über die Synthese der Neuropeptide auch:

- Vasodilatation,
- erhöhte kapillare Permeabilität,
- Modifizierung der Aktivität des Immunsystems durch Entzündungsmediatoren,
- trophische Effekte,
- Kontrolle über den vaskulären Tonus,
- Schutzfunktion für gastrische und intestinale Mukosa (Schleimhäute).

Die Zellkörper der Nozizeptoren liegen in den Hinterwurzelganglien und werden daher als dorsal root ganglion (DRG) bezeichnet. Nozizeptive Neurone synthetisieren Neuropeptide wie Neurokinin und Kalzitonin.

Erregungsübertragung von Zelle zu Zelle

Die Übertragung von einer Zelle zur nächsten geschieht mithilfe chemischer Überträgerstoffe (Transmitter) oder über elektrische Impulse an den zwischengeschalteten Synapsen.

► Abb. 1.23 zeigt den schematischen Aufbau einer chemischen Synapse bei der Depolarisation einer synaptischen Endplatte. Es wird ein Transmitterstoff in den synaptischen Spalt ausgeschüttet und die Erregung an der postsynaptischen Membran weitergeleitet.

Der Transmitterstoff wird von spezialisierten Rezeptoren innerhalb des synaptischen Spalts aufgenommen und an der postsynaptischen Membran je nach Reizstärke ein neues Aktionspotenzial gebildet. Auf diese Weise werden die Aktionspotenziale bis zu ihrem Ziel (Rückenmarksebene, ZNS) weitergeleitet. Das Alles-oder-nichts-Gesetz entscheidet, ob der Reiz weitergeleitet wird oder nicht: Ist der Reiz stark genug und überschreitet die Reizschwelle, wird ein Aktionspotenzial gebildet. Ist der Reiz zu schwach, entsteht kein Aktionspotenzial und er wird nicht weitergeleitet.

In unserem Organismus gibt es ebenso viele erregende (EPSP = exzitatorische postsynaptische Potenziale) wie hemmende (IPSP = inhibitorische postsynaptische Potenziale) Synapsen.

Wird eine hemmende Nervenfaser erregt, die an der gleichen postsynaptischen Zelle angreift wie eine erregende, so ergibt sich ein IPSP; die Erregung wird also gehemmt. Werden hemmende und erregende Zellen gleichzeitig aktiviert, summieren sich die Potenziale und die resultierende Spannungsveränderung innerhalb der Nervenzelle fällt geringer aus. Dadurch wird die Übertragung der Erregung an der Synapse vermindert oder verhindert.

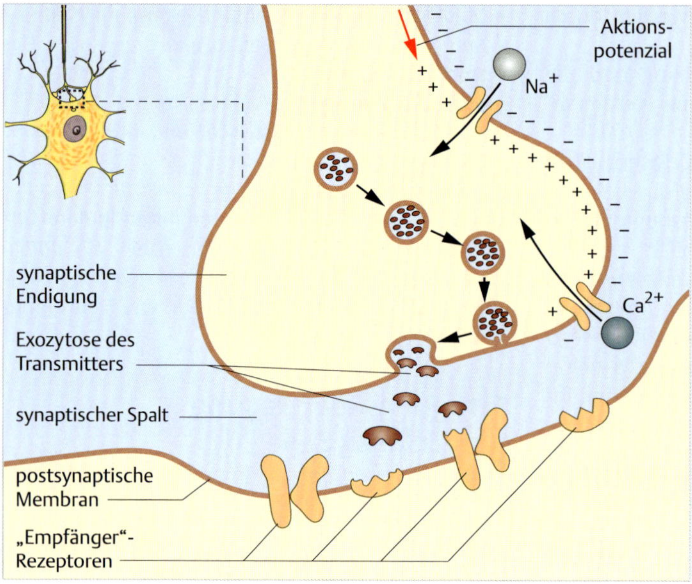

Abb. 1.23 Schema einer chemischen Synapse (Klinke, Silbernagl 2003).

Merke

An hemmenden Synapsen führt die Reaktion des präsynaptischen Transmitters mit dem dazugehörigen Rezeptor an der postsynaptischen Membran zu einem IPSP. Dies vermindert oder verhindert die Erregbarkeit der postsynaptischen Zelle.

Katecholamine

Adrenalin, Noradrenalin, Serotonin, Dopamin und Histamin zählen zu den Katecholaminen. Sie können im zentralen wie im peripheren Nervensystem erregende wie hemmende Potenziale auslösen. Im Falle eines akuten Ereignisses sorgen sie beispielsweise dafür, dass Schmerz entweder schwächer oder im Sinne eines Schutzmechanismus stärker wahrgenommen wird.

Das Gewebehormon Histamin ist in erster Linie als Überträgerstoff an den Gehirnzellen und im Magen-Darm-Kanal an der Entstehung von Entzündungsreaktionen beteiligt. Oberflächlich ist eine lokale Histaminausschüttung durch eine deutliche Rötung im geschädigten Bereich erkennbar, beispielsweise bei einem Sonnenbrand oder Mückenstich oder bei Entzündungen im Bereich eines Gelenks oder im Bereich des operierten Gebietes.

Alle diese Überträgerstoffe binden jeweils einen speziellen Rezeptor der postsynaptischen Membran an sich, mit dem sie „kommunizieren". Spezifisch ist hier jedoch nur die Reaktion des Überträgerstoffes mit dem Rezeptor. Ob eine Erregung oder Hemmung eintritt, wird nur von den Eigenschaften des Rezeptors bestimmt, nicht vom Überträgerstoff selbst.

Peptidüberträgerstoffe

Peptidüberträgerstoffe sind im ZNS oder im vegetativen Nervensystem wirkende Stoffe, deren Funktionsweise noch nicht einwandfrei geklärt ist. Sicher ist, dass diesen Überträgerstoffen relativ langsame synaptische Effekte zugeordnet werden.

Merke

Als Neuropeptide werden Transmitter bezeichnet, die vom Nervensystem selbst produziert und ausgeschüttet werden

Agonisten und Antagonisten der Reizübertragung

Die Rezeptoren in der postsynaptischen Membran reagieren mit dem für sie spezifischen Überträgerstoff und bilden daraufhin die entsprechenden Potenziale aus. Die Spezifität für den Überträgerstoff ist jedoch nicht absolut bindend. Es gibt für fast alle postsynaptischen Rezeptoren weitere Substanzen, die ein identisches Potenzial auslösen können. Diese Substanzen werden als Agonisten bezeichnet.

Andere Substanzen, die an den präsynaptischen Rezeptor gebunden sind, verhindern die Leitfähigkeit, indem sie den Rezeptor besetzen. Sie verhindern so, dass Überträgerstoffe und ihre Agonisten wirken können. Diese Stoffe werden synaptische Antagonisten genannt.

Die Bindung eines Antagonisten kann reversibel oder irreversibel sein. Curare, das in der Anästhesie häufig als Muskelrelaxans verwendet wird, erzeugt eine reversible Bindung. Nach dem Abbau des Curare reagiert der Rezeptor wieder auf andere Transmitter. Eine irreversible Bindung entsteht z. B. durch das Botulinumtoxin.

Zusammenfassung

- An Synapsen werden Informationen mittels Transmitter (Überträgerstoffe) weitergegeben.
- Neben den klassischen Überträgerstoffen gibt es die Peptidüberträgerstoffe, die relativ langsame synaptische Effekte bewirken.
- Stoffe, die postsynaptisch die gleiche Wirkung haben, nennt man Agonisten; Antagonisten dagegen behindern die Wirkung der betreffenden Überträgerstoffe.
- Viele Medikamente sind Agonisten bzw. Antagonisten der synaptischen Transmitter.

Verarbeitung der Reize in übergeordneten Zentren

Übergeordnete Zentren der Schmerzwahrnehmung sind:

- Rückenmark,
- Hypothalamus,
- Kortex.

Rückenmarksebene

Auf Rückenmarksebene werden die eingehenden Schmerzsignale verarbeitet und moduliert. Die afferenten Fasern der peripheren Nerven treten ins Hinterhorn des Rückenmarks ein (Hinterwurzelfasern). Das Hinterhorn ist aus verschiedenen Schichten aufgebaut. Die großen markhaltigen Fasern bilden die sog. medialen Bündel. Die dünnen markhaltigen und marklosen Fasern bilden das sog. laterale Bündel.

Serotonin und Noradrenalin haben auf Rückenmarksebene hemmenden Einfluss auf die Reizverarbeitung und Reizweiterleitung.

Vom Hinterhorn kreuzen die Schmerzsignale im Segment und werden über den Vorderseitenstrang weitergeleitet.

- Auf subkortikaler Ebene verändern einige morphinähnliche Stoffe den Schmerz. Man spricht von sog. Neuromodulatoren, zu denen auch das Endorphin gehört.
- Auf kortikaler Ebene werden Schmerzen lokalisiert und bewertet.

Nozizeption

Unter Nozizeption versteht man die Wahrnehmung von Schmerzen. Nozizeptive Vorgänge können sowohl im Wachzustand wie bei fehlendem Bewusstsein ablaufen. Die Wahrnehmung von Schmerzen ist dagegen immer an die Verarbeitung im wachen Gehirn gebunden. Dadurch erklärt sich auch der Sinn und Zweck einer Narkose: Das Schmerzempfinden wird ausgeschaltet.

Nozizeptive Reize werden von unserem Körper als akute oder drohende Gewebsschädigung interpretiert, auch wenn keine Schädigung dieser Art vorliegt. Die meisten Nozizeptoren werden schon erregt, bevor es zu einer manifesten Schädigung des Gewebes kommt. Dies ist physiologisch sinnvoll, da unser Körper so schädlichen Einflüssen – beispielsweise durch den Fluchtreflex – entgegenwirken kann.

Das Empfinden von Schmerz ist das Endprodukt nozizeptiver Vorgänge, wobei verschiedene Komponenten unterschieden werden müssen:

- Sensorische Komponenten (die Reizstärke ist die entscheidende Größe)
- Affektive Komponenten (hauptverantwortlich sind emotionale Einflüsse)

Die Vorgänge werden häufig von vegetativen, motorischen oder psychomotorischen Mechanismen begleitet oder durch sie verstärkt.

Nozizeptoren sind sensorische Endigungen langsam leitender afferenter Nervenfasern, die die noxischen Reize registrieren. Sie befinden sich in nahezu jeder Struktur unseres Körpers und bestehen aus:

- freien sensorischen Nervenendigungen,
- zugehörigen leitenden Axonen,
- Zellkörpern in den Hinterwurzelganglien der Wirbelsäule (Hinterhornneurone).

Je nach ihrer Aufgabe und ihrer Reizschwelle sind sie hoch spezialisiert und polymodal, d. h. auf verschiedenste Art und Weise erregbar. Folgende Faktoren können zu einer nozizeptiven Afferenz führen:

- überschwellige thermische Reize,
- überschwellige chemische Reize,
- überschwellige mechanische Faktoren,
- körpereigene Substanzen (z. B. Enzyme, Histamin).

Besteht ein noxischer Reiz über eine längere Zeit, beispielsweise ein Trauma oder eine Entzündung, kann es zu einer Sensibilisierung von Nozizeptoren kommen. Dies nennt man eine primäre Hyperalgesie (Schmerz-Überempfindlichkeit). Bei einer primären Hyperalgesie rufen Reize geringer Intensität Schmerzen hervor.

Unabhängig von den Nozizeptoren kann eine Verletzung von Nerven neurogene Schmerzen erzeugen. Hierbei entstehen Schmerzempfindungen im Innervationsgebiet der peripheren Nerven ohne eine Reizung der Nozizeptoren. Da dieser Schmerz spontan auftreten kann und nur wenig beeinflussbar ist, wird er oft als besonders quälend empfunden.

Die nozizeptiven Informationen der primären Afferenzen werden im Hinterhorn des Rückenmarks synaptisch übertragen und durch verschiedene körpereigene Substanzen verändert. Die Sensibilisierung zentraler Synapsen führt zu einer sekundären Hyperalgesie, bei der Schmerzen empfunden werden, für die es keinen entsprechenden Reiz in der Peripherie gibt.

Grundgliederung nozizeptiver Vorgänge

Nozizeptoren reagieren auf chemische Stoffe, die bei einer Gewebeschädigung oder einer Störung des Gewebestoffwechsels (Entzündung) freigesetzt werden. Werden sie gereizt, wird der Schmerz über die afferenten sensorischen Nervenfasern (marklose C-Fasern) sehr langsam in das Rückenmark geleitet, wo sie im jeweiligen Rückenmarksegment zur Gegenseite kreuzen und im Vorderseitenstrang als Tractus spinothalamicus durch den Hirnstamm zum Thalamus laufen und in den Kortex weitergeleitet werden. Jetzt erst wird der Schmerz wahrgenommen.

Am Nozizeptor selbst findet die Umwandlung der Reizenergie in die primäre Erregung statt (Transduktion). Man spricht vom sog. Rezeptor- oder Sensorpotenzial, das in seiner Amplitude von der Reizstärke abhängt.

Im Folgenden wird es in eine Serie von Aktionspotenzialen umgesetzt, wobei die Frequenz der Aktionspotenziale die Höhe des Sensorpotenzials widerspiegelt. Je höher das Sensorpotenzial, desto höher die Frequenz des Aktionspotenzials und desto schneller die Reizleitung.

Die Aktionspotenziale werden über die peripheren afferenten Nervenfasern und die Hinterwurzel in das Hinterhorn geleitet. Hier findet die synaptische Übertragung auf das zweite Neuron statt.

Die nozizeptiven Nervenfasern aus der Peripherie kreuzen im Rückenmark und verlaufen im Vorderseitenstrang. Von dort ziehen sie in die Hinterstammkerne, oder nach weiterer Umschaltung in die Kerngebiete des Thalamus, um schließlich sensorische Areale der Großhirnrinde und andere Kortexareale zu erreichen (► Abb. 1.24).

Die gesamten Vorgänge im supraspinalen Nervensystem werden als zentrale Verarbeitung der nozizeptiven Informationen zusammengefasst.

Anatomische und funktionelle Eigenschaften von Nozizeptoren

Nozizeptoren sind sog. freie Nervenendigungen markloser sensorischer Nervenfasern, die spezialisierte Endstrukturen besitzen. Diese Endstrukturen bestehen aus kleinen Verdickungen, die mit Mitochondrien und Vesikeln gefüllt sind. Sie haben rezeptive (Aktionspotenzial bestimmende) Aufgaben. Im Bereich dieser Verdickungen ist der Nerv nur zu ca. Zweidrittel von den Schwann-Zellen umhüllt, wodurch die Zellmembran mit ihrer unmittelbaren Umgebung Kontakt hat und das Gewebe innerviert.

Durch die Stimulation der rezeptiven Felder über verschieden starke Reize kommt es zu den unterschiedlichen Reizantworten. Es lassen sich 3 Hauptgruppen von Nozizeptoren unterscheiden:

- Hochschwellige mechanosensitive Afferenzen, die insbesondere akute mechanische Ereignisse erfassen. Sie kommen am häufigsten in den A-delta-Fasern vor und sind für die schnellen nozizeptiven Vorgänge verantwortlich (z. B. Auslösen von Schutzreflexen).
- Polymodale Nozizeptoren, die durch mechanische, chemische und thermische Reize erregt werden können. Sie stellen den Hauptbestandteil der Nozizeptoren dar und sind vor allem in den C-Fasern zu finden. Sie übermitteln länger andauernde schmerzhafte Ereignisse.
- Nozizeptoren der C-Fasern, die über mechanische Reize nicht zu aktivieren sind und erst bei länger anhaltenden noxischen Reizen erregbar werden (z. B. bei Entzündungen). Sie werden auch als „schlafende Rezeptoren" bezeichnet und tragen entscheidend zur zentralen Sensibilisierung und damit zur sekundären Hyperalgesie bei (s. u.).

Innerhalb dieser drei Hauptgruppen von Nozizeptoren sind verschiedene Schmerzcharaktere zu unterscheiden:

- Gut lokalisierbar, stechend – scharf (A-delta-Fasern),
- Diffus, brennend – dumpf – bohrend (C-Fasern).

Aufgrund der unterschiedlichen Leitungsgeschwindigkeiten von A-delta-Fasern und C-Fasern wird zwischen einem ersten und zweiten Schmerzempfinden unterschieden, welches wiederum von der Art der erregten Nozizeptoren abhängig ist.

Nozizeptoren werden durch die unterschiedlichsten Transmitter aktiviert, die in Abhängigkeit vom jeweiligen Transmitterstoff für verschiedene Schmerzcharaktere verantwortlich sind. Neben ihrer wichtigen immunologischen Aufgabe können Neuropeptide auch Entzündungen hervorrufen und/oder verstärken. Sie haben also auf Grund ihrer Wirkung als Entzündungsmediatoren auch Nozizeptoren sensibilisierende Aufgaben. Hier können die Nervenfasern entweder direkt oder indirekt erregt werden.

Unter einer indirekten Erregung der Nervenfaser versteht man das Wecken sog. „schlafender Nervenfasern" (C-Fasern). Dies ist vor allem bei chronischen Gewebeläsionen durch Druckschädigungen oder Entzündungen der Fall.

Primäre und sekundäre Hyperalgesie

- Primäre Hyperalgesie: Die Stärke der Schmerzempfindung hängt in erster Linie von der Anzahl der nozizeptiven Afferenzen ab. Sie bewirkt die Sensibilisierung der nozizeptiven Felder. Noxische Reize werden umso schmerzhafter empfunden, je mehr die Schmerzschwelle gesenkt wird. Auf diese Weise können auch primär nicht schmerzhafte Reize Schmerzempfindungen auslösen. Die Schmerzen werden jedoch nur im geschädigten Bereich empfunden und werden durch die A-delta-Fasern geleitet. Dieser Vorgang wird als primäre Hyperalgesie bezeichnet.
- Eine sekundäre Hyperalgesie breitet sich bis weit über den Ort der Verletzung aus und kann (zentral gesteuert) bis in unbeschädigtes Gewebe ausstrahlen. Sie ist hauptsächlich als Hyperalgesie durch mechanische Stimuli – beispielsweise durch Berührung – charakterisiert. Es besteht eine Überempfindlichkeit für Reize, die normalerweise gar nicht oder nur sehr gering schmerzhaft sind.

Neurogene Schmerzen

Bei Verletzungen peripherer Nerven entstehen Schmerzbilder, die Ähnlichkeit mit Schmerzen aufgrund von Entzündungen aufweisen können (z. B. Brennen, Kribbeln). Solche Schmerzen werden als neurogene Schmerzen bzw. als Neuralgien bezeichnet. Charakteristisch ist das Schmerzempfinden innerhalb der Innervationsgebiete der geschädigten afferenten Faser. Man spricht daher bei einer Neuralgie immer von projizierten Schmerzen.

Die Pathophysiologie der Vorgänge, die zu neurogenen Schmerzen führen, ist wissenschaftlich noch nicht geklärt. Vermutet wird, dass die entscheidenden Veränderungen innerhalb des zentralen Nervensystems stattfinden.

Erregungsübertragung und zentrale Sensibilisierung

Die primären Afferenzen treten über die Hinterwurzeln in das Hinterhorn ein, wo sie mit den sekundären Nervenfasern Kontakt aufnehmen. Der wichtigste Neurotransmitter in diesem Bereich ist das Glutamat, welches eine erregende Wirkung auf die sekundären Neurone hat. Die im Hinterhorn des Rückenmarks befindlichen sekundären Nervenfasernsind anatomisch und funktionell in zwei Schichten zu unterscheiden.

- Oberflächliche, weiße Schicht: Hier sind vor allem nozizeptiv spezialisierte Neurone zu finden, die ausschließlich Kontakt zu anderen nozizeptiven Fasern haben und dementsprechend auch ausschließlich nozizeptive Signale verarbeiten.
- Tiefe Schicht: In der tiefen Schicht sind vorwiegend polymodale Neurone zu finden, die sich in die Substantia gelatinosa erstrecken. Als Substantia gelatinosa wird die gallertartige Substanz im Inneren der grauen Substanz des Rückenmarks bezeichnet. Hier sind afferente Fasern der verschiedenen Sinneswahrnehmungen miteinander verschaltet. Beispielsweise mechanorezeptive und nozizeptive Afferenzen. Dies führt dazu, dass diese Neurone sowohl auf nichtnoxische (z. B. Berührung), als auch auf noxische (z. B. Schnittwunde) Reize reagieren.

Bei einer lang andauernden Nozizeption werden vermutlich Vorgänge aktiviert, die die Freisetzung von Neurotransmittern verstärken. Dies betrifft nicht nur die präsynaptischen Endigungen von afferenten Nervenfasern, sondern auch die Freisetzung von Neuropeptiden (siehe Kap. Erregungsübertragung von Zelle zu Zelle).

Dies kann dazu führen, dass bei andauerndem nozizeptiven Einstrom in das Rückenmark die Hinterhornneurone über längere Zeit depolarisiert werden und mit stärkeren und dauerhaften Entladungen nun auch relativ schwache Reize zu einer Antwort führen.

▸ **Klinischer Aspekt.** Schon das leichte Streichen über die Hand bei einer sympathischen Reflexdystrophie kann Parästhesien (Missempfindungen) hervorrufen und einen Fluchtreflex auslösen, bei dem die Hand weggezogen wird.

Die an einem solchen Reflex beteiligten Neurone sind im Rückenmark und Hirnstamm lokalisiert und Reaktionen laufen schon ab, bevor der Schmerz das Bewusstsein erreicht.

Bei akuten oder chronischen Entzündungsprozessen der Bauchorgane kommt es häufig zu einer Sensibilisierung der besonderen Art: die Schmerzen werden nicht nur im erkrankten Organ selbst empfunden, sondern auch im zugehörigen Myotom und Dermatom. Diese sekundär schmerzhaften Bereiche werden auch als Head-Zonen bezeichnet und sind durch Verklebungen innerhalb des Bindegewebes und der Faszien charakterisiert. Es besteht eine Druckschmerzhaftigkeit des angespannten Gewebes, die jedoch völlig frei von einem spontanen Schmerzerleben ist.

Man nimmt als Ursache für die Head-Zonen an, dass Afferenzen aus viszeralen Organen mit nozizeptiven Afferenzen von somatischen Geweben verschaltet sind. Diese nozizeptive Verschaltung bezieht sich ebenso auf das Dermatom wie Myotom und erfolgt in den tiefen Schichten des Rückenmarkes. Bei der Aktivierung aller dieser zentralen Neurone ist keine eindeutige Lokalisation der schmerzhaften Gewebe möglich.

Supraspinale Hemmung

Die Hinterhornneurone erhalten nicht nur Signale über die synaptische Verschaltung der direkten Afferenzen, sondern sind auch mit einer Vielzahl von erregenden (exhibierenden) und hemmenden (inhibierenden) Interneuronen verbunden. Diese Interneurone sind über prä- und postsynaptische Verbindungen untereinander verschaltet und kontrollieren so das aufsteigende Erregungsniveau.

Die wichtigsten inhibierenden Transmitter innerhalb der supraspinalen Hemmung sind GABA (und Opiate). Sie hemmen die Leitung von verschiedenen Reizen, so dass es zu keiner oder nur zu einer geringen Wahrnehmung von Schmerz kommt.

Die aus dem Kortex und dem Hypothalamus absteigenden Bahnen wirken über die beschriebenen Interneurone hemmend (Opiate, GABA) auf die nozizeptive Übertragung im Hinterhorn.

Bei einer Schwächung oder Schädigung dieser absteigenden hemmenden Bahnen kommt es wesentlich schneller zu einer zentralen Sensibilisierung. Es kann sogar zu einer Verselbstständigung von zentralen nozizeptiven Mechanismen mit Dauerschmerz kommen. Diese sind klinisch sehr schwierig zu erkennen und müssen häufig medikamentös behandelt werden.

Schmerzbahn und zentrale Schmerzverarbeitung

Die Axone der aufsteigenden Hinterhornneurone kreuzen im entsprechenden Rückenmarkssegment auf die Gegenseite und laufen im Vorderseitenstrang zum Gehirn (s. ► Abb. 1.24).

Laterales System

Über den spinothalamischen Trakt werden die somatosensorischen Informationen der kontralateralen Körperhälfte lokalisiert. Zudem wird hier zwischen den verschiedenen noxischen Reizen unterschieden. Der spinothalamische Trakt ist also verantwortlich für die sensorische Dimension des Schmerzes.

Mediales System

Das mediale System erhält über den Thalamus und die retikulären Hirnstammgebiete Informationen beider Körperhälften. Es dient der Aufmerksamkeitssteigerung und der emotionalen Bewertung und ist damit für die affektive Bewertung von Schmerz verantwortlich.

Viszerozeption

Zur Wahrnehmung unseres Körpers tragen außer dem Hautsinn (Tastsinn) auch die sensorischen Innervationen der inneren Organe und des Bewegungssystems bei. Rezeptoren, die Informationen der inneren Organe aufnehmen, sind Viszerosensoren. Diese sind in erster Linie mechano- und chemosensitiv.

Viszerosensoren innervieren die glatte Muskulatur der inneren Organe, des Herzens und der Drüsen und arbeiten weitgehend unwillkürlich (autonom). Ihre Hauptaufgabe ist der Erhalt des inneren Milieus, welches eine optimale Zellaktivität garantiert. Nur potenziell schädigende Reize der inneren Organe werden als Schmerz wahrgenommen. Physiologisch sind dies Hunger und Durst oder die zunehmende Füllung der Harnblase. Sie werden deshalb als schädigende Reize empfunden, weil hiervon die Energieversorgung unseres Körpers abhängt.

Vegetatives und somatisches Nervensystem arbeiten untrennbar zusammen. Ihre speziellen Transmitter sind in den zentralen Synapsen (Kortex) nicht mehr eindeutig voneinander zu unterscheiden. In der Peripherie kann man sie aufgrund

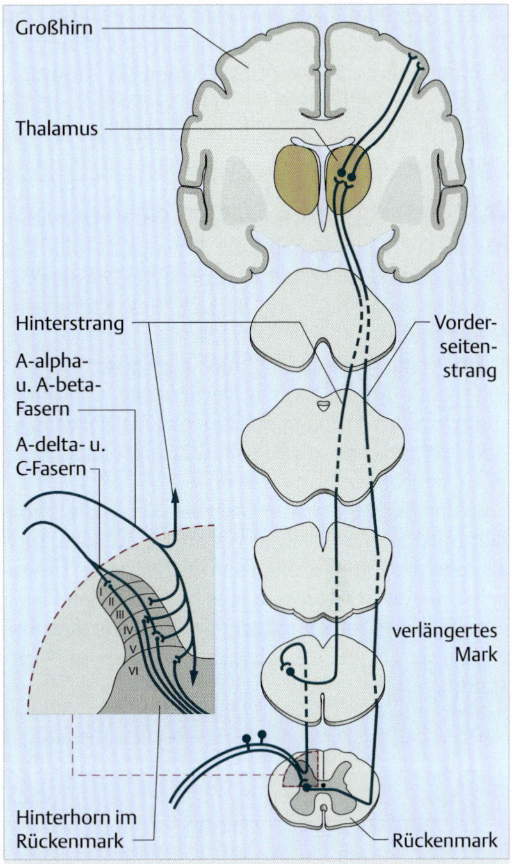

Abb. 1.24 Leitung und Verarbeitung des Reizes (Klinke, Silbernagl 2003).

verschiedener Symptome jedoch klar voneinander trennen.

Peripheres vegetatives Nervensystem

Das periphere vegetative Nervensystem besteht aus:

- Sympathikus,
- Parasympathikus,
- Darmnervensystem.

Das sympathische Nervensystem entspringt dem Brustmark und den oberen drei Segmenten des Lendenmarks (thorakolumbales System). Der Parasympathikus entspringt dem Hirnstamm und dem Sakralmark. Das Darmnervensystem ist ein spezialisierter Teil des vegetativen Nervensystems.

Die Nervenendigungen von Sympathikus und Parasympathikus liegen außerhalb des zentralen Nervensystems. Paravertebral bilden sie Ansammlungen von Zellkörpern (vegetative Ganglien). Sie werden aufgrund ihrer kettenähnlichen Anordnung als paravertebraler Grenzstrang bezeichnet.

Der Grenzstrang verläuft von der Hirnbasis aus ventral der Halswirbelsäule, ab dem 7. Halswirbel dorsal der Brustwirbelsäule. Etwa auf Höhe des 12. Brustwirbels verläuft er ventral der Lendenwirbelsäule und endet im Bereich des Kreuzbeins (▶ Abb. 1.25).

Eine schlechte Haltung (auch eine posttraumatische oder durch Narben verursachte Schonhaltung) kann Irritationen des vegetativen Nervensystems verursachen, da Zug- und Kompressionskräfte auf den Grenzstrang wirken.

Axone der vegetativen Ganglien leiten die Informationen zu den Erfolgsorganen. Sie werden auch als postganglionäre Neurone bezeichnet. Umgekehrt nennt man Axone, die in die vegetativen Ganglien einstrahlen präganglionäre Neurone. Ihre Zellkörper liegen im Rückenmark und im Hirnstamm.

Sympathikus

Die Axone der sympathischen Nervenfasern sind dünn, größtenteils myelinisiert und haben eine Leitgeschwindigkeit von 1–15 m/s. Sie verlassen das Rückenmark über die Vorderwurzel und die Rami communicantes albi. Von hier aus organisieren sie sich in paravertebrale und prävertebrale Ganglien (s. o.). Die Erfolgsorgane der sympathischen Nervenfasern sind die glatte Muskulatur der inneren Organe, der Herzmuskel, sowie die exokrinen Drüsen.

Parasympathikus

Die präganglionären Axone des Parasympathikus sind etwa zu gleichen Teilen myelinisiert und unmyelinisiert. Im Gegensatz zum sympathischen Nervensystem sind sie sehr lang. Die hoch spezialisierten Neurone ziehen zu organnah gelegenen postganglionären Neuronen und finden sich auf sowie in den Wänden der Erfolgsorgane. Hier vereinigen sie sich zu sog. parasympathischen Ganglien. ▶ Tab. 1.18 zeigt die vom Sympathikus und Parasympathikus innervierten Gewebe.

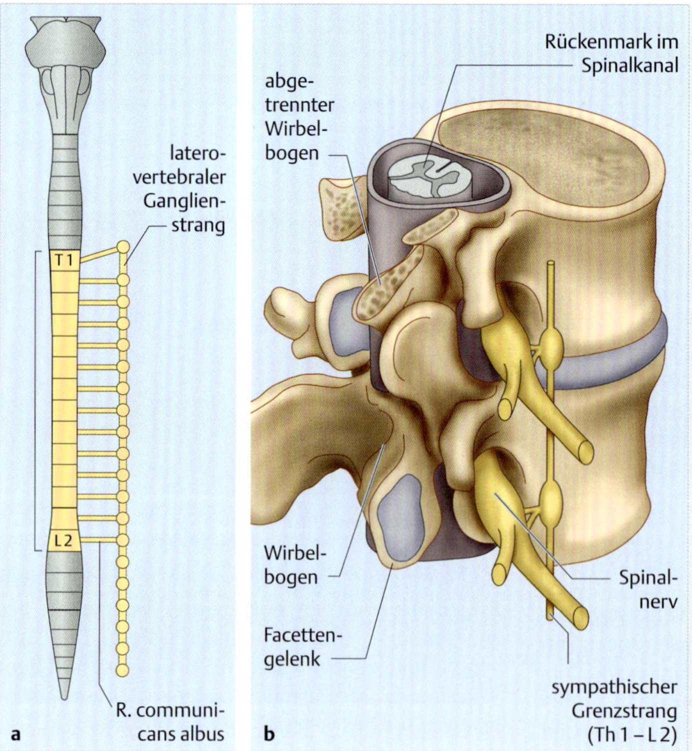

Abb. 1.25 Grenzstrang und vegetative Ganglien.

Tab. 1.18 Innervationsgebiete Sympathikus und Parasympathikus

Sympathikus	Parasympathikus
Gefäßmuskulatur	Drüsen des Magen-Darm-Traktes
Ausscheidungsorgane	Muskulatur des Magen-Darm-Traktes
Pupillen	Ausscheidungsorgane
Lunge	Tränen- und Speicheldrüsen im Kopfbereich
Eingeweide	Sexualorgane
Herzmuskel	Lunge
Haare	Vorhöfe des Herzens
Schweißdrüsen	
Speichel- und Verdauungsdrüsen	
Fettzellen	
Leberzellen	
Lymphatisches Gewebe	

Wirkung von Sympathikus und Parasympathikus auf die Erfolgsorgane

Viele innere Organe werden gemeinsam vom sympathischen und vom parasympathischen Nervensystem innerviert. Zwar wirken beide Systeme funktionell synergistisch auf die inneren Organe, die Effekte der Erregung sind jedoch sehr häufig auch antagonistisch.

So kann beispielsweise eine Reizung des sympathischen Nervensystems durch ein plötzlich auftretendes Trauma, verbunden mit der häufig beschriebenen „Schrecksekunde", eine Zunahme der Schlagfrequenz und des Schlagvolumens des Herzens bewirken. Gleichzeitig kommt es zu einer Abnahme der Organmobiliät.

Im umgekehrten Fall ist das parasympathische Nervensystem in der Lage die Herzfrequenz und das Schlagvolumen zu senken, wobei die Organmobilität zunimmt.

Bei einer Überreaktion des Parasympathikus bildet sich kalter Schweiß im Gesicht eines Patienten. Es besteht die Gefahr des Kollabierens.

Synaptische Übertragung in Sympathikus und Parasympathikus (Transmitterstoffe)

Die häufigsten Transmitterstoffe innerhalb des sympathischen und parasympathischen Nervensystems sind Azetylcholin (ACh) und Noradrenalin (NA). Sie wirken über die ihnen zugeordneten cholinergen und adronergen Rezeptoren vasodilatorisch oder vasokontriktiv.

ACh wird von allen präganglionären Nervenendigungen und den meisten postganglionären parasympathischen Neuronen ausgeschüttet (Schweißdrüsen, vasodilatorische Neurone der Skelettmuskulatur).

Am Ende des ersten Neurons wird bei beiden Systemen ACh freigesetzt. Am Ende des 2. Neurons wird beim Parasympathikus ebenfalls ACh freigesetzt, beim Sympathikus jedoch Noradrenalin. Durch das Noradrenalin wird die Blutgefäß verengende Wirkung an den postganglionären Fasern des Sympathikus erreicht. In der folgenden Tabelle ist der Wirkungsort der Haupttransmitter des vegetativen Nervensystems dargestellt (▶ Tab. 1.19).

Tab. 1.19 Transmitter des vegetativen Nervensystems

Transmitter	Sympathikus	Parasympathikus
ACh	prä- auf postganglionär	prä- auf postganglionär, postganglionär
Noradrenalin	postganglionär	

Je nach Transmitter sind natürlich auch hier die Rezeptortypen hoch spezialisiert. Die Rezeptortypen für das ACh sind im Bereich der motorischen Endplatten (nikotinerge Rezeptoren) und im Bereich des veget. Nervensystems (muskarinerge Rezeptoren) zu finden. Die Rezeptortypen für das Noradrenalin sind die Alpha- und Betarezeptoren (Betablocker hemmen am Herz den sympathischen Einfluss).

Beide Transmitter wirken je nach Organ erregend oder hemmend, da beide Systeme erregen und hemmen können. Fast alle Organe werden gegensinnig von beiden Systemen beeinflusst. Bei der Stimulierung eines Systems hängt seine Wirkung von den Eigenschaften der Rezeptoren ab.

1.3.2 Das Bewegungssystem als Schmerzauslöser

Alle Strukturen des Bewegungssystems mit Ausnahme des Knorpels enthalten Nozizeptoren.

Liegt die Schmerzursache im Gelenk, kommen als Auslöser in Frage:

- die Gelenkkapsel,
- Bandstrukturen,
- das Periost,
- die Synovialmembran,
- Schleimbeutel oder
- subchondrale Schichten der Gelenkflächen.

Posttraumatisch können entzündliche Gelenkschmerzen durch Gelenkergüsse auftreten. Der Therapeut erkennt sie durch die typischen Entzündungszeichen.

Merke

Typische Entzündungszeichen: Rötung, Schwellung, Schmerz, Temperaturerhöhung und Funktionsbeeinträchtigung des Gelenks.

Der starke Schmerz bei Gelenkergüssen besteht bei Ruhe und Belastung oder Bewegung und ist scharf, teilweise bohrend und pulsierend. Alle Bewegungsrichtungen sind schmerzhaft eingeschränkt. Eine entzündete Kapsel schmerzt bei Zug (Traktion).

Liegt keine Entzündung vor, kann der Therapeut durch Provokationstests und/oder die Art des Schmerzes die Schmerz auslösende Struktur herausfinden.

Bänderschmerzen an ihren Insertionsstellen und der Schmerz strahlt teilweise in die umgebende Muskulatur aus.

Schleimbeutel sind bei Kompressions-, Sehnenscheidenbei Druck- und Zugbelastung schmerzhaft. Für diese Strukturen sind ziehende und reißende Schmerzen typisch.

Provokationstests können nur bei entsprechender Belastbarkeit der Gewebe durchgeführt werden.

Liegt ein muskuläres Problem vor, nimmt der Schmerz sowohl bei Kontraktion als auch bei Dehnung zu. Es bestehen „Anlaufschmerzen" nach einer längeren Belastungspause. Ursachen können ein Muskelfaserriss, Überlastung oder reflektorische Veränderungen zur Schonung verletzter Strukturen sein. Die Schmerzqualität beschreiben die Patienten eher als dumpf, bohrend und nicht genau auf einen Punkt zu lokalisieren. Im Bereich lokaler Triggerpunkte ist der Schmerz stark und scharf.

1.3.3 Physiotherapie bei Schmerzen

Die Wahrnehmung und Toleranz von Schmerzen ist individuell und wird stark von der psychischen Situation des Patienten beeinflusst. So kann z. B. Angst die Schmerzempfindung verstärken, kontrollierte Aktivität aber auch Schmerzen lindern. Mittels der Visuellen Analogskala (VAS) lässt sich Schmerz messen. Der Patient trägt die subjektiv empfundene Schmerzstärke auf der Skala ein (► Abb. 1.26).

Die Angst des Patienten vor Schmerzen oder wegen der Schmerzen kann meistens durch Aufklärung reduziert werden. Wenn möglich kann dem Patienten die Ursache der Schmerzen erklärt werden, z. B. der Zusammenhang zwischen Schwellung, Heilung und Schmerz.

Eine günstige Behandlungsstrategie besteht darin, unangenehme Schmerzen ernst zu nehmen und zusammen mit dem Patienten nach Möglichkeiten zu suchen, den Schmerz während der Behandlung und im Alltag zu vermeiden oder wenigstens stark zu reduzieren. Starke, häufig wiederkehrende Schmerzen fördern das „Schmerzgedächtnis" im ZNS: Neue Schmerzimpulse erinnern an frühere Schmerzerlebnisse und werden dann verstärkt wahrgenommen.

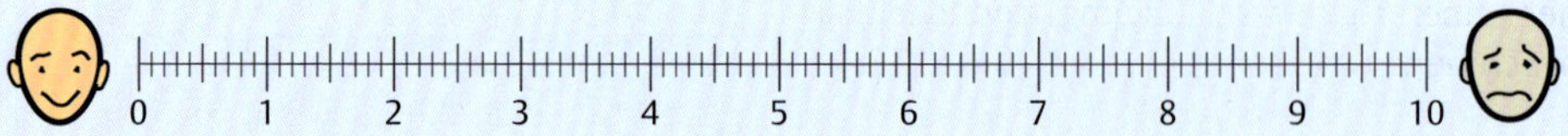

Abb. 1.26 Visuelle Analogskala, VAS.

Wenn der Patient in Zusammenarbeit mit dem Therapeuten Aktivitäten entwickeln und lernen kann, den Schmerz zu reduzieren oder ganz zu vermeiden, ist diese Vorgehensweise passiven Techniken vorzuziehen. Passive Techniken wie Massage können es je nach Einstellung, sozialem Umfeld und Gefühlswelt des Patienten „lohnend" erscheinen lassen, die Schmerzen weiter zu empfinden: So lange der Schmerz auftritt, erhält er (mehr) Zuwendung.

Ist der Patient aktiv in das Schmerzmanagement einbezogen, erlebt er sich selbst als handelnde (und nicht nur „behandelte") Person. Diese Position ist für den Rehabilitationsverlauf sicher günstiger als ein in der Passivität verharrender Patient.

Schmerz ist immer das Ereignis von Gewebemechanismen und Nozizeption. Der Therapeut konzentriert sich in der Schmerzbehandlung auf die Gewebe und das Reduzieren der nozizeptiven Impulse.

Um durch eine physiotherapeutische Behandlung Schmerzen zu reduzieren, muss die Schmerzursache so genau wie möglich analysiert werden. Ein Entzündungsschmerz wird durch andere Maßnahmen beeinflusst als eine sekundäre Hyperalgesie.

Primäres Ziel einer Behandlung muss es sein, normale Wundverhältnisse der verletzten Strukturen zu erreichen. Die Phasen der physiologischen Wundheilung (siehe ▶ Tab. 1.6) werden berücksichtigt. In den ersten 5 Tagen nach einem Trauma ist eine leichte Schwellung und Überwärmung normal. Bei jeder Wundheilung der Bindegewebe tritt eine physiologische Entzündungsreaktion auf. Diese ist durch geeignete Maßnahmen zu unterstützen und zu kontrollieren. Eine Dauerkühlung behindert die Heilungsvorgänge, die mit der Entzündung verbunden sind (siehe Kältetherapie).

Eine zentrale Aufgabe bei der Behandlung von Patienten direkt nach einem Trauma ist es, eine überschießende Entzündungsreaktion in der ersten Phase der Wundheilung zu verhindern und damit die Mobilität des Patienten zu fördern. Eine verstärkte Entzündungsreaktion mit ausgedehnter Ödembildung sensibilisiert die Nervenendigungen des verletzten Gewebes und erhöht ihre Aktivität. Der Schmerz verstärkt sich. Den Zusammenhang zwischen einer Gewebsschädigung und nachfolgenden Schmerzen veranschaulicht ▶ Abb. 1.27.

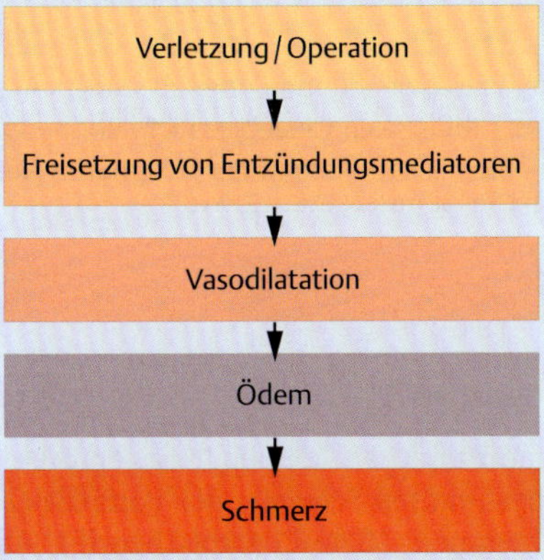

Abb. 1.27 Von der Gewebeschädigung zum Schmerz.

1.3.4 Therapeutische Verfahren zur Schmerzbehandlung

Kältetherapie

Im direkten Anschluss an ein Trauma oder eine Operation bietet sich neben der medikamentösen Therapie die Kühlung mit Eisumschlägen und -kompression an. Ziel ist ein Abkühlen der subfaszialen Schicht mit nachfolgender Vasokonstriktion. Dabei wird die Ausschüttung der Entzündungsmediatoren gehemmt und die posttraumatische Schwellung ist geringer. Sinkt die Temperatur jedoch unter 20 °C, kann es zu einem Überschießen der Entzündungsreaktion kommen, weil bei verminderter Durchblutung mit Ödembildung die Entzündungsmediatoren nicht mehr abgebaut werden können.

Eine weitere Wirkung der Kälte ist die Herabsetzung der Leitungsgeschwindigkeit der Nervenbahnen. Die in der Hautoberfläche liegenden Thermorezeptoren melden Kälte über A-delta-Fasern mit einer Geschwindigkeit von 2,5 bis 20 m/s an die Rezeptoren des ZNS im Hypothalamus und im Rückenmark. Da die afferenten C-Fasern der Nozizeptoren unter 2,5 m/s leiten, kommt es zum Verdeckungs- oder Auslöschphänomen.

Wird bei der Therapie keine Rücksicht auf die Schmerzgrenze genommen, führt die Wahrnehmung des Schmerzes zu einer Stressreaktion. Entzündungsmediatoren werden vermehrt ausgeschüttet, die Ödembildung nimmt zu und die Nozizeptoren werden weiter gereizt. Es entsteht also ein Teufelskreis.

M!

Merke

Längere Eisanwendungen oder zu starkes Abkühlen der subfaszialen Gewebeschicht können zu irreversiblen Schädigungen der peripheren Nerven führen.

Bewegung/Aktivität

Mechanorezeptoren können Nozizeptoren bis zu einer bestimmten Schwelle der Potenzialentwicklung hemmen (Gate-Control-Theorie). Dies ist nach akuten traumatischen Verletzungen in der ersten Phase der Wundheilung sowie in den späteren Wundheilungsphasen (Proliferations- und Umbauphase) sinnvoll. Die therapeutische Vorgehensweise kennt hier keine Grenzen – außer dem Schmerz und der Belastbarkeit der verletzten Strukturen! Geeignet sind u. a. isometrische Muskelkontraktionen im verletzten Gebiet, Arbeiten mit einem Overflow (z. B. PNF), sowie assistives oder aktives Bewegen.

Lagern

Eine weitere Möglichkeit, Schmerzen im Bereich von verletzten Gelenken zu hemmen und diese zu entlasten, ist das Lagern in entspannter Position. Hier bietet sich das Lagern in der aktuellen Ruhestellung mit entspanntem Kapsel-Bandapparat an. Der Druck auf die Gelenkflächen ist gering. Die Lagerung sollte in regelmäßigen Abständen verändert werden, um Komplikationen wie Dekubiti vorzubeugen. Weichteilschäden, Hämatome und extern angelegte Fixateure können das Lagern erschweren.

Manuelle Lymphdrainage (MLD)

Die MLD senkt den Sympathikotonus und hemmt die Aktivität der Nozizeptoren, wodurch die Schmerzschwelle gesenkt werden kann. Der Blutkapillardruck und der interstitielle Druck werden reguliert. Nimmt der interstitielle Druck ab, kommt es zu einer geringeren Reizung der Nozizeptoren. Das Gewebe wird besser versorgt, die schmerzaktiven Substanzen werden über das Lymphsystem und das venöse System abtransportiert. Häufig ist es schon ausreichend, die zentralen Punkte einer Extremität (Engpässe des Lymphgefäßsystems, Lymphknoten) zu behandeln, um den gewünschten Effekt zu erzielen.

Eine Weiterbildung in Manueller Lymphdrainage ist von Vorteil, wenn man sich für das Arbeitsfeld der Traumatologie entscheidet.

Elektrotherapie

Die gewählte Stromform kann zusätzlich zur Schmerzreduzierung auch eine verbesserte Durchblutung und Ernährung des betroffenen Gewebes und eine verbesserte Muskel- und Gelenkfunktionen bewirken. Die elektrischen Reize können eine durchblutungssteigernde, elektrolytische oder iontophoretische Wirkung auf das Zellgeschehen haben. Somit kann man durch gezielte Anwendung der elektrischen Ströme Nerven- und Muskelsysteme beeinflussen, Funktionsabläufe normalisieren und funktionelle Störungen verhindern oder beseitigen.

Zur Behandlung akuter oder chronischer Schmerzzustände hat sich die TENS-Therapie (Transkutane Elektrische Nervenstimulation) bewährt. Geeignet sind kontinuierliche, mono- oder biphasische Rechteckströme mit einer Frequenz von 10–100 Hz. Der Abstand zu einem Metallimplantat sollte mindestens 7–10 cm betragen.

Eine ebenso analgesierende Wirkung hat der Ultrareizstrom nach Träbert. Er ist bei muskulären Verspannungen wie auch zur Behandlung schmerzhafter Gelenke indiziert. Die Schmerzhemmung tritt sofort ein und hält einige Stunden an. Vorsicht bei Metallimplantaten!

Diadynamische Ströme stimulieren die Stoffwechselvorgänge, lindern Schmerzen und fördern die Resorption. Durch die Unterlegung mit einem galvanischen Strom kann die Durchblutung und die Gewebsernährung günstig beeinflusst werden. Diese Stromform ist im Bereich von Metallimplantaten streng kontraindiziert!

Der Hochvoltstrom ist im Vergleich mit allen anderen in der physikalischen Therapie verwendeten Strömen ein Spezialfall. Da der Hochvoltstrom keinen Gleichstromanteil enthält, ergeben sich wesentliche Vorteile in der Anwendung. Es kann jederzeit und ohne jede Nebenwirkung über metallischen Implantaten gearbeitet werden, was bei vielen anderen Stromarten nicht möglich ist. Es entsteht keine Säure-/Laugenbildung unter der Elektrode. Daher kann es auch bei einer Langzeit-Schmerztherapie nicht zu einer Verätzung der Haut kommen.

Tab. 1.20 Wirkung unterschiedlicher Frequenzbereiche

Frequenzbereich	Therapie	Wirkung
1–10 Hz	Einzelkontraktionen z. B. zur Aktivierung der Muskel-Venen-Pumpe oder zur Muskellockerung	Detonisierend
10–25 Hz	Fibrilläre Zuckungen	Noch detonisierend
30–50 Hz	Funktionelle Muskelstimulation	Tonisierend zur Behandlung schlaffer, überdehnter Muskulatur
80–100 Hz	Detonisierung spastischer, hypertoner Muskulatur	Schmerztherapie, Durchblutungsförderung
100–150 Hz	Schmerztherapie	Analgetische Wirkung

In ► Tab. 1.20 sind die wichtigsten Frequenzbereiche mit ihren typischen Therapiemöglichkeiten aufgezeigt. Zum gezielten Einsatz der Elektrotherapie siehe weiterführende Literatur.

M!

Merke

Bei Metallimplantaten und offenen Wunden ist die Elektrotherapie nur bedingt einsetzbar!

Zusammenfassung

- Mit der Elektrotherapie lassen sich Schmerzen wirkungsvoll behandeln.
- Neben der analgetischen Wirkung verbessert sich häufig auch die Durchblutung und der Stoffwechsel.
- Besonders geeignet ist die Hochvolttherapie, da sie auch bei Metallimplantaten angewendet werden kann.
- Bei den übrigen Stromformen stellen Metallimplantate eine Kontraindikation dar.
- Grundsätzlich muss die Anwendung elektrotherapeutischer Maßnahmen mit dem behandelnden Arzt abgesprochen werden.

Wärmeanwendung

Die Anwendung von Wärme ist in der akuten Phase nach einer Verletzung nur in Ausnahmen erlaubt, da sie im Bereich eines akuten Geschehens eine aktive Hyperämie hervorruft und somit das posttraumatische Ödem begünstigen kann. Dies würde den Teufelskreis Schwellung – Minderdurchblutung – Schmerz begünstigen!

Bei reflektorisch auftretenden Schmerzen kann die dosierte Wärmeanwendung für den Patienten jedoch sehr erleichternd wirken. Patienten, die beispielsweise vor der Verletzung bereits unter chronischen Schmerzen litten oder bei denen es infolge der Verletzung zu Schmerzen in Regionen abseits der eigentlichen Verletzung kommt (z. B. durch das Gehen mit Unterarmgehstützen) können gut mit Wärme behandelt werden.

Hypertone Muskulatur, die über ihren Muskelzug Gelenke oder andere Strukturen belasten, können über die hyperämisierende Wärmeanwendung detonisiert werden. Dabei ist jedoch immer auf einen ausreichenden Abstand zum verletzten Körperabschnitt zu achten.

M!

Merke

Das Detonisieren hypertoner Muskeln kann auch eine Verstärkung der Schmerzen hervorrufen, wenn der erhöhte Muskeltonus als Schutzmechanismus wirkt. In diesem ist Fall ist Wärme kontraindiziert.

1.4 Leitsymptom: Vitalfunktionenen

Florian Schneider

Herz-Kreislauf-Tätigkeit und Atmung sichern das Überleben. Bei einer schweren Verletzung können diese Funktionen erheblich gestört werden. Eine Rippenserienfraktur kann zur lebensbedrohenden Verletzung werden, wenn sie die Atmung so stark einschränkt, dass nicht genug Sauerstoff ins Blut aufgenommen werden kann. Eine arterielle Gefäßverletzung kann sehr rasch zum Tod führen, wenn es nicht gelingt, die Blutung zu stillen.

Neben akuten oder primären Ursachen können auch die Folgen eines Traumas die Vitalfunktionen beeinträchtigen. Vor allem die Einschränkung der Mobilität erhöht das Risiko für das Auftreten von Thrombosen, Embolien und Lungenentzündungen. Die reduzierte Belastung des Herzens infolge der Immobilität verringert die Leistungsfähigkeit. Eine weitere Bedrohung der Vitalität ergibt sich aus dem Flüssigkeitsverlust und der gestörten Versorgung mit Nährstoffen nach einer Verletzung. Die Intensivmedizin hat die Aufgabe, für die Stabilisation der Herz-Kreislauf-Tätigkeit und der Atmung zu sorgen und eine ausreichende Zufuhr von Flüssigkeit und Nährstoffen zu gewährleisten.

M!

Merke

Physiotherapeutische Maßnahmen tragen zur Sicherung der Vitalfunktionen bei. Jede Maßnahme, die die Funktionen des Herz-Kreislauf-Systems oder der Atmung anregt, reduziert das Risiko für das Auftreten schwerwiegender Komplikationen.

Daneben können Physiotherapeuten Patienten nach einem Trauma bei der Verarbeitung ihres Unfalls helfen. Gelingt es Patienten nicht, ihr erlittenes Trauma zu verarbeiten, kann es im Rahmen der Rehabilitation zu Verzögerungen oder zum Stillstand der Heilung kommen. Patienten sind dann trotz intakter Vitalfunktionen nicht dazu in der Lage, aktiv an ihrer Behandlung teilzunehmen (siehe Kap. 1.5).

i

Zusammenfassung

- Schwere Verletzungen und verletzungsbedingte Operationen können die Vitalfunktionen beeinträchtigen.
- Erleiden Patienten akute Verletzungen lebenswichtiger Organe, z. B. bei Thoraxverletzungen, müssen sie intensivmedizinisch betreut werden.
- Das Risiko von Störungen der Vitalfunktion ist auch gegeben, wenn Patienten längere Zeit nicht mobilisiert werden können.

1.4.1 Atmung und Herz-Kreislauf-Funktion

Das Hauptatemorgan, die Lunge, und der „Motor" des Blutkreislaufs, das Herz, befinden sich im Brustkorb. Thoraxverletzungen sind eine Hauptursache für Einschränkungen der Herz-Lungen-Funktionen.

Für Verletzungen im Bereich des Thorax gibt es mehrere Ursachen. Häufig sind sie Bestandteil von Polytraumen (Kinzl, Gebhardt 1996). Im Straßenverkehr können sie durch den Sicherheitsgurt oder z. B. durch Überrolltraumata verursacht werden. Mit der Einführung der allgemeinen Gurtpflicht wurde die Zahl der tödlichen Verkehrsunfälle deutlich reduziert. Natürlich können auch andere Unfälle (z. B. Sturz auf unebenen Untergrund) zu Verletzungen im Bereich des Brustkorbes führen.

Verletzungsarten:

- Thoraxkontusionen,
- Rippen- und Sternumfrakturen,
- Wirbelfrakturen,
- Pneumothorax,
- Herzkontusion,
- Trachea-, Ösophagus- und Bronchusruptur,
- Verletzung thorakaler Gefäße.

Während bei der Verletzung wichtiger Gefäße oder von Luft- und Speiseröhre sehr häufig operiert werden muss, werden Frakturen der Rippen und des Sternums gewöhnlich konservativ behandelt. Die Behandlung von Wirbelfrakturen ist von der Lokalisation und Stabilität abhängig (siehe Kap. 8). Eine Herzkontusion führt zur Störung der Herztätigkeit. Geht diese mit einer großen Blutung einher, muss operativ eine Stillung herbeigeführt beziehungsweise ein entstandenes Hämatom ausgeräumt werden.

Die genannten, häufig durch den Sicherheitsgurt verursachten Verletzungen sind nur in extremen Fällen so stark, dass sie direkt lebensbedrohend werden. Trotzdem dürfen sie auf keinen Fall unterschätzt werden. Dies betrifft gleichermaßen bewusstlose sowie wache und ansprechbare Patienten. Um zu verhindern, dass sich aus einer Thoraxverletzung für den Patienten ein lebensbedrohender Zustand entwickelt, ist es unumgänglich, die Herz- und Lungenfunktionen nach dem Trauma zu überwachen und im Bedarfsfall zu unterstützen.

Atmung

Die Hauptfunktion der äußeren Atmung ist der Gasaustausch zwischen Organismus und Umwelt. In der Lunge diffundiert Sauerstoff aus der Atemluft ins Blut, während Kohlendioxid vom Blut in die Lunge und über die Atemwege aus dem Körper heraustransportiert wird.

Atemregulation

Verschiedene Faktoren beeinflussen die Atemtätigkeit. Ein wichtiger Faktor ist der Sauerstoffpartialdruck und pH-Wert des Blutes. Der Sauerstoffpartialdruck wird von Chemorezeptoren in der Aorta und in der A. carotis gemessen. Bei einem Abfall des Sauerstoffpartialdrucks im arteriellen Blut wird über den N. vagus und den N. glossopharyngeus die Atmung verstärkt.

Ein Anstieg der Kohlendioxidkonzentration führt zu einem Abfall des pH-Werts im Blut und im Liquor. Die Veränderung im Liquor wird von zentralen Chemorezeptoren der Medulla oblongata registriert und führt zu erhöhter Atemtätigkeit.

Neben diesen zwei Regelkreisläufen sind weitere Faktoren der Atemregulation

- der Erregungszustand,
- der Blutdruck,
- die Willkür,
- körperliche Belastung, Ruhe, Schlaf,
- Außen- und Körpertemperatur.

In ► Tab. 1.21 ist dargestellt, wie diese Faktoren Einfluss auf die Atmung nehmen.

Tab. 1.21 Zentrale Regulation und beeinflussende Faktoren der Atmung

Faktor	Mechanismus	Folgen, klinische Relevanz
Sauerstoff- und Kohlendioxidkonzentration in Blut und Liquor	Chemorezeptoren • im Aortenbogen, • in der A. carotis, • in der Medulla oblongata überwachen die Konzentration	• Sauerstoffabfall und der Anstieg der Kohlendioxidkonzentration sorgen für eine verstärkte Atemaktivität. • Dieser Effekt wird therapeutisch genutzt: • durch eine Totraumvergrößerung erhöht sich der Kohlendioxidgehalt zunächst in der Atemluft und dadurch schließlich im Blut, • reflektorisch erfolgt eine vertiefte Einatmung.
Erregungszustand	höhere Nervenzentren im • limbischen System, • Hypothalamus, • Pons und die vegetative Reizlage nehmen Einfluss auf die Atmung	• die Atmung wird unbewusst den Erfordernissen verschiedener Situationen angepasst (z. B. Schmerz, Stress) • diese Faktoren können auch bei Atemwegserkrankungen (z. B. Asthma bronchiale) eine Rolle spielen, deshalb sind entspannende und den Sympathikus dämpfende Maßnahmen ein wichtiger Bestandteil der Atemtherapie.
Blutdruck	Pressorezeptoren in der Blutbahn haben Verbindung zum Atemzentrum	• bei stärkerem Blutdruckabfall kommt es einer Erhöhung der Atemaktivität, deshalb ist die Atemfrequenz auch ein wichtiger klinischer Parameter für die Herztätigkeit
Willkür	über den Kortex kann die Atmung willkürliche beeinflusst werden	• der gesunde Mensch passt seine Atmung bewusst den Erfordernissen an • viele Atemübungen erfordern eine aktive und willkürliche Mitarbeit des Patienten

Tab. 1.21 Fortsetzung

Faktor	Mechanismus	Folgen, klinische Relevanz
körperliche Belastung, Ruhe, Schlaf	• Pressorezeptoren, • vegetatives Nervensystem, • Dehnungsrezeptoren der Muskulatur, • Hormone beeinflussen bzw. messen den Aktivitätszustand des Menschen	• Ist ein Patient zu schläfrig, um aktiv an der Atemtherapie teilzunehmen, leidet die Effektivität. Um zu verhindern, dass die Therapie aufgeschoben werden muss, kann man versuchen, mit aktiven Bewegungsübungen den Patienten zu wecken und gleichzeitig die Atmung indirekt über die genannten Mechanismen zu stimulieren.
Körpertemperatur und Außentemperatur	von Kälte- und Chemorezeptoren an das Atemzentrum weitergeleitete Veränderungen der Außen- und Körpertemperatur können die Atmung beeinflussen	• Fieber kann zu einer Erhöhung der Atemfrequenz und zu einer Verflachung der Atmung führen • durch einen äußern Kaltreiz (z. B. Alkoholabreibungen) kann kurzzeitig eine Atemvertiefung provoziert werden

Überwachen der Atmung

Wichtige Parameter geben Aufschluss über die Effektivität der Atmung geben. Die Überwachung dieser Parameter kann klinisch und apparativ erfolgen (▶ Tab. 1.22).

Tab. 1.22 Atemparameter und ihre Beurteilung

Parameter/ Störung	Kontrolle
Atemfrequenz	• Sicht- und Tastbefund • gezählt werden die Atemzüge pro Zeiteinheit (12–20/Minute sind physiologisch)

Atembewegung	• Sicht- und Tastbefund
	  ○ Ausmaß
	  ○ Richtung
	  ○ Symmetrie

Blutgase	• Sichtbefund (Färbung der Haut und der Lippen)
	  ○ viel Sauerstoff: rosige Hautfarbe, rote Lippen
	  ○ wenig Sauerstoff: graue Hautfarbe, bläuliche Lippen
	• apparativ
	  ○ Pulsoxymetrie: mittels Rotlichtsensor wird z. B. am Finger die Sauerstoffsättigung im Blut gemessen (Sollwert 95–100 %)
	  ○ Blutgasanalyse (arteriell): neben der Sauerstoffsättigung können weitere wichtige Parameter wie CO_2-Partialdruck (35–45 mmHg) und O_2-Partialdruck (70–100 mmHg) exakt bestimmt werden
	  ○ Kapnometrie: bei beatmeten Patienten kann über die ständige Messung des Kohlendioxidgehalts der Ein- und Ausatemluft der Kohlendioxidgehalt im Blut beurteilt werden

Atemwege (Obstruktion, Atemnot)	• mit oder ohne Stethoskop können Atmgeräusche wahrgenommen werden, z. B.
	  ○ rasselnde Atmung
	  ○ Husten
	  ○ pfeifende Ein- und Ausatmung
	• Einziehungen am Thorax und starke Bewegungen der Nasenflügel weisen darauf hin, dass der Patient gegen einen starken Widerstand atmet

Atemunterstützende Maßnahmen

Ist ein Trauma so schwer, dass es die Atmung stört, können verschiedene Maßnahmen ergriffen werden um Patienten zu helfen. Die Maßnahmen müssen so gewählt werden, dass sie den Gasaustausch in genügendem Umfang sicherstellen, ohne die noch verbliebene Atemfunktion weiter einzuschränken. Um diesen Anforderungen gerecht zu werden, gibt es eine Vielzahl von künstlichen Beatmungsarten und Maßnahmen, welche die Atmung unterstützen. Diese werden in Kap. 9.3.3 erläutert. Verläuft die Entwöhnung von der maschinellen Atemunterstützung erfolgreich, muss zunächst versucht werden diesen Zustand zu stabilisieren. Hierbei müssen verschiedene Aspekte beachtet werden.

M!

Merke

Patienten, die durch eine traumabedingte Einschränkung ihrer Atemkapazität keine genügende Sauerstoffsättigung des Blutes erreichen, wird häufig über eine Nasensonde Sauerstoff verabreicht. Wird hierbei zu viel Sauerstoff verabreicht, kann dies dazu führen, dass über das Atemzentrum die Einatemtiefe und die Atemfrequenz reduziert wird, die Atmung verflacht.

Schmerzen reduzieren

Durch eine Verletzung können beim Atmen Schmerzen auftreten. Patienten reduzieren die Atembewegungen unwillkürlich, um diese Schmerzen zu vermeiden. Die Atmung verflacht und die Ventilation der Lungen wird schlechter. Manche Lungenareale werden nicht ausreichend belüftet, die effektive Diffusionsfläche verringert sich und es kommt zu einer Reduzierung des Gasaustausches in den Alveolen. Das Atemzentrum versucht diesen Mangel zu kompensieren, z. B. durch eine höhere Atemfrequenz. Dies gelingt aber nur bis zu einem gewissen Maß, da bei einem eingeschränkten Atemzugvolumen die Atemkapazität nicht ausreicht, den Totraum der Lunge zu überwinden. Es gelangt zu wenig sauerstoffreiche Luft in die Lunge.

Aus diesen Gründen muss bei Patienten mit einem Thoraxtrauma zunächst der Schmerz reduziert werden, um ein Vertiefung der Atmung und eine Senkung der Atemfrequenz zu erreichen. Gerade Rippenfrakturen können über längere Zeit starke Schmerzen bei der vertieften Ein- und Ausatmung bereiten. Die Schmerzen werden hierbei durch die aneinander reibenden Bruchenden verursacht. Bei entsprechend starker Atembewegung kann es zur ständigen Dis- und Relokation der Bruchstücke kommen. Um dies zu verhindern kann je nach Lokalisation mit einer manuellen Kompression oder Schienung während der Atemtherapie versucht werden, die Fraktur zu stabilisieren.

► **Entspannen.** Je nach Lokalisation der Verletzung können eine entsprechende Lagerung und die Wahl der Ausgangstellung bei der Behandlung die Schmerzen deutlich reduzieren. Entspannungstechniken können helfen, durch Verspannungen der Rumpfmuskulatur verursachte Schmerzen zu lindern.

► **Vertiefen der Atembewegung, Senkung der Atemfrequenz.** Ist es gelungen, die durch die Atembewegung verursachten Schmerzen zu reduzieren müssen Physiotherapeuten versuchen, die Atmung des Patienten zu vertiefen. Hierfür eignen sich manuelle Techniken wie interkostale Streichungen und vorsichtige Packegriffe. Aktiv kann die Atmung z. B. durch Atemwahrnehmung und Atemhilfsgeräte (siehe Kap. 9.3.4) vertieft werden. Werden diese Techniken richtig ausgeführt, senkt sich automatisch auch die Atemfrequenz.

Helfen diese Maßnahmen nicht, sollten Physiotherapeuten von ärztlicher Seite eine adäquate medikamentöse Schmerztherapie fordern, um eine sekundäre Schädigung der Atemwege und der Lunge zu verhindern.

Lagern

Wie bereits erwähnt kann die Lagerung Schmerzen beim Atmen lindern. Daneben hat die Lagerung weitere günstige Effekte auf die Atmung.

► **Verbessern der Perfusion.** Im kleinen Lungenkreislauf ist der Blutdruck deutlich geringer als im großen Körperkreislauf. Dies ist notwendig, damit der Gasaustausch in den Alveolen stattfinden kann, hat aber zur Folge, dass die Durchblutung der Lunge stärker von der Lage des Körpers beeinflusst wird. Liegt ein Patient auf dem Rücken bedeutet dies, dass die dorsalen Lungenareale stark, die ventralen hingegen schwach durchblutet sind. Beides kann zu Problemen führen. Ventral findet durch die herabgesetzte Durchblutung weniger Gasaustausch zwischen den Alveolen und dem in den Lungenkapillaren befindlichen Blut statt. Dorsal sorgt die vermehrte Durchblutung bzw. der erhöhte Druck dafür, dass weniger Sauerstoff aus den Alveolen ins Blut diffundieren kann.

Eine regelmäßige Lageänderung verhindert also nicht nur Druckgeschwüre, sondern sorgt auch dafür, dass alle Lungenareale besser durchblutet werden und somit mehr Sauerstoff vom Blut aufgenommen werden kann. Beim bewusstlosen Patienten kann dies über die regelmäßige pflegerische Lagerung erreicht werden. Beim wachen Patienten wird dies am besten mit den erlaubten Mobilisationsmaßnahmen erreicht (siehe auch Kap. 9.3.3).

▶ **Atmung erleichtern.** Die Einatmung ist durch die Hebung des Brustkorbs und durch die Senkung des Zwerchfells gekennzeichnet. Um einem Patienten die Einatmung zu erleichtern, muss dafür gesorgt werden, dass diese Bewegungen gegen möglichst wenig Widerstand ausgeführt werden können. Dabei sind aber auch Faktoren zu beachten, die mit anderen Verletzungen oder Erkrankungen des Patienten zusammenhängen (siehe Kap. 9.3.4).

Aktivität/Mobilität

Sobald der Patient dazu in der Lage ist einzelne Gliedmaßen oder seinen ganzen Körper zu bewegen, hat dies positive Auswirkung auf seine Atmung. Durch die stärkere Belastung des Herz-Kreislauf-Systems beim aktiven Bewegen steigert sich automatisch seine Atemaktivität. Durch die Fähigkeit, selbstständig die Ausgangsstellung zu wechseln, können Patienten die Ventilation, die Perfusion und die Diffusion in der Lunge positiv beeinflussen.

Merke

M!

Da viele Atemübungen ein hohes Maß an Körperwahrnehmung erfordern, tun sich einige Patienten sehr schwer damit. Die Steigerung der körperlichen Belastung durch aktive Bewegungsübungen ist ein geeignetes Mittel, die Atmung zu vertiefen.

Zusammenfassung

- Die Atmung gewährleistet die Sauerstoffversorgung des Organismus.
- Die Atemregulation kann aufgrund von Verletzungen und Schmerzen gestört sein.
- In schweren Fällen ist eine künstliche Beatmung erforderlich.
- Physiotherapie kann durch schmerzlindernde, entspannende und atemerleichternde Maßnahmen die Atemfunktion verbessern.
- Mobilisation und Lagern in verschiedenen Ausgangsstellungen unterstützen Perfusion und Diffusion der Lungen.

Herz-Kreislauf-System

Zu diesem Aspekt finden sich weitere wichtige Hinweise in Kap. 9.4.

Damit jede Körperzelle mit Sauerstoff versorgt und das beim Stoffwechsel entstehende Kohlendioxid wieder über die Lunge abgeatmet werden kann, müssen diese Gase im Körper transportiert werden. Als Transportmittel hierfür dient das Blut, das vom Herzen durch das weit verzweigte Blutgefäßsystem gepumpt wird.

Neben den Atemgasen werden vom Blut u. a. auch Nährstoffe, Eiweiß- und Salzmoleküle, Hormone und Stoffwechselprodukte transportiert. Da der Stoffwechsel und die damit verbundene innere Atmung ein ständiger Prozess ist, bedeutet dies, dass der Herzschlag ebenso wie die äußere Atmung permanent und automatisch erfolgen muss. Entsprechend der körperlichen Belastung muss das Herz mehr oder weniger Blut innerhalb einer Zeiteinheit durch den Körper pumpen.

Wie bereits beschrieben können Beeinträchtigungen der Herztätigkeit direkt traumatisch bedingt sein (Thoraxtrauma), in Folge einer vorübergehenden Immobilisation entstehen oder auf die Verwendung bestimmter Medikamente zurückgehen. Unmittelbar postoperativ können auch die Nachwirkungen der Narkose Ursache für Kreislaufprobleme sein.

Kreislaufregulation

Um zu gewährleisten, dass sämtliche Körperregionen und Organe in jeder Stufe der körperlichen Belastung genügend stark durchblutet sind und hierbei das Herz nicht überbelastet wird, bedarf es eines komplexen Regulationssystems. Hierbei wird zwischen lokaler Kreislaufregulation und der Regulation des Gesamtkreislaufs unterschieden.

Lokale Kreislaufregulation

Sämtliche Organe des menschlichen Körpers benötigen ein Mindestmaß an kontinuierlicher Durchblutung. Organe wie Herz, Lunge und Gehirn, die direkt im Zusammenhang mit den Vitalfunktionen stehen, müssen kontinuierlich stark durchblutet sein. Die Blutversorgung anderer Organe hingegen schwankt stärker, je nachdem, wie sehr sie beansprucht werden. Die Regulation erfolgt über die Weite der zum Organ hin- und vom Organ wegführenden Gefäße. Die Gefäßweite wird über den Gefäßmuskeltonus bestimmt. Dieser hängt von mehreren Faktoren ab:

- Die Gefäße sind sympathisch innerviert. Kommt es lokal zu einer verstärkten Aktivität sympathischer Nervenfasern führt dies zu einer Minderdurchblutung, da durch die sympathische Aktivität eine Vasokonstriktion ausgelöst wird.
- Bei einer schlagartigen lokalen intravasalen Druckerhöhung (z. B. durch Lagewechsel) kommt es reaktiv zu einer Kontraktion der Gefäßmuskeln, um den Blutfluss konstant zu halten.
- Zu einer lokalen Gefäßdilatation kommt es, wenn eine erhöhte Konzentration von Metaboliten auf einen lokal erhöhten Stoffwechsel hindeuten.
- Zusätzlich gibt es Stoffe (vasoaktive Substanzen, z. B. Serotonin, Prostaglandin und Histamin), welche lokal den Gefäßtonus und die Permeabilität der Gefäßwände beeinflussen. Das Gefäßendothel ist in der Lage, vasoaktive Substanzen zu synthetisieren aber auch abzubauen. Somit nimmt es auf die Konzentration der vasoaktiven Substanzen und deren Wirkung auf die Gefäßmuskulatur Einfluss.

Merke M!

Vasoaktive Substanzen spielen eine wichtige Rolle bei Verletzungen. Serotonin sorgt bei einer Verletzung eines Gefäßes für eine Vasokonstriktion und hat somit einen blutstillenden Effekt.

Einige Hormone (z. B. Adrenalin, Noradrenalin und Angiotensin) beeinflussen die Gefäße verschiedener Organe. Die Wirkung erfolgt langsamer und ist davon abhängig, welche Rezeptoren in welcher Anzahl am Wirkort vorhanden sind. Dies bedeutet, dass dasselbe Hormon an verschiedenen Stellen verschiedene Gefäßreaktionen auslösen kann.

Regulation des Gesamtkreislaufs

Um die Durchblutung der einzelnen Organe und Körperregionen je nach Beanspruchung im Gleichgewicht zu halten, ist eine übergeordnete Regulation des Gesamtkreislaufs notwendig. Der Blutdruck, die zirkulierende Blutmenge und das Herzzeitvolumen sind hierbei die wichtigsten Faktoren.

▸ **Blutdruck.** Der Blutdruck wird über mehrere Regelkreise gesteuert. Presso- und Barorezeptoren im Sinus carotis und dem Aortenbogen kontrollieren den Blutdruck. Bei steigendem Blutdruck werden sie zunehmend aktiv. Über Verschaltungen mit vegetativen Fasern in der Medulla oblongata kommt es zum einen zu einer Senkung des Gefäßmuskeltonus (durch Hemmung von sympathischen Fasern), zum anderen sinken das Schlagvolumen und die Herzfrequenz durch die Wirkung parasympathischer Efferenzen zum Herz.

Sinkt der Blutdruck, vermindert sich die Aktivität der o. g. Rezeptoren, der Tonus der Gefäße, die Herzfrequenz und das Schlagvolumen steigen. Da die Regulation sehr schnell erfolgt, kann der Körper schnell auf sehr kurzfristige Veränderungen der Belastung reagieren, um den Blutdruck konstant zu halten.

Neben Presso- und Barorezeptoren gibt es Dehnungsrezeptoren im Bereich der Vorhöfe und der herznahen Venen. Deren Aktivität beeinflusst über Verschaltungen in der Medulla oblongata sympathische und parasympathische Fasern. Diese wiederum haben Einfluss auf die Nierengefäße und die Flüssigkeitsausscheidung. Dies führt zur Veränderung des Blutvolumens und beeinflusst den Blutdruck indirekt. Chemorezeptoren messen den Sauerstoffpartialdruck und lösen eine Konstriktion der Arteriolen aus.

▸ **Blutmenge (Volumenregulation).** Die Menge des Wassers, das von der Niere aus dem Blut gefiltert wird, ist u. a. vom Blutdruck abhängig. Herrscht ein hoher Blutdruck, scheidet die Niere mehr Wasser aus, das Blutvolumen nimmt ab und der Blutdruck sinkt. Bei niederem Blutdruck wird weniger Wasser ausgeschieden, um den Blutdruck zu stabilisieren.

Auch Hormone haben Einfluss darauf, wie viel Wasser ausgeschieden wird. Adiuretin z. B. vermindert die Wasserausscheidung. Die Ausschüttung von Adiuretin wiederum wird durch Aktivität der bereits erwähnten Dehnungsrezeptoren im Vorhof gehemmt. Sinkt der Adiuretin-Spiegel wird mehr Wasser ausgeschieden. Es greifen also mehrere Regelkreise ineinander.

Das Renin-Angiotensin-Aldosteron-System wirkt über mehrere Hormone einer Senkung des Plasmavolumens und damit einer Blutdrucksenkung entgegen. Folgende v. a. durch Angiotensin II und Aldosteron ausgelöste körperliche Reaktionen sorgen durch die Regulation des Plasmavolumens für eine Stabilisation des Kreislaufs bzw. des Blutdrucks:

- Salzappetit und Durst veranlassen eine Erhöhung der Flüssigkeits- und Salzzufuhr (durch Trinken und Essen),
- eine nachlassende Nierendurchblutung und Filtrationsrate reduziert die Salz- und Wasserausscheidung.

Zusätzlich stabilisiert eine allgemeine Vasokonstriktion den Kreislauf.

▶ **Herzzeitvolumen.** Das Herzzeitvolumen ist ein Maß für die Leistungsfähigkeit des Herzens. Es ist das Blutvolumen, welches das Herz in einer bestimmten Zeit durch den Körper pumpt (z. B. das Herzminutenvolumen). Das Herzzeitvolumen kann durch die Herzfrequenz und durch das Schlagvolumen beeinflusst werden. Steigt der Puls, ohne dass das Schlagvolumen deutlich abnimmt, wird mehr Blut in der gleichen Zeit vom Herz durch den Körper gepumpt.

Herzfrequenz und Schlagvolumen sind stark von der Erregungsbildung und -leitung abhängig. Diese erfolgt beim gesunden Herzen autonom und wird von vegetativen efferenten Herznerven und von Adrenalin im Blutplasma moduliert. Im Gegensatz zur Skelettmuskulatur pflanzt sich die Erregung von Herzmuskelzelle zu Herzmuskelzelle fort. Der Sinusknoten ist das erste Erregungszentrum und sorgt für die Kontraktion des Vorhofs. Über den AV-Knoten, das His-Bündel und die Tawara-Schenkel gelangt die Erregung zu den Purkinje-Fasern, von wo aus die Erregung der Herzkammern erfolgt. Durch diese Abfolge wird gewährleistet, dass sich die Erregung der beiden Herzkammern von der Herzspitze zur Basis hin ausbreitet.

Je schneller das Herz schlägt, umso geringer werden die Pausenzeiten zwischen den einzelnen Aktionspotenzialen. Dies bedeutet, dass sich das Herz weniger füllen kann. Deshalb bleibt ab einer gewissen Schlagfrequenz das Herzzeitvolumen konstant oder es nimmt ab.

M!

Merke

Herzkammerflimmern ist die extremste Form einer zu hohen Herzfrequenz. Asynchrone Aktionspotenziale erhöhen die Schlagfrequenz des Herzens auf 200–300/min. Der Blutauswurf bleibt aus, man spricht von einem funktionellen Herz-Kreislauf-Stillstand. Gelingt es nicht den Herzschlag durch Defibrillation bzw. Reanimation zu normalisieren, kommt es unweigerlich zum Tod des Patienten.

Anpassung auf Belastung

Die beschriebenen Regulationsmechanismen sind notwendig, damit der Kreislauf bei wechselnden Belastungen aufrechterhalten werden kann. Physiotherapeutische Maßnahmen enthalten die wichtigsten physiologischen Belastungsarten, auf die der Körper reagieren muss:

- aktive körperliche Arbeit,
- hydrostatische Druckveränderung bei Lagewechsel,
- äußere thermische Einflüsse.

Belastung durch körperliche Arbeit

Bei aktiver Bewegung benötigt die ausführende Skelettmuskulatur mehr Sauerstoff und Nährstoffe als in Ruhe. Es erfolgen mehrere lokale und zentrale Anpassungen:

- lokale Anpassungen:
  - vermehrte Sauerstoffaufnahme aus dem Blut,
  - Durchblutungssteigerung durch Dilatation der lokalen Blutgefäße.
- zentrale Anpassung:
  - Erhöhung der Herzdurchblutung,
  - Erhöhung der Herzfrequenz,
  - Sympathikotonus sorgt für eine Minderdurchblutung der Organe und führt zu einer venösen Vasokonstriktion; dadurch kann der Muskulatur mehr Blut zur Verfügung gestellt werden.

Belastung durch hydrostatische Druckveränderung

Auch gesunde Menschen können beim Wechsel von der Rückenlage zum Stand Schwindel empfinden. Dieser wird durch die Veränderung des hydrostatischen Drucks hervorgerufen.

In Rückenlage ist der Einfluss der Schwerkraft auf den Kreislauf sehr gering, da die Schwerkraft nur in anteriorer-posteriorer Richtung auf den Körper wirkt. Im Stand wirkt die Schwerkraft von kranial nach kaudal, der Druck nimmt vom Kopf zu den Füßen stetig zu. Der Druck in den Beinvenen steigt. Der venöse Rückstrom zum Herzen nimmt ab. Dies reduziert die Füllung des Herzens und das Schlagvolumen, der arterielle Blutdruck sinkt. Presso- und Barorezeptoren im Vorhof, den herznahen Venen und im Aortenbogen registrieren den sinkenden Blutdruck. Über sympathische Fasern wird die Herzfrequenz und der Gefäßtonus erhöht (s. o.). Der Blutdruck steigt und wird den veränderten Verhältnissen angepasst. Die Regulationsvorgänge erfolgen sehr schnell und können nach Verletzungen und längerer Immobilisation gestört sein.

Belastung durch äußere thermische Einflüsse

Der Mensch verwendet viel Energie um eine konstante Körpertemperatur aufrechtzuerhalten. Diese ist notwendig, damit alle Organe einwandfrei arbeiten können. Insbesondere die Organe, welche die Vitalfunktionen gewährleisten, sind auf möglichst gleich bleibende Arbeitsbedingungen angewiesen.

Um auf äußere Temperaturschwankungen zu reagieren, verändert der Körper die Durchblutung der Haut. Bei Hitze werden die Hautgefäße weit gestellt. Durch die Verdunstung von Schweiß wird das durch die Hautgefäße fließende Blut gekühlt. Um zu verhindern, dass durch die Gefäßdilatation der Blutdruck zu stark sinkt, muss die Herzleistung steigen. Zusätzlich werden andere Gefäße eng gestellt.

Bei äußerer Abkühlung sinkt die Durchblutung der Haut, um zu verhindern, dass zu viel Wärme an die Umwelt abgegeben wird. Dies bedeutet, dass das Blutvolumen zentral steigt. Um den Blutdruck konstant zu halten vermindern sich gleichzeitig die Herzfrequenz und damit das Herzzeitvolumen.

Alle drei Belastungsarten können sich gegenseitig positiv oder negativ beeinflussen. Daher muss bei jeder Erstmobilisation eines Patienten die Kreislaufsituation eingeschätzt und anhand verschiedener Parameter überprüft werden (s. ▶ Tab. 1.23). Mit gezielten und wohl dosierten Übungen in der Ausgangsstellung können Physiotherapeuten Patienten auf die hydrostatische Druckveränderung beim Aufstehen vorbereiten und Dysregulationen vermeiden. Durch die Aktivierung der Skelettmuskulatur wird die Herzfrequenz erhöht, der Sympathikus stimuliert und der periphere Widerstand im Gefäßsystem erhöht. Das Druckgefälle beim Lagewechsel sinkt.

Beurteilung der Belastbarkeit

Die Belastbarkeit der Herz-Kreislauf-Systems ist häufig schwer einzuschätzen und wird bei der ärztlichen Verordnung nicht immer berücksichtigt. Umso wichtiger ist es, dass sich der Physiotherapeut die entsprechenden Informationen beschafft und die klinischen Parameter kennt, mit denen er die Belastbarkeit des Patienten beurteilen kann. In ▶ Tab. 1.23 sind die wichtigsten Parameter aufgeführt (siehe auch Kap. 9.4.2).

> M!
> **Merke**
>
> Verschiedene Medikamente beeinflussen die Herztätigkeit und die Blutdruckregulation. Herzfrequenz und Blutdruck erlauben dann keine objektive Beurteilung der Herz-Kreislauf-Belastung.

Ergibt sich aus der Überprüfung dieser wichtigen Parameter, dass das Herz-Kreislauf-System überfordert ist, muss der Therapeut sofort die körperliche Belastung des Patienten reduzieren.

Bestimmte Erkrankungen oder Verletzungen können eine länger andauernde Überwachung mittels EKG und permanenter intraarterieller Druckmessung erforderlich machen. Die verschiedenen möglichen Ableitungen im EKG können weitere wichtige Informationen liefern. Vor allem der Ablauf und das Ausmaß der Herzerregung kann sehr genau und im Zusammenhang mit unterschiedlichen Belastungen untersucht werden.

Tab. 1.23 Klinische Parameter für die Beurteilung der Belastbarkeit des Herz-Kreislauf-Systems

Parameter	Messmethode	Interpretation
Puls	Palpation • Radialispuls am Handgelenk, • Karotispuls am Hals, • Femoralispuls in der Leiste.	Beurteilt werden • Schlagfrequenz, • Regelmäßigkeit, • Stärke (relativer Wert, teilweise schwer zu beurteilen). Bei Belastung darf der Puls steigen, je nach Ausgangsruhewert bis maximal 100–120/min, fällt der Puls, ist dies ein Hinweis auf eine mögliche Herzinsuffizienz.
arterieller Blutdruck	• am häufigsten mit einer Blutdruckmanschette und einem Stethoskop (Riva-Rocci-Methode), • bei arteriellem Zugang vom Monitor ablesbar.	• systolischer und diastolischer Druck können bestimmt werden, • die Druckamplitude gibt Aufschluss über die Dehnbarkeit der Arterien (bei großer Amplitude sind die Blutgefäße wenig dehnbar).
Atemfrequenz	• Beobachtung, • gezählt wird die Anzahl der Atemzüge pro Minute.	• wichtiger Parameter v. a. dann, wenn Herzmedikamente Blutdruck und Puls auch unter Belastung stabil halten (z. B. Betablocker), • bei entsprechender Belastung darf die Atemfrequenz bis maximal 30 Atemzüge/min steigen.

Kreislauf unterstützende Maßnahmen

Volumengabe

Häufigste Ursache für Kreislaufprobleme bei Patienten in der Unfallchirurgie ist hoher Blutverlust durch das Primärtrauma oder bei der Operation. Das fehlende Blutvolumen verursacht ein Absinken des Blutdrucks, der vom Körper nicht kompensiert werden kann. Deshalb ist die Volumengabe ein wichtiger Bestandteil der ärztlichen Therapie.

Das Volumen kann kurzzeitig mit Infusionen physiologischer Kochsalzlösung oder kolloider Lösungen vergrößert werden. Wird neben dem fehlenden Volumen auch eine zu niedere Sauerstoffkonzentration im Blut festgestellt, muss auf Erythrozytenkonzentrate zurückgegriffen werden.

Medikamente

Die medikamentöse Therapie eines traumatisch bedingten Blutdruckabfalls unterstützt die körpereigenen Regelmechanismen. Wirkstoffe, die das vegetative Nervensystem beeinflussen, regulieren die Herzaktivität und den Gefäßtonus (▸ Tab. 1.24). Die in der Tabelle genannten Wirkstoffe sind hoch wirksam und müssen deshalb sehr genau dosiert werden. Ist eine länger andauernde Gabe notwendig, werden in der Intensivmedizin Perfusoren (Spritzenpumpen) eingesetzt.

Tab. 1.24 Kreislauf stabilisierende Medikamente

Wirkstoff	Wirkmechanismus und Wirkung
Atropin	• hemmt den Parasympathikus • steigert die Herzaktivität • verengt die peripheren Gefäße
Noradrenalin	• verengt die peripheren Gefäße
Adrenalin	• steigert die Herzaktivität • verengt die peripheren Gefäße

M!

Merke

Bei der Mobilisation von Patienten mit bekannter Kreislaufschwäche kann der Arzt eine einmalige Gabe von Kreislauf unterstützenden Medikamenten anordnen (z. B. Effortil). Da diese nicht intravenös verabreicht werden, wirken sie nicht so schnell. Deshalb muss darauf geachtet werden, dass die auf dem Beipackzettel angegebene Zeit bis zur Wirkung des Medikaments abgewartet wird, bevor der Patient aufsteht.

Physiotherapeutische Maßnahmen

Physiotherapeuten haben mehrere Möglichkeiten ihre Maßnahmen so zu dosieren, dass das Herz-Kreislauf-System gestärkt, aber nicht überbelastet wird:

- Durch Übungen in intermittierender Dauerform (Göhring 2004) kann über die Anzahl und die Größe der eingesetzten Muskeln, die Anzahl der Wiederholungen und Pausen und die Dauer der Übung schon in Rückenlage die Belastung sehr fein dosiert werden.
- Jeder Lagewechsel trainiert den Kreislauf und hat, wie im Kapitel Atmung bereits beschrieben, positive Wirkung auf die Perfusion und Diffusion der Lunge. Hat ein Patient lange Zeit im Bett gelegen, muss die Aufrichtung sehr langsam erfolgen. Gleiches gilt für querschnittgelähmte Patienten, bei denen die vegetative Gefäßregulation gestört ist. Um die Gefäßregulation zu trainieren, können Patienten auf einem Stehbett langsam stufenweise mobilisiert werden (siehe ▶ Abb. 9.11).
- Auch Atemübungen haben einen Kreislauf stabilisierenden Effekt. Neben der höheren Sauerstoffsättigung im Blut kommt es bei vertiefter Ausatmung durch den im Thorax entstehenden Unterdruck zu einem verstärkten venösen Rückstrom des Blutes zum Herz.
- Thermische Reize können zusätzlich den Sympathikus und somit den Kreislauf anregen.

Zusammenfassung

- Die Regulation des Herz-Kreislauf-Systems kann nach einem Trauma verändert sein. Es kann zu Schwankungen des Blutdrucks, der zirkulierenden Blutmenge und des Herzzeitvolumens kommen.
- Dadurch verringert sich die Belastbarkeit der Patienten.
- Physiotherapie kann die Belastbarkeit des Herz-Kreislauf-Systems verbessern.
- Vor allem körperliche Arbeit in Form aktiver Bewegungen und Lagewechsel wirken sich positiv aus.
- Zur Kontrolle der Herz-Kreislauf-Funktion kann man den Pulsschlag, den arteriellen Blutdruck und die Atemfrequenz messen.

1.4.2 Flüssigkeits- und Nährstoffhaushalt

Flüssigkeitshaushalt

Der Flüssigkeitshaushalt hat direkten Einfluss auf den Blutdruck. Bei zu hoher Volumenbelastung des Herzens kann es zu Ödemen kommen:

- werden rechter Vorhof und rechte Herzkammer überlastet, treten Ödeme in der Peripherie auf,
- werden linker Vorhof und linke Herzkammer zu stark beansprucht, kann es zu Lungenödemen kommen.

Ist ein zu großes Blutvolumen Ursache für eine Hypertonie, helfen Diuretika die Urinproduktion und damit die Wasserausscheidung zu erhöhen und so die Volumenbelastung zu verringern. Mit dem gleichen Verfahren werden auch die Ödeme therapiert, wenn sie auf eine zu hohe Volumenbelastung zurückzuführen sind.

Neben der Auswirkung auf den Blutdruck hat der Flüssigkeitshaushalt viele andere Funktionen. Er regelt u. a. den Säure-Base- und den Elektrolyt-Haushalt, mit dem Urin werden Giftstoffe ausgeschieden. Das Schlüsselorgan für diese wichtigen Aufgaben ist die Niere.

Überwachen der Nierenfunktion

Der Mensch scheidet täglich etwa 0,5–2 Liter Harn aus. Um diese Menge zu produzieren, werden in den Nieren bis zu 180 Liter Primärharn aus dem Serum filtriert. Die Nieren können durch direkte Gewalteinwirkung bei einem Trauma (v. a. Bauchtraumata) geschädigt werden. Die Nierenfunktion kann aber auch bei einem weit vom Organ entfernten Trauma beeinträchtigt werden: Zell- und Stoffwechselabbauprodukte müssen über die Niere und die Harnwege aus dem Körper ausgeschieden werden, Medikamente können das Organ belasten. Deshalb ist nach einer Verletzung eine Kontrolle der Nierenfunktion erforderlich.

Die Kontrolle kann über eine Bilanzierung der Flüssigkeitsein- und -ausfuhr erfolgen. Dabei müssen sämtliche Flüssigkeiten berücksichtigt werden, die der Patient aufnimmt (Trinken, Nahrung, Infusionen) und die er über die Harnwege und die Haut (Schwitzen) ausscheidet.

Diese Bilanzierung kann durch weitere Untersuchungen ergänzt werden, z. B. Laboranalysen von Blut und Urin und die Sonographie der Nieren.

Die Bilanzierung ist Aufgabe des Pflegepersonals. Geben Physiotherapeuten den Patienten etwas zu trinken, muss sichergestellt sein, dass die verabreichte Flüssigkeitsmenge in der Bilanz berücksichtigt wird.

Therapie bei Nierenfunktionsstörungen

Um eine eingeschränkte Nierenfunktion zu behandeln, wird in der Regel mehr Volumen zugeführt und gleichzeitig über Diuretika die Urinproduktion gesteigert. Dadurch werden harnpflichtige Substanzen ausgeschwemmt. Sprechen die Nieren auf diese Maßnahmen nicht an muss, um einer Vergiftung vorzubeugen, auf Nierenersatzverfahren zurückgegriffen werden. Bei diesen sind großlumige Zugänge notwendig, da das Blut außerhalb des Körpers in entsprechenden Apparaturen v. a. von Harnstoffen gereinigt werden muss. In der Klinik werden hauptsächlich zwei Verfahren angewandt.

▶ **Hämofiltration.** Wird normalerweise kontinuierlich durchgeführt. Bei diesem Verfahren werden durch einen Filter Wasser und kleinmolekulare Substanzen aus dem Blut herausgefiltert. Nach dem Filter wird das herausgefilterte Wasser durch eine Elektrolytlösung ersetzt.

▶ **Dialyse.** Bei der Dialyse wird das Blut an einer semipermeablen Membran vorbei gepumpt. Auf der Gegenseite dieser Membran fließt die Dialyseflüssigkeit in entgegengesetzter Richtung. Hierbei kommt es zum Übertritt von kleinmolekularen Substanzen (z. B. Harnstoff) vom Blut in die Dialyseflüssigkeit. Dieses Verfahren muss nicht kontinuierlich durchgeführt werden, da die Blutreinigung schneller vonstatten geht.

Beide Verfahren bergen aufgrund der großlumigen Zugänge und der Tatsache, dass die Filtration bzw. Dialyse außerhalb des Körpers stattfindet, einige Probleme und Risiken wie z. B. Thrombosegefahr, höhere Kreislaufbelastung und Infektionsgefahr.

Merke M!

Venöse Zugänge am Hals (V. jugularis interna) oder in der Leiste (V. femoralis) können beim passiven Bewegen oder Mobilisieren von Patienten umknicken. Erfolgt über einen solchen Zugang eine Hämofiltration, kommt es durch das Umknicken zu einem Blutstau bzw. zum Stopp der Hämofiltration. Das Blut kann innerhalb kürzester Zeit gerinnen. Damit es nicht zu einer Thrombose oder Embolie kommt, muss der Zugang erneuert werden.

Nährstoffhaushalt

Die Nahrungsaufnahme und der Nährstoffhaushalt können im Zusammenhang mit Verletzungen aus unterschiedlichen Gründen beeinträchtigt sein:

- Verletzungen der oberen Extremität können die Nahrungsaufnahme erschweren, u. U. benötigen Patienten Hilfe beim Essen;
- Verletzungen im Bereich des Magen-Darm-Traktes können eine parenterale Ernährung erforderlich machen, z. B. mittels Infusionen;
- Patienten mit Bewusstseinsstörungen bis hin zum Koma haben ein erhöhtes Risiko, sich bei der Nahrungsaufnahme zu verschlucken oder können nicht mehr selbstständig essen und trinken. Um eine Aspiration der Nahrung oder Flüssigkeit zu verhindern und die Versorgung mit Nährstoffen sicherzustellen, wird die Nahrung über Nahrungssonden direkt in den Magen bzw. den Dünndarm gebracht.

Die Unterstützung bei der Nahrungsaufnahme ist für die Patienten lebenswichtig. Störungen des Nährstoffhaushaltes können trotz der Maßnahmen nicht ausgeschlossen werden (▶ Tab. 1.25). Je länger ein Patient auf die unterstützte Nahrungsaufnahme angewiesen ist, umso mehr können Störungen auftreten, die den Allgemeinzustand und die Mobilität des Patienten beeinträchtigen. Generell schränkt jede Form der unterstützten Ernährung die Lebensqualität ein.

Merke

Damit physiotherapeutische Übungen zum gewünschten Muskelaufbau führen können, ist eine adäquate Ernährung notwendig. Patienten müssen genügend Fette, Eiweiße, Kohlenhydrate, Vitamine und Spurenelemente zu sich nehmen.

Überwachen der Ernährung

Das Körpergewicht allein gibt nicht genug Auskunft über die Ernährungslage eines Patienten. Ödeme, Blutergüsse, aber auch aufwändige Osteosyntheseverfahren können das Körpergewicht erhöhen. Um einen genaueren Rückschluss auf den Ernährungszustand des Patienten zu erhalten, können mittels Blutuntersuchungen verschiedene Parameter kontrolliert werden.

► **Blutzucker.** Der Blutzuckerwert gibt Auskunft über den Glukosestoffwechsel. Dieser ist abhängig von der Insulinproduktion im Pankreas. Störungen der Nahrungsaufnahme und der Insulinproduktion können gefährliche Schwankungen der Blutzuckerwerte verursachen.

Hypoglykämischer Schock: Eine schwerwiegende Störung des Glukosestoffwechsels ist der hypoglykämische Schock. Dabei kommt es bei körperlicher Arbeit (z. B. Physiotherapie!) infolge eines Glukosemangels oder einer erhöhten Insulinmenge, bei Diabetikern z. B. nach der Insulingabe, zu einem abrupten Abfall des Blutzuckerspiegels. Betroffene fallen ins Koma und sind nicht mehr ansprechbar. Zuvor erscheinen sie verwirrt, sind desorientiert oder bekommen Krämpfe. Deutet sich ein solcher Zustand an, müssen Betroffene sofort Glukose zu sich nehmen, um das Koma abzuwenden.

Tab. 1.25 Ursachen für Mangel bei unterstützter bzw. künstlicher Ernährung

Ernährungsform	Mögliche Ursache für Störungen
Essensgabe	• der Patient hat keine Kontrolle über die Nahrungsaufnahme, • Menge, Zusammensetzung und Konsistenz der Nahrung können nicht selbst bestimmt werden, • die Hilfsperson entscheidet über den Zeitpunkt der Nahrungsaufnahme und die Essgeschwindigkeit, • eine Abwehrhaltung des Patienten ist wahrscheinlich.
Sonde oder PEG (perkutane endoskopische Gastrostomie)	• obwohl eine ganze Bandbreite von Ernährungslösungen entwickelt wurde, um dem jeweiligen Funktionszustand des Verdauungstraktes gerecht zu werden, kann es sein, dass nicht genügend Nahrung vom Darm resorbiert wird, • aufgrund der flüssigen Form der Sondenkost kann es zu Durchfällen kommen.
parenterale Ernährung (Infusionen)	• eine ausgewogene Ernährung ist kaum möglich, • hochkalorische Lösungen können die Gefäßwände reizen.

Merke

Bei der Behandlung von insulinpflichtigen Patienten sollten Physiotherapeuten wissen, wann „gespritzt" wurde und wann der Patient das letzte Mal gegessen hat. Um sicherzugehen, dass der Zuckerspiegel eines Patienten während der Physiotherapie nicht zu sehr abfällt, kann es sinnvoll sein, die Behandlung direkt nach einer Mahlzeit durchzuführen.

► **Cholesterin und Triglyceride.** Beides sind wichtige Bestandteile der Lipoproteine, welche für den Transport der Fettsäuren im Blut notwendig sind.

Im Gegensatz zum Zuckerstoffwechsel wird der Fettstoffwechsel durch Insulin gehemmt. Außer den Nervenzellen beziehen alle Körperzellen bei geringem Blutzuckerspiegel ihre Energie aus Fetten.

► **Gesamteiweiß und Harnstoff im Blut; Harnstoff- und Stickstoffausscheidung.** Gibt Aufschluss über die Proteinzufuhr und den Proteinstoffwechsel, d. h. ob Proteine zum Aufbau von neuem Gewebe im Körper verwendet wird (Anabolismus) oder ob im Körper Proteine und somit Zellen abgebaut werden (Katabolismus). Der Eiweißstoffwechsel wird wie der Zuckerstoffwechsel durch Insulin angeregt.

Zusammenfassung

- Nach einem Trauma können gefährliche Störungen der Vitalfunktionen auftreten, auch mit größerem zeitlichem Abstand zum Unfall oder einer Operation. Der Physiotherapeut muss die Zeichen solcher Störungen erkennen und angemessen darauf reagieren.
- Thrombosen treten in erster Linie nach Verletzungen der unteren Extremität, bei längerer Bettlägerigkeit und nach Operationen auf. Zeichen einer Thrombose sind brennende Schmerzen, Rötung und Schwellung betroffener Bereiche. Druck und Belastung sind schmerzhaft. Die Thromboseprophylaxe ist ein wichtiger Bestandteil der Behandlung von Patienten in der Traumatologie.
- Eine Lungenembolie macht sich mit Atemstörungen (Dyspnoe), Beklemmungsgefühlen, Schweißausbrüchen und Übelkeit bemerkbar. Patienten wirken ängstlich und haben einen schnellen Puls (Tachykardie). Die physiotherapeutische Behandlung kann eine Lungenembolie auslösen, wenn sich beim Bewegen ein Thrombus löst und in die Lungengefäße gelangt. Die Behandlung muss sofort abgebrochen werden. In der Klinik muss der Notruf betätigt werden. In der Praxis muss der Notarzt gerufen werden.
- Die Aspiration von Nahrungsbestandteilen oder Flüssigkeit kann akut eine Hypoxie auslösen. Sekundär kann sich eine Pneumonie entwickeln. Die Symptome können denen einer Lungenembolie ähneln. Prophylaktisch muss bei Patienten mit bekannten Schluckstörungen ein Schlucktraining durchgeführt werden. Dies ist in der Regel Aufgabe der Logopädie oder Ergotherapie.
- Angina-pectoris-Anfälle treten meist nur bei Vorerkrankungen der Herzkranzgefäße auf. Allerdings sind diese Vorerkrankungen nicht immer bekannt und Patienten können aufgrund der Immobilisation eine deutlich reduzierte Belastbarkeit des Herz-Kreislauf-Systems haben. Anzeichen eines Angina-pectoris-Anfalls sind retrosternale Schmerzen, evtl. mit Ausstrahlungen in die linke Schulter und den linken Arm, ein Engegefühl in der Brust und Angst, Atemnot und Tachykardie. Patienten mit bekannter KHK sollten geeignete Medikamente bei sich haben, mit denen sich die Symptome kurzfristig behandeln lassen. Danach sollte die Belastung bei der Behandlung herabgesetzt werden. Nehmen Patienten Betablocker, sind Pulsschlag und Blutdruck zur Bestimmung der Belastung nicht geeignet. Es müssen objektive Kriterien oder die Atemfrequenz genutzt werden.
- Bei allen genannten Störungen ist schnelles Handeln wichtig, damit aus der gefährlichen Situation kein lebensbedrohlicher Zustand wird.

1.5 Leitsymptom: Traumaverarbeitung

Heide Suger-Wiedeck

„Es sind nicht die Ereignisse, die die Menschen beunruhigen, sondern die Vorstellungen von den Ereignissen". Dieser Satz des antiken Stoikers Epiktet drückte aus, dass der Mensch grundsätzlich alle Arten von Ereignissen, wie schrecklich diese auch immer sein mögen, verkraften kann und verkraften sollte, wenn er sie nur richtig betrachtet. Seit den 80er Jahren setzte sich aber die Erkenntnis immer weiter durch, dass es auch Ereignisse gibt, auf die Betroffene sehr häufig „unnormal" reagieren, dass diese „unnormale Reaktion" die eigentlich normale Antwort ist. Deshalb wurde von der Gesellschaft der amerikanischen Psychiater und der Weltgesundheitsorganisation für solche psychischen Zustände, in denen die Regulations- und Kompensationsmöglichkeiten des Menschen überfordert werden, die Diagnose der posttraumatischen Belastungsstörung eingeführt (Maercker 1997).

Zu den Hauptkriterien der posttraumatischen Belastungsstörung (PTB) gehören:

- Erlebnis eines Traumas
- Der Symptomenkomplex:
  - Unwillkürliche und belastende Erinnerungen an das Trauma
  - Vermeidungsverhalten und allgemeiner emotionaler Taubheitszustand
  - Anhaltende physiologische Übererregung
- Nachweis der Symptome länger als 4 Wochen

1.5.1 Traumaerlebnis

Das Traumakriterium wird von der American Psychiatric Association definiert als „potenzielle oder reale Todesbedrohung, ernsthafte Verletzung oder Bedrohung der körperlichen Versehrtheit bei sich oder anderen, auf die mit intensiver Furcht, Hilflosigkeit oder Schrecken reagiert wird". Von den vielen unterschiedlichen traumatischen Ereignissen, auf die diese Definition zutrifft, interessieren hier nur die Unfalltraumen und im Besonderen die schwerverletzten Patienten, die auf einer Intensivstation behandelt werden müssen.

In Deutschland ereignen sich jährlich über 2 Millionen Verkehrsunfälle mit mehr als 500 000 Unfallopfern, von denen ca. 25 % schwerverletzt sind.

In den wenigen bis heute existierenden Studien zu dieser Problematik liegt die Inzidenz der posttraumatischen Belastungsstörung zwischen 10 und 40 %. Der Verlauf einer PTB variiert stark. Die Symptomatik bildet sich bei vielen Patienten in den ersten 6 Monaten nach dem Unfall auch ohne Behandlung zurück. In ca. 10–30 % der Fälle nimmt die Symptomatik einen chronischen Verlauf (Taylor, Koch 1995).

1.5.2 Symptome einer posttraumatischen Belastungsstörung (modifiziert nach Maercker 1997)

- „Wiederkehrende und eindringliche Erinnerungen", die sich ungewollt – und in der Regel unkontrollierbar – immer wieder aufdrängen und als belastend empfunden werden.
- „Wiederkehrende Träume" sind dann relevant, wenn sie im Zusammenhang mit dem traumatischen Ereignis stehen und den Patienten stark belasten.
- „Plötzliches Handeln und Fühlen, als ob das Ereignis wiederkehre", mit Illusionen und Halluzinationen.
- „Unfähigkeit einen wichtigen Aspekt des Traumas zu erinnern", die mit normaler Vergesslichkeit oder Erschöpfung nicht zu erklären sind.
- Schwierigkeiten einzuschlafen oder durchzuschlafen.
- Konzentrationsschwierigkeiten.
- Übermäßige Schreckreaktionen.
- Physiologische Reaktionen bei Konfrontation mit Ereignissen, die das Trauma symbolisieren und sich in einer Vielzahl von quälenden Symptomen manifestieren können z. B.
  - Atemschwierigkeiten,
  - Herzklopfen,
  - Erstickungs- oder Beklemmungsgefühle,
  - Übelkeit,
  - Todesangst.

Die Abgrenzung dieser für eine posttraumatische Belastungsstörung definierten Symptome vom Zustandsbild eines Intensive-care-unit-Syndroms (ICU-Syndrom) ist oft schwierig, die Übergänge sind häufig fließend. Zu der Vielzahl von Faktoren, die bei Intensivpatienten ein ICU-Syndrom auslösen können, zählen zum einen Belastungen, die aus dem erlittenen Trauma und der Persönlichkeit des Patienten resultieren. Ebenso zählen Belastungen, die z. B. durch intensivtherapeutische Maßnahmen, 24 Stunden Betrieb, Orientierungsmangel und akustische Alarmsignale bedingt sind und zu Schmerzen, verändertem Schlaf-wach-Rhythmus und Angst führen, dazu. Darüber hinaus stellen auch die „Sprachlosigkeit" (durch Intubation und Beatmung), das Gefühl des Ausgeliefertseins und die soziale Isolation (eingeschränkte Besuchszeiten) für viele Intensivpatienten eine große Belastung dar.

Die Diagnose einer posttraumatischen Belastungsstörung bei Intensivpatienten nach Verkehrsunfällen wird selten gestellt. Dies liegt zum einen daran, dass Patienten auf der Intensivstation multiplen Einflüssen ausgesetzt sind, die zu ähnlichen Symptomen führen und der „unruhige" oder „nicht kooperative" Patient zum „Alltag" auf der Intensivstation gehört, sodass die Symptome der posttraumatischen Belastungsstörung häufig fehlgedeutet werden. Zum anderen ist die Möglichkeit, mit dem Patienten zu kommunizieren, häufig drastisch eingeschränkt. Dazu kommt, dass wir über die Ursachen psychischer Veränderungen bei Intensivpatienten nur wenig wissen.

Therapeutische Möglichkeiten

Leidet ein Intensivpatient an einer posttraumatischen Belastungsstörung, die möglicherweise durch ein Intensive-care-unit-Syndrom verstärkt wird, ist seine Kooperationsfähigkeit häufig erheblich eingeschränkt. Diese Situation löst bei Pflegepersonal, Physiotherapeuten und behandelnden Ärzten oft Hilflosigkeit oder Befremden aus. Dies gilt vor allen Dingen dann, wenn nicht durchführbare Maßnahmen wie z. B. eine Atemtherapie zu einer Verschlechterung der pulmonalen Situation führen und eine erneute Intubation notwendig machen.

Die Schwierigkeit für alle an der Behandlung beteiligten Berufsgruppen liegt darin, die psychische Situation des Intensivpatienten einzuschätzen, der seine Umwelt mehr oder weniger wahrnehmen kann, dem aber alle Handlungsmöglichkeiten und die Fähigkeit zur aktiven Kommunikation fehlen.

Verhaltenstherapeutische Behandlung

Es liegen bisher keine kontrollierten Studien zur Psychotherapie der posttraumatischen Belastungsstörung nach Verkehrsunfällen vor. In der Literatur wird lediglich von mehreren Fällen berichtet, die erfolgreich mit verhaltenstherapeutischen Techniken wie z. B. Entspannungsverfahren und anderen behandelt wurden. Dabei beziehen sich die Aussagen nur auf Patienten, die zumindest körperlich wiederhergestellt waren. Zur Therapie bei Patienten auf der Intensivstation gibt es keine Fallberichte.

Psychopharmakotherapie

Auch zur Wirksamkeit von Psychopharmaka bei posttraumatischer Belastungsstörung nach Verkehrsunfällen gibt es keine kontrollierten Studien. In Fallbeschreibungen wurden Patienten sowohl mit Anxiolytika (angstlösende Medikamente) wie auch mit Antidepressiva behandelt und zeigten eine Verbesserung der Symptomatik. Nach bisherigen Erfahrungen nimmt diese medikamentöse Therapie aber mindestens einen Zeitraum von 3 Monaten in Anspruch. Zur akuten Intervention bei Intensivpatienten mit posttraumatischer Belastungsstörung ist dies aber die einzige Therapiemöglichkeit.

Fallbeispiele

Wie bedrohlich die Symptome einer posttraumatischen Belastungsstörung für Intensivpatienten sein können, soll im Folgenden an Beispielen unserer Intensivstation aufgezeigt werden.

B

Fallbeispiel 1

Der 19-jährige Patient – Lastwagenfahrer – war seinem Kollegen beim Abladen eines ca. 1,5 Tonnen schweren Gerätes behilflich, als die Ladung ins Rutschen kam und auf ihn stürzte. Herr M. war am Unfallort wach und ansprechbar, hatte aber massive Luftnot. Die Bergung des Patienten war schwierig. Er wurde am Unfallort intubiert und beatmet und mit dem Hubschrauber in äußerst kritischem Zustand in die Klinik transportiert. Dort erfolgte bei Abriss des linken Hauptbronchus eine sofortige Operation. Da es intraoperativ zum Herz-Kreislauf-Stillstand kam, musste unter Reanimationsbedingungen der linke Lungenflügel entfernt werden.

Herr M. kam postoperativ auf die Intensivstation und erholte sich trotz mehrerer Komplikationen und weiterer operativer Eingriffe in den nächsten 4 Wochen, sodass mit der Entwöhnung vom Beatmungsgerät begonnen werden konnte. Nach Reduktion der sedierenden Medikamente war er kontaktfähig, befolgte Aufforderungen und wurde schrittweise bis zur Bettkante mobilisiert. Er kommunizierte mit seinen Angehörigen zunächst mit einer Buchstabentafel, im weiteren Verlauf konnte er sich schriftlich mitteilen. Eine Woche später konnten wir Herrn M. zumindest für einige Stunden am Tag dekanülieren (Entfernung der Trachealkanüle). Die Freude über die wiedergewonnene Sprache war groß. Er äußerte klar seine Wünsche, war kooperativ und wir begannen langsam mit dem Kostaufbau.

Einige Tage später wurde er nachts sehr unruhig, begann zu schwitzen, war tachykard und hypertensiv, äußerte Atemnot und machte Abwehrbewegungen mit Armen und Beinen. Auf Befragen, warum er so unruhig sei, konnte er keine Erklärung geben. Die Situation hatte sich inzwischen so zugespitzt, dass wir ihn, nachdem organische Gründe ausgeschlossen waren, in der Annahme er halluziniere, medikamentös ruhig stellten. Am nächsten Morgen schien sein Zustand zunächst gebessert, er war aber weiter nicht kooperativ und lehnte nun jede Maßnahme ab, sodass er bei zunehmender Verschlechterung der Lungenfunktion wieder beatmungspflichtig wurde. Damit einher ging eine ausgeprägte Übelkeit mit Brechreiz, die sowohl eine orale wie auch enterale Nahrungszufuhr über Magensonde unmöglich machte, sodass er erneut parenteral ernährt werden musste. Dies war zum Teil sicher auch psychisch bedingt, da Herr M. seine Situation in Gesprächen als „zum Kotzen" beschrieb. Trotz der von uns eingeleiteten medikamentösen Therapie verbesserte sich sein Zustand nicht. Er starrte mit angsterfüllten Augen an die Decke und wehrte unsichtbare Dinge ab. Nach drei Tagen entschlossen wir uns einen Psychiater hinzuzuziehen. Nach eingehender Befragung des Patienten und der Angehörigen über eventuell vorbestehende psychische Probleme (was verneint wurde) konnte er die Diagnose „posttraumatische Belastungsstörung" stellen und empfahl eine Psychopharmakatherapie mit angstlösenden Medikamenten.

Was hatte er im Gespräch erfahren? Da Herr M. nicht sprechen konnte, kommunizierte er mit dem Psychiater schriftlich. Auf die Frage, was er an der Decke sehe, und warum ihn das beängstige schrieb Herr M. „Lastwagen....Gerät" auf seinen Schreibblock und deutete mit der Hand auf den über ihm an einer Laufschiene angebrachten Infusionsständer. Der Psychiater interpretierte dies als „plötzliches Handeln oder Fühlen, als ob das Ereignis wiederkehre" mit der Halluzination, dass der Infusionsständer – das 1,5 Tonnen schwere Gerät symbolisierend – auf ihn herabstürzt. Das Wiedererleben seines Unfalls war für ihn mit vielen bedrohlichen physiologischen Reaktionen verbunden.

Die vorgeschlagene Psychopharmakatherapie war erfolgreich, sodass wir Herrn M. zwei Wochen später problemlos nach zügiger Entwöhnung vom Beatmungsgerät dekanülieren konnten und wenige Tage später von der Intensivstation verlegen konnten. Erfreulicherweise verschwand seine posttraumatische Belastungsstörung ohne weitere Therapie, sodass er nach einer mehrmonatigen Rehabilitation jetzt seine Umschulung in Angriff genommen hat.

Fallbeispiel 2

Der 32-jährige Herr U. war abends mit seinem Auto ohne Fremdeinwirkung von der Straße abgekommen und hatte sich überschlagen. Am Unfallort war Herr U. wach und ansprechbar, wurde aber wegen der schwierigen Bergung, einer drittgradig offenen Unterschenkelfraktur und Atemnot intubiert und beatmet in die Klinik transportiert. Nach Röntgen- und computertomographischer Diagnostik sowie Ausschluss eines Thoraxtraumas wurde die Unterschenkelfraktur operativ versorgt und Herr U. postoperativ zur Narkoseausleitung auf die Intensivstation verlegt. Dort konnte Herr U. bei stabilen Kreislaufverhältnissen und guter pulmonaler Funktion am nächsten Morgen vom Beatmungsgerät entwöhnt und extubiert werden.

In den folgenden Stunden war Herr U. sehr schläfrig und öffnete die Augen auch auf forcierte Ansprache nicht. Wir führten dies zunächst auf eine Restwirkung von Narkosemittel zurück. Aber auch am nächsten Morgen hatte sich sein Zustand nicht geändert. Er lag mit geschlossenen Augen im Bett, bewegte sich nicht und reagierte auch auf Ansprache nicht, sodass wir eine Computertomographie zum Ausschluss eines Schädel-Hirn-Traumas durchführten. Trotz unauffälligem Befund änderte sich sein Zustand auch in den nächsten zwei Tagen nicht. Er war zu keinerlei Aktivität zu motivieren, ließ sich passiv durchbewegen, zeigte bei Lagerungstherapie keine Schmerzreaktion oder Gegenwehr und kommunizierte auch mit seinen Angehörigen nicht. Da er auch atemtherapeutische Maßnahmen nicht mitmachte, verschlechterte sich seine Lungenfunktion, sodass wir ihn nach 3 Tagen wieder intubieren und beatmen mussten. Klinische Anhaltspunkte, die seinen Zustand hätten erklären können, ließen sich nicht nachweisen. Wir waren ratlos. In einem ausführlichen Gespräch mit der Mutter des Patienten schildert diese ihren Sohn als erfolgreichen jungen Geschäftsmann, der sich wenige Monate zuvor mit seinem Partner selbstständig gemacht hatte. Er sei zwar sensibel, habe aber nie psychische Probleme gehabt.

Nach weiteren 3 Tagen konnte Herr U. erneut extubiert werden. In den folgenden Tagen ließ er sich zwar zu Bewegungsübungen und Atemgymnastik motivieren, lag aber ansonsten teilnahmslos im Bett. Wir versuchten immer wieder zu ihm „durchzudringen", ihn über den Unfallhergang zu befragen, hatten aber keinen Erfolg. Nach 10 Tagen verlegten wir Herrn U. auf die Normalstation in einem im Wesentlichen unveränderten psychischen Zustand. Der weitere Verlauf im Krankenhaus war geprägt von seiner fortbestehenden Teilnahmslosigkeit, „als ob ihn dies alles gar nichts anginge". Ca. 4 Wochen später wurde er aus der Klinik entlassen.

Über seine weitere Entwicklung berichtete uns seine Mutter. Nach seiner Entlassung war Herr U. – obwohl körperlich ohne Funktionseinschränkung wiederhergestellt – über Monate nicht in der Lage seine Arbeit wieder aufzunehmen. Er konnte nicht mehr Auto fahren und hatte sich vollständig zurückgezogen. Seine anfängliche Ablehnung, sich einer psychologisch-psychotherapeutischen Behandlung zu unterziehen, hatte er 6 Monate nach seinem Unfall aufgegeben und war nach Diagnosestellung einer posttraumatischen Belastungsstörung und anschließender mehrmonatiger verhaltenstherapeutischer Behandlung ein Jahr nach seinem Unfall wieder in der Lage zu arbeiten.

Herr U. hat uns nach 1 Jahren noch einmal besucht und seine Ängste während seines Aufenthalts auf der Intensivstation und danach bis zu seiner Entlassung aus dem Krankenhaus erzählt. Neben wiederkehrenden Erinnerungen an den Unfall hätten ihn vor allen Dingen Schuldgefühle „zum Unfallzeitpunkt nicht richtig aufgepasst zu haben" belastet und die Angst, durch den Unfall seine Zukunft (Karriere) ruiniert zu haben. Darüber hinaus hätte er bewusst versucht alle Gedanken oder Gefühle, die mit seinem Unfall zusammenhingen, zu vermeiden „das bin gar nicht ich, dem das passiert ist", was ihm aber nicht immer gelungen wäre. Selbst nach 1 Jahr holte Herrn U. die Erinnerung wieder ein, er begann während der Unterhaltung zu schwitzen und fühlte sich sichtlich unwohl, sodass er seinen Besuch nach kurzer Zeit abbrach.

Fallbeispiel 3

B

Der 17-jährige Herr R. verunglückte auf dem Weg nach Hause mit seinem Mofa und zog sich eine drittgradig offene Oberschenkelfraktur mit Gefäßverletzung und ein stumpfes Bauchtrauma zu. Auch er war am Unfallort wach und ansprechbar, und wurde bei Volumenmangelschock und starken Schmerzen nach Erstversorgung intubiert und beatmet in die Klinik gebracht. Die Oberschenkelverletzung war so schwerwiegend, dass eine Amputation durchgeführt werden musste, und bei Zerreißung der Milz eine Splenektomie erfolgte. Postoperativ erholte sich der 17-Jährige rasch, sodass er nach einigen Tagen bei guter Lungenfunktion extubiert werden konnte. In den folgenden Tagen war Herr R. zunächst kooperativ, ließ sich teilmobilisieren, vermied aber konsequent sein amputiertes Bein anzusehen. Gespräche über das Unfallgeschehen und seine Folgen verweigerte er. Ca. zwei Wochen nach dem Unfall wurde der Junge psychisch auffällig, mit Angst- und Unruhezuständen, die mit einer schnellen Atmung, Bluthochdruck, schnellem Pulsschlag und Schwitzen einhergingen. Diese Unruhezustände traten überwiegend nachts auf. Ohne die Diagnose einer posttraumatischen Belastungsstörung gestellt zu haben, die zum damaligen Zeitpunkt als Folge eines Unfalls weitgehend unbekannt war, therapierten wir Herrn R. mit einem angstlösenden Medikament. Unter dieser Therapie war er schon nach wenigen Tagen in der Lage, seine Ängste zu benennen, zu schildern, dass er seinen Unfall immer wieder erlebe, sich aber in seinen Träumen immer mit zwei Beinen sehe. Da in den 80er-Jahren die psychologisch-psychotherapeutische Behandlung eines Intensivpatienten eine Seltenheit war, haben wir gemeinsam mit den sehr engagierten Eltern versucht den Jungen dahin zu führen, seine Amputation zu akzeptieren und durch intensive Physiotherapie mit zunehmender Mobilisierung davon zu überzeugen, dass er auch mit der Oberschenkelamputation wieder mobil werden wird. In diesen Wochen gab es immer wieder Rückschläge, in denen bei Herrn R. Gefühle wie „der Unfall habe sein Leben zerstört", „er habe keine Zukunft mehr" auftraten. Ein entscheidendes Ereignis war sicherlich die Anpassung seiner Oberschenkelprothese und das erste Stehen auf „zwei Beinen". Die Symptome der posttraumatischen Belastungsstörung verschwanden bei Herrn R. erfreulicherweise ohne weitere Therapie. Am Ende seiner Rehabilitation besuchte er uns frei gehend auf der Intensivstation und berichtete stolz, dass er mit seiner Prothese bereits wieder Traktor fahre.

Dass nicht nur Patienten, also unmittelbar Betroffene, sondern auch Angehörige eine posttraumatische Belastungsstörung entwickeln können, soll das letzte Beispiel zeigen:

B

Fallbeispiel 4

Der 24-jährige Sohn, begeisterter Sportler, wurde beim Fußballspielen in einem aufziehenden Gewitter vom Blitz getroffen. Nachdem er als Einziger nach dem Blitzeinschlag auf dem Fußballfeld nicht mehr aufstand, wurde der Notarzt aus dem nahegelegenen Krankenhaus alarmiert, der bei seinem Eintreffen einen Herz-Kreislauf-Stillstand feststellte. Nach erfolgreicher Wiederbelebung erfolgte die Verlegung auf unsere Intensivstation. In den nächsten 3 Tagen entwickelte sich ein Mehrorganversagen, wobei der durch den Herz-Kreislauf-Stillstand verursachte Sauerstoffmangel des Gehirns zu einem malignen Hirnödem und damit zum Durchblutungsstopp im Gehirn und schlussendlich zum Tod des Patienten führte. In langen Gesprächen versuchten wir den Eltern das für sie Unfassbare zu erklären. Trotz ihrer Trauer waren sie gefasst, bedankten sich für den Einsatz des Intensivteams und verließen die Station. Zwei Jahre später ruft der Vater auf der Intensivstation an und bittet um ein Gespräch, das nicht auf der Intensivstation stattfinden soll, weil seine Frau den Ort, an dem ihr Sohn gestorben ist, nicht betreten kann. Wir treffen uns zwei Tage später in einem neutralen Raum, der allerdings in der Klinik liegt. Die Eltern treffen etwas verspätet ein, weil die Mutter vor dem Klinikeingang wieder umkehren wollte, überwältigt von den Erinnerungen an „jene Tage“. Ihr Mann überredet sie, doch hineinzugehen, sich zu konfrontieren. Im Gespräch möchte die Mutter von mir wissen, woran denn ihr Sohn jetzt gestorben sei. Sie erzählt, dass sie in den Wochen und Monaten nach dem Tod ihres Sohnes immer wiederkehrende Träume von den Tagen auf der Intensivstation hatte, dass sie Herzklopfen hatte, wenn sie daran dachte, schwitzte und zitterte. Sie konnte zwar ihr „Tagesgeschäft“ verrichten, hatte aber lange Zeit Schlafschwierigkeiten und keine gesellschaftlichen Interessen mehr. Vor einiger Zeit hätten sie nun begonnen, jedes Jahr an dem Tag, an dem ihr Sohn vom Blitz getroffen wurde, ein „Gedächtnisfußballspiel“ zu veranstalten. Das hätte ihr geholfen. Nur in die Klinik zu gehen, auf die Intensivstation, das hätte sie nicht geschafft. Im Gespräch wird noch einmal in aller Ausführlichkeit der Krankheitsverlauf geschildert und im Besonderen die nicht mehr reparable Schädigung des Gehirns erklärt, die zum Tod ihres Sohnes geführt hat. Ob dieses Gespräch geholfen hat, ihre psychischen Beschwerden zu reduzieren, bleibt ungewiss. Die Eltern haben sich danach nie wieder gemeldet.

i

Zusammenfassung

- Die posttraumatische Belastungsstörung (PTB) ist auch heute noch zumindest in der Intensivtherapie eine selten diagnostizierte psychische Erkrankung. Das hängt nicht zuletzt damit zusammen, dass bei Intensivpatienten viele Faktoren Einfluss auf die Psyche nehmen.
- Neben Arzneimittelwirkungen, Orientierungsmangel und Kommunikationsproblemen befindet sich der Patient in einer Extremsituation, in der er manchmal über Wochen zwangsweise abhängig ist und ihm jegliche Handlungsmöglichkeit fehlt.
- Diese Einflüsse können zu einem der PTB ähnlichen Syndrom dem so genannten ICU-Syndrom führen.
- Trotzdem sollte bei Traumapatienten bei Auftreten der vorgenannten Symptome an eine posttraumatische Belastungsstörung gedacht und die Hilfe von Psychiatern in Anspruch genommen werden.

Literatur und weiterführende Literatur

AWMF online Behandlung akuter perioperativer und posttraumatischer Schmerzen 7/01.

www.ever-med.de

Bergmann G et al. In-vivo-Messungen der Hüftgelenksbelastung. Z. Orthopädie, 1989; 127.

Berrymann C. Krankengymnastik. Z. f. Physiotherapeuten 2002; 54: Seite 218 – 225.

De Bie R, Kool J. Wissenschaftliches Arbeiten. In: Hüter-Becker A, Dölken M (Hrsg.). Beruf, Recht, Wissenschaftliches Arbeiten. Stuttgart: Thieme; 2004.

De Morree JJ. Dynamik des menschlichen Bindegewebes. München: Urban & Fischer; 2001.

Götz-Neumann K. Gehen verstehen. Stuttgart: Thieme; 2002.

Göhring H. Physiotherapie in der Inneren Medizin. In: Hüter-Becker A, Dölken M. (Hrsg.) Physiotherapie in der Inneren Medizin. Stuttgart: Thieme; 2004.

Handwerker H.O. Einführung in die Pathophysiologie des Schmerzes. Berlin: Springer; 1999.

Hochschild J. Strukturen und Funktionen begreifen. Band 1. Stuttgart: Thieme; 1998.

Hochschild J. Strukturen und Funktionen begreifen. Band 2. Stuttgart: Thieme; 2002.

Internationale Klassifikation der Funktionsfähigkeit, Behinderung und Gesundheit der Weltgesundheitsorganisation (WHO). Entwurf der deutschsprachigen Fassung. April 2002.

Jesel M. Neurologie für Physiotherapeuten. Stuttgart: Thieme; 2004.

Kapandji I.A. Funktionelle Anatomie der Gelenke. Band 2. Untere Extremität. 2., unveränderte Auflage. Stuttgart: Enke; 1992.

Klinke R, Silbernagl S. Lehrbuch der Physiologie. 4. Auflage. Stuttgart: Thieme; 2003.

Krischak G. Traumatologie für Physiotherapeuten. Stuttgart: Thieme; 2005.

Laube W. Leistungsphysiologie. In: Hüter-Becker A, Dölken M. (Hrsg.). Biomechanik, Bewegungslehre, Leistungsphysiologie, Trainingslehre. Stuttgart: Thieme; 2004.

Liedtke A. Die blaue Mafia – subjektives Erleben von Patienten bei Langzeitintensivtherapie. Intensiv- und Notfallbehandlung. 2002; 27 (2): 77.

Maerker A. Therapie der posttraumatischen Belastungsstörung. Berlin, Heidelberg: Springer Verlag; 1997.

Nachemson A, Jonsson E. Neck and Back Pain: The Scientific Evidence of Causes, Diagnosis, and Treatment. 1970.

Pape A. Physiotherapie bei Querschnittlähmung. In: Hüter-Becker A, Dölken M. Physiotherapie in der Neurologie. Stuttgart: Thieme; 2004.

Rauber/Kopsch. Anatomie des Menschen. Bewegungsapparat. Stuttgart: Thieme; 1987.

Sandkühler J. Schmerzgedächtnis, Entstehung, Vermeidung, Löschung. Deutsches Ärzteblatt. 10/01. Schiebler T.H. Schmidt W. (Hrsg.) Anatomie. Berlin, Heidelberg, Springer; 2002.

Schomacher J. Biomechanik der Körperstrukturen. In: Hüter-Becker A, Dölken M. (Hrsg.) Biomechanik, Bewegungslehre, Leistungsphysiologie, Trainingslehre. Stuttgart: Thieme; 2004.

Silbernagl S, Despopoulos A. Taschenatlas der Physiologie, 5. Auflage, Stuttgart: Thieme; 2001.

Taylor S. Koch W.J. Anxiety disorders due to motor vehicle accidents – Nature and treatment. Clinical Psychology Review. 1995; 15: 721–738.

Travell JG, Simons DG. Handbuch der Muskeltriggerpunkte. Untere Extremität. München: Urban & Fischer; 2000.

Tittel K. Beschreibende und funktionelle Anatomie des Menschen. 12. Auflage. Stuttgart: Fischer; 1994.

van den Berg F. Angewandte Physiologie. Band 1. Das Bindegewebe des Bewegungsapparates verstehen und beeinflussen. Stuttgart: Thieme; 1999.

van den Berg F. Angewandte Physiologie. Band 3. Therapie, Training, Tests. Stuttgart: Thieme; 2001.

van den Berg F. Angewandte Physiologie. Band. 4. Schmerzen verstehen und beeinflussen. Stuttgart: Thieme; 2003.

Wenk W. Elektrotherapie. Berlin: Springer; 2003.

Wilke J. Skriptum zum Biomechanikunterricht für Physiotherapeuten. Ulm: ulmkolleg; 2002.

Wulf D. Motorische Kontrolle. In: Hüter-Becker A, Dölken M. Physiotherapie in der Neurologie. Stuttgart: Thieme; 2004.

Wulf D. Motorisches Lernen. In: Hüter-Becker A, Dölken M. Physiotherapie in der Neurologie. Stuttgart: Thieme; 2004.

Kapitel 2

Übersicht über Knochen- und Kapsel-Band-Verletzungen

2.1 Frakturen *92*

2.2 Frakturen bei Kindern *98*

2.3 Kapsel-Band-Verletzungen *99*

2

Tab. 2.4 Schwerwiegende Komplikationen bei Frakturen

Verletzung	Komplikation	Ursache
• Fraktur großer Röhrenknochen, • Beckenbrüche	• hämorrhagischer Schock	• großer Blutverlust
• Fraktur großer Röhrenknochen, • ausgedehnte Weichteilverletzungen	• Fettembolie	• Fettpfropfen verschließt Gefäß in der Lunge
• offene Frakturen	• Infektion, mit nachfolgender • Wundheilungsstörung, • Osteomyelitis, • Sepsis	• ausgedehnter Keimbefall, • Abwehrschwäche bei schwerwiegenden Verletzungen, • Durchblutungsstörungen im Frakturbereich bei Verletzung großer Gefäße
• offene Fraktur, • spitze, dislozierte Fragmente	• Weichteilschäden (s. Kap. 3)	• Verletzung von Weichteilen durch einwirkendes Trauma oder Knochenfragmente
• bei allen Frakturformen	• Wundheilungsstörungen	• Verletzung großer Gefäße, • Durchblutungsstörungen
• bei distalen Extremitätenverletzungen	• Sympathische Reflexdystrophie (SRD), siehe Kap. 3.2.2)	• unbekannt, • häufiger bei Frauen

2.1.3 Prinzipien der Physiotherapie bei Frakturen

Die physiotherapeutische Nachbehandlung erfolgt in Abhängigkeit von der ärztlichen Behandlung, der Wundheilung und der Rehabilitationsphase. Auf Besonderheiten, die bei der Behandlung spezieller Frakturen beachtet werden müssen, wird an entsprechender Stelle hingewiesen.

Merke

M!

Entscheidend sind in erster Linie die Vorgaben des behandelnden Arztes. Begleitverletzungen können zu deutlichen Abweichungen von diesem Schema führen. Im Verlauf der Heilung nimmt die Stabilität und Belastbarkeit in der Regel zu.

Physiotherapie bei Schaftfrakturen

Bei Schaftfrakturen müssen Physiotherapeuten die Beweglichkeit in angrenzenden Gelenken frei halten. Die Bezeichnung „angrenzende Gelenke" beschränkt sich hierbei nicht nur auf die vom geschädigten Knochen gebildeten Gelenke (die bei konservativer Behandlung ohnehin fixiert sind), sondern auf alle Gelenke, welche durch die Verletzung in ihrer Mobilität beeinträchtigt sind, etwa durch die Mitbeteiligung von Nerven und mehrgelenkige Muskeln. Ebenso muss darauf geachtet werden, welche Veränderungen im Bewegungsverhalten (insbesondere Schonhaltungen) festzustellen sind und ob diese physiotherapeutisch verbessert werden können.

Physiotherapie bei Gelenkfrakturen

Bei Gelenkfrakturen kommt es häufig zu Dislokationen und dadurch zur Bildung von Gelenkstufen. Bei Mehrfragment- oder Trümmerfrakturen ist eine längere Ruhigstellung des Gelenks (z. B. mittels Fixateur externe) erforderlich. Es kann dadurch zu einem Verlust der Beweglichkeit kommen.

Die Mobilisation betroffener Gelenke beginnt, sobald eine ärztliche Verordnung vorliegt. Dies kann bereits unmittelbar nach der Operation sein, bei konservativ versorgten Gelenkfrakturen nach der Ruhigstellung. Hilfsmittel wie Bewegungsschienen können die Arbeit der Therapeuten unterstützen. Physiotherapeuten müssen angrenzende Gelenke bewegen, um Kontrakturen zu verhindern.

Wird eine Gelenkfraktur nur lagerungsstabil versorgt, kann das betroffene Gelenk eventuell in unterschiedlichen Gelenkstellungen gelagert werden. Schon im akuten Stadium können thermo- und elektrotherapeutische Anwendungen den Gelenkstoffwechsel positiv beeinflussen und somit den Heilungsprozess v. a. des Gelenkknorpels fördern (van den Berg 2000).

Da fast jedes Trauma eine Tonusveränderung der Muskulatur nach sich zieht, müssen möglichst früh aktive Dehn- und Entspannungstechniken (z. B. PNF, contract-relax) eingesetzt werden, um einer strukturellen Verkürzung der Muskulatur (Sarkomerabbau) vorzubeugen. Manuelle Techniken wie die Traktion unterstützen die Heilung, solange sie nicht überdosiert sind.

Kommt es im weiteren Verlauf zu kapsulär bedingten Bewegungseinschränkungen liegt der Schwerpunkt der Behandlung auf dem Wiederherstellen der freien Beweglichkeit mit manuellen Techniken. Knöchern bedingte Bewegungseinschränkungen können mit physiotherapeutischen Behandlungstechniken nicht behoben werden. In diesem Fall muss mit dem behandelnden Arzt über das weitere Vorgehen gesprochen werden.

Merke

Ist abzusehen, dass die vollständige Beweglichkeit eines Gelenks nicht wieder herzustellen ist, müssen Patienten Kompensationsmechanismen einüben, mit denen sie die Aufgaben des täglichen Lebens bewältigen können. Physiotherapeuten können sie dabei unterstützen und helfen, die Erwartungen hinsichtlich der Funktion verletzter Strukturen zu korrigieren.

Physiotherapie bei Abrissfrakturen

Bei Abrissfrakturen kann es aus verschiedenen Gründen zu Bewegungseinschränkungen unmittelbar benachbarter Gelenke kommen. Mögliche Gründe hierfür sind:

- Dislokationen: da sich die Knochenvorsprünge in Gelenknähe befinden, kann bereits eine geringfügige Dislokation zu einem Bewegungshindernis werden. Einschränkungen der aktiven und passiven Beweglichkeit sind die Folge (▶ Abb. 2.1).
- gestörte Muskelfunktion: da keine feste Verbindung zum Knochen mehr besteht, verlieren die am Fragment ansetzenden Muskeln zumindest teilweise ihre Funktion in Bezug auf das zugehörige Gelenk.
- Schmerzen: das Anspannen der am abgerissenen Fragment ansetzenden Muskulatur kann Schmerzen verursachen.

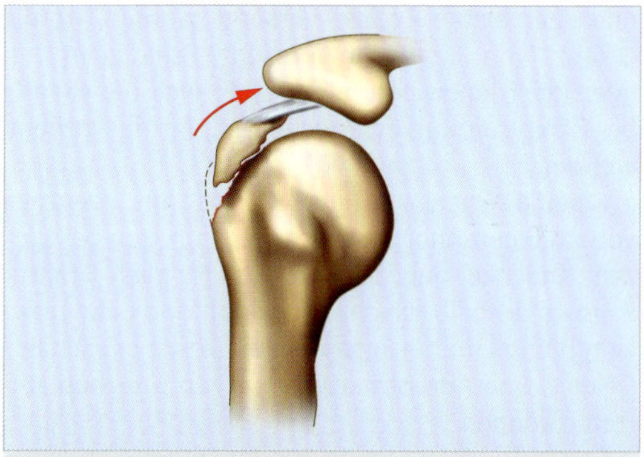

Abb. 2.1 Abrissfraktur des Tuberculum majus mit Dislokation unter das Akromion.

- Limitierung der Bewegung: um eine gute Heilung zu gewährleisten, müssen Bewegungen limitiert werden, bei denen es durch das Anspannen der am Fragment ansetzenden Muskeln zu einer Zugwirkung auf den Frakturspalt kommt. Dies gilt auch, wenn das Fragment operativ fixiert wurde.

Einschränkungen der Beweglichkeit nach Abrissfrakturen dürfen nur behandelt werden, wenn keine medizinischen Gründe dagegen sprechen (s. o.). Neben einer Störung der Frakturheilung kann es zu einer Schädigung der Weichteile kommen (siehe Kap. 3).

Merke

Die Zugspannung, die beim Anspannen der Muskulatur auftritt, ist in der Regel deutlich größer als die Zugspannung, die passiv durch das Dehnen der Muskeln oder durch Bänder übertragen wird. Deshalb soll ohne Widerstand bewegt werden.

Physiotherapie bei Frakturen kurzer Knochen

Kurze Knochen haben im Verhältnis zu ihrer Masse und Größe vergleichsweise viele und große Gelenkflächen. Daher sind bei Frakturen sehr häufig Gelenke mitbetroffen. Kalkaneusfrakturen z. B. treten zu mehr als $^{2}/_{3}$ mit Gelenkbeteiligung auf. Auch Mehrfragment- bzw. Trümmerfrakturen sind relativ häufig. Da kurze Knochen oft über sehr wenige und sehr kleine Gefäße versorgt werden, ist die Gefahr von Knochennekrosen, Pseudarthrosen oder Infektionen besonders groß, weil die Gefäße bei Frakturen kurzer Knochen häufig mit verletzt werden.

Gelenkflächen und der Korpus mit eventuell vorhandenen Knochenvorsprüngen liegen bei kurzen Knochen eng beieinander. Je nach Fraktur kann es deshalb gleichzeitig zu all den Schwierigkeiten und Limitierungen kommen, die bei Schaft-, Gelenk- und Abrissfraktur an langen Knochen auftreten können.

Generell heilen kurze Knochen deutlich langsamer als lange Knochen. Lange Knochen können in der Regel nach 6 bis 8 Wochen wieder voll belastet werden. Kurze Knochen sind oft erst nach 12 bis 14 Wochen wieder voll belastbar.

2.2 Frakturen bei Kindern

Christian Münzing

2.2.1 Frakturformen

Frakturen bei Kindern zeigen eine gute Heilungstendenz. Kindlicher Knochen heilt besser als der von Erwachsenen. Fehlstellungen werden durch die Anpassung der Wachstumsprozesse leichter ausgeglichen. Dies gilt v. a. für seitliche Verschiebungen und Achsenfehler, weniger für Rotationsfehler. Weil auch die Folgen einer länger dauernden Immobilisierung bei Kindern geringer sind, können Frakturen bei Kindern in den meisten Fällen konservativ behandelt werden. Physiotherapie ist nach der Ruhigstellung oft nicht erforderlich, weil Gelenke, die nicht unmittelbar von der Verletzung betroffen waren schnell wieder mobil werden. Die Schwächen und Verkürzungen der Muskulatur bessern sich bei Kindern durch spielerische Aktivitäten.

Sind Gelenke unmittelbar von einer Verletzung betroffen, müssen diese nach der Ruhigstellung oder Operation mobilisiert werden. Der Behandlungszeitraum ist dann aber meistens deutlich kürzer als bei Erwachsenen und nach einer guten ärztlichen Behandlung können die Betroffenen mit einem guten Behandlungsergebnis rechnen. Probleme kann es bei Verletzungsformen geben, die vorwiegend nur im Kindesalter auftreten: Grünholzfrakturen und Verletzungen der Epiphysenfugen.

Grünholzfrakturen

Grünholzfrakturen treten als Schaftfrakturen von Röhrenknochen, v. a. des Unterarms, auf. Dabei reißt die Kortikalis auf der Konvexseite (bezogen auf die Biegebeanspruchung), während sie auf der Konkavseite teilweise intakt bleibt. Das Periost bleibt unverletzt. Grünholzfrakturen lassen sich gut einrichten und heilen relativ schnell. Es kann aber auch ausgehend von der intakten Kortikalis der Konkavseite zu einem Zug auf den Knochen und somit zu einem Rezidiv der Fehlstellung kommen (Burri 1982).

Verletzungen der Epiphysenfugen

Das Längenwachstum von Knochen findet in der Epiphysenfuge statt. Diese besteht aus unterschiedlichen Wachstumszonen, von denen die Mineralisationszone mechanisch betrachtet eine Schwachstelle ist. Nach Aitken unterscheidet man drei Verletzungsformen (▶ Abb. 2.2a–c) (Burri 1982; Trentz, Bühren 2001).

Die Prognose für Aitken-I-Verletzungen, die meist durch Scherkräfte entstehen und bei denen die Wachstumsfuge selbst unverletzt bleibt, ist gut. Es kommt nur selten zu Wachstumsstörungen, da

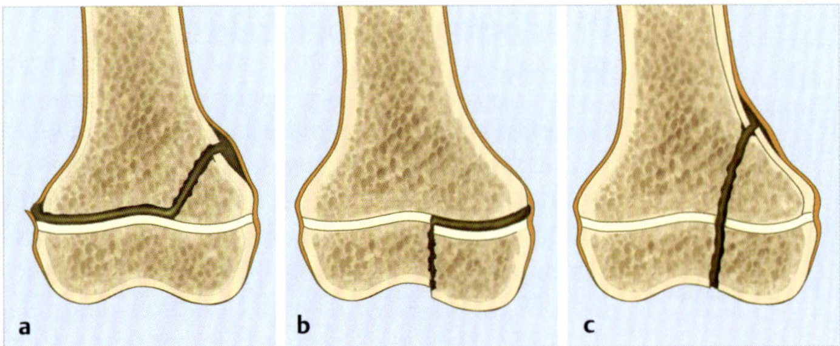

Abb. 2.2 Klassifikation der Epiphysenverletzungen nach Aitken. **a** Typ Aitken I mit metaphysärem Fragment. **b** Typ Aitken II mit epiphysärem Fragment. **c** Typ Aitken III mit epi-metaphysärem Fragment.

lediglich die perichondrale Blutversorgung vorübergehend gestört wird.

Verletzungen der Formen Aitken II und III haben eine schlechtere Prognose. Zum einen sind immer Teile der Gelenkfläche betroffen, zum anderen ist die Wachstumsfuge verletzt und es kann zu Störungen des Längenwachstums kommen. Dies ist v. a. dann der Fall, wenn der Frakturspalt nicht vollständig geschlossen wird und sich zwischen Epiphyse und Metaphyse knöcherne Brücken bilden, die beide Anteile des Knochens gewissermaßen aneinander klammern. Um dies zu verhindern, werden Frakturen der Epiphysenfuge in den meisten Fällen operativ versorgt.

2.3 Kapsel-Band-Verletzungen

Bei Gelenkverletzungen kommt es unabhängig von der Verletzung knöcherner Strukturen häufig zu Verletzungen des Kapsel-Band-Apparats. Dies geschieht vor allem dann, wenn die Gewalteinwirkung nicht axial, sondern seitlich auftritt oder das Gelenk in eine extreme, nicht seiner Beweglichkeit entsprechende Position gezwungen wird.

Das Ausmaß der kapsulären und ligamentären Schädigung hängt vom Verletzungsmechanismus und der Stärke des Traumas ab. In der Traumatologie haben sich verschiedene Bezeichnungen etabliert, welche die verschiedenen Schweregrade bzw. Schädigungsarten beschreiben. In der ▶ Tab. 2.5 sind die wichtigsten Verletzungen aufgeführt und kurz beschrieben.

Tab. 2.5 Merkmale häufiger Kapsel-Band-Verletzungen

Verletzung	Merkmale
Kontusion (Prellung)	• entsteht durch stumpfe Gewalteinwirkung, • kommt es zur Verletzung der Membrana synovialis oder anderer Binnenstrukturen, kommt es zu einem blutigen Gelenkerguss (Hämarthros)
Distorsion (Zerrung)	• entsteht bei indirekter, nicht axialer Gewalteinwirkung, • neben der Überdehnung der Gelenkkapsel kann es zur Überdehnung von Gelenkbändern kommen
Luxation (Ausrenkung)	• kann durch direkte und indirekte Gewalteinwirkung entstehen, • die Gelenkpartner werden durch die Gewalteinwirkung so weit voneinander entfernt, dass sie nur noch teilweise oder gar nicht mehr in Verbindung stehen, • die Kontinuität des Gelenks ist aufgehoben
Bänderriss	• entsteht überwiegend durch seitlich auf das Gelenk einwirkende Kräfte, • die Ruptur eines Gelenkbandes verursacht eine Instabilität • knöcherne Ausrisse müssen operiert werden

M!

Merke

Bei allen Kapsel-Band-Verletzungen kann es zu knöchernen Begleitverletzungen kommen. Umgekehrt können bei gelenknahen Frakturen immer auch Anteile des Kapsel-Band-Apparates mit verletzt werden.

2.3.1 Auswirkungen von Kapsel-Band-Verletzungen

Instabilität

Die meisten Kapsel-Band-Verletzungen verursachen einen Stabilitätsverlust im betroffenen Gelenk. Hierfür können mehrere Mechanismen verantwortlich sein:

- Ein Gelenkerguss erhöht den Gelenkinnendruck. Die Adhäsionskräfte im Gelenk werden kleiner. Die Gelenkpartner haften nicht mehr so stark aneinander.
- Die überdehnten oder gerissenen Kapsel-Band-Strukturen sind zu locker, um genügend Stabilität zu gewährleisten.

Tab. 2.7 Behandlungsaufbau bei Kapsel-Band-Verletzung in Abhängigkeit von der Wundheilung

Phase	ärztliche Therapie und Belastungslimit	Beispiele für physiotherapeutische Maßnahmen
Entzündungsphase mit blutigem Gelenkerguss	Kühlung im Akutstadium leichte Kompression axiale Nullbelastung Punktion Immobilisation der Gelenkbewegung in Traumarichtung Limitierung der restlichen Bewegung	Manuelle Lymphdrainage leichte Traktion (Stufe I) unbelastetes schmerzfreies Bewegen evtl. Wärme oder Elektrotherapie im zugehörigen Segment CPM (= continuous passive motion)
Proliferationsphase	Belastungsaufbau und Reduzierung der Bewegungslimits mittels funktioneller Orthesen oder funktioneller Verbände (z. B. Tape)	zusätzlich aktive Bewegung und aktive Muskeltechniken zur Mobilisation; komplexe Übungen unter Berücksichtigung der Bewegungs- und Belastungslimits; reaktive Übungen
Umbauphase	Vollbelastung und völlige Freigabe aller Bewegungen	gezielter Belastungsaufbau für das Gelenk bis hin zum Training von sportartspezifischen Situationen und Belastungen.

Andere, die Therapie beeinflussende Faktoren

Da der Ablauf der Wundheilung in der Reihenfolge immer gleich ist, gelten die oben aufgezählten Prinzipien bei allen Kapsel- und Bandverletzungen. Daneben hat die Lokalisation und die Stärke der Verletzung Einfluss auf das therapeutische Vorgehen. Dies kann an Beispielen verdeutlicht werden.

Nach einer Luxation des Schultergelenks verordnet der Arzt die konsequente Ruhigstellung der Schulter über einen längeren Zeitraum in einem Gilchrist-Verband. Dabei nimmt der Arzt bewusst in Kauf, dass die Gelenkkapsel schrumpft und es zur Bildung einer unorganisierten Narbe kommt. Beides erhöht die Stabilität des Gelenks. Der Effekt kann erhöht werden, wenn der Arzt die Kapsel mit elektro- oder laserchirurgischen Verfahren gezielt schrumpft. Durch die narbige Ausheilung der durch die Operation verursachten Verletzungen an der Synovialmembran kommt es zur zusätzlichen Stabilisierung.

Bei Beschleunigungsverletzungen der Halswirbelsäule („Schleudertrauma") gibt es immer noch viel Unsicherheit in Bezug auf die Art und Dauer der Ruhigstellung. Die Orientierung an den Wundheilungsphasen ist schwierig, da diese bei dieser Verletzung in der Dauer stark variieren. Dafür gibt es verschiedene Ursachen:

- Die Klassifizierung der Beschleunigungsverletzung ist schwierig und beschreibt nur unzureichend das Ausmaß des strukturellen Schadens.
- Die gängigen Orthesen für die Halswirbelsäule sind zumindest teilweise nicht dafür geeignet, den betroffenen Wirbelsäulenabschnitt ruhig zu stellen.
- Die stabilisierende Halsmuskulatur atrophiert bei einer Ruhigstellung der Halswirbelsäule sehr schnell.
- Neben Gelenkkapseln und -bändern sind auch noch weitere Strukturen (z. B. Muskulatur, Nerven) betroffen.

Die klinische Erfahrung und einige Therapiestudien (z. B. Hartwig und Kramer 2003) weisen darauf hin, dass eine Ruhigstellung während der Entzündungsphase sinnvoll ist. Um den Vorgängen in den verschiedenen Heilungsphasen gerecht zu werden sollte schnell auf die Halskrause verzichtet werden. Ausschlaggebend ist das Befinden des Patienten.

Bei einer Außenbandruptur am Knöchel ist eine konsequente Ruhigstellung in in- und eversorischer Richtung mittels Orthese für einen Zeitraum von mehr als 3 Wochen empfehlenswert. Nur so ist gewährleistet, dass das rupturierte Band während dieser Zeit genügend geschützt ist, um stabil auszuheilen. Eine axiale Belastung hingegen bedeutet keine gefährliche mechanische Beanspruchung für die Seitenbänder. Deshalb darf der Patient den betroffenen Fuß mit Orthese voll belasten. Voraussetzungen sind allerdings, dass erstens die Schwellung zurückgegangen ist und dass zweitens die Schmerzgrenze beachtet wird.

Operative Therapie

Verspricht die konservative Behandlung keinen Erfolg, ist die Indikation zur Operation gegeben. Bei ausgeprägten Einrissen der Gelenkkapsel und knöchernen Bandausrissen entscheiden sich die meisten Ärzte sofort für ein operatives Vorgehen. Ebenso bei Rupturen intra- oder extrakapsulärer Bänder, die eine geringe Aussicht auf Heilung haben (s. o.). Bei der Entscheidung für oder gegen eine Operation spielen aber auch individuelle Faktoren wie das Alter und der Aktivitätsgrad des Patienten, Begleitverletzungen etc. eine wichtige Rolle.

Es ist nicht immer vorhersehbar wie stark die Stabilität eines Gelenks durch die Ruptur eines oder mehrerer Bänder leidet. Daher kommt es vor, dass zunächst konservativ versucht wird die Stabilität herzustellen. Erst wenn sich im längeren Verlauf herausstellt, dass dies nicht gelingt und eine chronische Instabilität droht, werden die gerissenen Bänder durch eine Bandplastik ersetzt.

Bandnaht

Grundsätzlich wird bei totalen Bandrupturen die operative Rekonstruktion des verletzten Bandes angestrebt. Um dies zu erreichen müssen die Bandstümpfe über eine Bandnaht operativ readaptiert werden. Dies ist meist nur in den ersten 10 Tagen nach dem Trauma möglich. Danach können die Bandstümpfe nicht mehr gefasst und miteinander verbunden werden. Die notwendige Stabilität ist dann nur noch über eine Bandplastik zu erreichen.

M!

Merke

Eine Operation am frisch verletzten Gelenk erhöht die Gefahr für das Entstehen einer Arthrofibrose. Dabei kommt es durch ausgeprägte Verklebungen im Gelenk zu erheblichen Bewegungseinschränkungen, die nur schwer zu behandeln sind. Eine verzögerte Operation, bei der das verletzte Band ersetzt wird, bringt für den Patienten oft ein besseres Ergebnis. Den Zeitraum bis zur Operation kann man mit Physiotherapie überbrücken, was die Heilungsaussichten für die spätere Operation erhöht.

Bandplastik

Eine Bandplastik ersetzt ein zerstörtes Gelenkband durch körpereigenes oder körperfremdes Gewebe. Als körpereigenes Gewebe kommen benachbarte Sehnenanteile in Frage, die möglichst mit einem Knochenfragment entnommen und im Verlauf des verletzten Bandes eingepasst werden. Die häufigste Anwendung dieser Methode findet man bei Kreuzbandverletzungen im Kniegelenk (siehe Kap. 6.6). Als körperfremdes Gewebe kommen entweder Transplantate oder synthetische Materialien in Frage. Transplantate werden gelegentlich nach Kreuzbandrissen implantiert. Synthetische Materialien wie Kohlefasern werden z. B. bei Instabilitäten des oberen Sprunggelenks verwendet.

M!

Merke

Grundsätzlich ist es besser, wenn das Originalband erhalten bleibt, weil dann auch Funktionen wie die Propriozeption weitgehend erhalten bleiben. Eine Bandplastik kann diese Funktion nicht übernehmen.

Literatur

Bizzini M. Sensomotorische Rehabilitation nach Beinverletzungen. Stuttgart: Thieme; 2000.

Brügger A. Die Erkrankungen des Bewegungsapparats und seines Nervensystems. Stuttgart: Fischer; 1980.

Burri C. et al. Unfallchirurgie. Berlin, Heidelberg, New York: Springer; 1982.

De Morree JJ. Dynamik des menschlichen Bindegewebes. München: Urban & Fischer; 2001.

Habermayer P. Schweiberer l. Schulterchirurgie. München: Urban & Schwarzenberg; 1996.

Kramer M, Schneider F, Medwed T, Strobel P, Scheich M, Kinzl L, Hartwig E. Beeinflussen organisatorische Strukturen und Faktoren den Erfolg physiotherapeutischer Maßnahmen? - Fragebogenuntersuchung am Beispiel der HWS-Beschleunigungsverletzung. Zeitschrift für Orthopädie. 2003; 06.

Krischak G. Traumatologie für Physiotherapeuten. Stuttgart: Thieme; 2005.

Müller M. Chirurgie für Studium und Praxis. Reisach med. Verl.- und Informationsdienste. 2001

Müller M u. a. AO-Manual für Osteosynthesen, Berlin: Springer; 1995.

Trentz O. Bühren V. Checkliste Traumatologie. Stuttgart: Thieme; 2001.

van den Berg F. Angewandte Physiologie. Das Bindegewebe des Bewegungsapparates verstehen und beeinflussen. 1. Auflage. Stuttgart: Thieme; 1999.

van den Berg F. Angewandte Physiologie. Band 3: Therapie, Training, Tests. Stuttgart: Thieme; 2000.

van den Berg F. Angewandte Physiologie. Band 1. Das Bindegewebe des Bewegungsapparates verstehen und beeinflussen. 2. korrigierte Auflage. Stuttgart: Thieme; 2003.

www.schulterchirurgie.de

Kapitel 3

Weichteilschäden

3.1 Weichteilverletzungen *107*

3.2 Weichteilinfektionen *113*

3

3 Weichteilschäden

Christian Münzing

3.1 Weichteilverletzungen

Alle nicht knöchernen Strukturen unseres Körpers können als Weichteile beschrieben werden. Sie haben teilweise hoch spezialisierte Funktionen.

Weichteilverletzungen entstehen auf unterschiedliche Weise: in der Freizeit oder im Beruf, z. B. als Schürf- und Schnittwunden, im Sport, z. B. als Muskelzerrung, oder als Begleitverletzung bei Frakturen. Allerdings muss nicht jede Fraktur automatisch eine Verletzung oder Schädigung der Weichteile mit sich bringen.

Die verschiedenen Klassifikationen der Weichteilverletzungen nach der Arbeitsgemeinschaft für Osteosynthese (AO) von 1991 sind in ▶ Tab. 3.1 aufgeführt. Bei Frakturen wird zwischen offenen und geschlossenen Frakturen, mit primärer oder sekundärer Weichteilschädigung unterschieden. Je nach Form und Umfang der Weichteilverletzung ist die Therapie unterschiedlich.

Tab. 3.1 Klassifikation der Weichteilverletzungen bei Frakturen (AO 1991)

Klassifikation	Beschreibung
A) Haut: IC = integument closed [geschlossene Frakturen]	
IC I	Geschlossene Haut, keine manifeste Weichteilschädigung
IC II	Prellung
IC III	Schürfung, umschriebenes Décollement (Ablederung)
IC IV	Ausgedehntes Décollement
IC V	Geschlossene Hautnekrose
B) Haut: IO = integument open (offene Frakturen)	
IO I	Durchbrechen der Haut von innen nach außen
IO II	Durchbrechen des Hautmantels von außen nach innen, Hautöffnung < 5 cm, kontusionierte Wundränder
IO III	Wunde > 5 cm, ausgedehnte Kontusionszonen, devitalisierte Wundränder
IO IV	Ausgedehnte, tiefe Kontusionszonen mit Haut- und Weichteilverlust, subtotale Amputationen
C) Muskeln/Sehnen: MT = muscle/tendon	
MT I	Keine Läsion
MT II	Umschriebene Verletzung einer Muskel-Sehnen Gruppe
MT III	Ausgedehnte Muskel-Sehnen-Verletzung (2 Kompartimente betroffen)
MT IV	Sehnen- und Muskeldefekte (ausgedehnte Kontusion)
MT V	Kompartmentsyndrom
D) Nerven und Gefäße: NV = nerve/vessel	
NV I	Keine Läsion
NV II	Isolierte Nervenläsion
NV III	Isolierte Gefäßläsion
NV IV	Kombinierte Nerven- und Gefäßläsion
NV V	Subtotale oder vollständige traumatische Amputation

3.1.1 Physiotherapie bei primären Weichteilschäden

Ist ein Bereich primär durch ein Trauma geschädigt, spricht man von primären Weichteilschäden. Diese sind nicht automatisch mit einem Funktionsverlust des betroffenen Körperabschnittes verbunden. Eine kleine Schürfwunde lässt Gelenk- und Muskelbeweglichkeit zu. Bei einer Fraktur mit Durchspießung der Weichteile durch knöcherne Fragmente ist dies anders. Hier kommt es zur Funktionseinschränkung bis hin zum vollständigen Funktionsverlust des betroffenen Körperabschnittes.

M!

Merke

Prinzipiell gilt für die Therapie nach Weichteilverletzungen, die Wunde zu schonen und den Heilungsprozess des Gewebes zu unterstützen. Bewegungen oder Maßnahmen, welche die verletzten Bereiche belasten, sind kontraindiziert. Sie stören die Wundheilung und behindern damit den Rehabilitationsverlauf.

Maßnahmen, die die Heilung unterstützen

Die Heilung lässt sich durch folgende Maßnahmenpositiv beeinflussen:

- Manuelle Lymphdrainage im verletzten Bereich und im Bereich der proximalen Lymphstraßen kann die Homöostase des Gewebes verbessern.
- Die verletzten Strukturen werden ihrer physiologischen Aufgabe entsprechend bereits während der Heilungsphase dosiert beansprucht (▸ Tab. 3.2).
- Muskeln werden in entspannter, also angenäherter Position in ihrer Längselastizität bewegt.
- Knochen- und Knorpelgewebe lebt von Be- und Entlastung.

Überdosierte Bewegungen, die nicht der physiologischen Funktion des Gewebes entsprechen, schädigen das Gewebe und sind entweder sehr schmerzhaft oder gar nicht möglich, da der Körper über die A-delta-Fasern einen Schutzreflex einsetzt (siehe Kap. 1.3).

Tab. 3.2 Physiologische Beanspruchung einzelner Weichteile

Weichteilgewebe	Physiologische Beanspruchung
Knorpel	Translation, Kompression, Distraktion, Rotation
Menisken, Disken	Rotation, Translation, Kompression, Distraktion
Kapsel, Bänder	Kompression, Distraktion, Rotation, Translation
Muskeln, Sehnen	Nutzen der Längselastizität (Spannungsveränderung)
Nerven	Nutzen der Längselastizität (siehe Kap. 4.1.2)
Gefäße	Nutzen der Längselastizität (Volumenveränderung, vgl. Thromboseprophylaxe)
Haut	Nutzen der Längs- und Querelastizität

i

Zusammenfassung

- Primäre Weichteilschäden sind unmittelbar durch ein Trauma verursachte Verletzungen der Haut, Muskeln, Sehnen, Nerven und Gefäße.
- Sie sind nicht zwingend mit einem Funktionsverlust der betroffenen Körperabschnitte verbunden.
- Behandlungsmaßnahmen nach Weichteilverletzungen müssen die Wunde schonen und haben das Ziel, den Heilungsprozess des Gewebes zu unterstützen.

3.1.2 Physiotherapie nach sekundären Weichteilschäden

Sekundäre Weichteilschäden treten auf, wenn es in der posttraumatischen oder postoperativen Phase zu Komplikationen kommt, welche die Wundheilung beeinträchtigen. Sie können schwerwiegende Folgen für die verletzten Körperabschnitte haben und den Heilungsverlauf erheblich verzögern. Je früher sie erkannt werden, umso besser sind die Heilungsaussichten.

Mögliche Ursachen sind z. B.:

- Kompartmentsyndrom,
- Volkmann-Kontraktur (ischämische Muskelkontraktur),
- Weichteilinfektionen,
- Myositis ossificans,
- Sympathische Reflexdystrophie (SRD).

Kompartmentsyndrom

Bei kleineren Verletzungen von Arterien ist der Körper in der Lage, die Gefäßöffnung wieder selbstständig zu verschließen. Ist dies nicht der Fall, kommt es zum Einbluten in das umliegende Gewebe. Besonders betroffen sind faszienreiche Extremitätenabschnitte, da hier durch die straff angelegten Faszienlogen eine Flüssigkeitsansammlung mit resultierender Druckerhöhung schneller wirksam wird.

Die Druckerhöhung im Gewebe geht mit einer Störung der Mikrozirkulation (kapillare Minderdurchblutung) und Endothelschädigung einher. Dies kann zu einem vorübergehenden oder dauerhaften Funktionsverlust von Nerven und Muskeln bis hin zu Nekrosen führen.

Typische Lokalisationen von Kompartmentsyndromen sind:

- Im Bereich der oberen Extremität (▶ Abb. 3.1):
  - Dorsale und ventrale Oberarmlogen,
  - Unterarmbeuger- und -streckerlogen,
  - Mm. interossei palmares/ dorsales.
- Im Bereich der unteren Extremität (▶ Abb. 3.2):
  - Glutäalmuskulatur,
  - dorsale und laterale Oberschenkelloge (Fascia lata),
  - antero-ventrale Unterschenkelloge (Tibialisloge, Peronäusloge),
  - dorsale Unterschenkelloge (M. gastrocnemius, M. soleus),
  - Mittelfuß.

Ein von einem Frakturhämatom ausgehender erhöhter Gewebedruck kann insbesondere am lateralen Unterschenkel oder dorsalen Unterarm zu einer kapillaren Minderversorgung des Gewebes (v. a. des Nervengewebes) führen, da es hier besonders kräftige Faszien gibt.

Zwischen dem akuten Ereignis und dem Ausbilden eines Kompartmentsyndroms können mehrere Stunden (primäres Kompartmentsyndrom) bis Tage (sekundäres Kompartmentsyndrom) vergehen.

Ein Kompartmentsyndrom kann durch zu eng anliegende Gipse oder Verbände verursacht werden. Es ist wichtig, auf typische Zeichen zu achten, um ein Kompartmentsyndrom frühzeitig zu erkennen.

M!

Merke

Physiotherapeuten müssen die entsprechenden Symptome kennen. Nicht selten werden diese gerade während der Physiotherapie bemerkt und sind dann sofort dem Arzt mitzuteilen.

Mögliche Symptome sind:

- Dehnschmerz der betroffenen Muskulatur,
- bohrender, stechender Schmerz,
- Parästhesien,
- motorische Ausfälle unter Erhalt der peripheren Pulse,
- druckdolentes Kompartment.

Ärztliche und physiotherapeutische Behandlung

Im Falle der Entwicklung eines Kompartmentsyndrome ist die sofortige operative Entlastung des Gewebes indiziert (Kompartmentspaltung), um einer Druckschädigung von Gefäßen, Muskeln und Nerven vorzubeugen. Ist es im Bereich des Kompartments schon zu Nekrosen gekommen, werden diese reseziert und mit einer sog. Spalthaut (gitterartiges Aufarbeiten körpereigener Haut) verschlossen (▶ Abb. 3.3a–b).

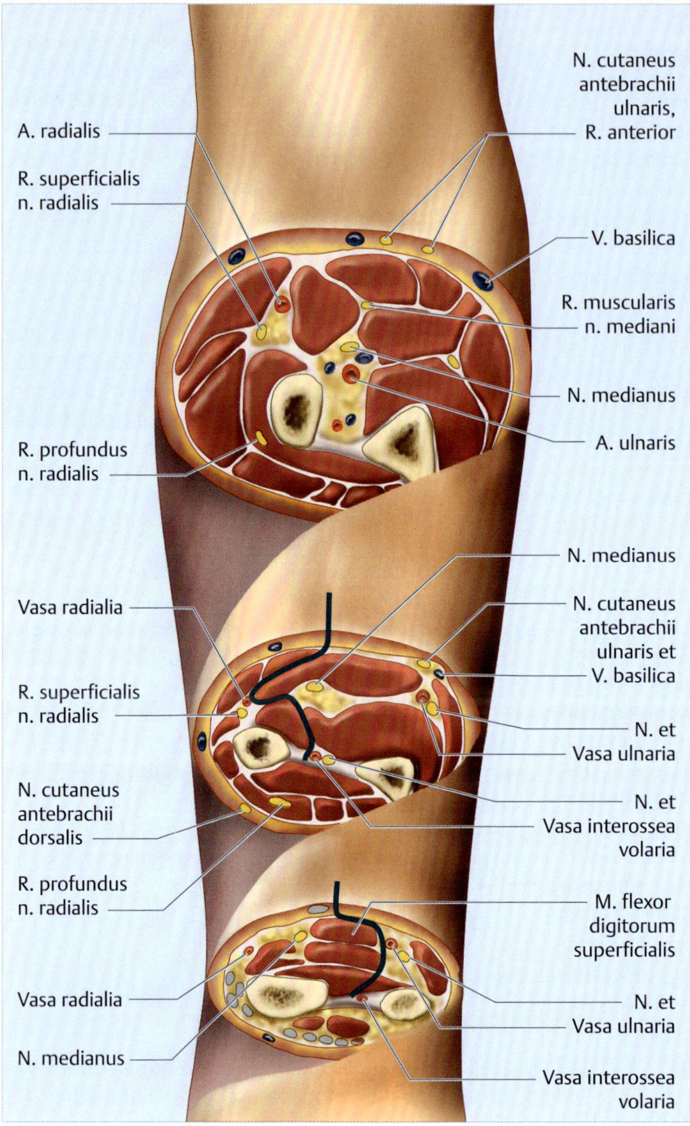

Abb. 3.1 Kompartment des Unterarms mit Lokalisation einer möglichen Faszienspaltung.

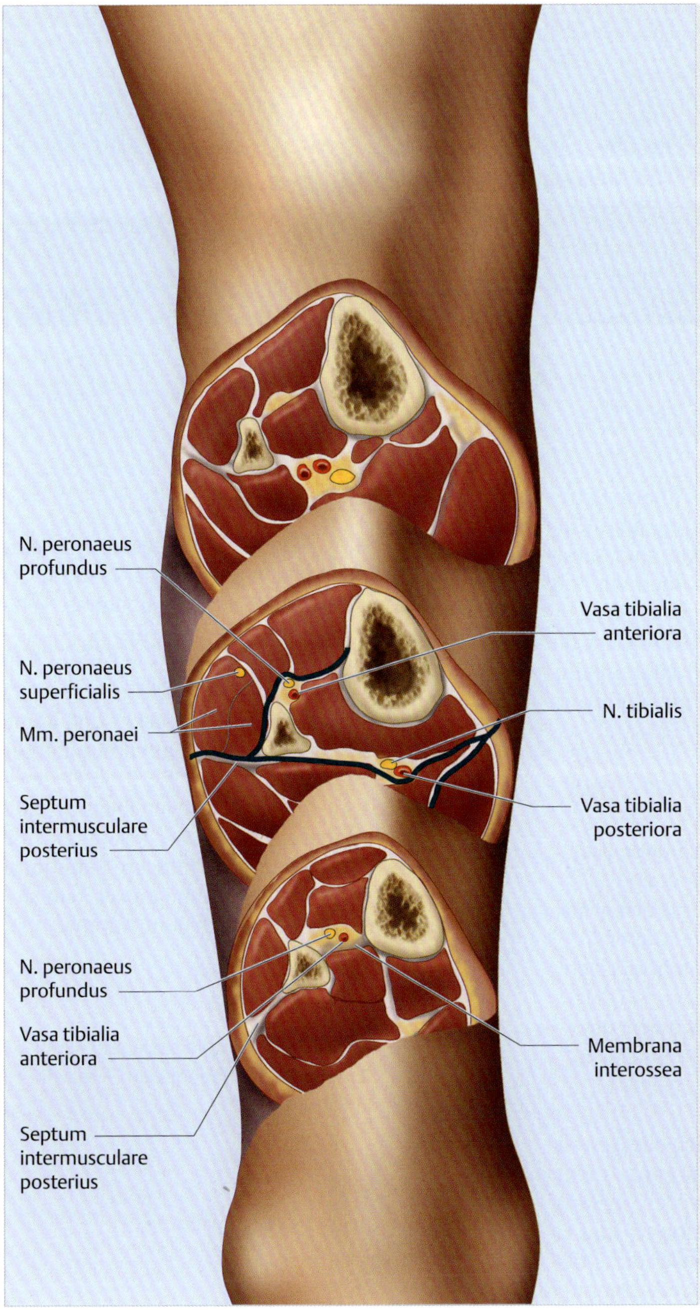

Abb. 3.2 Kompartment des Unterschenkels mit Lokalisation einer möglichen Faszienspaltung.

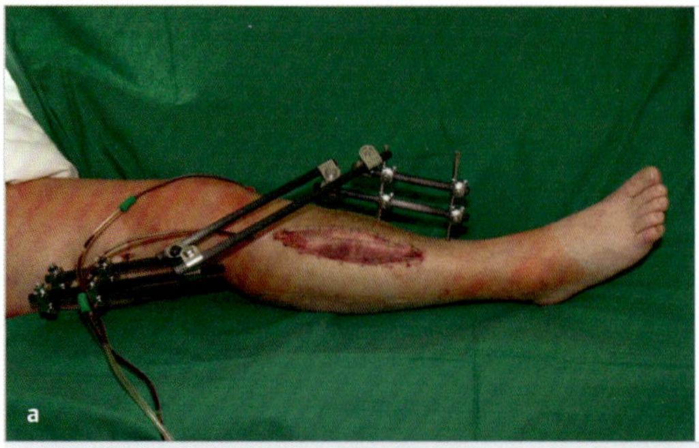

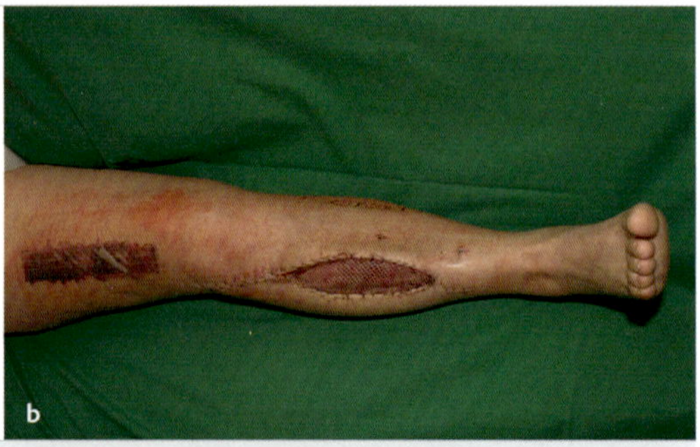

Abb. 3.3 Kompartmentsyndrom.
a Nach Spaltung.
b Nach Versorgung mit Spalthaut.

Im weiteren Verlauf muss die betroffene Extremität konsequent zur Druckentlastung und Entstauung hochgelagert werden. Zudem sind sämtliche anderen entstauenden Maßnahmen wie z. B. Manuelle Lymphdrainage oder Komplexe Physikalische Entstauungstherapie (KPE) indiziert, um die Lymph- und damit auch die Vasoaktivität anzuregen und die Sekundärnaht (endgültiger Wundverschluss) zu begünstigen.

> **M!**
>
> **Merke**
>
> Eine prophylaktische Übungsbehandlung ist nicht möglich, da sich ein Kompartmentsyndrom binnen weniger Stunden nach dem Trauma aufbauen kann. Ähnlich wie beim Kompartmentsyndrom kann es auch durch ein lokales Hämatom zu einer Gewebeschädigung kommen. In diesem Fall muss das Hämatom operativ ausgeräumt werden, um irreversible Gewebeschädigungen zu vermeiden.

Nach optimaler Versorgung erholt sich das Gewebe vollständig. Bei Nichterkennen des Kompartments und zu später Entlastung sind Nekrosen an Muskeln und Nerven die Folge. Als Spätfolgen sind Fibrosen, neurologische Defizite, sowie die Volkmann-Kontraktur bis hin zu schwerwiegenden Deformitäten zu erwarten. Dies kann beispielsweise am Unterschenkel zu einem „Stelzenbein" führen, also einem Bein, das einer Stelze gleicht.

Volkmann-Kontraktur

Ursache für die Volkmann-Kontraktur ist eine Ischämie der betroffenen Extremität. Ursache der Ischämie wiederum sind Frakturhämatome, Fehlstellungen oder zu enge Verbände, die zu Zirkulationsstörungen (Rückstau) im venösen System führen. Weiter führt das sich entwickelnde Ödem zum Anstieg des interstitiellen Druckes und damit zu einer reduzierten arteriellen Durchblutung. Die zunehmende Hypoxie führt zur fibrösen Degeneration und damit zu einer irreversiblen Schädigung der Muskulatur. Diese wiederum ist mit einem teilweisen oder vollständigen Funktionsausfall verbunden. Die Symptome entwickeln sich innerhalb von 24 Stunden nach dem Trauma.

> **M!**
>
> **Merke**
>
> Sollte man in der Physiotherapie folgende Symptome feststellen, muss der Patient dem Arzt vorgestellt werden.

Es kommt zu:
- Schmerzen bei passiver Bewegung,
- Kältegefühl,
- Kraftlosigkeit,
- Pulsausfall,
- Gefühllosigkeit,
- Paresen.

Tab. 3.3 Lokalisationen von Weichteilinfektionen und deren Definition

Mögliche Infektionsformen nach Weichteilverletzungen	
Abszess	Lokalisierte, ummantelte, eitrige Gewebeeinschmelzung im Bereich der Körperoberfläche oder von Organen, die von einer Entzündung umgeben ist
Empyem	Eiteransammlung in einer Körperhöhle, jedoch ohne Entzündungssaum, im Bereich von Gelenken und Organen
Erysipel	Akute Entzündung der Haut, welche scharf begrenzt ist und eine gleichmäßige, flächenhafte Rötung zeigt (Wundrose)
Lymphangitis	Entzündung der regionalen Lymphbahnen und Lymphknoten, streifenförmige und druckdolente Rötung, die vom Infektionsherd nach proximal hin fortschreitet
Phlegmone	Diffuse Entzündung, die sich im interstitiellen Bindegewebe ausbreitet
Gangrän	Nekrotisierende Entzündung, meist auf dem Boden einer arteriellen Durchblutungsstörung
Panaritium	Eitrige Entzündung des Fingers mit anatomisch bedingten Erscheinungsformen (P. cutaneum, P. subcutaneum)

Therapie

Beim ersten Verdacht müssen einschnürende Verbände entfernt und die Extremität hoch gelagert werden. Kommt es nicht zu einer Verbesserung der Symptomatik, ist die operative Entlastung der betroffenen Faszienlogen notwendig.

> **Merke**
>
> Physiotherapeutisch ist eine Volkmann-Kontraktur nicht zu beeinflussen.

3.2 Weichteilinfektionen

> **Merke**
>
> Weichteilinfektionen sollen Physiotherapeuten bekannt sein, auch wenn sie physiotherapeutisch selbstverständlich nicht therapierbar sind.

Zur Infektion von Weichteilen kommt es aufgrund von Verschmutzungen verletzter Körperabschnitte. Je ausgedehnter die Verletzung und je höher die Anzahl an Erregern, umso wahrscheinlicher ist die Gefahr einer Infektion. Die Entstehung und die Ausdehnung einer Infektion sind aber auch vom Zustand des Immunsystems und der lokalen Durchblutung abhängig.

Weichteilinfektionen gehen mit den typischen Entzündungszeichen einher (Schmerzen, Überwärmung, Rötung, Schwellung, Funktionsstörung). Im Einzelnen unterscheiden sich die Symptome je nach Art der Infektion und Erreger (▶ Tab. 3.3).

3.2.1 Myositis ossificans

Die Myositis ossificans entsteht durch eine in der Muskulatur lokalisierte Entzündung nach einer massiven Muskelquetschung, Hämatombildung oder durch Schädigung der Weichteile während operativer Eingriffe. Muskelgewebe wird in Knochenmaterial umgebaut.

Symptome wie Funktionseinschränkung der betroffenen Weichteile, Bewegungs- und Palpationsschmerz, Atrophie und evtl. Kontrakturen deuten auf eine Myositis ossificans hin.

Eine Myositis ossificans kann sich spontan zurückbilden oder aber rezidivierend auftreten. Aus diesem Grund ist die operative Resektion eines betroffenen Bereiches nur in Einzelfällen angebracht.

> **Merke**
>
> Um schwerwiegende Komplikation zu vermeiden, dürfen auch beim passiven Bewegen in der Physiotherapie Strukturen nie über die Schmerzgrenze belastet werden, da ansonsten Zytokine und Mastzellen freigesetzt werden. Es kommt zur Bildung von Fibrinogen, was die Ossifikation der Strukturen beschleunigt (Handwerker 1999).

3.2.2 Complex Regional Pain Syndrome = CRPS

Als CRPS werden zwei Krankheitsbilder definiert, welche die Extremitäten befallen. Sie können sich nach einem schädigenden Ereignis entwickeln und sind gekennzeichnet durch anhaltende Schmerzen mit motorischen, autonomen und sensorischen Störungen (symptomatische Trias).

Die genaue Bezeichnung für die pathologische gesteigerte Heilentzündung wird seit vielen Jahren sehr kontrovers diskutiert und führt damit auch immer wieder zu Verwirrungen. Die aktuelle Bezeichnung für das Auftreten dieser generalisierten Symptome lautet komplexes regionales Schmerzsyndrom (Complex Regional Pain Syndrome, CRPS).

> **Merke**
>
> Synonyme: Morbus Sudeck, sympathische Reflexdystrophie (SRD), Kausalgie, neurostatisches Syndrom.

Auslösende Faktoren (Abraham 1990)

Folgende Faktoren, nach ihrer Häufigkeit geordnet, können ein CRPS auslösen:

- Traumen (67 %)
- Operationen (21 %)
- Verbrennungen (2 %)
- Herzinfarkt (2 %)
- zentrale Erkrankungen (1 %)
- Rückenmarksschädigungen (< 1 %)

Formen

Unterschieden werden ein primäres CRPS (Typ I und ein sekundäres CRPS (Typ II. Der einzig fassbare Unterschied zwischen CRPS Typ I und II ist die beim Typ II nachweisbare Nervenverletzung (▸ Tab. 3.4).

Tab. 3.4 Unterschiede CRPS Typ 1 und 2

Krankheitsform	Charakteristik
CRPS Typ I	• entwickelt sich nach einem schädigenden Ereignis (Noxe) im Bereich der Weichteilgewebe und Knochen ohne Nervenläsion (primär) • der auftretende Schmerz ist nicht auf das Gebiet eines einzelnen peripheren Nervs begrenzt
CRPS Typ II	• das CRPS II entwickelt sich nach einer peripheren Nervenverletzung (sekundär)

CRPS Typ I

> **Merke**
>
> Synonym: SRD, Morbus Sudeck, Algodystrophie.

Als typische Auslöser des CRPS I gelten Traumen wie Frakturen, Distorsionen, Kontusionen und Operationen, v. a. an den Extremitäten. Es entsteht eine abnormale Reaktion auf einen Reiz unter Einbeziehung efferenter Sympathikus-Aktivität mit pathologischen Auswirkungen auf die Durchblutung, die Ernährung und den Zustand des Gewebes. Die auftretenden Störungen stehen dabei nicht im Verhältnis zur Schwere der Verletzung. Die obere Extremität ist im Verhältnis zur unteren doppelt so häufig betroffen.

CRPS Typ II

> **Merke**
>
> Synonym: Kausalgie.

Das CRPS II ist immer Folge einer Läsion eines peripheren Nervs, welche im Zusammenhang mit einem Trauma oder einer Operation auftreten kann!

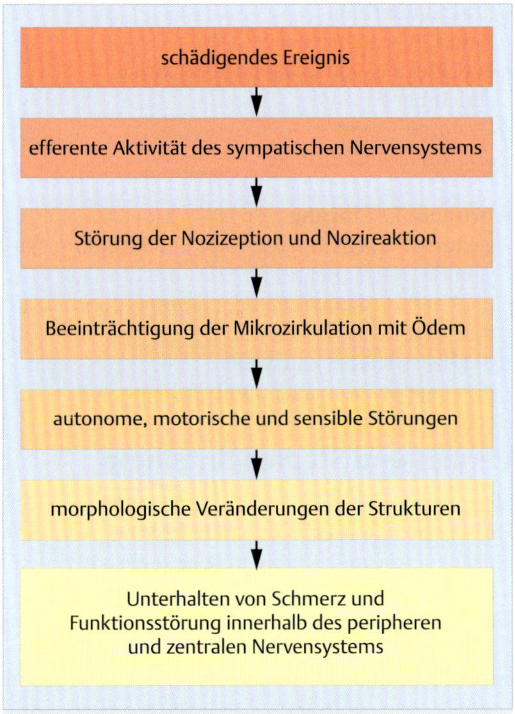

Abb. 3.4 Pathophysiologie des CRPS.

Pathophysiologie

Die pathophysiologischen Vorgänge beim CRPS Typ I und II sind dieselben! Schmerzen bei einem schädigenden Ereignis erregen die Nozizeptoren. Daraus resultiert eine reflektorische Störung der sympathischen Gefäßinnervation (siehe Kap. 1.3). Eine Aktivitätsänderung der sympathischen Vasokonstriktoren bewirkt einen erhöhten Venentonus. Daraus resultiert eine Abflussbehinderung im Kapillarbereich mit nachfolgendem Ödem. Das Ödem führt zu Spontan- und Bewegungsschmerzen, die wiederum weitere Nozizeptoren erregen. Es entsteht also ein Circulus vitiosus (Teufelskreis) mit Bewegungseinschränkung bis hin zur Fibrose (Bindegewebsvermehrung, ▶ Abb. 3.4). Dieser Kreislauf kann über Jahre hinweg bestehen, wenn er nicht erkannt und therapiert wird. Er betrifft das periphere und das zentrale Nervensystem.

Symptome

Symptomatische Trias

Typisch ist das gemeinsame Auftreten von autonomen, sensiblen und motorischen Symptomen. Dabei kann sich sowohl das Bild einer kalten, zyanotischen als auch das einer warmen und geschwollenen Extremität zeigen. (▶ Abb. 3.5a–b). In der Folge können in beiden Fällen trophische Störungen auftreten. Nach ihnen wurde das CRPS zuletzt häufig benannt (sympathische Reflexdystrophie, SRD).

Trophische Störungen

Trophische Störungen sind Kennzeichen einer unbehandelten oder inkonsequent behandelten CRPS. Sie bleiben bei rechtzeitiger, konsequenter Therapie aus. Einmal eingetreten sind sie schlecht oder nicht mehr reversibel. Neben den Verände-

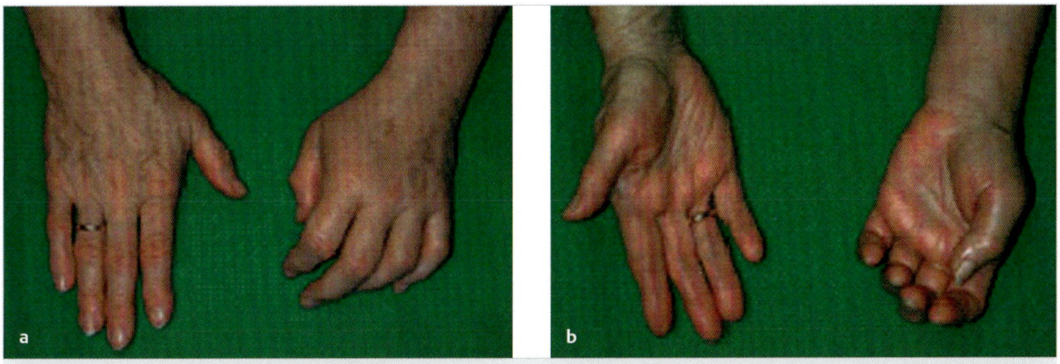

Abb. 3.5 Ödeme an der Hand bei CRPS Typ II.
a Schwellung von Handrücken und Fingern.
b Ödem in der Handinnenfläche.

rungen der Haut und der Hautanhangsgebilde sowie der Muskulatur können sie auch zu Veränderungen von Knochen und Gelenken führen. Das Röntgenbild zeigt eine punktförmige Demineralisation.

Die folgende Auflistung zeigt die wichtigsten Symptome auf. An den Ursachen und diesen Symptomen orientiert sich die Therapie des CRPS (s. u.).

► **Autonome Symptome**
- distale, generalisierte Schwellung
- veränderte Hautdurchblutung
- gestörte Schweißsekretion
- rötlich oder livide verfärbte Haut

► **Sensible Symptome**
- diffus, tief auftretende Spontanschmerzen
- Orthostasephänomen (Schmerzverstärkung, wenn die Extremität herunterhängt, Schmerzlinderung bei Hochlagerung)
- belastungsabhängige Schmerzen
- Hyperästhesie, Dysästhesie, Allodynie (verändertes Berührungsempfinden, Druckschmerzhaftigkeit)

► **Motorische Symptome**
- aktive und passive Bewegungs- und Funktionseinschränkung
- Kraftminderung
- Halte-, Aktionstremor
- evtl. Plegien, von distal nach proximal zunehmend
- Dystonie
- Koordinationsstörungen

► **Trophische Störung**
- gestörtes Wachstum der Haut und Hautanhangsgebilde (Nägel, Haare)
- die Haut wird zunehmend glänzend, dünn, straff und glatt
- die Haarstruktur wird rauer
- die Nägel werden steif und brüchiger

Verlauf und Stadieneinteilung

Eine spontan verlaufende, unbehandelte CRPS kann jahrelang relativ konstant bestehen. Die trophischen Störungen können sehr langsam zunehmen, sodass das klinische Bild lange Zeit von den langsam nachlassenden akuten Störungen beherrscht wird. Bei inkonsequenter Therapie kann ein CRPS auch rezidivierend verlaufen. Nach vielen Diskussionen wird aktuell der Verlauf eines CRPS wieder in drei Stadien eingeteilt (▶ Tab. 3.5).

Tab. 3.5 Stadien des CRPS

Stadium	Klinik	Therapeutische Maßnahmen
Stadium I Entzündungsstadium	• Ruhe-, Nacht- und Bewegungsschmerz der betroffenen Extremität und erhebliches Funktionsdefizit • rötliche, geschwollene und gespannte Haut • häufig feuchte, kühle und schwitzige Handinnenfläche • Berührungs- und/oder Bewegungsempfindlichkeit	• Aufklärung des Patienten über die Komplikation und die begünstigenden Faktoren • Lagerung • mildes Kühlen oder Wärmeanwendungen (auch segmental) • aktives und passives schmerzfreies Bewegen • manuelle Lymphdrainage • Elektrotherapie (z. B. subaquale Behandlung) • allgemeine, Stoffwechsel fördernde Maßnahmen • Arbeiten auf segmentaler Ebene • Haltungsschule
Stadium II Stadium der Dystrophie chronisches Entzündungsstadium	• dystrophische Störungen der Muskulatur mit beginnender Atrophie • blasse, kühle Haut • Nagelwuchsstörungen • lokaler Haarwuchs (hart/borstig) oder auch Haarausfall	• zusätzlich zu allen o. g. Maßnahmen: • Verbesserung der Funktion und Erweiterung der Beweglichkeit • Elektrotherapie wie z. B. Iontophorese • schmerzfreie Slider-Techniken (Verbesserung der Mobilität neuraler Strukturen) • u. U. Schmerzbehandlung
Stadium III Stadium der Atrophie	• irreparabler Zustand mit schmerzhaften Bewegungseinschränkungen • Muskelatrophie • dünne trockene Haut • Gelenkkontrakturen	• zusätzlich zu allen o. g. Maßnahmen: • manuelle Therapie • Behandlung von Kontrakturen

Ziele und Maßnahmen der Physiotherapie bei CRPS

Bereits Paul Hermann Sudeck plädierte in seiner letzten Arbeit 1942 dafür, „die vorliegende Entzündung als Wegweiser für die Behandlung zu respektieren“.

> **Merke**
>
> Physiotherapie ist die wichtigste Therapie bei der Behandlung eines CRPS. Sie sollte täglich und schmerzfrei durchgeführt werden. Ansonsten droht eine Reaktivierung des CRPS. Zu frühe oder zu starke Belastung der betroffenen Extremität kann die Symptomatik wieder aufflackern lassen und gefährdet den Therapieerfolg. Mögliche therapeutische Maßnahmen sind in ▶ Tab. 3.5 aufgeführt.

Behandlungsziele

Ziel der Physiotherapie ist es, dem Patienten den schmerzfreien Gebrauch seiner betroffenen Extremität zu ermöglichen (nach ICF: Verbesserungen im Bereich der Körperfunktionen und Aktivitäten und Teilhabe unter Berücksichtigung der Kontextfaktoren).

Grundprinzip der Therapie ist es, die abnormale Reaktion des sympathischen Nervensystems zu durchbrechen. Im Einzelnen bedeutet das:

- Reduzieren und Beseitigen der Entzündungszeichen,
- Unterbrechen des Circulus vitiosus von Schmerzen, Sympathikusaktivierung und sympathikonozizeptiver Koppelung (s. u.),
- Vermeiden trophischer Störungen,
- Erhalten der Gelenkbeweglichkeit und Muskelkraft,
- Fördern der normalen Funktion.

Maßnahmen

Die gesamte Therapie muss wohldosiert unter funktionellen Gesichtspunkten erfolgen, damit die Komplikationen der späteren Stadien so gering wie möglich ausfallen.

> **Merke**
>
> Die therapeutischen Maßnahmen dürfen auf keinen Fall zu einer reaktiven Hyperämie führen. Durch sie steigt der Blutkapillardruck, und die Entstehung eines Ödems wird begünstigt. Der Circulus vitiosus bleibt erhalten.

Alle Maßnahmen müssen prinzipiell dem aktuellen Krankheitsstadium angepasst werden. Das klingt einfacher als es ist. Eine genaue Stadieneinteilung ist oft nicht möglich, da sich der Zustand des Gewebes „fließend“ verändert.

> **Merke**
>
> Erlaubt ist, was guttut!

Entzündungsstadium

Bis zum Abklingen der akuten Symptome mit Schwellung und Überwärmung wird die Extremität hoch gelagert und ruhig gestellt, Kälteapplikation ist möglich, wenn der Patient dies gut verträgt. Aktive Übungen sind möglich, wenn Bewegungen lediglich in den rumpfnahen Gelenken stattfinden.

Danach folgt die aktive Bewegungstherapie für die distalen Gelenke im schmerzfreien Bereich. Eine Überdosierung verursacht zu viele mechanische Reize und führt zu einer Zunahme der Beschwerden. Dadurch gerät das Behandlungsziel in Gefahr.

Begleitende Maßnahmen: Bei der Behandlung der CRPS haben sich begleitend zur Physiotherapie die Anwendung der manuellen Lymphdrainage zur Reduzierung des Ödems sowie andere physikalische Maßnahmen wie Kohlensäurebäder, Bindegewebsmassage und Elektrotherapie bewährt. Außerdem sollten die Patienten auch ergotherapeutisch behandelt werden.

Medikamente

Der Arzt kann das CRPS mit verschiedenen Medikamenten behandeln (▶ Tab. 3.6).

Tab. 3.6 Medikamentöse Therapie bei CRPS

Medikament	Wirkung
Calzitonin, Biphosphonate	Hemmung Knochenabbau, abschwellend, schmerzlindernd † umstritten!
Analgetika	Schmerzlinderung
Nichtsteroidale Antirheumatika (NSAR)	wirken wie Analgetika, jedoch nicht ursächlich
Betablocker	Studien zeigen einen günstigen Effekt auf den Krankheitsverlauf
Kortikosteroide	oral oder als Injektion, wenn Calzitonin nicht vertragen wird
Antidepressiva	können Schmerzen distanzieren (verändern die Schmerzwahrnehmung)
Sympathikusblockade	Betäubung des sympathischen Grenzstrangs

Stadium II und III

▸ **Funktionsverbesserung des Nervensystems.** Neben den in ▸ Tab. 3.5 aufgelisteten therapeutischen Möglichkeiten ist es sinnvoll, den Verlauf der Nerven-Gefäß-Straßen – insbesondere an den anatomischen Engstellen (▸ Abb. 3.6) – mit in die Behandlung einzubeziehen. Ziel ist es, die Funktion und Elastizität des Nervensystems zu optimieren.

Günstige Einflüsse erzielt man in Bezug auf den Thoracic inlet mithilfe der segmentalen Mobilisation der HWS (▸ Abb. 3.7) in Abhängigkeit davon, wo beim Befund Auffälligkeiten gefunden worden sind. (Die Mobilisation kann zentral oder unilateral durchgeführt werden. Dies setzt genaue Kenntnisse aus dem Bereich der Manuellen Therapie voraus.) Die Passage des Plexus brachialis durch das Skalenusdreieck lässt sich mittels mobilisierender Massage günstig beeinflussen (▸ Abb. 3.8). Den kostoklavikulären Raum kann man entlasten, indem man die erste Rippe mobilisiert (▸ Abb. 3.9a, b).

Durch die Vorspannung eines Nervs bei der Mobilisation einer neuro-vaskulären Engstelle (▸ Abb. 3.10) wird die Mobilität der Nerven v. a. in diesem Bereich gefördert. Im Beispiel wird wegen

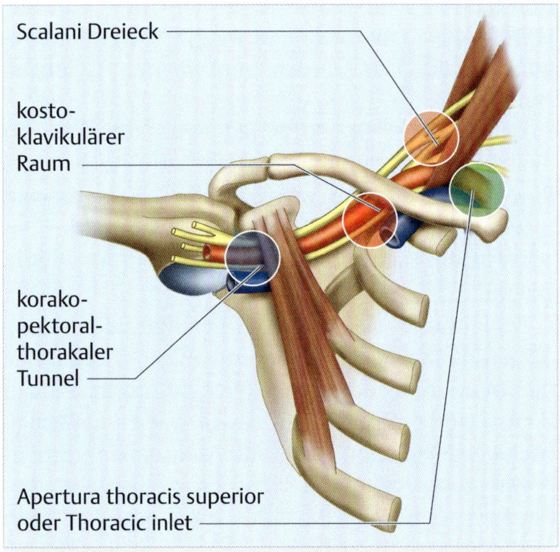

Abb. 3.6 Nerven- und Gefäßengpässe der Schulter-Nacken-Region: Thoracic inlet (grün), Skalenusdreieck (orange), kostoklavikulärer Raum (rot), korakopektoral-thorakaler Tunnel (blau).

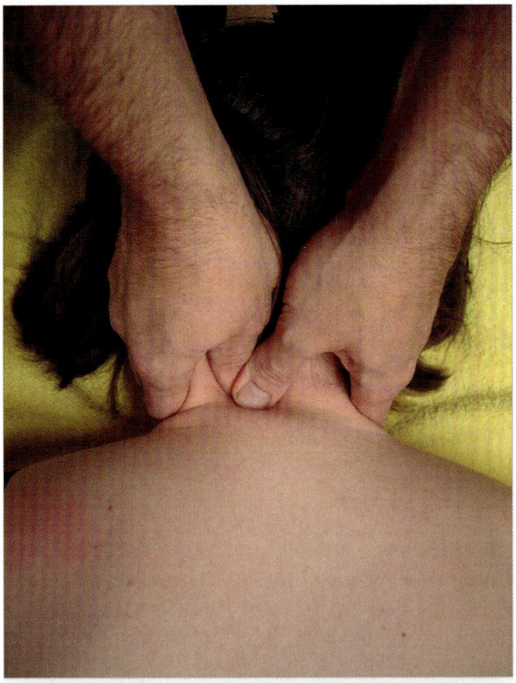

Abb. 3.7 Segmentale Mobilisation der HWS in Bauchlage zur Verbesserung des Stoffwechsels im Bereich der Nervenwurzel und des sympathischen Grenzstrangs.

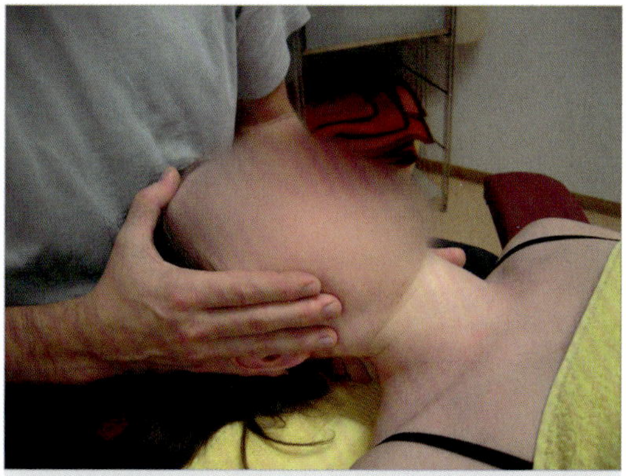

Abb. 3.8 Mobilisierende Massage der Mm. scaleni, um die Mobilität der ersten Rippe und der HWS zu verbessern; gleichzeitig beugt dies einer eventuellen Kompression der Nerven-Gefäß-Straßen vor.

eines positiven Befundes eines neuralen Tests die Extremität symptomfrei eingestellt, damit zu keiner Zeit typische Symptome des Patienten auftreten, da sonst die Symptome zunehmen und der Circulus vitiosus verstärkt werden kann. Wichtig ist die Extremität nach einer solchen Mobilisation gut und locker zu bewegen, damit keine ungewünschte Nachreaktion auftritt.

Der korakopektoral-thorakale Tunnel wird vom M. pectoralis minor und den oberen Rippen (3–5) gebildet. Eine mobilisierende Massage des Muskels (▶ Abb. 3.11) reduziert den Tonus und die Belastung auf die durch den Engpass ziehenden Nerven und Gefäße. Neben dem M. pectoralis minor sollte auch der M. pectoralis major auf Triggerpunkte hin untersucht und ggf. behandelt werden. Er kann den korakopektoralen Tunnel ebenfalls beeinflussen.

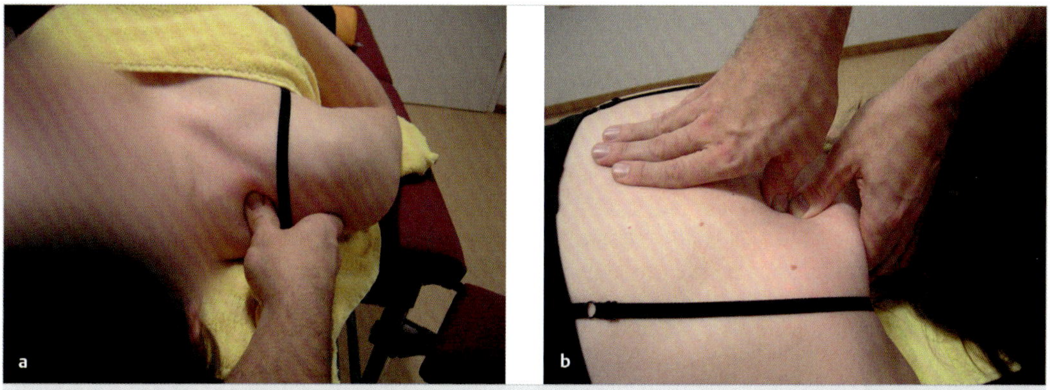

Abb. 3.9 Mobilisation der ersten Rippe von...
a kranial – neural entlastet, wenn die neuralen Tests positiv sind (Arm liegt schmerzfrei am Körper an).
b dorsal – neural entlastet (Arm individuell schmerzfrei gelagert).

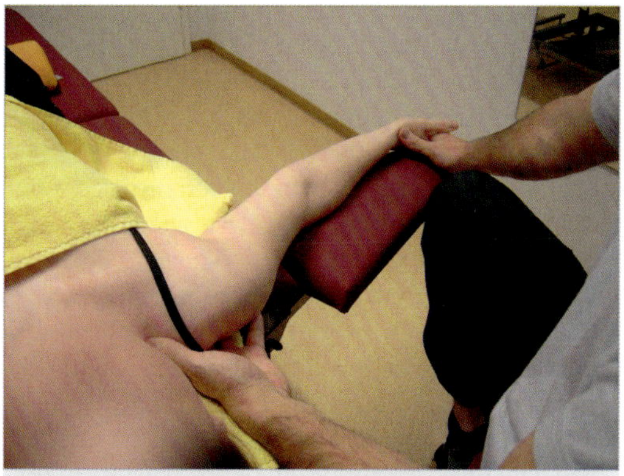

Abb. 3.10 Mobilisation der ersten Rippe mit neuraler Vorspannung.

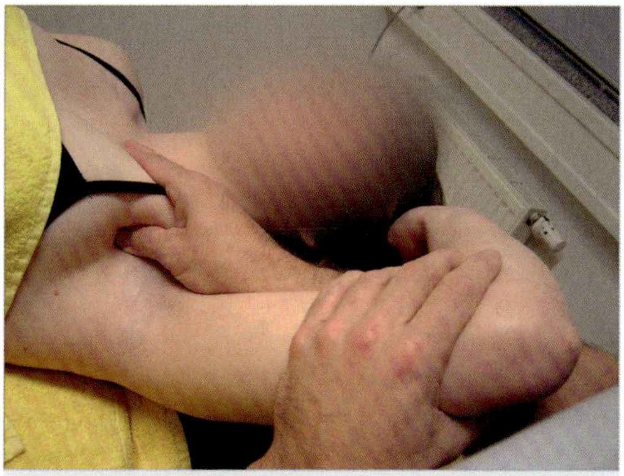

Abb. 3.11 Mobilisierende Massage des M. pectoralis minor.

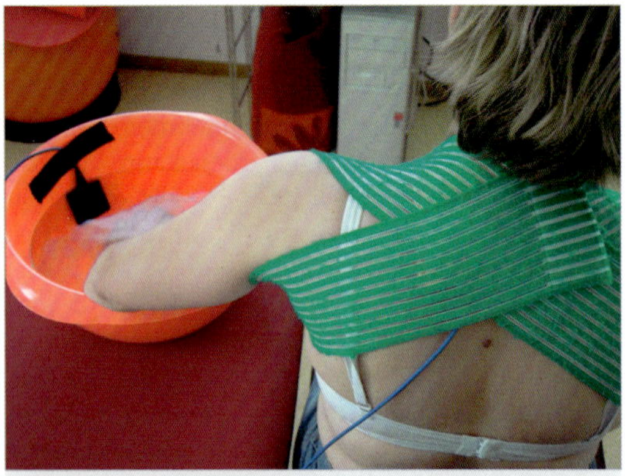

Abb. 3.12 Subaquale Behandlung z. B. mittels NF-Strömen.

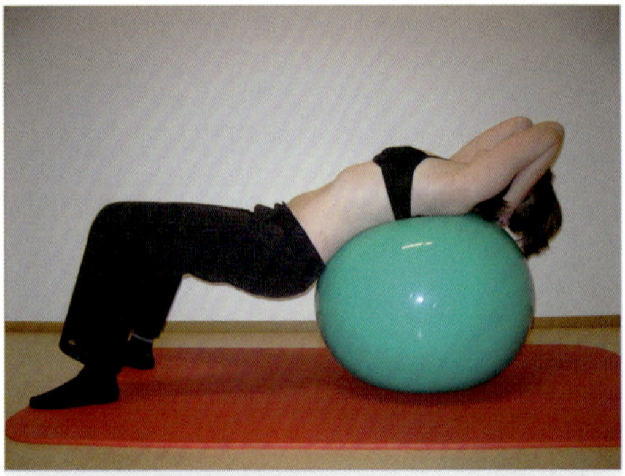

Abb. 3.13 Mobilisation der BWS.

Elektrotherapie

Eine Möglichkeit, den Heilungsprozess zu unterstützen, besteht in der Therapie mit niederfrequenten (NF) Strömen (▸ Abb. 3.12). Ebenfalls möglich ist eine Ultraschallbehandlung im betroffenen Gebiet.

Eigenübungsprogramm

Die Patienten müssen ein ganzheitliches Eigenübungsprogramm erhalten, welches sie täglich selbstständig durchführen (▸ Abb. 3.13). Das Eigenübungsprogramm sollte alle für den Behandlungserfolg wichtigen Ziele beinhalten und muss vom Therapeuten individuell zusammengestellt werden. Gegebenenfalls müssen Übungen adaptiert oder verändert werden, um den individuellen Besonderheiten Rechnung zu tragen.

Schmerzbehandlung bei CRPS I

Zellen, die miteinander zünden, werden sich miteinander verbinden" (Gifford 2004). Schmerzen beim CRPS I werden nicht durch die Schädigung von Nerven (neuropathischer Schmerz) hervorgerufen. Es wird angenommen, dass die chronischen Schmerzen dadurch entstehen, dass es während der Bewegung aufgrund von Veränderungen im sympathischen Nervensystem zu einer Koppelung mechanischer und nozizeptiver Reize kommt (sympathisch-afferente Koppelung, van den Berg 2003). Die Erregung der Mechanorezeptoren bei einer Bewegung ruft gleichzeitig eine Erregung der Nozizeptoren hervor, ohne dass ein Schmerz auslösender Reiz vorliegt. In der Folge kann es dazu kommen, dass jede Bewegung schmerzhaft wird.

> **Merke**
>
> Um eine Koppelung von Mechanorezeptoren und Nozizeptoren zu verhindern, darf die Behandlung in keinem Fall Schmerzen auslösen.

▸ **Spiegeltherapie.** Ist es nicht möglich eine Bewegung schmerzfrei durchzuführen, kann mithilfe eines Spiegels eine schmerzfreie Bewegung visuell eingeübt werden. Das Gehirn erhält ein positives Feedback für eine Bewegung, die nicht mehr schmerzfrei möglich ist (▸ Abb. 3.14.

Voraussetzung hierfür ist laut einer Pilotstudie (McCabe, Haigh, Ring et al. 2003), dass die Symptome weniger als ein Jahr vorhanden waren. Auch wenn die genannte Studie nur eine geringe Anzahl an Patienten aufweist, ist das Ergebnis v. a. im Anfangsstadium eines CRPS I beachtlich:

- Verringerung der Symptome schon nach wenigen Minuten laut VAS von ca. 8/10 auf 2/10. Die Schmerzen kehrten jedoch wieder zurück, wenn der Spiegel entfernt wurde. Nach wiederholtem Üben (4–9-mal pro Woche) verlängerte sich die Beschwerdelinderung auf mehrere Stunden.
- Nach 6 Wochen wies kein Patient mehr Temperaturunterschiede auf!
- Rückkehr zur normalen Funktion.
- Keine Schmerzen in Ruhe oder bei Bewegung, weshalb die Patienten nach der 5. Woche aufhörten zu üben.

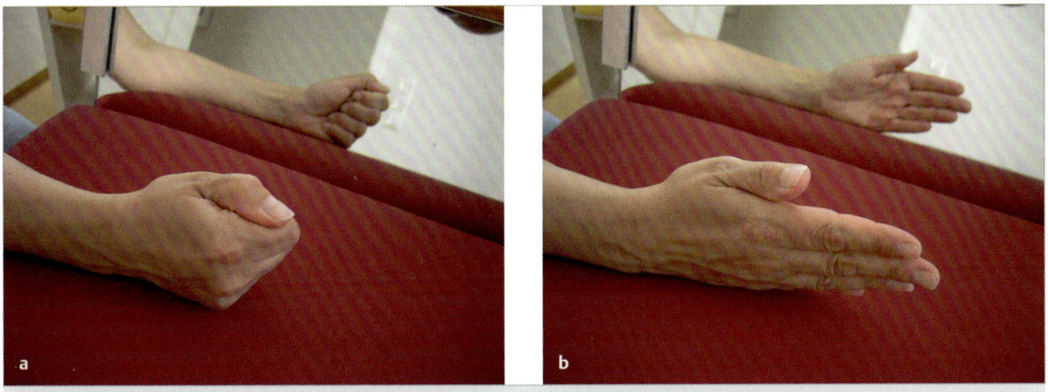

Abb. 3.14 Spiegeltherapie.
a Faustschluss gesunde Hand; die betroffene Hand ist hinter dem Spiegel außerhalb der Sichtweite des Patienten.
b Beim Öffnen der Hand entsteht die Illusion einer schmerzfreien Bewegung der betroffenen Seite.

► **Das Prinzip des visuellen Feedbacks.** Die vorgestellte Methode ist kostengünstig und kann in jeder Therapieeinrichtung umgesetzt werden: der Patient wird so vor einem Spiegel platziert, dass er auf der betroffenen Seite im Spiegel das Abbild seiner gesunden Hand sieht. Die betroffene Hand befindet sich hinter dem Spiegel außerhalb des Blickfelds des Patienten. Bewegt er die nicht betroffene Hand, sieht es beim Blick in den Spiegel für den Patienten so aus, als würde er die Hand seiner betroffenen Seite schmerzfrei bewegen. Obwohl es sich hierbei um eine bewusste Täuschung auf kortikaler Ebene handelt, gibt es keinen Nachweis darüber, dass dies einen negativen Einfluss auf den Therapieerfolg hat.

Das positive Feedback kann v. a. in der frühen Phase eines CRPS I dazu beitragen, dass sich die gekoppelten Schmerz- und Mechanorezeptoren wieder trennen. „Zellen, die getrennt zünden, werden sich wieder trennen" (Gifford 2004).

Zusammenfassung

- Das CRPS ist eine schwerwiegende Erkrankung, die v. a. bei vegetativ labilen Patienten nach vergleichsweise harmlosen Verletzungen auftritt.
- Das Erkennen eines CRPS ist nicht einfach. Die Symptome beginnen häufig nur unterschwellig und sind damit schwierig zu deuten. Daher sollte schon beim geringsten Anzeichen eines CRPS mit der entsprechenden Behandlung begonnen werden.
- Der Patient muss im Ganzen in die Therapie mit einbezogen werden, da das periphere und zentrale Nervensystem betroffen sind.
- Es ist gekennzeichnet von einer symptomatischen Trias (autonome, sensible, motorische Symptome) und durchläuft fließend drei Stadien.
- Die Therapie gestaltet sich schwierig und darf zu keiner Verstärkung der Symptome führen.
- Werden die Zeichen richtig gedeutet und die Behandlung entsprechend dosiert, kann eine langwierige, multidisziplinäre und kostenintensive Behandlung vermieden werden.
- Unbehandelt können schwerwiegende Schäden an der betroffenen Extremität auftreten.

Literatur

Gifford, L. Lässt sich chronischer Schmerz vergessen? Manuelle Therapie 2004; 5,181–182.

Hochschild J. Strukturen und Funktionen begreifen. Funktionelle Anatomie – Therapierelevante Details, Band 1. Grundlagen zur Wirbelsäule, HWS und Schädel, BWS und Brustkorb, Obere Extremität. 3., unv. Auflage. Stuttgart: Thieme; 2005.

Krischak G. Traumatologie für Physiotherapeuten. Stuttgart: Thieme; 2005.

McCabe CS, Haigh RC, Ring EFJ et al. A controlled pilot study of the utility of mirror visual feedback in the treatment of complex regional pain syndrome (type 1). Rheumatology 2003; 42: 97–101.

Rothgangel A. Morton A. Schlaganfall-Rehabilitation: Spiegeltherapie. physiopraxis 2004; 11–12: 44–47.

www.morbus-sudeck.ch

www.dr-gumpert.de/html/morbus_sudeck.html

Kapitel 4

Nerven- und Gefäßverletzungen

4.1	Überblick über Nervenverletzungen	*124*
4.2	Prinzipien bei der Physiotherapie nach Verletzungen neuraler Strukturen	*128*
4.3	Physiotherapie bei Rückenmarks-verletzungen	*130*
4.4	Überblick über Gefäßverletzungen	*133*

4

4 Nerven- und Gefäßverletzungen

Christian Münzing

4.1 Überblick über Nervenverletzungen

Die häufigste Ursache für eine periphere Nervenverletzung ist die mechanische Belastung von neuralem Gewebe durch einen unkontrollierten, schnell auftretenden Unfallmechanismus. Als Ursache kommt beispielsweise eine Luxation des Schultergelenkes (große Krafteinwirkung auf den Arm) oder die Druckschädigung des Nervengewebes durch Frakturteile in Frage.

> **Merke**
>
> M!
>
> Nervengewebe ist das am besten durchblutete Gewebe unseres Körpers. Es beansprucht etwa 20 % des zirkulierenden Blutes.

Allerdings kann es schon bei geringer Zugbelastung auf die Nerven zu einer Minderdurchblutung kommen, da das Nervengewebe selbst nur sehr wenig in seiner Länge beansprucht werden kann.

Innerviert wird das Bindegewebe des Nervensystems durch die Nn. nervorum. Sie melden chemische, mechanische und thermische Veränderungen. Kommt es zu einer Minderversorgung des Nervensystems, melden die Nn. nervorum die Ischämie. Der Körper reagiert mit Schmerzen bzw. in Form eines Schutzmechanismus oder eines Schutzreflexes.

▸ **An der oberen Extremität.** treten aufgrund der anatomischen Verhältnisse Läsionen peripherer Nerven wesentlich häufiger auf als an der unteren. Dies liegt an der deutlich größeren Beweglichkeit der oberen Extremität und der damit verbundenen höheren Beanspruchung der neuralen Strukturen. Die größeren Bewegungsmöglichkeiten fordern eine höhere Mobilität des Nervensystems. So kommt es z. B. bei Luxationen des Schultergelenkes nach ventral häufig zu einer Kompression des N. axillaris. Bei Humerusschaftfrakturen sind Läsionen des N. radialis nicht selten, der Nerv verläuft in diesem Bereich sehr „ungeschützt" im Sulcus n. radialis.

Bei Kompressions- oder Elastizitätstraumen kommt es zu einer Ödembildung im Bereich der Myelinscheiden. Die Folge ist eine kapillare Minderdurchblutung des Nervengewebes. Bei einer Minderdurchblutung aufgrund von Kompression oder einer Dehnung von bis zu 8 % kommt es zu venösen Durchblutungsstörungen, bei einer Längenveränderung von 15 % zur vollständigen arteriellen Ischämie! An den sog. Tension points ist das Nervengewebe besonders gut durch Bindegewebe fixiert, da hier sehr viele Gefäße einsprossen, die für die Ernährung des peripheren Nervs notwendig sind.

Bei einer hypoxischen Läsion kommt es zu weitreichenden Veränderungen in den afferenten Neuronen: die Synthese vieler Neuropeptide und Rezeptoren wird herunterreguliert, während die Synthese anderer Substanzen vermehrt wird. Diese Umstellung dient wahrscheinlich der Regeneration der Neurone. Sie wird von zentral gesteuert und ist damit nur in sehr geringem Umfang beeinflussbar (Handwerker 1999).

▸ **An der unteren Extremität.** finden sich Nervenschädigungen eher auf Grund von Kompartmentsyndromen (siehe Kap. Kompartmentsyndrom), Luxationen oder offenen Frakturen, v. a. am Unterschenkel. Dabei kommt es zur sekundären Kompression (Neurapraxie) bzw. zur Durchtrennung des Nervs (Neurotmesis) infolge des Traumas. Je nach Intensität des traumatischen Ereignisses kann das Perineurium, das Axon selbst (Axonotmesis) oder die Nervenwurzel betroffen sein.

Die Verletzungsarten der peripheren Nerven sind in der folgenden Auflistung zusammengefasst und in ▸ Abb. 4.1 grafisch dargestellt.

▸ **Neurapraxie.** Ischämische Läsion mit Schädigung des Perineuriums, Spontanerholung nach einigen Tagen, das Axon ist nach 3 Wochen vollständig regeneriert.

▸ **Axonotmesis.** Schädigung des Axons mit Erhalt des Perineuriums, Regenerationszeit entsprechend des Nervenwachstums (ca. 1 mm/Tag).

▸ **Neurotmesis.** Nervenabriss/Nervenbündeldurchtrennung, i. d. R. in Kombination mit Verletzungen anderer Strukturen; immer Nervennaht erforderlich.

▸ **Wurzelausriss.** Ausriss der Nervenwurzel, neurochirurgische Refixation der Nervenwurzel im Rückenmark.

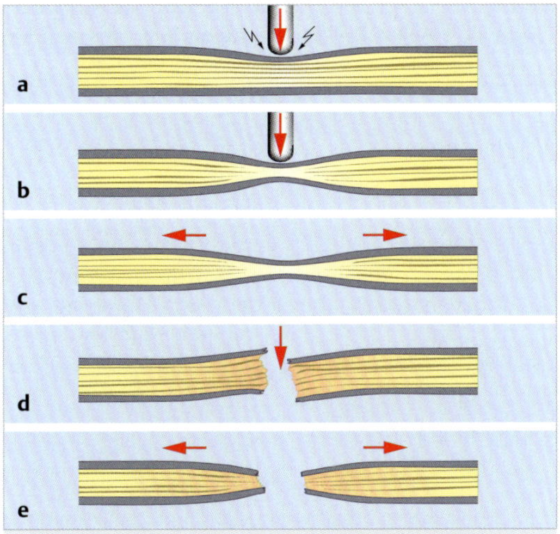

Abb. 4.1 Schema von Nervenverletzungen (Trentz, Bühren 2001). **a** Neurapraxie. **b** Axonotmesis durch indirekte Kompression. **c** Axonotmesis durch Dehnung. **d** Neurotmesis durch scharfe Durchtrennung. **e** Neurotmesis durch Zerreißung.

4.1.1 Ärztliche Diagnostik und Therapie

Zur Bestimmung des Verletzungsgrades sind neben der sensiblen und motorischen Funktionsprüfung folgende ärztliche Untersuchungen notwendig:

- Bestimmen der Nervenleitgeschwindigkeit (elektrophysiologische Untersuchung),
- Elektromyogramm (bei Durchtrennung motorischer Fasern),
- Elektroneurographie,
- Klopftest distal am Nerv (bewirkt elektrisierendes Gefühl im Versorgungsgebiet).

Aus diesen Diagnosepunkten ergeben sich die Therapierichtlinien. Die Art der Ursache entscheidet über die Therapie. So wird eine ischämische Nervenläsion physiotherapeutisch anders behandelt, als ein Wurzelausriss oder eine Neurotmesis.

- Die Neurapraxie und Axonotmesis werden konservativ mit Physiotherapie und Elektrotherapie behandelt.
- Im Falle einer Neurotmesis oder eines Wurzelausriss es ist die operative End-zu-End-Anastomose die Therapie der Wahl. Sie wird in Abhängigkeit von den Begleitverletzungen zeitlich versetzt durchgeführt. Je nach dem Verletzungsgrad ist zumindest teilweise mit einer Wiedererlangung der Funktion innerhalb von Tagen bis hin zu zwei Jahren zu rechnen.

4.1.2 Mobilität des peripheren Nervensystems

Die Hauptfunktion des Nervensystems ist die Gewährleistung der stetigen Impulsleitung. Das Nervensystem muss sich dabei aber auch den jeweiligen, durch Bewegung entstehenden Längenveränderungen anpassen. Damit diese „Mobilitäts"-Funktion gewährleistet bleibt, sind die Nervenfasern im proximalen Nervensystem durch die Plexus strukturiert. Sie sorgen neben einer segmentübergreifenden Verschaltung der Nervenfasern auch für eine erhöhte Mobilität und Reservebeweglichkeit im Falle unkontrollierter Ereignisse. Die ▶ Abb. 4.2a und b zeigen die Anlage des Plexus brachialis und des Plexus lumbalis

Distal sind die Nervenfasern untereinander verschlungen (▶ Abb. 4.3). Während einer Längenzunahme innerhalb der Nervenfasern kommt es zunächst zum Entfalten und dann zum Entschlingen der Faserbündel. Erst wenn diese zwei Mechanismen vollständig ausgeschöpft sind, kommt es zu einer Dehnung und damit zu einer kapillaren Minderdurchblutung des Nervs. Diese geht einher mit Schmerzen und einem Schutzspasmus der angrenzenden Muskulatur.

> **M!**
>
> **Merke**
>
> Bei einer Überbeanspruchung der Längenelastizität von Nervengewebe kommt es zur kapillaren Minderdurchblutung. Dies geschieht bei verletzten Nervenfasern früher als bei intakten. Das Nervensystem antwortet darauf mit einem Schutzspasmus der Muskulatur und Schmerzen.

4.1.3 Lokalisation peripherer Nervenstraßen

Die Versorgungsgebiete der peripheren Nerven sind dem Verlauf der Nervenstämme zuzuordnen. Im Verlauf dieser Nervenstämme kommt es zu Aufzweigungen bis hin zu den Nervenendigungen (Rezeptoren). Beispiele für die Lokalisationen der peripheren Nervenstämme sind in ▶ Abb. 4.4 dargestellt.

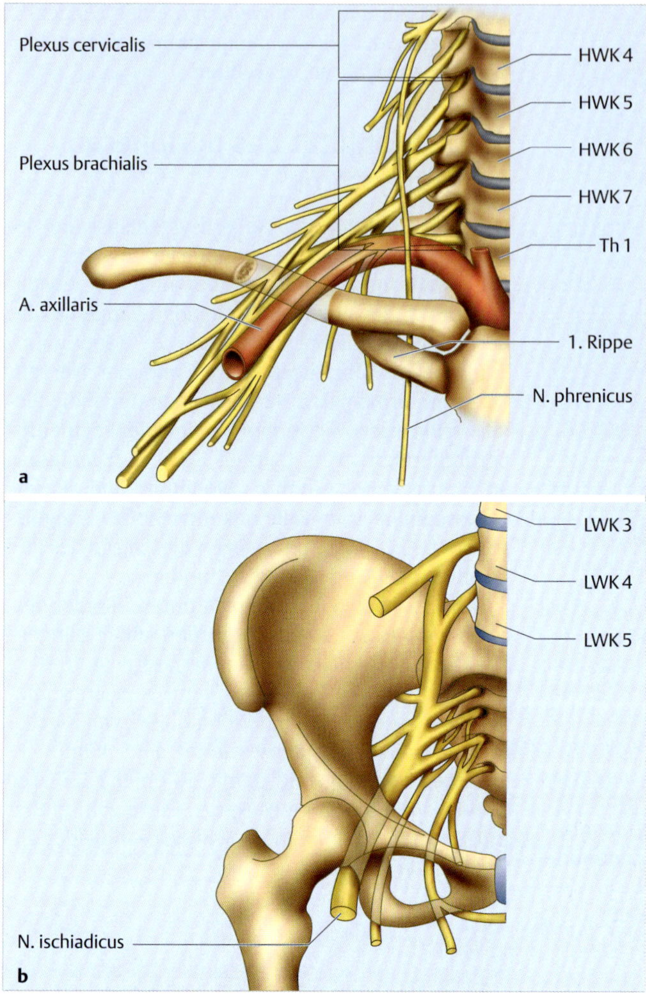

Abb. 4.2 Plexusstrukturen.
a Plexus brachialis. **b** Plexus lumbalis.

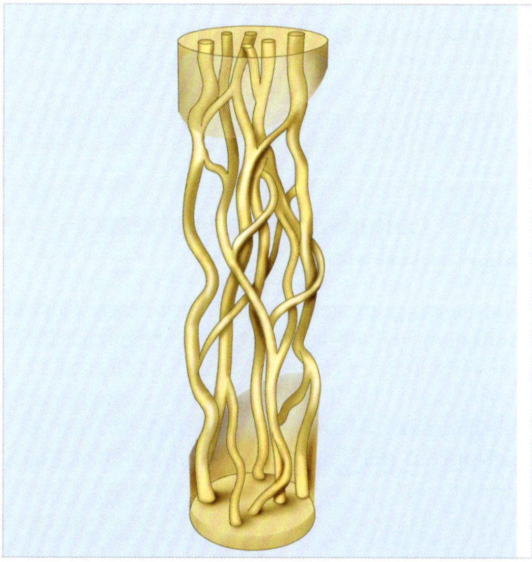

Abb. 4.3 Nervenschlinge (Butler 1995).

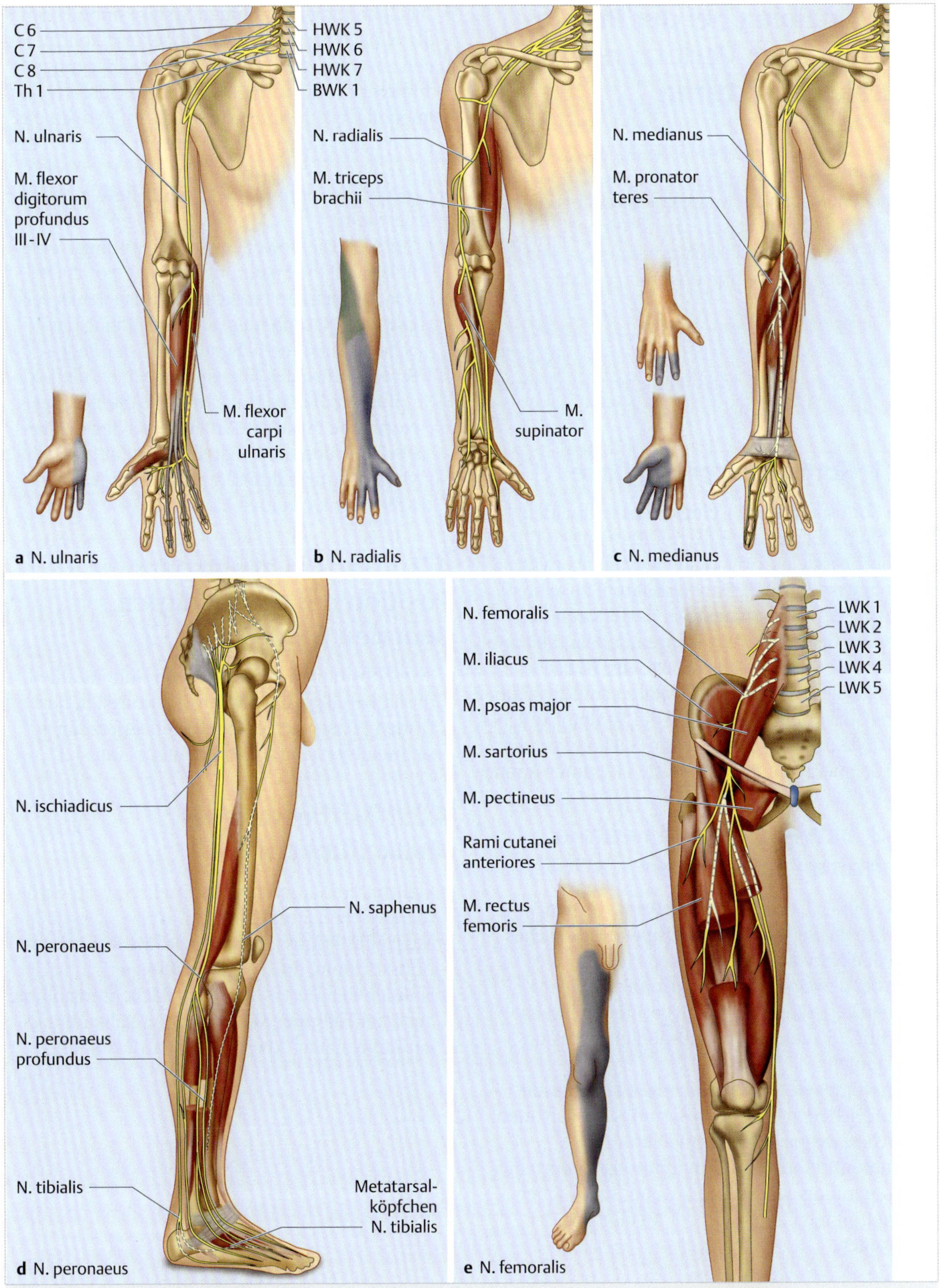

Abb. 4.4 Periphere Nerven und sensible Versorgungsgebiete. **a** N. ulnaris. **b** N. radialis. **c** N. medianus. **d** N. ischiadicus/N. peronaeus. **e** N. femoralis.

4.2 Prinzipien bei der Physiotherapie nach Verletzungen neuraler Strukturen

Merke

Veränderungen in der Neurologie sind stets zu beachten. Nehmen beispielsweise Kribbeln, Schmerzen oder Sensibilitätsstörungen zu, sind dies Zeichen für eine Überdosierung der Maßnahmen.

Folgende Ziele und Maßnahmen sind Schwerpunkte der Behandlung.

4.2.1 Kontrakturprophylaxe

- Um Kontrakturen an Gelenken zu vermeiden, dürfen die betroffenen Extremitätenabschnitte isoliert passiv/assistiv in alle Bewegungsrichtungen bewegt werden. Dabei ist darauf zu achten, dass die betroffenen neuralen Strukturen nur über ein Gelenk bewegt werden, sodass die intraneurale Spannung begrenzt wird (s. u.)
- Die Bewegungen der Extremitäten sind so zu dosieren, dass der Patient keinerlei Symptome verspürt, da es sonst zu negativen Nachreaktionen wie Schmerzen und Parästhesien kommen kann.

4.2.2 Bewegen, ohne neurale Strukturen zu belasten

- Das neurale Gewebe muss bewegt werden, um die Ernährung und Durchblutung des Gewebes um den Nerv zu gewährleisten.
- Um bei Bewegungen der Extremitäten Irritationen verletzter Nerven zu vermeiden, ist es wichtig, die genaue Lokalisation einer Läsion zu kennen.
- Symptome wie Schmerzen oder Parästhesien sind Zeichen einer Überdosierung. Ihr Auftreten durch Bewegen ist zu vermeiden.
- Symptomfreiheit und Durchblutung fördern die Regeneration des Nervengewebes und wirken Vernarbungen innerhalb der Myelinscheiden entgegen.
- Die Spannung im neuralen System nimmt von distal nach proximal bzw. umgekehrt kontinuierlich zu, wenn sich entsprechende Bewegungen addieren. Soll Zug auf neurale Strukturen vermieden werden, muss diese z. B. im Bereich des proximalen Gelenks entlastet sein, damit im distalen Bereich eine endgradige, normalerweise den Nerv irritierende/belastende Bewegung toleriert wird.
  - Beispiel: Die Bewegungen des Sprunggelenks haben auf die Spannung des N. femoralis keinen Einfluss. Im Bereich des Kniegelenks verläuft der N. saphenus (als Fortsetzung des N. femoralis) medial und hinter der Beuge-Streck-Achse des Kniegelenks. Eine Knieflexion reduziert die Spannung in den Anteilen des Nervs, die distal des Kniegelenks liegen. Eine Veränderung der Fußstellung hat auf die relevanten Anteile des N. femoralis (proximal des Kniegelenks) keinen Einfluss!

4.2.3 Lagern in entspannter Position des geschädigten neuralen Gewebes.

- Stresspositionen für die Nerven sind für alle direkt beteiligten neuralen Strukturen in der frühen Phase nach einer Nervenverletzung zu vermeiden (siehe ▶ Tab. 4.1 und ▶ Tab. 4.2).

4.2.4 Verbessern der Muskelfunktion

- Elektrostimulation durch mittelfrequente Ströme zwischen 5 und 20 kHz.
- Muskelfunktionsschulung bzw. Muskelinnervationsschulung durch aktive Übungen.
- Schulen der Tiefen- und Oberflächensensibilität auch bei Teilinnervation, um den Behandlungsverlauf genauer dokumentieren zu können.

Tab. 4.1 Gelenkstellungen der oberen Extremität und ihre Wirkung auf die neuralen Strukturen

Nerv	Gelenk	Entspannte Position	Belastende Position
N. radialis (C 5 – Th 1)	skapulothorakales Gelenk	Protraktion, Elevation	Retraktion, Depression
	Schultergelenk	Adduktion, mäßige Flexion	Abduktion, Innenrotation
	Humeroulnargelenk	Flexion	Extension
	Radioulnargelenke	Supination	Pronation
	Handgelenk/ Finger	Dorsalextension, Ruhestellung	PalmarflexionFlexion der Finger, ulnare Abduktion
	HWS	Extension, Lateralflexion zur gleichen Seite	Flexion, Lateralflexion zur Gegenseite
	obere BWS	Extension, Lateralflexion zur gleichen Seite	Flexion, Lateralflexion zur Gegenseite
N. medianus (C 6 – Th 1)	skapulothorakales Gelenk	Protraktion, Elevation	Retraktion, Depression
	Schultergelenk	Adduktion, Innenrotation	Abduktion, Außenrotation
	Humeroulnargelenk	Flexion	Extension
	Radioulnargelenke	Pronation	Supination
	Handgelenk / Finger	Palmarflexion, Flexion	Dorsalextension, Extension der Finger 1–3, ulnare Abduktion
	HWS	Extension, Lateralflexion zur gleichen Seite	Flexion, Lateralflexion zur Gegenseite
	obere BWS	Extension, Lateralflexion zur gleichen Seite	Flexion, Lateralflexion zur Gegenseite
N. ulnaris (C 8 – Th 1)	skapulothorakales Gelenk	Elevation / Protraktion	Depression/Retraktion
	Schultergelenk	Adduktion, Innenrotation	Abduktion, Außenrotation
	Humeroulnargelenk	Extension	Flexion
	Radioulnargelenke	Supination	Pronation
	Handgelenk / Finger	Palmarflexion	Dorsalextension, radiale Abduktion, Extension der Finger 3–5
	HWS	Extension, Lateralflexion zur gleichen Seite	Flexion, Lateralflexion zur Gegenseite
	obere BWS	zur gleichen Seite	Flexion, Lateralflexion zur Gegenseite

Tab. 4.2 Gelenkstellungen der unteren Extremität und ihre Wirkung auf die neuralen Strukturen

Nerv	Gelenk	Entspannte Position	Belastende Position
N. ischiadicus (L 4 – S 3)	Hüftgelenk	Extension	Flexion
	Kniegelenk	Flexion	Extension
	Sprunggelenk	Plantarflexion	Dorsalextension
	LWS	Extension, Lateralflexion zur gleichen Seite	Flexion, Lateralflexion zur Gegenseite
N. femoralis (L 1 – L 4)	Hüftgelenk	Flexion	Extension
	Kniegelenk	Extension	Flexion
	LWS	Extension, Lateralflexion zur gleichen Seite	Flexion, Lateralflexion zur Gegenseite

4.3 Physiotherapie bei Rückenmarksverletzungen

Merke

Die Autoren Brüggemann, Pape, Wittmann, beschreiben im physiolehrbuch „Physiotherapie in der Neurologie“ (2004) ausführlich die Physiotherapie und den Sport bei querschnittgelähmten Patienten. Da in normalen traumatologischen Abteilungen Patienten mit Querschnittlähmung bis zu deren Verlegen in eine Spezialabteilung bzw. -klinik angetroffen werden können, sind im folgenden Kapitel Ziele und Prinzipien der Physiotherapie der ersten Tage zusammengefasst.

Zu traumatisch bedingten Verletzungen des Rückenmarks kommt es überwiegend durch Trümmer- und Luxationsfrakturen (instabile Frakturen) von Wirbelkörpern. Instabile Wirbelsäulenverletzungen verursachen häufig neurologische Ausfälle unterschiedlichen Grades, bis hin zu einer Querschnittlähmung.

Eine Commotio (Erschütterung) oder eine Contusio (Quetschung) des Rückenmarks kann zu einer Blutung bzw. zu einem Ödem im Bereich der Rückenmarkshäute führen. Diese raumfordernden Prozesse können eine ischämische Minderversorgung des Rückenmarkes zur Folge haben.

Raumbeengende Fragmente und/oder Weichteile müssen aus dem Spinalkanal entfernt werden und im Falle einer instabilen Fraktur ist die sofortige operative Stabilisation der Wirbelsäule zur Entlastung des Rückenmarks notwendig (siehe Kap. Wirbelfrakturen).

Je nach dem Schweregrad der Verletzung kann die Läsion irreversibel, teilweise reversibel oder reversibel ausfallen. Eine vollständige Durchtrennung des Rückmarkes (aufsteigende und absteigende Nervenfasern) bringt eine irreversible Schädigung mit einer kompletten Querschnittsymptomatik mit sich. Die motorischen, sensiblen und vegetativen Körperfunktionen ab dem betroffenen Segment fallen vollständig aus.

Sind die Bahnen nicht vollständig durchtrennt, kann es zu einer inkompletten Querschnittsymptomatik mit unterschiedlichen klinischen Bildern motorischer Teilparesen und Parästhesien kommen.

Je nach Höhe der Verletzung betrifft die Lähmung die unteren Extremitäten (Paraplegie) oder Arme und Beine (Tetraplegie).

Merke

Die (segmentale) Höhe der Verletzung, die frühestmögliche Entlastung des Rückenmarks und (auch operative) Wiederherstellung der anatomischen Verhältnisse, sowie die frühestmögliche und gezielte Physio- und Ergotherapie sind ausschlaggebend für den Verlauf der Rehabilitation, die in der Regel in Spezialabteilungen bzw. -kliniken stattfindet.

4.3.1 Ziele und Maßnahmen in der frühen Phase einer Querschnittverletzung

- Verbessern der Vitalfunktionen.
- Vermeiden von posttraumatischen Komplikationen wie z. B. Thrombose, Pneumonie.
- Vermeiden von Kontrakturen, z. B. durch adäquates Lagern und Bewegen.
- Erreichen einer Funktionshand bei hochzervikalen Verletzungen (s. u.).
- Verbessern der Funktion paretischer Muskelgruppen bei inkompletter Lähmung.
- Verbessern der Sensibilität in den entsprechenden Körperregionen über sensibilisierende Techniken wie Streichungen, sanfte Abreibungen mit verschiedenen (auch unterschiedlich temperierten) Materialien. Der Patient darf dabei nie ein unangenehmes Gefühl oder Symptome angeben.

Merke

Im Folgenden wird ausschließlich auf die Funktionshand eingegangen. Alle anderen therapeutischen Maßnahmen entsprechen weitgehend denen, die nach Wirbelsäulenverletzungen ohne Rückenmarkschädigung indiziert sind bzw. sind ausführlich im o. g. physiolehrbuch „Physiotherapie in der Neurologie“ nachzulesen.

Die therapeutische Strategie zur Unterstützung der Ausbildung einer Funktionshand bei Tetraplegikern muss vom ersten Tag an greifen.

Funktionshand bei Tetraplegie

Die Funktionshand ist Voraussetzung für sog. Trickbewegungen, die für die Selbstständigkeit eines Tetraplegikers entscheidend ist (▶ Abb. 4.5).

Bei Lähmungen oberhalb C5/6 fallen sämtliche Finger- und Daumenmuskeln aus. Die Dorsalextension im Handgelenk ist durch den noch innervierten M. extensor carpi radialis teilweise oder vollständig möglich. Die Trickbewegung schließt bei aktiver Dorsalextension des Handgelenkes die Hand. Dies wird durch eine absichtlich erzielte Verkürzung der Fingerbeugererreicht. Diese Verkürzung wird durch gezieltes Lagern der Hände in der Funktionsstellung und spezifisches Bewegen erreicht.

▶ **Schließen der aktiven Funktionshand.** Durch die Kontraktion des M. extensor carpi radialis schließt sich die Hand, weil die verkürzten Beugesehnen der Finger unter Zug geraten. Der Daumen legt sich dem gebeugten Zeigefinger in Form des Lateralgriffes fest an. Dieser Faustschluss ermöglicht gezielte Halte- und Greiffunktionen. Die Festigkeit des Faustschlusses ist vom Ausmaß der Verkürzung der Fingerbeugesehnen und von der Kraft des M. extensor carpi radialis abhängig.

Grundvoraussetzung für die Funktionshand ist das Erhalten der notwendigen Gelenkbeweglichkeit in Extension und Flexion des Handgelenkes.

M!

Merke

Das Dehnen der Flexoren über alle Gelenke ist verboten, die Finger dürfen nur bei palmarflektiertem Handgelenk gestreckt werden.

▶ **Öffnen der aktiven Funktionshand.** Bei passiver Flexion im Handgelenk in Pronationsstellung des Unterarms kann die Hand unter Ausnutzung der Schwerkraft wieder geöffnet werden. Die Finger geraten in den Grundgelenken in leichte Streckung.

Nicht fachgerechtes Lagern führt zu Extensionskontrakturen der Finger oder zur Krallenhand. Die Gefahr der Selbstverletzungen steigt, die Chancen des Wiedererreichens weitgehender Selbstständigkeit werden erheblich eingeschränkt oder ganz genommen.

▶ **Passive Funktionshand.** Bei einer kompletten Querschnittsymptomatik oberhalb von C5 sind alle Muskeln, die auf Finger- und Handgelenk einwirken, gelähmt.

Mittels speziell und individuell angefertigter Schienen (in der Regel durch Ergotherapeuten) oder durch Kleben und Lagern wird das Handgelenk in 30° Dorsalextension stabilisiert (▶ Abb. 4.6). Der Patient kann mithilfe des M. biceps brachii in Teilbereichen selbstständig werden (Pape 2004).

Beim Kleben und Lagern werden folgende Stellungen fixiert:

- 30° Dorsalextension im Handgelenk,
- 90° Flexion in den Metakarpophalangealgelenken (MCP),
- 90° Flexion in den proximalen Interphalangealgelenken (PIP),
- Volle Streckung in den distalen Interphalangealgelenken (DIP).

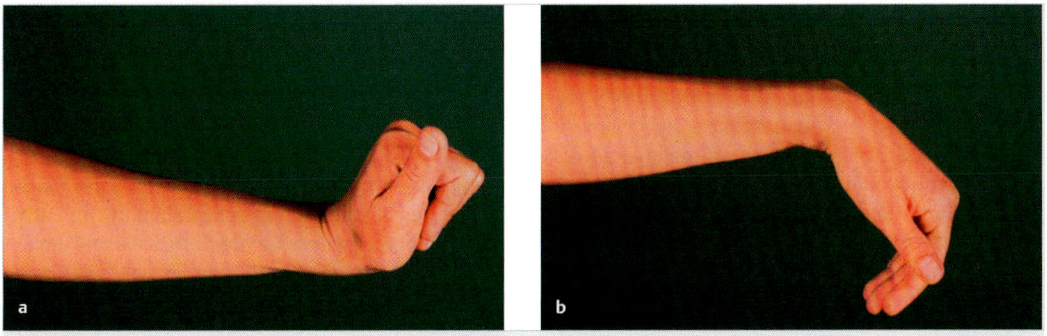

Abb. 4.5 Aktive Funktionshand.
a Schließen.
b Öffnen der aktiven Funktionshand.

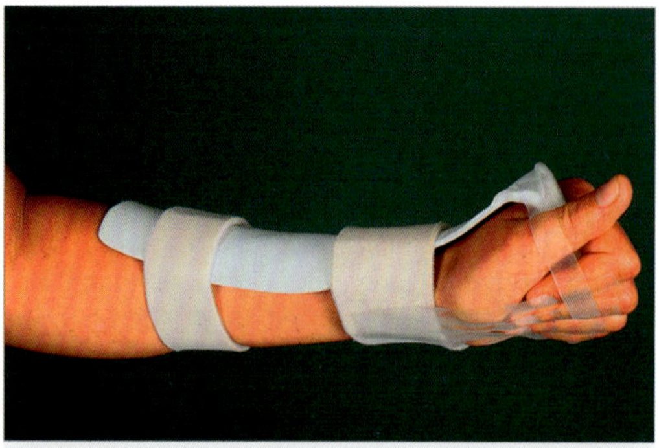

Abb. 4.6 Passive Funktionshand.

In die Innenfläche wird von der Kleinfingerseite eine kleine Rolle eingeschoben (Daumen bleibt angelegt). Der Durchmesser der Rolle soll den Fingern ihr Umschließen in Funktionshandstellung ermöglichen.

Zum Kleben eignet sich besonders Leukofix. Der Leukofixstreifen wird auf den Fingernägeln der vier Langfinger angesetzt (allergische Reaktionen werden vermieden) und über das Handgelenk hinausgeklebt. Dabei wird strahlenförmig auf eine Stelle geklebt (▶ Abb. 4.7), welche zum Schutz der Haut variieren soll. Wichtig ist, dass die Finger stets parallel liegen und sich nicht übereinander schieben.

Der Daumen wird in gestreckter Stellung im Bereich der PIP mit Klebestreifen fixiert Die Hand wird in 30° Dorsalextension im Handgelenk gelagert.

▶ **Passives Bewegen der Funktionshand.** Um eine unkontrollierte Kontraktur im Bereich der Finger und der Hand zu vermeiden, muss im Sinne der Funktionshand regelmäßig passiv bzw. assistiv bewegt werden. Dabei ist darauf zu achten, dass die Finger niemals bei Dorsalextension des Handgelenks gestreckt werden. Das würde einer Verkürzung der langen Beugesehnen entgegenwirken! Volle Streckung in den proximalen und distalen Interphalangealgelenken (PIP und DIP) ist nur bei Palmarflexion erlaubt (▶ Abb. 4.8).

Das Daumengrundgelenk darf nicht in Extension und Abduktion bewegt werden, da eine gute Stabilität des Daumens später eine bessere Greiffunktion bedeutet.

Soll sich beim Patienten eine Funktionshand ausbilden, muss auch bei pflegerischen Maßnahmen darauf geachtet werden, dass die Grundsätze der Behandlung eingehalten werden. So dürfen die Hände des Betroffenen grundsätzlich nur in Palmarflexion gewaschen werden. Die Finger dürfen nur minimal abduziert werden, um die weiterlaufende Bewegung in die Öffnung der Hand zu vermeiden.

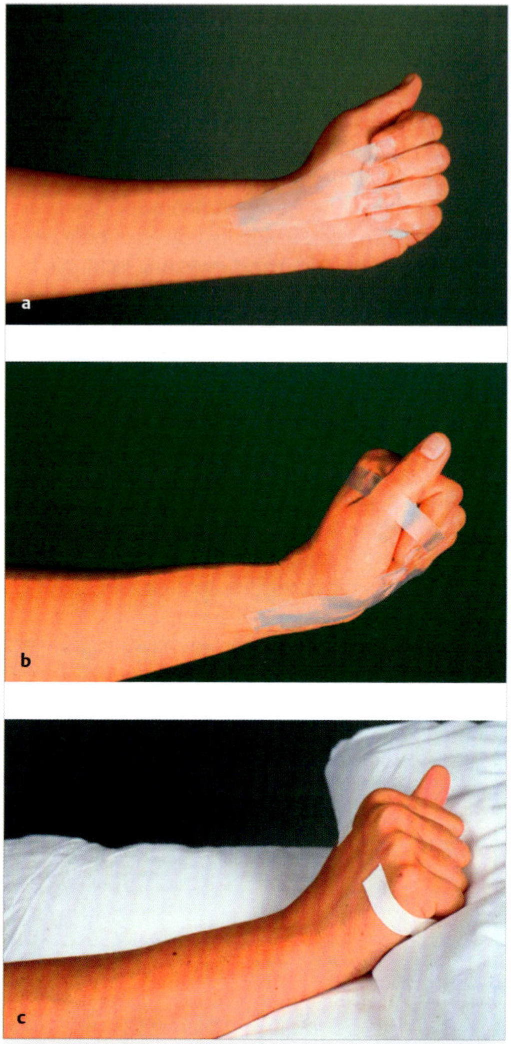

Abb. 4.7 Kleben und Lagern der Funktionshand.
a Die parallel liegenden Langfinger werden strahlenförmig fixiert.
b Der Daumen wird fixiert.
c Lagerung der geklebten Funktionshand.

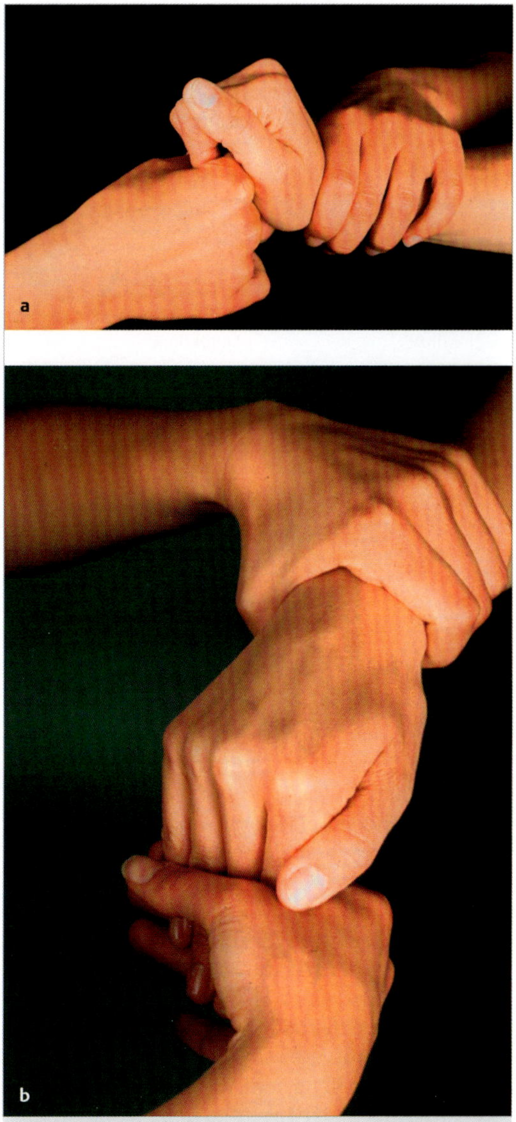

Abb. 4.8 Passives Bewegen der Funktionshand.
a Ausgangsstellung.
b Ausgangsstellung.

4.4 Überblick über Gefäßverletzungen

Merke

Gefäßverletzungen sind physiotherapeutisch selbstverständlich nicht behandelbar. Da sie aber Begleitverletzungen vieler Traumen darstellen, gehören Kenntnisse über deren Ursache, Symptome und die ärztliche Therapie zum medizinischen Grundwissen der Physiotherapeuten.

4.4.1 Arterielle Gefäßverletzungen

In der Regel sind offene, perforierende oder geschlossene, stumpfe Verletzungen mit direkter oder indirekter Gewalteinwirkung die Ursache. Infolgedessen kommt es zu einem akuten Gefäßverschluss oder zu einer arteriellen Blutung. Das wichtigste klinische Zeichen der arteriellen Gefäßverletzung ist neben der lokalen Blutung auch die periphere akute Ischämie und Pulslosigkeit.

Als klinische Leitsymptome, die Physiotherapeuten bekannt sein sollten, sind die 6 „P" nach Pratt definiert:

- Pain (Schmerz)
- Paleness (Blässe)
- Paraesthesia (Sensibilitätsstörung)
- Pulselessness (Pulslosigkeit)
- Paralysis (Bewegungsunfähigkeit)
- Prostation (Erschöpfung/Schock)

► **Stumpfe Traumen.** Hier beginnt die Schädigung an der Intima (innerste Schicht der Gefäßwand) und kann fortschreitend die gesamte Gefäßwand betreffen. Gefäßeröffnungen mit einhergehendem Blutverlust sind hier eher selten zu finden, da sich die Intima und Media (mittlere Schicht der Gefäßwand) retrahieren und damit die Gefäßschicht wieder verschließen können (► Abb. 4.9).

► **Perforierende Traumen.** Bei offenen Verletzungen oder Verletzungen durch Knochenfragmente kommt es zur Verletzung eines Gefäßes von außen nach innen. Diese führt zu einer Blutung in das umliegende Gewebe, in eine Körperhöhle oder nach außen, beispielsweise durch Stich-, Schuss- oder Pfählungsverletzungen. Ebenso von starken

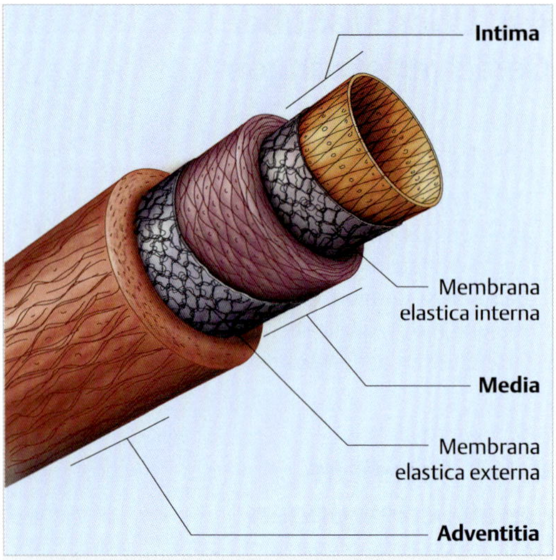

Abb. 4.9 Schichten der Gefäßwände: Intima, Media, Adventitia (aus: Lüllmann-Rauch 2003).

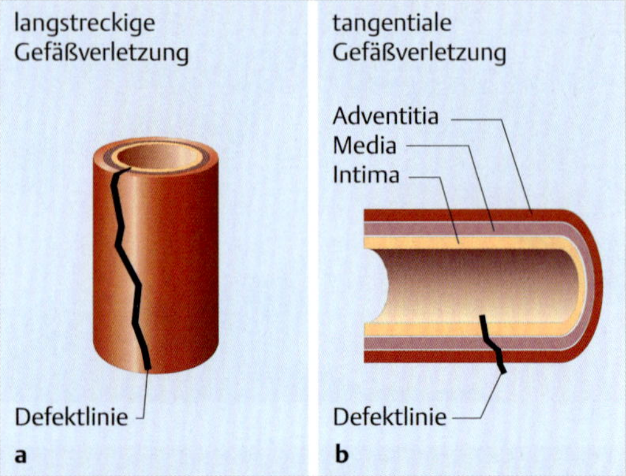

Abb. 4.10 Tangentiale und langstreckige Gefäßwanddefekte.

Blutungen begleitet sind tangentiale Gefäßverletzungen (s. ▶ Abb. 4.10).

In Abhängigkeit von der Größe des verletzten Gefäßes muss eine Blutstillung oder ein rekonstruktiver Eingriff erfolgen, um eine ischämische Muskelkontraktur (siehe Kap. 3) oder eine Amputation (siehe Kap. 5) zu vermeiden.

▶ **Schweregrade von Gefäßverletzungen:**

- Grad I: Nur die Adventitia ist betroffen (geschlossenes Lumen)
- Grad II: Lumeneröffnung bei erhaltener Kontinuität
- Grad III: Abriss, vollständige Kontinuitätsdurchtrennung

▶ **Therapie.** Tangentiale Gefäßverletzungen lassen sich i. d. R. operativ durch eine spannungsfreie Direktnaht versorgen und sind übungsstabil. Die Behandlung richtet sich nach den Begleitverletzungen und nach dem Allgemeinzustand des Patienten (Vitalfunktionen, Schmerz, Mobilität).

Bei langstreckigen Defekten von Arterien wird häufig ein Gefäßtransplantat oder ein Bypass durch körpereigenes Venenmaterial verwendet. Hier ist die Belastbarkeit in Abhängigkeit von den begleitenden Verletzungen vom Operateur individuell zu definieren.

4.4.2 Venöse Gefäßverletzungen

Bei einer peripheren Venenverletzung kommt es zu einer starken Blutung und Schwellung der betroffenen Extremität. Unterschieden wird auch hier zwischen

- perforierenden Gefäßverletzungen und
- stumpfen bzw. geschlossenen Gefäßverletzungen.

Bei Verletzungen der Venen ist eine operative Rekonstruktion nur dann notwendig, wenn eine größere Distanz einer Hauptvene oder mehrerer Venenstränge defekt sind. Ansonsten ist ein steriler Kompressionsverband und Hochlagern der Extremität ausreichend, um die Blutung zu stillen. Der Körper ist in der Lage den Defekt eines Venenstranges über die Bildung von sog. Gefäßkollateralen auszugleichen und somit den Rückstrom zu gewährleisten.

Muss jedoch eine Venennaht durchgeführt werden, ist die Gefahr einer lokalen Thrombose sehr hoch, da sich auf Grund der niedrigen Strömungsgeschwindigkeit des Blutes an der Nahtstelle Thromben organisieren können (Virchow-Trias: Gefäßwandschaden, veränderte Blutströmung, veränderte Blutzusammensetzung).

Merke

M!

Die Belastbarkeit der Extremität, auch für das Üben gegen die Schwerkraft, definiert der Arzt individuell und in Abhängigkeit von den Begleitverletzungen.

Literatur und weiterführende Literatur

Beckmann C. Klein-Neuhold M. Physiotherapie bei Querschnittlähmung. Stuttgart: Thieme; 2001.

Brüggemann K. Wittmann C. Sporttherapie bei Querschnittlähmung. In: Hüter-Becker A, Dölken M. Physiotherapie in der Neurologie. Stuttgart: Thieme; 2004.

Butler D. S. Die Mobilisation des Nervensystems. 2. korrigierter Nachdruck. Berlin, Heidelberg: Springer-Verlag; 1998.

Jesel M. Neurologie für Physiotherapeuten. Stuttgart: Thieme; 2004.

Handwerker HO. Einführung in die Pathophysiologie des Schmerzes. Berlin: Springer; 1999.

Krischak G. Traumatologie für Physiotherapeuten. Stuttgart: Thieme; 2005

Lüllmann-Rauch R. Histologie. Stuttgart: Thieme; 2003.

Pape A. Physiotherapie bei Querschnittlähmung. In: Hüter-Becker A, Dölken M. Physiotherapie in der Neurologie. Stuttgart: Thieme; 2004.

Rauber A. Kopsch F. Thieme Anatomie des Menschen. Band III. 1. Auflage. Stuttgart: Thieme; 1987.

Schomacher J. Diagnostik und Therapie des Bewegungsapparates in der Physiotherapie. Stuttgart: Thieme; 2001.

Trentz O. Bühren V. Checklisten der aktuellen Medizin. Checkliste Traumatologie. 5. überarbeitete und erweiterte Auflage. Stuttgart: Thieme 2001.

Kapitel 5

Amputationen

5.1	Überblick über das Krankheitsbild	*137*
5.2	Prothesenversorgung	*139*
5.3	Physiotherapie nach Amputationen	*142*

5 Amputationen

Christian Münzing

5.1 Überblick über das Krankheitsbild

Eine Amputation ist für jeden Betroffenen ein elementarer Lebenseinschnitt. Wie der Betroffene mit der neuen Situation zurechtkommt, hängt davon ab, wie er zukünftig den Alltag meistern kann. Dies wiederum ist auch vom Ausmaß der Amputation abhängig.

Merke

M!

Ziel der Rehabilitation muss von Anfang an die größtmögliche bzw. vollständige Selbstständigkeit des Patienten sein.

Die häufigsten Ursachen für Amputationen in der Unfallchirurgie sind schwere Polytraumen. Sekundär können Amputationen durch Infektionen notwendig werden, z. B. nach Gelenkersatz oder um ein weiteres Übergreifen von Noxen auf das Organsystem zu verhindern. In diesem Fall spricht man von einer lebenserhaltenden Maßnahme.

Die Entscheidung zur Amputation eines Körperabschnittes ist abhängig vom Lokalbefund und vom Gesamtbefinden des Patienten. Entweder zwingt die neurovaskuläre Schädigung mit definitivem Funktionsausfall der Extremität oder das Gesamtverletzungsmuster zur Amputation.

2–15 % aller Amputationen sind der Literatur nach traumatisch bedingt, etwa 95 % der Amputationen haben ihre Ursache in Gefäßerkrankungen (Kinzl 1996).

Amputate können eine gewisse Zeit replantiert werden. Je nach Erstversorgung am Unfallort und in Abhängigkeit vom anoxischen Gewebeschaden des Amputats ist dies bis zu 24 Stunden nach dem Trauma möglich. Im optimalen Fall wird das Amputat steril und kühl (hypothermisch) verpackt. Infektionen und länger anhaltende Anoxie führen zu einer schlechten Einheilung des Amputats mit mangelhaftem funktionellem Ergebnis. ▶ Tab. 5.1 zeigt den zeitlichen Verlauf einer irreversiblen Gewebeschädigung, entsprechend der Versorgungsart des Amputats (Engelhardt 1991).

Die Indikation zur Extremitätenreplantation hängt von der funktionellen Bedeutung des Amputats und dem zu erwartenden funktionellen Wert nach der Replantation ab. Ist nicht mit einem guten funktionellen Ergebnis zu rechnen, wird darauf verzichtet. Therapieziel ist dann ein möglichst funktionsfähiger Stumpf, der eine gute Prothesenversorgung ermöglicht. Die folgenden ▶ Tab. 5.2 und ▶ Tab. 5.3 zeigen die unterschiedlichen Amputationshöhen an der oberen und unteren Extremität.

Tab. 5.1 Zeitlicher Verlauf der Gewebeschädigung nicht versorgter Amputate (warme Ischämie) und optimal versorgter Amputate (Hypothermie)

Amputat	warme Ischämie	Hypothermie
ganze Extremitäten	nach 5–6 Stunden	nach 10 Stunden
Hände, Füße	nach 5–6 Stunden	nach 12 Stunden
Finger, Zehen	nach 10–15 Stunden	nach 24 Stunden

Tab. 5.2 Amputationen an der unteren Extremität

Amputationshöhe	Beschreibung der Amputation
Vorfußamputation	• Amputation einer oder aller Zehen, sowie eines oder mehrerer Metatarsalen • terminal belastbar
Lisfranc-Linie	• Trennung zwischen Fußwurzelknochen und Metatarsalen (die anatomisch vorgegebene, gezackte Amputationslinie stellt später ein funktionelles Problem dar) • terminal belastbar
Rückfußamputation	• Exartikulation im Chopartgelenk, • terminal belastbar
Unterschenkelamputation	• das Knieglenk bleibt bei voller Funktionsfähigkeit erhalten, je länger der Stumpf, umso besser die Prothesenführung • die terminale Belastbarkeit nimmt mit zunehmender Länge ab, da im distalen Bereich des Unterschenkels wenige Weichteile vorhanden sind, die das Stumpfende decken (Dekubitusgefahr durch Druck der Prothese!)
Knieexartikulation	• Amputation auf Höhe des Gelenkspaltes, das Fehlen des Kniegelenkes bringt Probleme mit sich, da das Kniegelenk der Prothese tiefer steht als das Kniegelenk der gesunden Seite • terminal belastbar
transkondyläre Oberschenkelamputation	• diese Form der Amputation wird nach schwerer intraartikulärer Verletzung des Kniegelenkes transkondylär durchgeführt • je nach Kallusbildung am Stumpfende ist der Stumpf terminal belastbar
Oberschenkelamputation	• je länger der Stumpf, desto günstiger für die Prothesenversorgung • je proximaler die Amputation, umso größer muskuläre Dysbalancen • keine terminale Belastbarkeit • das Gewicht wird am Tuber ischiadicum über die Prothese abgestützt
Hüftexartikulation	• Amputation auf Höhe des Hüftgelenkes
Hemipelvektomie	• (seltene) Amputation des Beines und einer Beckenseite, Ursache kann z. B. ein Tumor sein

Tab. 5.3 Amputationen an der oberen Extremität

Amputationshöhe	Beschreibung der Amputation
Fingeramputationen	• je nach Art der Verletzung im Bereich der distalen und proximalen Interphalangealgelenke (DIP, PIP) oder der Metakarpophalangealgelenke (MCP) der Finger I bis IV
Daumenamputationen	• grundsätzlich wird so viel Gewebe wie möglich zugunsten einer guten Restfunktion erhalten
radiale Amputationen	• Resektion des Daumens, der radialen Mittelhandknochen und u. U. der radialen Handwurzelknochen, z. B. nach Explosionsverletzungen
ulnare Amputationen	• Resektion der ulnaren Finger, der ulnaren Mittelhandknochen und u. U. der ulnaren Handwurzelknochen
transversale Amputationen	• Amputation im Bereich mehrerer Mittelhandknochen oder entlang der proximalen oder distalen Handwurzelreihe
Unterarmamputationen	• je distaler die Amputation, umso besser die prothetische Versorgung (z. B. mit einer Myoprothese) • die Beweglichkeit der Pronation und Supination ist von der Stumpflänge abhängig
Ellenbogenexartikulationen	• Amputation im Humeroulnargelenk
Oberarmamputationen	• je nach Lokalisation der Weichteilschäden Amputation im Bereich der Epikondylen oder des Humerusschaftes • Ursache meist schwere Ellenbogentrümmerverletzungen oder distale Humerusschaftverletzungen mit Zerstörung der Weichteile und Gefäße

Zusammenfassung

- Eine Amputation stellt einen dramatischen Lebenseinschnitt dar.
- Ca. 2–15 % aller Amputationen sind traumatisch bedingt.
- Im günstigsten Fall können abgerissene Gliedmaßen replantiert werden. Ist dies nicht möglich, ist es Ziel der Operation, einen funktionsfähigen Stumpf für eine gute Prothesenversorgung zu erhalten.
- Ziel der Rehabilitation ist die größtmögliche Selbstständigkeit des Patienten.

5.2 Prothesenversorgung

In einem ersten Gespräch wird der Patient vom Orthopädiemechaniker über die prothetischen Versorgungsmöglichkeiten aufgeklärt. Dies geschieht in enger Zusammenarbeit mit Ärzten und Physiotherapeuten. Die folgenden Abbildungen zeigen Prothesen für Arm- und Beinamputierte (▶ Abb. 5.1 bis ▶ Abb. 5.7, Bildmaterial mit freundlicher Genehmigung des Sanitätshauses Häussler, Ulm).

Verschiedenste Prothesen, die nach den individuellen Bedürfnissen der Patienten angepasst werden, ermöglichen eine Vielzahl von Funktionen. Moderne Prothesen sind nicht nur „alltagstauglich", es gibt auch spezifische Modelle für Freizeitaktivitäten, besonders für den Sport.

Die modernste Prothesenform ist die myoelektrische Prothese. Hier sind im Prothesenschaft Elektroden eingearbeitet, die bei optimalem Sitz der Prothese die Spannungsveränderungen in der Haut messen, bei Armprothesen z. B. ventral bzw. dorsal am Unterarm. Der elektronisch wahrgenommene Impuls wird an einen Motor in der künstlichen Hand weitergeleitet. Die Hand kann dann durch gezielte Muskelkontraktionen im Bereich des Stumpfes mittels der Elektronik geöffnet und geschlossen werden. Bisher sind mit einer solchen Prothese jedoch nur einfache Aktivitäten möglich, die allerdings im Alltag eine deutliche Erleichterung mit sich bringen können. Der Einsatz der myoelektrischen Prothese hat sich bisher nur an der oberen Extremität bewährt, da für die Bewegungen in der unteren Extremität sehr komplexe elektronische Funktionen notwendig sind. Die Muskeln der unteren Extremität arbeiten vorwiegend im geschlossenen System und in Stützfunktion synergistisch. Einzelne mehr oder weniger isolierte Kontraktionen zur Steuerung der Prothese sind nicht wie am Arm möglich.

Sobald die Wunde trocken ist und die Redonschläuche der Sekretdrainage gezogen sind, wird der Stumpf durch den Orthopädiemechaniker mit einer Interimsprothese (vorübergehende Prothese) versorgt. Da sich die Stumpfverhältnisse täglich ändern (Schwellung, Muskelatrophie), ist die Prothese in regelmäßigen Abständen (bei Bedarf sogar täglich) anzupassen. Der regelmäßige Kontakt und die intensive Betreuung der Patienten bringt Vertrauen in das Rehabilitationsteam und trägt zur Motivation des Patienten bei.

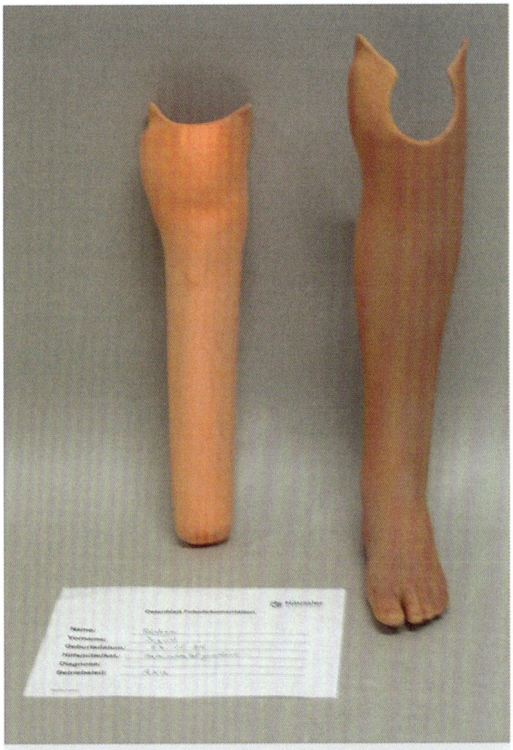

Abb. 5.1 Unterschenkelprothese mit Silikoninliner.

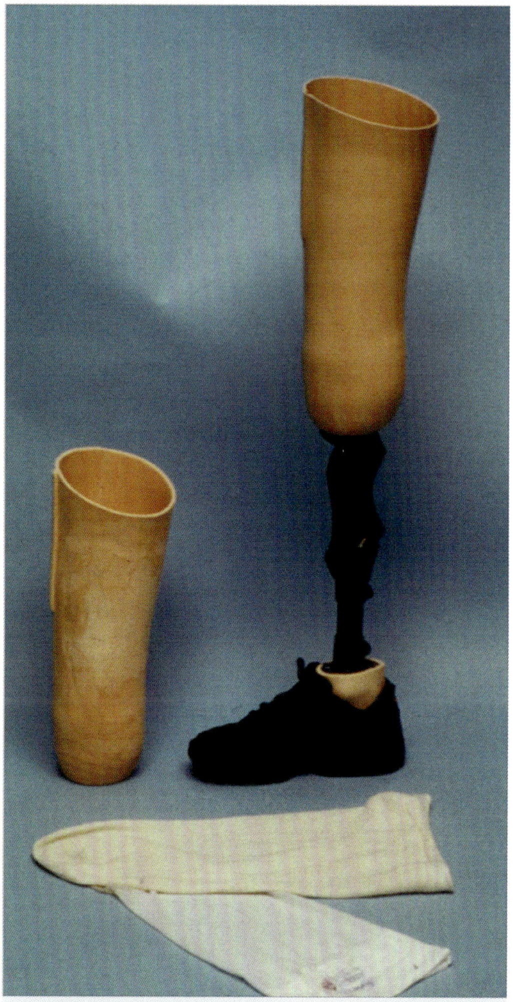

Abb. 5.2 Oberschenkelprothese.

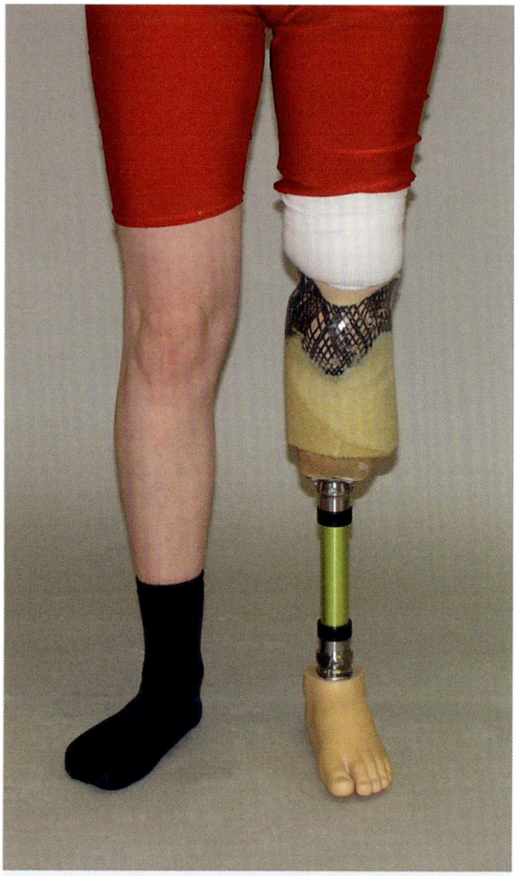

Abb. 5.3 Prothese nach Knieexartikulation.

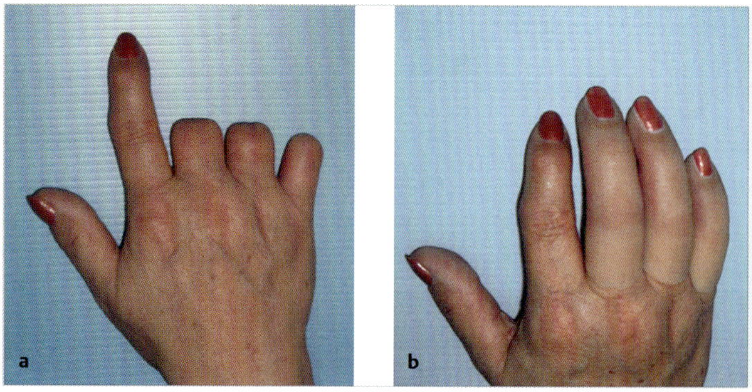

Abb. 5.4 Fingerprothesen.
a Amputierte Finger.
b Prothesen.

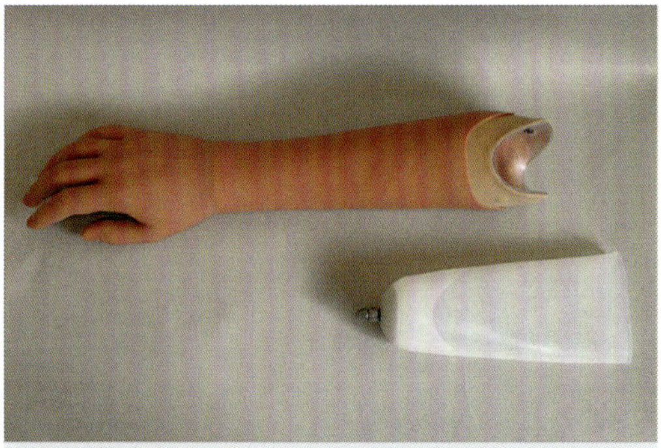

Abb. 5.5 Unterarmprothese mit Silikoninliner.

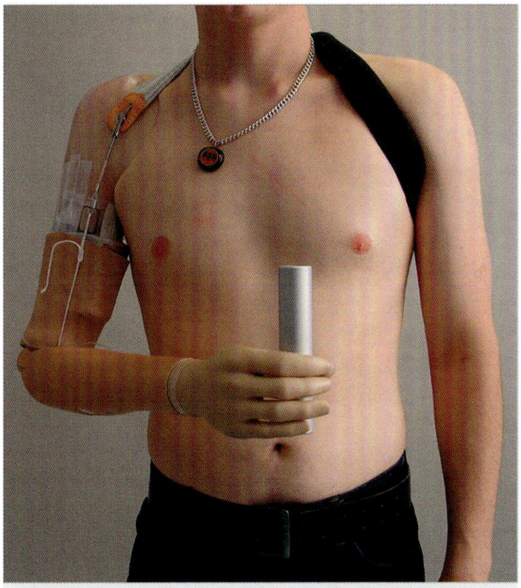

Abb. 5.7 Oberarmprothese.

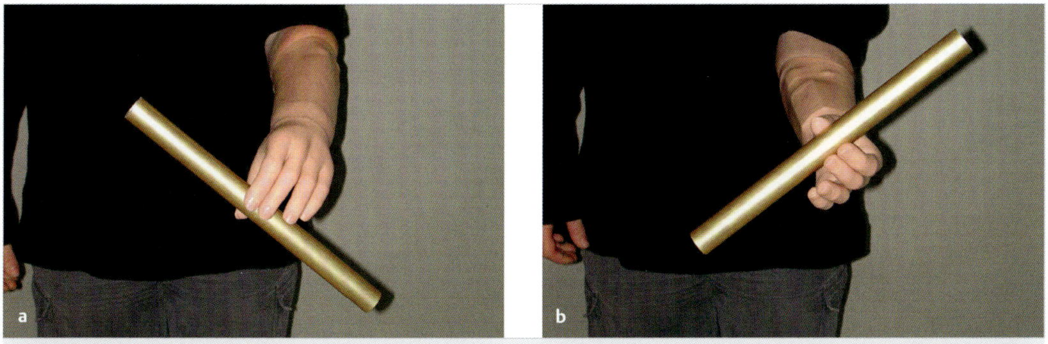

Abb. 5.6 Unterarmprothese in Funktionsstellung.
a Pronation.
b Supination.

Merke

Die frühe Versorgung der Extremität mit der Prothese ist sehr wichtig, damit der Stumpf so früh wie möglich eine konische Form erhält und das Gewebe des Stumpfendes an seine neue Aufgabe gewöhnt wird.

In der späteren Phase der Therapie ist neben der Zusammenarbeit mit dem Orthopädiemechaniker auch die mit den Ergotherapeuten wichtig. Dies gilt besonders nach Amputationen an der oberen Extremität. Ergotherapie hat grundsätzlich das Ziel, die Handlungskompetenzen des Patienten zu verbessern. Die Patienten lernen mit ihren Prothesen im häuslichen und beruflichen Alltag zurechtzukommen.

In der Regel kann das Training mit der Prothese bei Amputationen an der oberen Extremität früher beginnen als bei Amputationen an den Beinen, weil die Wundheilung schneller abgeschlossen ist und der Stumpf keine so große Belastung erfährt wie an der gewichtstragenden unteren Extremität.

Grundsätzlich gilt für das Prothesentraining dasselbe wie für die gesamte Rehabilitation: Der selbstständige Umgang (An- und Ausziehen, Pflege) mit der Prothese und ihr konsequentes Nutzen fördern die Selbstständigkeit des Patienten.

Merke

Die Lernfortschritte hängen von der Motivation des Patienten ab und von der Häufigkeit des Übens. Üben bedeutet Wiederholen!

Zusammenfassung

- Die Prothesenversorgung erfolgt so früh wie möglich. Dies ist eine Voraussetzung für eine gute konische Ausformung des Stumpfes.
- Im interdisziplinären Team wird der Patient über die Möglichkeiten der Prothesenversorgung aufgeklärt und an der Entscheidung für ein geeignetes Prothesenmodell beteiligt.
- Bis zur endgültigen Versorgung wird die Prothese den jeweiligen Stumpfverhältnissen regelmäßig angepasst.
- Gegebenenfalls kommt eine Interimsprothese zum Einsatz.
- Der Umgang mit der Prothese muss geübt werden. Motivation und Übungshäufigkeit entscheiden über Lernfortschritte.

5.3 Physiotherapie nach Amputationen

5.3.1 Physiotherapeutische Untersuchung nach Amputationen

In ▶ Tab. 5.4 sind die wichtigsten Bestandteile der Untersuchung zusammengefasst:

Tab. 5.4 Bestandteile der Untersuchung

	Befundkriterien
Allgemeinzustand	• Begleitverletzungen • daraus resultierende Symptome (Lungen-, Organ-, Wirbelsäulenverletzung)
Sichtbefund	• Amputationshöhe • Schwellung, Rötung, Hämatome • Stumpfform • Wundverhältnisse, Narbe, Druckstellen, Hautfarbe
Messbefund	• Umfangmessungen (regelmäßige Kontrolle) • Vitalfunktionen
Schonhaltung	• Haltung angrenzender Gelenke • Schonung ist auch bei eventuellen Begleitverletzungen möglich
Schmerzen	• Wundschmerzen • Phantomschmerzen (Aufklärung!)
muskuläres Gleichgewicht	• veränderte Hebelverhältnisse nach der Amputation • auch prätraumatische Fehlhaltungen beachten (z. B. M. Bechterew)
Mobilität	• selbstständig mobil im Bett, Zimmer, Rollstuhl, Flur, Gehwagen, mit und ohne Prothese • Hilfsmittel • Einsetzen des Beinstumpfes als Balancehebel im Stand
Aktivitäten des Patienten vor dem Trauma, vor der Amputation	• häusliches Umfeld • Beruf • Hobbys, Sport

5.3.2 Prinzipien der physiotherapeutischen Behandlung nach Amputationen

Das Ausmaß der Amputation und der Begleitverletzungen bestimmt die Therapie vom ersten posttraumatischen Tag bis zur Integration des Patienten in das Alltagsleben. Limitierende Begleitverletzungen beeinflussen den Therapieverlauf. Ihre Therapie ist von Anfang an in die Behandlung zu integrieren. Dies können z. B. Verletzungen anderer Extremitäten oder Verletzungen der Atmungsorgane sein. Der Patient muss über die therapeutische Vorgehensweise (Interimsprothese, prothetische Möglichkeiten, Umgang mit Phantom- und Wundschmerz) aufgeklärt werden.

Das häusliche und soziale Umfeld des Patienten muss berücksichtigt und die Familie in die Behandlung mit einbezogen werden.

Falls notwendig, wird dem Patienten vom Arzt die Hilfe eines Psychologen angeboten, der ihn bei der Bewältigung der neuen Situation unterstützen kann.

Ziele der Physiotherapie umfassen alle Ebenen der ICF (Internationale Klassifikation der Funktionsfähigkeit, Behinderung und Gesundheit, WHO). Ziele und Maßnahmen betreffen sowohl die Struktur- und Funktionsebene (z. B. Muskelkräftigung, Gehen mit der Prothese) als auch die Ebenen der Aktivitäten im Alltag (z. B. mit der Beinprothese ins Auto einsteigen, mit der Handprothese die Haare kämmen) und der Partizipation am öffentlichen und sozialen Leben (z. B. mit der Beinprothese sicher durch die schmalen Reihen der Kinositze gehen).

Sobald es der Allgemeinzustand des Patienten zulässt, soll er über seine Möglichkeiten, Sport zu treiben, informiert werden.

> M!
>
> **Merke**
>
> Die sensationellen Ergebnisse von Sportlern mit Amputationen z. B. bei den Paralympics sind bekannt und werden in immer größerem Maße auch von der Öffentlichkeit wahrgenommen.

Ziele und Maßnahmen

- Ausgleich pulmonaler Defizite durch Atemtherapie,
- Lagern des Stumpfes und Vermeiden eventueller Komplikationen durch das Lagern,
- Kreislaufstabilisierende Maßnahmen (Patienten erlitten häufig starken Blutverlust),
- Entstauende Maßnahmen, insbesondere der verletzten Extremität,
- Pflege des Stumpfes,
- Frühes Fördern von Eigenaktivitäten und Selbstständigkeit,
- Verbessern der Bewegungskontrolle,
- Schmerzen lindern,
- Psychische Betreuung, Fördern der Motivation zur Mitarbeit und Zielerreichung.

Ausgleich pulmonaler Defizite durch Atemtherapie

> M!
>
> **Merke**
>
> Der Allgemeinzustand des Patienten und die Leitsymptome bestimmen die Schwerpunkte der Therapie in der Frühphase.

Bei polytraumatisierten Patienten zum Beispiel stellt häufig zu Beginn nicht die Amputation das primäre Problem dar, sondern die multiplen Verletzungen innerer Organe und hier insbesondere der Lunge. Folgen pulmonaler Defizite können Wundheilungsstörungen und eine verlängerte Immobilität sein. Diese wirken sich negativ auf die Psyche des Patienten aus. Therapeuten und Patienten dürfen daher die Bedeutung der Atemtherapie nicht unterschätzen. Die Patienten werden dazu angeleitet, auch selbstständig verschiedene atemtherapeutische Übungen durchzuführen.

Lagern des Stumpfes und Vermeiden eventueller Komplikationen durch das Lagern

Das Lagern hat folgende Ziele:
- Reduzieren des postoperativen Wundödems und Entlasten der Wundnaht,
- Kontrakturprophylaxe,
- Reduzieren der Schmerzen.

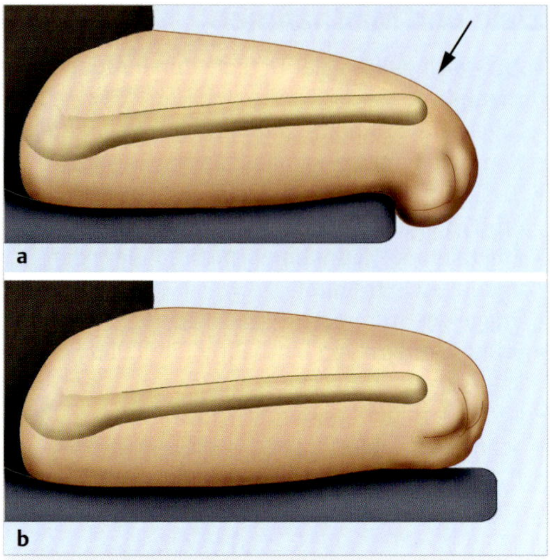

Abb. 5.8 Hochlagern des Stumpfes.
a Falsche Lagerung bei Oberschenkelamputation, Weichteile hängen über die Unterlage.
b Korrekte Lagerung (Wilde 2000).

Reduzieren des postoperativen Wundödems und Entlasten der Wundnaht: Der Stumpf wird hochgelagert, um den venösen Rückfluss zu fördern. Bei Amputationen an der unteren Extremität kann das Fußende des Bettes leicht erhöht werden, um die Gefahr von Kontrakturen zu verringern, die beim Unterlagern des Stumpfes gegeben wäre (▶ Abb. 5.8). Dies gilt ganz besonders für Oberschenkelamputationen. (Lagern in Flexion des Hüftgelenkes begünstigt die Verkürzung der Hüftbeuger!).

Voraussetzung für die entstauende Lagerung ist eine gute arterielle Durchblutung (Anamnese und Sichtbefund beachten!). Durch den Abfluss von Gewebeflüssigkeit aus dem Interstitium wird der Spannungszustand der Haut reduziert und damit die Wundnaht entlastet.

M!

Merke

Das Hochlagern des Stumpfes ist nur bei guter arterieller Durchblutung erlaubt!

Kontrakturprophylaxe: Je nach Amputationshöhe kommt es durch den Verlust von Muskelansätzen und veränderte Hebellängen zu muskulären Dysbalancen. Muskeln, die normalerweise viel Kraft aufbringen, um einen langen Hebel zu bewegen, arbeiten nach einem (Teil-)Verlust der Extremität mit einem deutlich kürzeren Hebel.

M!

Merke

Je kürzer der Stumpf, umso größer die Gefahr muskulärer Dysbalancen, die ohne Therapie zu Fehlhaltungen und Kontrakturen führen und die Funktion der gesamten Extremität erheblich einschränken können.

Beispielsweise neigt der M. iliopsoas mit seinem hohen Anteil an tonischen Muskelfasern sehr rasch zur Verkürzung. Dies wird durch das fehlende Beingewicht bei Oberschenkelamputationen begünstigt. An der oberen Extremität entsteht eine vergleichbare Situation für den M. biceps brachii bei Amputation im Bereich des Unterarms.

Die folgende Aufstellung zeigt mögliche Ursachen für Kontrakturen

▶ **Dysbalancen.** Der Verlust von Muskelansätzen führt zu veränderten Hebellängen und damit zu veränderten Spannungsverhältnissen und in der Folge zu Kontrakturen.

▶ **Schonhaltung.** Sie entsteht z. B. schmerzbedingt oder zum Schutz des Stumpfes. Beispiele:

- Nach einer Oberarmamputation wird der Stumpf oft nah am Körper gehalten, dadurch resultiert die Gefahr einer Adduktionskontraktur im Schultergelenk.
- Nach einer Unterarmamputation kommt es oft zur Beugekontraktur im Ellbogengelenk und zum Schulterhochstand.

▶ **Generelle Immobilisation.** Sie kann bei Begleitverletzungen nötig sein. Der Bewegungsmangel führt dann zu Kontrakturen.

▶ **Sonderfall Hüftbeugekontraktur.** Patienten mit schlechtem Allgemeinzustand verbringen nicht selten viel Zeit sitzend im Rollstuhl. Das birgt die Gefahr der Hüftbeugekontraktur bei Oberschenkelamputationen.

Der amputierte Oberschenkel wird im Stand und/oder beim Gehen ohne Prothese in Flexionsstellung im Hüftgelenk gehalten.

Oberschenkelamputierte, die ohne Prothese gehen, ruhen sich im Stehen gerne auf diese Weise aus.

Merke

Schmerzfreies Lagern und frühes Bewegen der betroffenen Gelenke sind effektive Maßnahmen gegen Kontrakturen (▶ Abb. 5.9).

▶ **Reduzieren von Schmerzen.** Eine bequeme und dennoch den o. g. Zielen entsprechende Lagerung wirkt entspannend. Der Patient muss das Gewicht des Stumpfes wirklich ablegen können. Die Entspannung der Weichteile verringert den Druck im Amputationsgebiet. Somit werden Nerven und Muskelgewebe entlastet, was Schmerzen reduzieren kann.

Kreislaufstabilisierende Maßnahmen

▶ **Frühes Aufstehen nach der Operation.** fördert die Leistungsfähigkeit des kardiopulmonalen Systems. Der Kreislauf wird durch den Lagewechsel angeregt und die Atmung verbessert, weil z. B. das Diaphragma in vertikaler Position des Körpers wieder genügend Platz hat, sich bei der Einatmung nach kaudal zu entfalten.

Entstauende Maßnahmen

Neben den oben genannten Maßnahmen wird die Muskelpumpe zum Aktivieren des venösen Rückflusses aktiviert. Dosierte isometrische Muskelkontraktionen gegen gedachte oder geringe Widerstände aktivieren die Muskelpumpe, wirken resorptionsfördernd und dienen der Thromboseprophylaxe. Zudem kommt es durch die wiederholten Kontraktionen zu einer leichten Hyperämie im Stumpf- und Wundgebiet, was den Heilungsverlauf der Strukturen begünstigt. Muskelatrophien lassen sich durch diese Übungen jedoch kaum vermeiden. Starke Muskelkontraktionen sind bis weit in die Proliferationsphase zu vermeiden, da sie die Heilung negativ beeinflussen können. Der Zeitpunkt, zu dem die Übungsbehandlung mit Widerständen intensiviert werden kann, ist individuell und vom Zustand der Wunde und vom Allgemeinzustand des Patienten abhängig.

Eine gute entstauende Wirkung erzielt man mit der manuellen Lymphdrainage. Sie wirkt auch bei Wundheilungsstörungen. Die Lymphdrainage unterstützt den Abtransport der lymphpflichtigen Last im Gewebe, reguliert die Homöostase und beschleunigt damit den Wundheilungsprozess (van den Berg 2001, Wittlingen, 1996).

Liegen keine arteriellen Durchblutungsstörungen vor, sind Kurzzeiteisanwendungen zur Vasokonstriktion möglich, falls der Patient diese toleriert.

Pflege des Stumpfes

Ziele der Stumpfpflege sind das

- Abhärten der Haut,
- Vermeiden von Druckstellen,
- Erreichen einer konischen Form für die Prothesenversorgung.

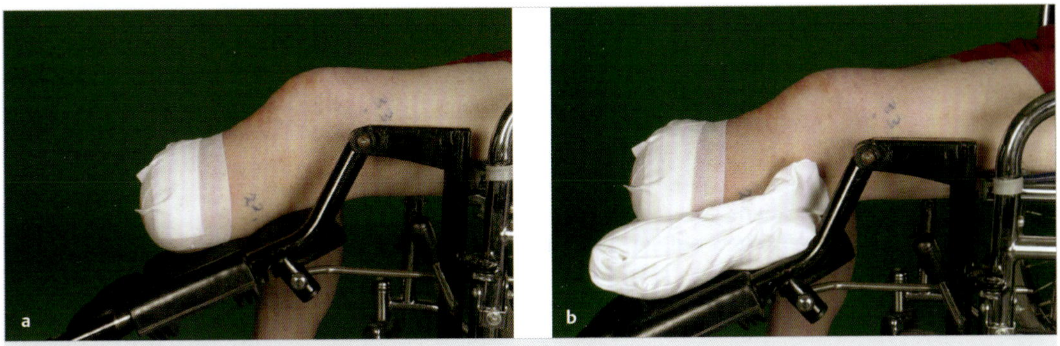

Abb. 5.9 Lagern des Stumpfes im Rollstuhl.
a Falsch.
b Richtig.

► **Abhärten der Haut.** Im Gegensatz zur unteren Extremität kann je nach Toleranz des Patienten an der oberen Extremität sofort mit der Stumpfabhärtung begonnen werden, da hier das Stumpfende nicht der direkten Druckbelastung durch das Körpergewicht beim Gehen/Stehen ausgesetzt ist. An der unteren Extremität wird mit der Stumpfabhärtung begonnen, sobald die Wundverhältnisse trocken und reizlos sind. Abhärtend wirken folgende Maßnahmen:

- Griffe aus der Massage: z. B. leichte Klopfungen auf der Haut und Streichungen (z. B. mit den Fingerbeeren oder der ganzen Hand),
- Abreiben des Stumpfes mit verschiedenen Materialien (Schwämme, Bürsten, Igelball, etc.),
- thermische Reize, wie Kurzzeiteisanwendungen bei intakter arterieller Durchblutung,
- Hautpflegemittel mit rückfettenden und feuchtigkeitsspendenden Eigenschaften,
- Wechselbäder.

► **Vermeiden von Druckstellen.** Stümpfe mit schlechter Weichteildeckung (z. B. am Sprunggelenk) neigen zur Entwicklung von Dekubiti. Das Stumpfende wird beim Anlegen der Prothese mit weichem Polstermaterial unterlagert, eine Druckerhöhung im oberen (ventralen) Bereich des Stumpfendes muss vermieden werden.

Nach Ablegen der Prothese muss der Stumpf hinsichtlich erster Anzeichen erhöhter Druckbelastung (v. a. Hautrötung) untersucht werden. Beim erneuten Anlegen der Prothese muss versucht werden, den stärker belasteten Bereich zu entlasten. Ist dies nicht möglich, muss der Orthopädiemechaniker die Prothese erneut anpassen.

► **Beim Wickeln des Stumpfes.** muss auf die Entlastung der Weichteile und knöchernen Strukturen geachtet werden. Das Wickeln entlastet auch die Wunde und später die Narbe. Während der Wundheilung wird immer auf die Wunde zu gewickelt, der Zug der Bandage wirkt schließend.

Sachgerechtes und regelmäßiges Wickeln ist enorm wichtig. Der Stumpf erhält so seine feste konische Form und der Patient gewöhnt sich an den Druck, den später die Prothese auf den Stumpf ausübt.

Neben guten Wundverhältnissen ist der gut geformte Stumpf die Grundvoraussetzung für den optimalen Sitz der Prothese. Wenn möglich soll der Stumpf Tag und Nacht bandagiert sein. Der Patient muss, wenn dies möglich ist, angeleitet werden, den Stumpf selbst optimal zu wickeln. Die Stumpfbandage muss mehrmals täglich erneuert und sofort entfernt werden, wenn sie Schmerzen verursacht. Ein verrutschter Wickel ist nicht nur wirkungslos, sondern kann durch Strangulation auch schädlich sein. Die ► Abb. 5.10 zeigen das Wickeln am Beispiel einer Unterschenkelamputation in einzelnen Schritten.

Merke

M!

Die Pflege des Stumpfes ist für den weiteren Verlauf der Behandlung entscheidend. Mit abhärtenden Maßnahmen wird der Stumpf auf die kontinuierliche Belastung vorbereitet. Die Kontrolle der Haut nach dem Ablegen der Prothese ist erforderlich, um früh zu erkennen wo die Prothese drückt. Das Wickeln des Stumpfes ist die wichtigste Voraussetzung für das Ausbilden einer konischen Stumpfform und damit für den optimalen Sitz der Prothese.

Frühes Fördern von Eigenaktivitäten und Selbstständigkeit des Patienten

Der Behandlungsverlauf und das Erreichen der Behandlungsziele hängen sehr von der Mitarbeit des Patienten ab. Sein Allgemeinzustand (z. B. nach Polytrauma) und die Motivation spielen eine große Rolle für das Erreichen der Therapieziele. Nicht zu unterschätzen ist der Einfluss von Eigenaktivität auf die Psyche. Der Patient erkennt, zu welchen Aktivitäten er in der Lage ist und dass er über die Ergebnisse der Rehabilitation mitentscheiden kann.

► **Funktionelle Bewegungsmuster.** die wiederholt geübt werden, hemmen die Nozizeptoraktivitäten und können so das Phantomgefühl und den Phantomschmerz vorübergehend reduzieren (siehe Kap. 1.3).

► **Gehen mit und ohne Prothese.** soll so früh wie möglich gefordert werden. Bis der beinamputierte Patient seine endgültige Prothese erhält, wird er in der Regel mit einer Interimsprothese versorgt. So kann er schon wenige Tage nach der Amputation die ersten Schritte selbstständig gehen. Der Orthopädiemechaniker legt die Interimsprothese an, sobald:

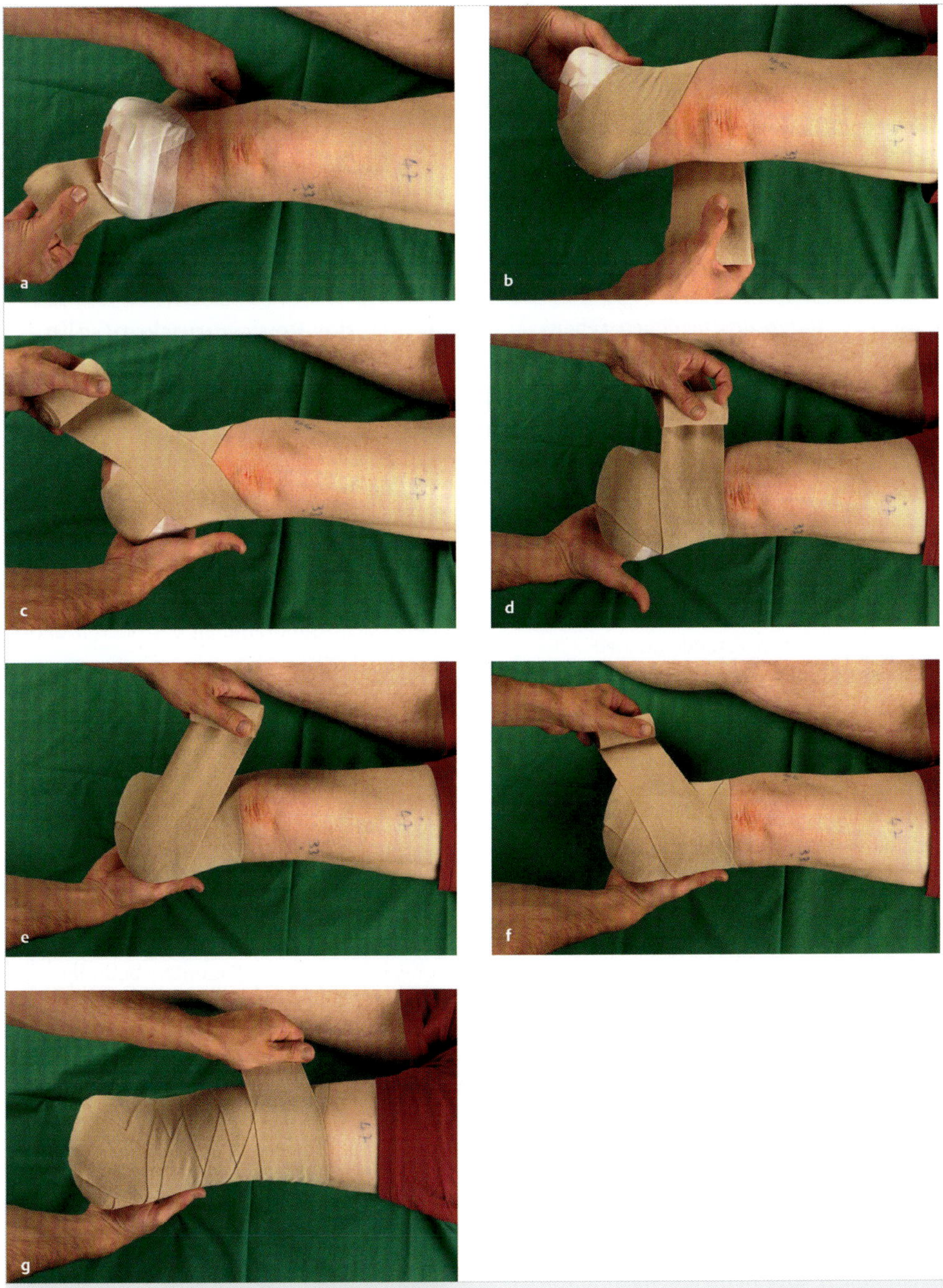

Abb. 5.10 Die Fotoserie zeigt das Wickeln des Stumpfes.

a Anlegen der Binde am Stumpfende.

b Abdecken der Wunde.

c Umfassen des Stumpfes.

d Fixationstour.

e Fördern der bestmöglichen konischen Stumpfform.

f Wie unter e beschrieben.

g Fixieren der Bandage bis zum distalen Oberschenkel.

- die Wunde trocken und abgeheilt ist,
- der Stumpf abgeschwollen ist,
- eine konische Stumpfform vorhanden bzw. annähernd vorhanden ist,
- eine entsprechende Beweglichkeit in den angrenzenden Gelenken besteht, die für das Gehen mit einer Prothese notwendig ist (die Hüftextension verriegelt beispielsweise eine Kniegelenksprothese in Streckung),
- der beinamputierte Patient stehen kann.

▶ **Training der Aktivitäten des täglichen Lebens (ADL).** Bewegungsabläufe, die für das Alltagsverhalten und das An- bzw. Ausziehen der Prothese wichtig sind, bilden den Schwerpunkt der Physiotherapie.

Merke M!

Alltagsbewegungen sollen von Anfang an gezielt und wiederholt geübt werden, damit sich ein Lernprozess und ein Trainingseffekt einstellen können. Dabei sollen die Umweltbedingungen beim Üben variiert werden.

Der Patient soll z. B. das Aufstehen mit und ohne Prothese vom Bett oder von verschiedenen Stühlen aus üben. Komplexe Aktivitäten können, falls es der Allgemeinzustand des Patienten erfordert, in einzelne Bewegungsschritte zerlegt werden. Beispielsweise kann das symmetrische Vorneigen des Oberkörpers als Vorbereitung für das Aufstehen und die Gewichtsübernahme auf die Beine geübt werden. Oder es können über PNF-Muster für die Arme Aktivitäten in den Beinen ausgelöst werden, die z. B. dem Aufstehen dienen.

Merke M!

Grundsätzlich gilt: Das Üben von Alltagsbewegungen hat erste Priorität in der Therapie.

Um eine Beinprothese anziehen zu können, muss der Patient im Stand Gewicht auf die betroffene Extremität verlagern können (Hüftextension), damit der Stumpf vollständig in die Prothese einsinken kann und einen festen Halt bekommt.

Auch das An- und Ausziehen einer Armprothese erfordert Geschicklichkeit, die nur durch wiederholtes Üben erreicht werden kann.

Orthopädiemechaniker, die die Prothesen bauen, haben selbstverständlich auch das Ziel, den Patienten den Umgang mit der Prothese so einfach wie möglich zu machen.

Merke M!

Nutzen Sie bei Fragen zur Prothesenversorgung die Beratung eines Orthopädiemechanikers.

Verbessern der Bewegungskontrolle

Veränderte, asymmetrische Hebelverhältnisse beeinflussen das Bewegungsverhalten und die Bewegungskontrolle. Um die Selbstständigkeit des Patienten zu erreichen, muss die Bewegungskontrolle von Beginn an geübt werden. Dies betrifft nicht nur lokal die betroffene Extremität, sondern die gesamte Rumpfmuskulatur. Es ist wichtig, Schonhaltungen, Kraftlosigkeit und nach postoperativer Immobilisation und skoliotischen Fehlhaltungen (besonders nach Amputationen der oberen Extremität) vorzubeugen.

Ziele und Maßnahmen dazu sind:

- Erhalten der Funktionsfähigkeit der gesunden Extremitäten und des Rumpfes,
- Funktionstraining (besonders im Sinne der ADL) der amputierten Extremität, mit und ohne Prothese,
- Sport mit und ohne Prothese.

Neben den veränderten Hebelverhältnissen können auch psychische Faktoren die Bewegungsabläufe beeinflussen. Die Patienten befinden sich in einer völlig neuen Situation und müssen lernen, im Alltag mit ihrem Körper zurechtzukommen. Angst z. B. vor dem Belasten der amputierten Extremität, eine depressive Stimmungslage und mangelndes Selbstbewusstsein reduzieren die Lust auf Bewegung und Öffentlichkeit“, und beeinflussen die Körperhaltung ganz beträchtlich.

Erhalten der Funktionsfähigkeit der gesunden Extremitäten und des Rumpfes

Die gesunden Extremitäten müssen in der Lage bleiben, alle Bewegungsfunktionen zu unterstützen. Dazu gehören – besonders in der Frühphase – alle Lagewechsel, der Transfer aus dem Bett in den Rollstuhl bzw. in den Stand, das Gehen mit und ohne Prothese sowie alle Aktivitäten des täglichen Lebens (ADL, s. u.). Ist z. B. abzusehen, dass der beinamputierte Patient über einen längeren Zeitraum mit Unterarmstützen gehen muss, sollte die Stützkraft der Arme verbessert werden.

> **Merke**
>
> Das Training für die gesunden Extremitäten hat das Ziel, Kraft und Ausdauer zu erhalten. Dafür soll der Patient so früh wie möglich auch selbst trainieren, z. B. mit dem Theraband, mit Hanteln, oder am Zugapparat.

Durch koordinierte, selektive Beckenbewegungen sollen besonders Patienten mit Amputationen der unteren Extremität das Gehen mit der Prothese lernen. Sehr proximale Oberschenkelamputationen oder gar Exartikulationen erschweren das Führen einer Prothese. Beckenbewegungen unterstützen das Be- und Entlasten sowie das Führen der Prothese (s. Fallbeispiel 2 in Kap. 5.3.2). Es ist wichtig evtl. Ausweich- und Kompensationsbewegungen zu erkennen und diesen von Anfang an entgegenzuwirken, damit sie sich nicht manifestieren. Die selektive Beckenbeweglichkeit kann beispielsweise durch hubarme/hubfreie Mobilisationen unbelastet vorgeübt werden. Im Stand (z. B. im Gehbarren) können die Bewegungen des Beckens auf dem Standbein trainiert werden. Der Patient nimmt die Beckenbewegungen und -stellungen wahr. Die tiefe Hüftmuskulatur sowie die Koordination zwischen beugender und streckender Muskulatur werden geschult. Auf dem Laufband kann das Gehen unter kontrollierten Bedingungen (konstante Geschwindigkeit, Gewichtsabnahme) korrigiert und trainiert werden.

Ein weiterer wichtiger Bestandteil ist das Trainieren des Gehens auf verschiedenen Bodenbeschaffenheiten. Das Gehen auf stumpfen und glatten Böden, auf Kopfsteinpflaster, Kieswegen oder auf Gras, aber auch bergauf/ bergab und auf Treppen verlangt ein hohes Maß an Sicherheit, das nur durch Übung erreicht wird.

Bei allen Amputationen ist von Anfang an die dynamische Stabilisierung der HWS (▶ Abb. 5.11), BWS und der LWS mit einzubeziehen, um Fehlstatik und Dysfunktionen vorzubeugen. Dies ist sehr wichtig, da sich beispielsweise ein fehlendes Armgewicht durch eine Ausgleichsbewegung in der LWS bemerkbar machen kann. Durch selektive Bewegungen an den betreffenden Körperabschnitten, beispielsweise über die verschiedenen PNF-Muster, werden die umliegenden Strukturen vermehrt durchblutet und der Stoffwechsel angeregt, was sekundär auch zu einer Steigerung der Lymphaktivität führt (entstauende Wirkung für die betroffene Extremität).

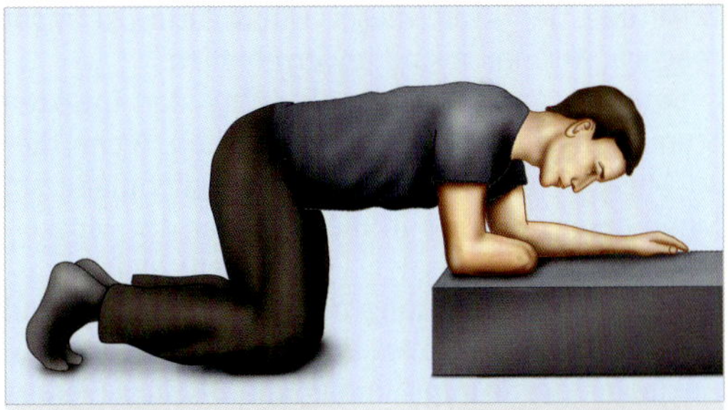

Abb. 5.11 Beispiel einer dynamischen Stabilisierung des zervikothorakalen Überganges im Vierfüßlerstand nach Amputation eines Unterarmes.

Oberflächlich liegende Rücken- und Bauchmuskeln und ganz besonders die tief liegende, lokale Muskulatur, die rotatorisch und segmentstabilisierend wirkt, müssen für das Ziel der symmetrischen Stabilisierung in entsprechenden Übungen angesprochen und trainiert werden.

Beispiel: Neben der lokalen segmentalen Stabilisation bietet sich das wiederholte Üben der therapeutischen Übung „Klassischer Vierfüßler" aus der FBL (Funktionelle Bewegungslehre) mit verschiedenen (je nach Befund möglichen) Modifikationen. Über wechselnden Druck unter den Händen (bei vertikaler Armlängsachse) und/oder unter den Knien kommt es bei stabilisierter Brustwirbelsäule zu kleinen alternierenden rotatorischen Bewegungen der Wirbelsäule. Tiefliegende Muskeln werden angesprochen. Wichtig ist, die Druckaktivitäten der Extremitäten in einem rhythmischen Tempo (z. B. 12-mal pro Minute) durchzuführen, damit sich der Effekt der dynamischen Stabilisation einstellt (Klein-Vogelbach 2001). Stützt der Patient sich z. B. in der Ausgangsstellung Kniestand mit den Händen gegen eine Wand, ist die Wirbelsäule vertikal eingestellt; die Übung wird dadurch koordinativ anspruchsvoller.

Funktionstraining der amputierten Extremität, mit und ohne Prothese

Ein Teil der Stumpfmuskulatur dient der Weichteildeckung des durchtrennten Knochens. Ihre Funktion geht dadurch vollständig verloren. Die

Erhaltung der Kraft dieser Muskulatur ist nicht möglich, Atrophien sind unvermeidlich.

Dennoch lässt sich das Training der intakten Stumpfmuskulatur effektiver gestalten, wenn diese Muskeln und die der Phantomgliedmaße im Sinne der Irradiation in die Aktivität der Muskelkette einbezogen werden. Die Kraftentwicklung ist besser, die Durchblutung nimmt zu, Stumpf- und Phantomschmerzen können gelindert werden. Ein Abklingen der Stumpf- und Phantomschmerzen ist nahezu immer zu beobachten. Jedoch gibt es keine wissenschaftlich gesicherten Begründungen dafür. Vermutlich ist die zentrale Hemmung der freien Nervenendigungen im Bereich des Stumpfes dafür verantwortlich.

Das gezielte Übungsprogramm mit dem Stumpf, dem stumpfnahen Rumpfbereich und dem gesamten Individuum wirkt Schonhaltungen und Kontrakturen entgegen, die durch das fehlende Gewicht der Extremität begünstigt sind. Phasische Muskeln werden tonisiert (z. B. Hüftabduktoren, Rotatorenmanschette des Schultergelenkes) und tonische Muskeln erfahren dadurch eine Tonusregulation (z. B. Hüftflexoren, Ellbogenflexoren).

M!

Merke

Die Kontraktionen der Muskeln, die zur Weichteildeckung genutzt wurden, dürfen die Wundenicht irritieren. Die Wunde darf nicht nässen, die Kontraktion darf keinen Wundschmerz auslösen. Wundheilungsstörungen verzögern nicht nur den Heilungsprozess, sondern auch die Prothesenversorgung und damit den Rehabilitationsverlauf.

B

Fallbeispiel 1

Patient mit Unterarmamputation links, Training der dynamischen Stabilisation des Schultergelenkes, -gürtels und des Rumpfes innerhalb des modifizierten Vierfüßlerstandes. Der Patient sitzt aufrecht auf dem Stuhl vor einer Behandlungsbank. Die Unterarme liegen in Nullstellung vollständig auf der Bank, die Füße stehen unter den Kniegelenken hüftbreit auseinander. Die Lagerung des Armes muss in jedem Fall schmerzfrei sein. Der Patient bekommt den Auftrag, an seiner gesunden Hand die Finger zu spreizen, den Handrücken in Extension und nach lateral zu bewegen, ohne dass die Ellbogen die Nähe zum Körper verlieren. Der Patient spürt nun die weiterlaufende muskuläre Aktivität in den Schultergürtel und evtl. bis in die Wirbelsäule. Gegebenenfalls müssen Ausweichbewegungen korrigiert und durch gezielte Bewegungsabläufe (z. B. Schultergürtel, Becken) geschult und bewusst gemacht werden. Jetzt soll der Patient dies gleichzeitig mit der betroffenen Seite durchführen, gedanklich Finger und Handgelenk einsetzen, die dabei entstehende Muskelaktivität in der verletzten Extremität spüren und dann den Unterarm nach außen bewegen, ohne dass sich der Ellbogen vom Körper weg bewegt. Dies mehrmals wiederholen, bis der Patient die Übung ohne Korrekturen ausführen kann. Jetzt bekommt der Patient den Auftrag, seine rechte Handfläche aus der eben erreichten Stellung seitlich neben das rechte Schultergelenk zu führen, sie von außen gegen das Schultergelenk zu halten und sich vorzustellen, das Schultergelenk mit der geöffneten Handinnenfläche zu „fotografieren". Dabei ist darauf zu achten, dass der Ellbogen etwas vor dem Schultergelenk steht, damit die Muskelaktivität extensorisch und retrahierend auf die Wirbelsäule, den Schultergürtel und das Schultergelenk wirkt. Nun geht die rechte Hand wieder langsam zurück in die Ausgangsstellung und löst die Spannung auf. Im dritten Schritt wird diese Form der Stabilisation im schmerzfreien Bereich auch mit der betroffenen linken Extremität durchgeführt. Der Patient soll in jedem Fall versuchen, seine nicht mehr vorhandene Extremität voll in die Übung mit einzubeziehen (Phantomübung).

Je nach Leistungsstand des Patienten kann diese Form der Stabilisation statisch und dynamisch, symmetrisch oder asymmetrisch angewandt werden. Wichtig ist, auf genügend Pausen zu achten, damit der Patient eventuelle Veränderungen im Stumpfgebiet äußern und der Therapeut entsprechend reagieren kann. Neben der stabilisierenden Wirkung hat diese Übung folgende Ziele:

- Vermeiden von Kontrakturen (endgradige Außenrotation),
- Innervationsschulung der Stumpfmuskulatur (besonders wichtig, wenn der Patient später eine Myoprothese tragen möchte),
- entstauende Wirkung (angepasste Muskelaktivität),
- Stoffwechsel anregend.

B

Fallbeispiel 2

Patient mit Oberschenkelamputation links, Ausschnitt aus der Behandlung mit dem primären Ziel der selektiven Hüftextension als Vorbereitung für das Gehen mit Prothese (notwendig, um das Prothesenkniegelenk in Extension in der Standbeinphase zu verriegeln).

Der Patient befindet sich in Seitenlage rechts, die Wirbelsäule ist annähernd in Nullstellung, beide Beine liegen leicht angebeugt (ca. 45° Hüftflexion) übereinander. Zwischen beiden Oberschenkeln befindet sich u. U. ein Kissen. Nachdem dem Patienten die Referenzpunkte Bauchnabel und Schambein (Symphyse) erklärt und gezeigt worden sind, erhält er den Auftrag, im Wechsel den Abstand zu verkürzen und zu verlängern (hubarme Mobilisation der Hüftgelenke vom proximalen Hebel Becken). Als Hilfestellung soll die linke Hand des Patienten mit Daumen und Zeigefinger die Referenzpunkte berühren und so die Veränderung des Abstandes wahrnehmen. Die Oberschenkel bleiben aufeinander liegen. Indem der Therapeut die Bewegungsrichtungen verbal führt, kann durch ein gezieltes Kommando die Hüftextension vermehrt beübt werden. Anzustreben wäre hier ein Tempo von ca. 112–120 Bewegungen pro Minute, was einem physiologischen Gangtempo entspricht. Nachdem der Patient dies beherrscht, wird die Ausgangsstellung so verändert, dass die Beine weiter in Hüftextension, evtl. sogar in Nullstellung der Hüftgelenke gelagert werden (Erschwernis, Betonung der Hüftextension).

Bei der nächsten Übung liegt der Patient auf der rechten Seite (Wirbelsäule in Nullstellung), das untere (rechte) Bein befindet sich in 90° Hüft- und Knieflexion, der linksseitige Stumpf ist großflächig in annähernder Nullstellung des Hüftgelenks unterlagert. Die Lagerung und Ausgangsstellung muss schmerzfrei sein. Nun bekommt der Patient den Auftrag, gedanklich seinen linken Vorfuß im oberen Sprunggelenk hochzuziehen (Dorsalextension) und das gestreckte Kniegelenk auf dem Lagerungswürfel nach hinten zu bewegen (mit weiterlaufender Aktivität), ohne dass die linke Beckenhälfte nach dorsal rotiert. Ebenso ist dabei auf einen gleich bleibenden Abstand zwischen Bauchnabel und Symphyse zu achten, um eine Ausweichbewegung der LWS zu verhindern.

Im Gehwagen kann das Gehen mit physiologischem Einsetzen des Stumpfes entsprechend der Gangphasen mit zugehörigen Knie- und Fußbewegungen geübt werden. Obgleich dies nicht dem physiologischen Gehen entspricht, sollte dies auch ohne Prothese geübt werden. Der Patient lernt so selektiv die Hüftextension durchzuführen. Außerdem reduziert das Bewegen des Stumpfes die Gefahr von Kontrakturen der Hüftbeuger.

Im Gehbarren kann der Patient stehend mit der Prothese die Hüftgelenksextension wie in Ausgangsstellung 1 beschrieben üben. Mit Unterstützung des Therapeuten kann er im Gehbarren erste Schritte machen. Es ist dabei wichtig, den Patienten immer wieder die Hüftgelenksextension bewusst zu machen.

Sport mit und ohne Prothese

Je nach Gesamtverletzungsmuster und der resultierenden Mobilität sind viele Freizeitaktivitäten möglich. Dies reicht vom Billardspielen mit Oberarmamputation bis hin zum Leistungssport. Für viele Patienten ist Sport ein wichtiger Weg durch eine außergewöhnliche körperliche Leistung Anerkennung in der Gesellschaft zu finden. Sportler nutzen ihre Fitness außerdem zur Bewältigung des Alltags.

Schmerzen lindern

Grundsätzlich können bei Patienten mit Amputationen Stumpf- und Phantomschmerzen unterschieden werden.

▸ **Stumpfschmerzen.** sind Wundschmerzen, die mit fortschreitender Wundheilung abklingen und während der Proliferations- und Umbauphase wieder verschwinden. Die Behandlung von Wundschmerzen ist mit Medikamenten und verschiedenen physiotherapeutischen Techniken möglich (siehe Kap. 1.3.3).

Stumpfschmerzen entstehen aber auch, wenn Nervenendigungen in die Wunde (Narbe) einwachsen oder durch ischämisches Gewebe (Narbengewebe) am Nervenstumpf.

► **Phantomschmerzen.** und Phantomempfindungen sind Folge der Durchtrennung der großen Nervenäste. Durch die mechanische oder noxische Reizung von Stumpfneurinomen oder schlecht durchblutetem Gewebe um die Nervenendigung kann es zum Phantomschmerz kommen.

Phantomschmerzen entstehen aber vermutlich auch über Veränderungen innerhalb des ZNS in Form einer Überempfindlichkeit der zentralen Synapsen (sensibilisiert durch das Trauma; Wilde, Baumgartner 2000).

In der Praxis werden bei Phantomschmerzen an der unteren Extremität gute Ergebnisse mit der Fußreflexzonenmassage erzielt (Marquardt 2001) Mit viel Druck fährt der Therapeut mit dem Daumen an einer Linie, die der funktionellen Fußlängsachse entspricht, vom lateralen Kalkaneusrand zum Großzehengrundgelenk entlang (► Abb. 5.12). Einen wissenschaftlichen Nachweis für die erzielten Wirkungen gibt es bisher allerdings nicht.

Erfahrungsgemäß tragen die Physiotherapie und das frühe Fördern der Eigenaktivität entscheidend dazu bei, dass Schmerzen innerhalb von Wochen oder, im ungünstigeren Fall, Monaten verschwinden. Allerdings klagen einige Patienten nach Jahren wieder über spontan auftretende Phantomschmerzen (Wilde, Baumgartner 2000).

Der sorgsame Umgang mit dem Stumpf, der gute Sitz der Prothese, welche die Zirkulation nicht stört und keine Druckstellen erzeugt, und entspannte bzw. entspannende Lagerungen (s. o.) vermeiden Irritationen und Schmerzen.

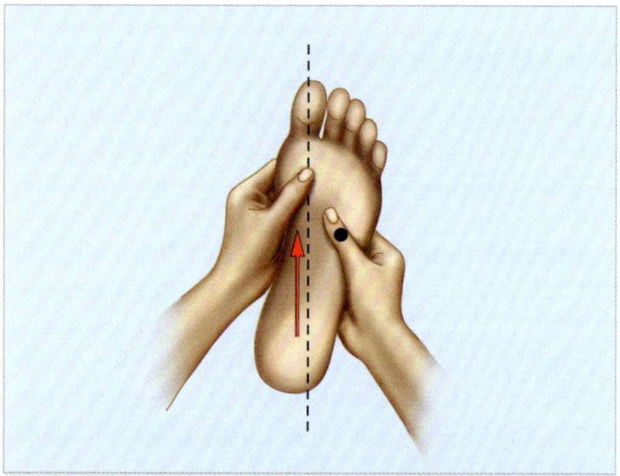

Abb. 5.12 Massage entlang der funktionellen Fußlängsachse.

Unterstützend zu den aufgezählten Therapiemöglichkeiten bietet sich die Behandlung mittels Elektrotherapie an. Mögliche Stromformen sind die Schwellstrombehandlung, Hochvolttherapie und TENS (Transkutane Elektrische Nervenstimulation). Beim Einsatz von Elektrotherapie ist auf Sensibilitätsstörungen zu achten. Unter Umständen sollte die Elektrodenanlage segmental erfolgen.

Psychische Betreuung, Fördern der Motivation zur Mitarbeit und Zielerreichung

Patienten nach schweren Unfällen oder Amputationen verarbeiten ihr Trauma in der Regel nachts (siehe Kap. 1.5). Tagsüber kann das zu Konzentrationsschwierigkeiten und zu mangelnder Motivation führen. Wenn es die Situation verlangt, ist es daher manchmal effektiver, dem Patienten zuzuhören, als ein geplantes Übungsprogramm durchzuführen.

Der Patient soll die Ziele der Physiotherapie kennen. Frühe Mobilität mit und ohne Prothese, besonders nach Amputationen der unteren Extremität, trägt wesentlich zur Motivation bei. Sie fördert die Selbstständigkeit und erleichtert die Integration in den Alltag. Zuversichtliche, motivierende Therapeuten lassen bei allen Maßnahmen, die zum Erreichen von Teilzielen notwendig sind, dieses Hauptziel erkennen und fördern so die Motivation des Patienten.

Zusammenfassung

- Die Pflege des Stumpfes ist für den Rehabilitationsverlauf entscheidend. Mit abhärtenden Maßnahmen wird der Stumpf auf die kontinuierliche Belastung vorbereitet. Die kontinuierliche Kontrolle der Haut ist wichtig, z. B. um Druckstellen früh zu erkennen. Das Wickeln des Stumpfes dient dem Ausbilden seiner konischen Stumpfform. Sie ist Voraussetzung für den optimalen Sitz der Prothese.
- Die Eigenaktivität des Patienten ist so früh wie möglich zu fördern. Sie fördert die Mobilität und Selbstständigkeit des Patienten.
- Die Bewegungskontrolle ist ein wesentliches Ziel der physiotherapeutischen Behandlung. Sie beinhaltet neben der Bewegung der betroffenen Extremität auch die Funktion der gesunden Extremitäten und die Kontrolle des Rumpfes und des gesamten Organismus. Geeignet sind alle physiotherapeutischen Maßnahmen, die eine Verbesserung der Beweglichkeit, Kraft, Koordination und Ausdauer zur Folge haben. Auch der Sport kann entscheidend zur Wiedereingliederung des Patienten in den Alltag beitragen.
- Schmerzen nach Amputationen können verschiedene Ursachen haben. Stumpfschmerzen treten während der Wundheilung auf und lassen sich relativ leicht mit Medikamenten und Physiotherapie bekämpfen. Phantomschmerzen betreffen den abgetrennten Teil der Extremität und sind in ihrer Entstehung noch nicht restlos geklärt. Die Behandlung von Phantomschmerzen ist schwierig. Bewegung und Elektrotherapie können die Beschwerden lindern.

Literatur und weiterführende Literatur

Engelhardt G H. Unfallheilkunde für die Praxis. Walter de Gruyter; 1991.

Kinzl L, Gebhardt F. Trauma Taschenbuch. Berlin: Springer; 1996.

Klein-Vogelbach S. Funktionelle Bewegungslehre. 5. Aufl. Berlin: Springer; 2000.

Klein-Vogelbach S. Funktionelle Bewegungslehre. Therapeutische Übungen. 4. Aufl. Berlin: Springer; 2001.

Krischak G. Traumatologie für Physiotherapeuten. Stuttgart: Thieme; 2005.

Marquardt H. Praktisches Lehrbuch der Reflexzonentherapie am Fuß. 5. Aufl. Stuttgart: Hippokrates; 2001.

Wenk W. Elektrotherapie. Berlin: Springer; 2003.

Wilde B, Baumgartner R. Physiotherapie und Sport nach Beinamputationen. Stuttgart: Thieme; 2000.

Wittlinger G, Wittlinger H. Lehrbuch der manuellen Lymphdrainage nach Dr. Vodder. Stuttgart: Thieme;2009.

van den Berg F. Angewandte Physiologie. Band 3: Therapie, Training, Tests. Stuttgart: Thieme; 2001.

van den Berg F. Angewandte Physiologie. Band 4: Schmerzen verstehen und beeinflussen. Stuttgart: Thieme; 2003.

Kapitel 6

Verletzungen der unteren Extremität und des Beckens

6.1 Einleitung 155

6.2 Prinzipien der physiotherapeutischen Untersuchung 156

6.3 Prinzipien der physiotherapeutischen Behandlung 165

6.4 Azetabulumfraktur 194

6.5 Schenkelhalsfraktur 199

6.6 Ruptur des vorderen Kreuzbands 204

6.7 Unterschenkelschaftfraktur 214

6.8 Sprunggelenkfraktur 216

6.9 Kalkaneusfraktur 225

6 Verletzungen der unteren Extremität und des Beckens

Christian Münzing

6.1 Einleitung

Verletzungen der unteren Extremität und des Beckens beeinträchtigen die Gehfähigkeit. Unabhängig von der Art der Verletzung ist das wichtigste Ziel der Physiotherapie, dass Patienten beschwerdefrei gehen und sich im Alltag sicher bewegen können. Weitere Ziele sind das Unterstützen der Wundheilung und das Vermeiden von Immobilisationsschäden.

Voraussetzungen für das Gehen sind neben einer optimalen mechanischen Belastbarkeit der Strukturen und Schmerzfreiheit die ausreichende Beweglichkeit der Beine, eine gute Muskelkraft und der sichere Umgang mit erforderlichen Hilfsmitteln. Indem Physiotherapeuten die Wundheilung optimal fördern, tragen sie dazu bei, die Rate posttraumatischer Komplikationen und sekundärer pathologischer Veränderungen zu verringern.

Im folgenden Kapitel werden neben einem allgemeinen Überblick über die Verletzungsarten die Grundlagen der physiotherapeutischen Untersuchung und Behandlung bei Verletzungen der unteren Extremität und des Beckens dargestellt. Sechs typische Verletzungen werden ausführlich erläutert, um die Prinzipien der Untersuchung und Behandlung zu demonstrieren.

> **M!**
>
> **Merke**
>
> Die exemplarisch ausgewählten Verletzungen betreffen Becken und Hüftgelenk, Kniegelenk, Sprunggelenke und den Fuß.

6.1.1 Verletzungsarten

Je nach dem Verletzungsmechanismus und der Größe der einwirkenden Kräfte auf das Gewebe kommt es zur Schädigung von Knochen, Kapseln, Bändern, Muskeln und Sehnen. Bei Traumen mit hoher Gewalteinwirkung, z. B. bei einem Autounfall, treten häufig Knochenverletzungen auf; geringere Krafteinwirkungen z. B. beim Sport und in der Freizeit führen eher zu Kapsel-Band- und Muskel-Sehnen-Verletzungen (Ski fahren). Bei schweren Traumen wie Verkehrsunfällen hat der Körper keine Chance, die Weichteile im Sinne eines Schutzes einzusetzen, Kräfte wirken sich direkt auf das Skelettsystem aus. In ungünstigsten Fällen führen aber auch geringe Krafteinwirkungen zu Frakturen, nämlich dann wenn die Kraft einen Schwachpunkt der Spongiosabälkchen trifft. Häufig entstehen so Spiralfrakturen langer Röhrenknochen (siehe Kap. 2.1).

Frakturen

Die Beckenknochen und die Beinknochen Femur, Tibia, Talus und Kalkaneus sind sehr stabil. Liegt keine Grunderkrankung vor (Tumor, Osteoporose) brechen diese Knochen nur bei großer Krafteinwirkung wie sie z. B. bei Verkehrsunfällen oder Stürzen aus großer Höhe auftreten. Da diese Knochen das gesamte Körpergewicht tragen ist eine vollständige Wiederherstellung der anatomischen Struktur das Ziel der ärztlichen Therapie. Außerdem muss die Wiederherstellung bzw. der Erhalt der Beinachsen gewährleistet sein, um Folgeschäden in Hüft-, Knie-, und Sprunggelenken oder der Wirbelsäule zu vermeiden. Wegen der großen Krafteinwirkung bei der Verletzung kommt es oft zu begleitenden Weichteilschäden (siehe Kap. 3). Weiter kann das gesamte Kreislaufsystem durch hohen Blutverlust beeinträchtigt sein. Während der Therapie muss stets auf Zeichen der Durchblutung distal der Verletzung geachtet werden, um Gewebeschädigungen durch Mangeldurchblutung zu vermeiden.

Fibula, Patella, Mittelfußknochen und die Zehen sind weniger stabil und können schon bei geringerer Krafteinwirkung brechen. Auch hier ist eine möglichst optimale anatomische Rekonstruktion Voraussetzung für das schmerzfreie Gehen und die Vermeidung von Folgeschäden.

Luxationen

Luxationen im Bereich des Beckens (Hüftgelenke, Symphyse, Iliosakralgelenke) und der unteren Extremität treten selten isoliert auf. Meist kommt es zu knöchernen Begleitverletzungen (Luxationsfrakturen) oder Schädigungen des Kapsel-Band-

Apparates, insbesondere am Knie- und Sprunggelenk. Relativ häufig ist die Patellaluxation, weil die knöcherne Führung gering und die Kniestreckmuskulatur oft zu schwach ist. Bei einer Luxation kann es zu begleitenden Verletzungen von Nerven und Gefäßen kommen.

Kapsel-Band-Verletzungen

Kapsel-Band-Verletzungen treten sehr häufig am Knie- und oberen Sprunggelenk auf. Bei Distorsionen oder Subluxationen können Bänder überdehnt werden oder reißen. Im Kniegelenk werden dabei oft die Menisken mit verletzt, außerdem kann es zu knöchernen Bandausrissen kommen.

Kapsel-Band-Verletzungen müssen nicht immer operativ versorgt werden. Neben der Stabilität nach dem Trauma und dem Ausmaß der Verletzung spielen bei der Behandlung auch das Lebensalter und die (sportliche) Motivation eine Rolle. Grundsätzlich können Muskeln Gelenke ausreichend stabilisieren. Allerdings wirkt sich das Fehlen von Bändern nachteilig auf die Propriozeption und die Gelenkmechanik aus. Das Risiko für Folgeschäden (chronische Instabilität, Arthrose) ist erhöht. Moderne rekonstruierende Operationsverfahren können dieses Defizit nur bedingt kompensieren, da Ersatzplastiken das sensible Defizit nie in vollem Umfang ausgleichen (fehlende Innervation von Transplantaten).

Besonders nach Bandverletzungen von Knie- und Sprunggelenk beeinflusst die Physiotherapie entscheidend den Verlauf der Heilung und das Risiko für das Auftreten von Folgeschäden. Physiotherapie kann bei diesen Verletzungen viel dazu beitragen, dass Patienten das Niveau ihrer sportlichen Leistungsfähigkeit vor der Verletzung wieder erreichen.

Muskel-Sehnen-Verletzungen

Traumatische Verletzungen von Muskeln und Sehnen der unteren Extremität betreffen v. a. die Beuger und Strecker des Kniegelenks, die Adduktoren des Hüftgelenks und die Wade. Zerrungen und Muskelfaserrisse können sehr schmerzhaft sein und erhebliche Funktionsstörungen verursachen. Abrisse einzelner Muskeln oder Sehnen haben einen kompletten Funktionsverlust zur Folge, der in der Regel nur operativ zu beheben ist. Die Nachbehandlung setzt genaue Kenntnisse der Wundheilungsphasen und Belastbarkeit der entsprechenden Strukturen voraus.

Amputationen

Der Verlust von Teilen der unteren Extremitäten hat großen Einfluss auf die Gehfähigkeit und Selbstständigkeit der Patienten. Ziel der ärztlichen Behandlung ist es, optimale Voraussetzungen für die Versorgung mit Prothesen zu schaffen. Physiotherapeuten sind dafür verantwortlich, dass Patienten das Gehen mit Prothesen oder anderen Hilfsmitteln erlernen. Die Physiotherapie kann außerdem dazu beitragen, das Ausmaß posttraumatischer Schmerzen zu reduzieren und den Patienten einen Weg aufzuzeigen, wie sie trotz der Verletzung selbstständig leben können (siehe Kap. 5.3).

Polytraumen

Von einem Polytrauma spricht man bei gleichzeitiger Verletzung mehrerer Körperabschnitte oder Organsysteme, wobei wenigstens eine Verletzung oder die Kombination mehrerer Verletzungen lebensbedrohlich sind. Polytraumen kommen in Kombination mit Verletzungen der unteren Extremität häufig vor. Oft sind sie Folge schwerer Unfälle im Straßenverkehr. Die Behandlung ist in der Regel langwierig und erfordert von Patienten und Physiotherapeuten viel Geduld und Kreativität.

6.2 Prinzipien der physiotherapeutischen Untersuchung

In der ▶ Tab. 6.1werden die Kriterien und Aspekte der Untersuchung hervorgehoben, die bei Verletzungen der unteren Extremität von besonderem Interesse sind.

Tab. 6.1 Physiotherapeutische Untersuchung bei Verletzungen der unteren Extremität

Kriterien	Aspekte der Untersuchung
Selbstständigkeit des Patienten	• noch bettlägerig • Aufstehen und Gehen mit Hilfsmitteln möglich, Patient braucht aber noch Unterstützung z. B. beim An- und Ausziehen
Allgemeinbefund	• Kreislaufsituation • Allgemeinzustand • Kraft des nicht betroffenen Beines, des gesamten Körpers
obere Extremität	• Kraft und Beweglichkeit des Schultergürtels und der Arme (Stützkraft, Verletzungen, Schmerzen) • Hände und Handgelenke (Hypermobilität, rheumatische Veränderungen, sind spezielle Griffe an den Unterarmgehstützen nötig?)
untere Extremität	• operative Rekonstruktion (von Gelenkflächen, -winkeln und Knochen) • Beinachsen (unbelastet, belastet) • Belastbarkeit
Stabilität der Extremität	• lagerungsstabil • bewegungsstabil • belastungsstabil
Schmerzen	• wo, in welcher Situation • in Ruhe • bei Bewegung • beim Teilbelasten • beim Vollbelasten
Angst	• vor dem Aufstehen und Gehen
Ganganalyse	• Belastung des betroffenen Beines (wie erlaubt, zu hoch, zu niedrig) • Hinkmechanismen • Schonhaltung der betroffenen und nicht betroffenen Extremitäten und des Rumpfes
Hilfsmittel	• erforderliche Hilfsmittel (Unterarmstöcke, Gehwagen, ...) • Geschicklichkeit im Umgang mit den Gehhilfen
häusliches Umfeld	• Was erwartet den Patienten zu Hause, falls anzunehmen ist, dass er mit den Gehhilfen entlassen wird? ∘ Muss der Patient zu Hause Treppen steigen? ∘ Kann er die Wohnung selbstständig verlassen? ∘ Wie ist das Umfeld um seine Wohnung (Kopfsteinpflaster, öffentliche Verkehrsmittel)? ∘ Gibt es Stolperfallen in seiner Wohnung (Teppiche, Läufer, etc.)? • Ist zu erwarten, dass seine Selbstständigkeit eingeschränkt ist/bleibt? • Müssen Angehörige zur Unterstützung angeleitet werden?

6.2.1 Tests und Untersuchungen

Untersuchen eines Kniegelenkergusses – Test der „Tanzenden Patella“

Mit diesem Test lassen sich Gelenkergüsse im Kniegelenk diagnostizieren. Die Hände des Therapeuten umgreifen bei maximal extendiertem Kniegelenk flächig die Patella von kranial und kaudal und schieben dabei die Flüssigkeit im Gelenk unter die Patella. Diese hebt sich dabei etwas an. Mit dem Zeigefinger lässt sich die Kniescheibe dann leicht nach unten drücken und federt beim Loslassen in die Ausgangsstellung zurück: sie „tanzt“ unter dem Finger des Therapeuten (▸ Abb. 6.1).

- Diskrete Gelenkergüsse des Kniegelenks können bei gestrecktem Bein häufig besser in der Kniekehle ertastet werden. Die dorsale Kapsel ist zwischen den Sehnen der Flexoren des Kniegelenks relativ schwach.
- Persistierende Kniegelenksergüsse können mit der Zeit zu einer Überdehnung der dorsalen

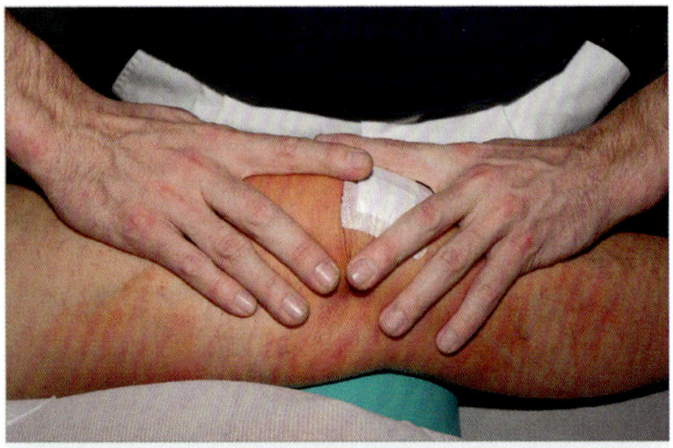

Abb. 6.1 Prüfen eines Kniegelenkerguss: „Test der tanzenden Patella".

Kapselwand führen. Es bildet sich eine Popliteal- oder Bakerzyste, die Betroffenen oft Beschwerden bereitet und u. U. operativ revidiert werden muss. Leider ist die Rezidivrate einer Bakerzyste sehr hoch. Aus diesem Grund sollte die Behandlung unbedingt an den aktuellen Zustand des Weichteilgewebes angepasst und um Techniken aus der manuellen Lymphdrainage ergänzt werden.

Prüfen der Beinachsen

Der Bewegungsablauf und die Beanspruchung einzelner Strukturen beim Gehen hängen neben vielen Faktoren (Tempo, Gewohnheit) auch von der Ausrichtung der Beinachsen ab. Achsenabweichungen, die sich aus der Verletzung ergaben oder bereits vor der Verletzung bestanden, können mittel- und langfristig nachteilige Folgen für die Gelenkstrukturen im Bereich der Beine (Knorpel, Menisken, Bänder) und die Wirbelsäule (Fehlstatik) haben.

Knöcherne Achsenabweichungen können Physiotherapeuten selbstverständlich nicht verändern. Sie können aber darauf achten, dass Patienten im Rahmen der Therapie und Rehabilitation die bestmögliche achsengerechte Belastung erlernen und diese bei alltäglichen Belastungen erhalten. Fehlhaltungen dagegen können verbessert werden. Um dieses Ziel zu erreichen, müssen Physiotherapeuten Abweichungen erkennen und geeignete Maßnahmen ergreifen, um Fehlbelastung von Hüft-, Knie- und Sprunggelenken zu vermeiden oder zu reduzieren.

Beurteilt werden die Beinachsen unbelastet (im Liegen) und belastet (im Stehen, beim Gehen).

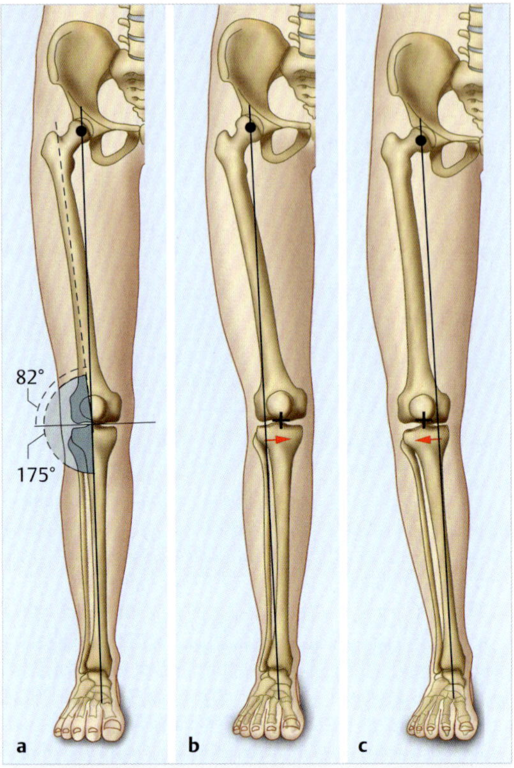

Abb. 6.2 Mechanische Achse (Traglinie) des Beines.
a Normale Achsenverhältnisse. Die Traglinie verläuft durch die Mitte des Kniegelenks.
b Genu valgum: Das Zentrum des Kniegelenks liegt medial der Traglinie.
c Genu varum: Das Zentrum des Kniegelenks liegt lateral der Traglinie.

Weil falsche Beinachsenbelastungen oft zu Schmerzen und Gelenkverschleiß führen, haben Physiotherapeuten mit dem Beinachsentraining (s. u.) die Möglichkeit, diese Beschwerden wirksam zu behandeln oder zu verhindern.

Physiologische Norm der Beinachsen

Hüft-, Knie- und oberes Sprunggelenk liegen von ventral betrachtet in der Traglinie des Beines (► Abb. 6.2a). Dadurch werden die distal auftretenden Kräfte geradlinig auf das Hüftgelenk und weiter nach proximal übertragen.

Achsenabweichungen des Kniegelenks

Wegen der normalen Abweichung der Femurachse nach lateral um ca. 6° gegenüber der mechanischen Achse bilden die anatomischen Achsen von Femur und Tibia im Kniegelenk einen nach außen offenen Winkel (sog. Knieaußenwinkel) von ca. 175° und stehen somit in einer geringen, physiologischen Valgusstellung. Dies beeinflusst die Lastverteilung auf dem Tibiaplateau. Diese physiologische Valgusstellung wird durch die Form der Femurkondylen ausgeglichen, so dass die Flexions-Extensions-Achse im Kniegelenk horizontal verläuft. In der Ansicht von frontal ist der mediale Kondylus etwas größer als der laterale. In der transversalen Ansicht ist der laterale Kondylus kürzer und breiter als der mediale.

Korrekt beurteilen kann man Achsenabweichungen der Beine nur bei Belastung!

Typische Achsenabweichungen im Kniegelenk sind das Genu valgum und Genu varum.

- Verkleinert sich der Winkel zwischen Femurschaft und Tibia deutlich unter 175° spricht man von einem Genu valgum (X-Bein). Das Kniegelenk liegt medial der Traglinie (▸ Abb. 6.2b). Dies führt zu einer vermehrten Druckbeanspruchung des lateralen Tibiaplateaus bei einer gleichzeitig erhöhten Zugbeanspruchung des medialen Bandapparates im Kniegelenk.
- Vergrößert sich der Winkel zwischen Femurschaft und Tibia, spricht man von einem Genu varum (O-Bein). Das Kniegelenk liegt lateral der Traglinie (▸ Abb. 6.2c). Die Druckbeanspruchung des lateralen Tibiaplateaus ist erhöht, während der mediale Bandapparat des Kniegelenks stärker auf Zug beansprucht wird.

Merke M!

Achsenabweichungen des Kniegelenks können traumatisch verursacht sein. Oft findet man Fehlstellungen nach komplizierten Frakturen des Femurs oder der Tibia. Aber auch Meniskusverletzungen und Schädigungen des Bandapparates können zu Achsenabweichung führen.

Achsenabweichung im Bereich des Schenkelhalses in der Frontalebene

Der Winkel zwischen dem Zentrum des Hüftkopfs, dem Oberschenkelhals und dem Femurschaft (CCD Winkel = Caput-Collum-Diaphysen-Winkel) beträgt ca. 125–130° (▸ Abb. 6.3a–c). Operateure versuchen nach Verletzungen im Bereich des proximalen Femurs, diesen physiologischen Winkel zu rekonstruieren, da eine Abweichung ungünstige Auswirkungen auf die Funktion der Hüftgelenksmuskulatur, insbesondere der Hüftgelenksabduktoren hat.

Eine Verkleinerung des Winkels im Sinne einer Varisierung (die nach Verletzungen eher zu erwarten ist) verursacht eine Verlängerung des Kraftarms der Hüftgelenksabduktoren. Diese müssen für die Stabilisierung des Beckens in der Standbeinphase und beim Einbeinstand weniger Kraft aufbringen. Der mediale Schenkelhals wird stärker belastet (Hochschild 2002). Gleichzeitig verursacht die Winkeländerung eine unphysiologische Vordehnung, was die Belastung der Sehnenansätze und Schleimbeutel am Trochanter major erhöhen und Entzündungen verursachen kann.

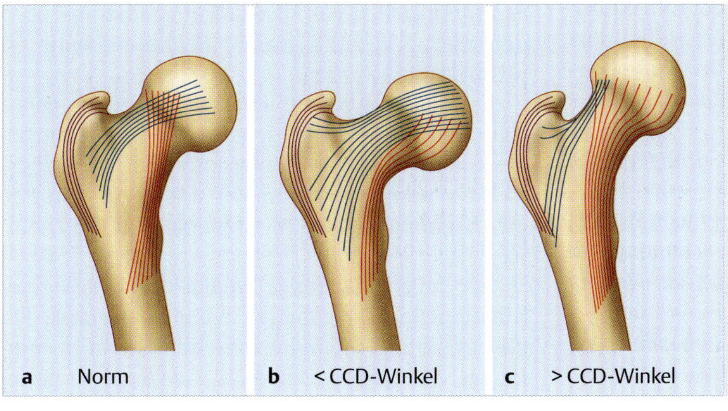

Abb. 6.3 Stellungen des Schenkelhalses.
a Norm.
b Varische Stellung.
c Valgische Stellung.

Achsenabweichung der Beinachsen in der Transversalebene

Die Achse des Schenkelhalses bildet mit der Querachse der Femurkondylen einen Winkel von 12° (Antetorsion, Normwert). Die Querachse des Tibiakopfes bildet mit der Querachse der distalen Tibia (Verbindung der Malleolen) einen nach ventral offenen Winkel von ca. 23° (Tibiatorsion, nach Hochschild 2002, Klein-Vogelbach 2000, Schünke 2000). In der Summe gewährleisten Antetorsion und Tibiatorsion, dass die Flexions-Extensions-Achsen von Knie- und oberem Sprunggelenk horizontal in der frontalen Ebene ausgerichtet sind und die funktionelle Fußlängsachse nach vorne zeigt (siehe ▶ Abb. 6.5).

Veränderungen von Antetorsion und Tibiatorsion treten traumatisch sehr selten nach komplizierten Schaftfrakturen an Femur oder Tibia auf und beeinflussen die Beanspruchung von Knie- und oberem Sprunggelenk bzw. die Ausrichtung der funktionellen Fußlängsachse. Sind sie knöchern fixiert, lassen sich diese Veränderungen nicht korrigieren. Physiotherapeuten müssen Patienten auf die Konsequenzen solcher Fehlstellungen (erhöhte Beanspruchung von Menisken und Bandstrukturen) hinweisen und Ratschläge für Gelenke schonendes Verhalten, z. B. bei der Ausübung bestimmter Sportarten, geben.

Betrachtung des Beines in der Sagittalebene

Seitlich auf den Körper projiziert verläuft die Traglinie des Beines durch die Mitte des Trochanter major, etwas hinter der Mitte des Kniegelenks und knapp vor der Mitte des oberen Sprunggelenks (Hochschild 2002). Physiotherapeuten achten bei der Beurteilung der Beinstatik auf die Streckfähigkeit von Hüft- und Kniegelenk. Verkürzte Hüftbeugemuskeln können die Streckung der Hüftgelenke im Stand und beim Gehen verhindern. Dies führt zu unphysiologischen Belastungen der Hüftgelenke und der Lendenwirbelsäule (kompensatorische Hyperlordose).

Ist das Kniegelenk überstreckt (Genu recurvatum) kann dies Gewohnheit im Sinne einer mangelhaften Bewegungs- und Haltungsqualität sein, aber auch ein Hinweis auf eine Überdehnung des dorsalen Kapsel-Band-Apparates und der Kreuzbänder. Verletzungen der Kreuzbänder werden gelegentlich übersehen oder ereignen sich, ohne dass Betroffene die Schwere der Verletzung bemerken.

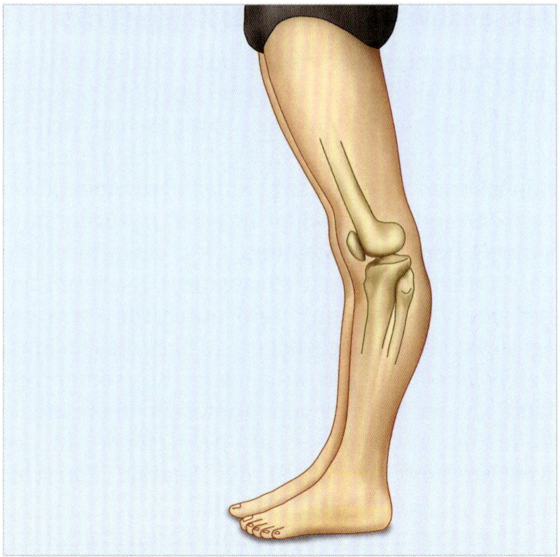

Abb. 6.4 Das überstreckte Kniegelenk im Stand belastet dorsale Strukturen und „schaltet“ die normale Aktivität des Quadrizeps „aus“.

Ein überstrecktes Kniegelenk überdehnt den dorsalen Kapsel-Band-Apparat und verursacht eine erhöhte Druckbelastung der Hinterhörner beider Menisken. Der M. quadriceps ist im Stand inaktiv, was eine Atrophie des Muskels begünstigt und die Belastung der passiven Strukturen erhöht (▶ Abb. 6.4. Beinachsentraining ist in solchen Fällen sehr wirksam und erlaubt es Betroffenen, die fehlende passive Stabilität zumindest teilweise aktiv zu kompensieren.

Ganganalyse

Bei der Ganganalyse beobachten Physiotherapeuten Patienten beim Gehen und suchen anhand definierter Kriterien individuelle Einschränkungen und Defizite. Gleichzeitig ist die Ganganalyse geeignet, Ursachen von Gangstörungen herauszufinden, die bei der „normalen“ Befunderhebung oft nicht erkannt werden.

Die Ganganalyse beinhaltet verschiedene Beobachtungskriterien, mit denen sich Abweichungen des Gangbildes (Körperfunktion) und der Körperstruktur erkennen lassen. Oft sind diese Kriterien gleichzeitig geeignete Ansatzpunkte für die Therapie.

Hier sollen nur einige wenige Merkmale einer funktionellen Ganganalyse erläutert werden. Für die Vertiefung sei weiterführende Literatur empfohlen, z. B. „Gehen verstehen. Ganganalyse in der

Physiotherapie“ (Götz-Neumann 2003). In dem Buch beschreibt die Autorin ausführlich die funktionelle Ganganalyse nach den Richtlinien der O.G. I.G. (Observational Gait Instructor Group) auf der Grundlage des Rancho Systems von Jacquelin Perry. Oder die deutsche Übersetzung des Buches von Perry „Ganganalyse“ (2003).

M!

Merke

Da das störungsfreie Gehen das wichtigste Ziel der Behandlung nach Verletzungen der unteren Extremitäten ist, ist die Ganganalyse ein wichtiges Messinstrument zur Überprüfung des Behandlungserfolgs.

Auswahl wichtiger Gangparameter

Gehgeschwindigkeit

Nach Verletzungen gehen die Patienten langsamer. Das Tempo ist so zu wählen, dass der Patient sich sicher fühlt und nicht an die Grenze seiner kardiopulmonalen Belastbarkeit kommt (Atemfrequenz, -geräusche beachten!). Auch die Beschleunigung des Gangs kann die Sicherheit erhöhen! Der Bewegungsablauf kommt dem automatisierten Geh-Ablauf näher und die Balance ist leichter zu halten.

Um die Geschwindigkeit genau festzustellen messen Physiotherapeuten:

- die zurückgelegte Strecke in einer festgelegten Zeiteinheit oder
- die benötigte Zeit für eine festgelegte Strecke.

M!

Merke

Auf dem Laufband kann die Geschwindigkeit direkt abgelesen werden. Da die Geschwindigkeit vom Therapeuten vorgegeben wird, ist dieser Wert nicht das Maß für das individuelle Gangtempo des Patienten.

Schrittlänge

Die Schrittlänge beider Beine soll gleich sein. Einschränkungen der Gelenkbeweglichkeit oder der Kraft können die Ursache für unterschiedliche Schrittlängen beider Seiten sein. Die Länge einer Schrittfolge (stride length) ist ein wichtiger Parameter der Gehgeschwindigkeit (▶ Abb. 6.5).

Kadenz

Die Kadenz (Anzahl der Schritte pro Zeiteinheit) ist individuell verschieden. Als Norm gilt eine Kadenz von ca. 100–130 Schritten/min (Götz-Neumann 2003).

Gehstrecke

Die Länge der Gehstrecke, die ein Patient ohne größere Probleme (Schmerzen, Hinken) zurücklegen kann, ist ein wichtiges Beurteilungskriterium.

Zeitliches Verhältnis von Stand- und Schwungphase

Bezogen auf den Gangzyklus (2 aufeinander folgende Bodenkontakte desselben Beins) dauert die Standphase etwa 60 %, die Schwungphase etwa 40 % der erforderlichen Zeit. Die Einbeinstandphase dauert so lange wie die Schwungphase des kontralateralen Beins. Ist das Gehen verlangsamt, verlängert sich die doppelt unterstützte Standphase (beide Füße haben Bodenkontakt).

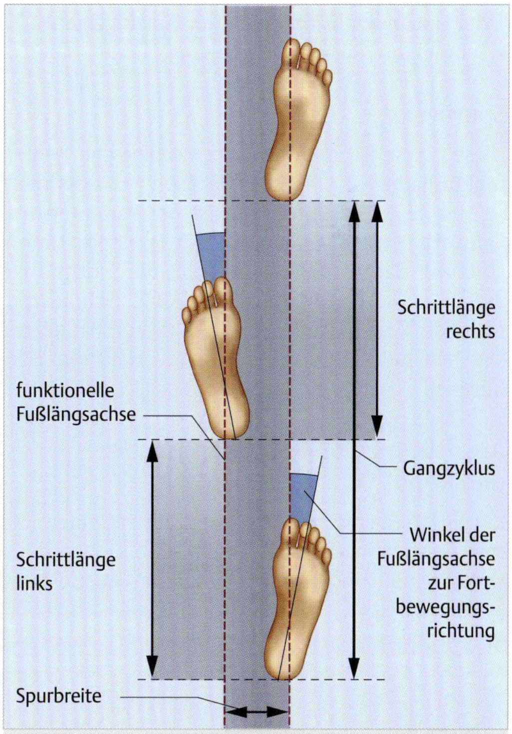

Abb. 6.5 Schrittlänge, funktionelle Fußlängsachse und Spurbreite.

M!

Merke

Patienten verkürzen nach Verletzungen der unteren Extremität oft unwillkürlich die Standphase auf der betroffenen Seite.

Funktionelle Fußlängsachse

Die funktionelle Fußlängsachse (▸ Abb. 6.5) zeigt in die Gehrichtung, rechte und linke Achse sind parallel. Die Stellung der funktionellen Fußlängsachse ist für den Vorgang des Abrollens von Bedeutung. Bei korrekter Ausrichtung des Fußes können die von kranial und kaudal wirkenden Kräfte optimal gepuffert werden. Das Körpergewicht wird ökonomisch über den Fuß fortbewegt. Zusammen mit den Gewölben stellt dies eine Basis für ein ungestörtes Gangbild dar. Nicht immer lassen sich Abweichungen aus der Gehrichtung korrigieren! Ursachen dafür können sein:

- Fehlstellungen von Femur und Tibia in der Transversalebene (z. B. nach Schaftfrakturen),
- verringerte Beweglichkeit (z. B. Einschränkung der Dorsalextension im oberen Sprunggelenk),
- Schmerzen (Ausweichbewegung).

Spurbreite

Diese Größe ist als Abstand zwischen den beiden funktionellen Fußlängsachsen definiert (▸ Abb. 6.5). Die Spurbreite ist bei Patienten mit Beinverletzungen oft verbreitert (größere Unterstützungsfläche, mehr Sicherheit), die Schrittlänge verkürzt (Bewegungseinschränkung, Schmerzen, fehlende Kraft). Veränderungen dieser Parameter sind ein guter Hinweis auf den Verlauf der Heilung.

Ausrichtung von Körperlängsachse und Kopf

Körperlängsachse und Kopf sind bei Patienten, die mit Gehhilfe gehen, oft nicht gut eingeordnet. Optimal ist die nahezu vertikale Ausrichtung (▸ Abb. 6.6).

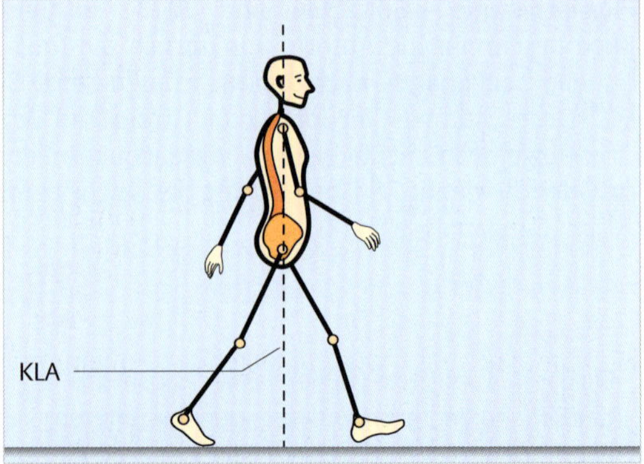

Abb. 6.6 Vertikale Ausrichtung der Körperlängsachse (KLA) beim Gehen.

Kennen und Respektieren der Belastbarkeit der verletzten Strukturen

Die Belastbarkeit nach einer Verletzung der unteren Extremität ist selbstverständlich reduziert. Die Therapie ist auf Patienten ausgerichtet, die komplett entlasten müssen bzw. wieder voll belasten dürfen. Auch in späten Rehabilitationsphasen kann der Zustand reduzierter Belastbarkeit vorherrschen. Ursache hierfür sind nicht verheilte Verletzungen, mangelnde Stabilität oder Schmerzen. Grundsätzlich müssen Physiotherapeuten dafür sorgen, dass Patienten ein Gefühl für die erlaubte Belastung bekommen und Belastungsgrenzen einhalten.

▸ **Beispiele**

- Das Gehen mit Bodenkontakt entspricht etwa dem Eigengewicht eines Beines und damit einer Gewichtsbelastung von 10–15 kg.
- Gehen Patienten nur mit einer Stütze (Unterarmgehstütze, Handstock), reduziert sich die Druckbelastung im Hüftgelenk, weil durch die Stützaktivität auf der kontralateralen Seite die Abduktoren der betroffenen Seite während der Standbeinphase weniger Kraft aufbringen müssen, um das Becken auf dem Standbein zu stabilisieren (Hochschild 2002). Die Einstellung der Beinachsen ist beim Gehen mit einer Stütze allerdings oft mangelhaft. Die Patienten neigen sich zum Stock hin.

M!

Merke

Eine gute Gewichtsentlastung eines Beines ist nur mit zwei Stützen möglich!

Hinkmechanismen

Patienten hinken aus verschiedenen Gründen:
- um Schmerzen zu vermeiden,
- wegen fehlender Kraft,
- aus Angst oder Unsicherheit,
- unbewusst um Strukturen zu schützen im Sinne einer Modifikation des Bewegungsmusters (Brügger 1996).

Hinkmechanismen weisen folgende Gemeinsamkeiten auf:
- das Tempo einzelner Gangphasen wird verändert, um die Dauer der Beanspruchung bestimmter Strukturen zu verkürzen (verlängerte Standphase der nicht betroffenen Seite bzw. verkürzte der betroffenen),
- die Gehbewegungen werden verändert, um Strukturen zu schonen oder insuffiziente Funktionen zu kompensieren.

Solange Patienten mit Entlastung gehen, kann Hinken – auch durch das Stützen der Arme – in der Regel vermieden werden. Wenn die Patienten vom ersten Tag an lernen, wie Sie die Füße und Beine einstellen sollen (siehe Beinachsentraining, Kap. 6.3.5), dient das der Prophylaxe, weil die für die einzelnen Gangphasen notwendige Muskulatur eingesetzt werden muss. Das Gehen findet dabei in einem so langsamen Tempo statt, dass eine aktive Wahrnehmung der Bein- und Fußstellung möglich ist.

Merke M!

Frühzeitiges Beinachsentraining kann das Risiko für das Auftreten von Fehlbelastungen bzw. Hinkmechanismen verringern. Es wäre hilfreich zu wissen, wie die Achsenstellung der Extremität vor der Verletzung war, um einen Anhaltspunkt für das Therapieziel zu erhalten. Die Beinachse der Gegenseite kann ein Anhaltspunkt sein, ist aber nicht immer ein geeigneter Maßstab.

Ursachen typischer Hinkmechanismen

Im Einzelfall müssen Therapeuten herausfinden, welche Ursache ein Hinkmechanismus hat. Nur so ist eine gezielte Therapie möglich. Um Hinkmechanismen zu erkennen und zu vermeiden, muss das Bewegungssystem des Patienten als Ganzes betrachtet werden, da sich alle Muskeln in sog. Funktionsgemeinschaften synergistisch verhalten. Dies kann sich in physiologischen wie auch in pathologischen Synergien äußern. In der Traumatologie resultieren Hinkmechanismen nicht selten aus Schmerzen, mangelnder Belastbarkeit der Strukturen, Angst vor der erlaubten Belastung und Muskelschwäche. Im Folgenden werden einige Beispiele vorgestellt.

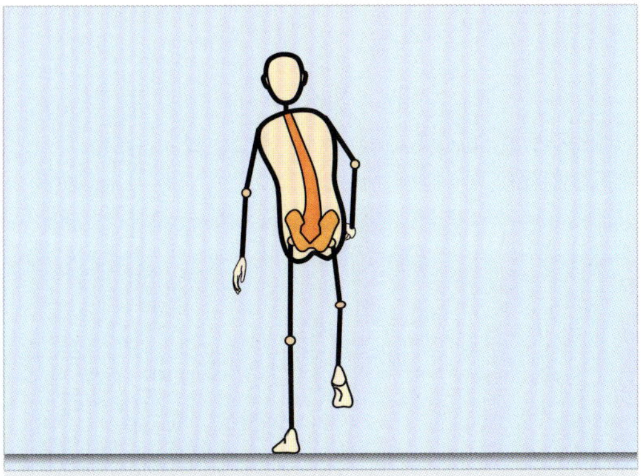

Abb. 6.7 Duchenne-Hinken.

Duchenne-Hinken

Während des normalen, physiologischen Gehens sinkt das Becken auf der Spielbeinseite um ca. 5° ab (Götz-Neumann 2003). Bei einer Insuffizienz der Abduktoren des Standbeinhüftgelenks neigt der Patient den Oberkörper über die Standbeinseite. So werden die schwachen Abduktoren entlastet, das vermehrte Absinken des Beckens zur Schwungbeinseite verhindert oder begrenzt (▸ Abb. 6.7).

Trendelenburg-Zeichen

Von einem positiven Trendelenburg-Zeichen spricht man, wenn beim Anheben des Schwungbeines die gleichseitige Beckenhälfte um mehr als 5° absinkt. Dies spricht für eine Insuffizienz des M. glutaeus medius auf der Standbeinseite („positiver Trendelenburg") (▸ Abb. 6.8).

Solange der Patient mit Unterarmgehstützen geht, zeigen sich diese beiden Hinkmechanismen nicht (▸ Abb. 6.9). Bei einem muskulär gut stabilisierten Rumpf wirkt der M. latissimus dorsi durch seine Aktivität beim Stützen auf der Spielbeinseite dem Absinken des Beckens entgegen.

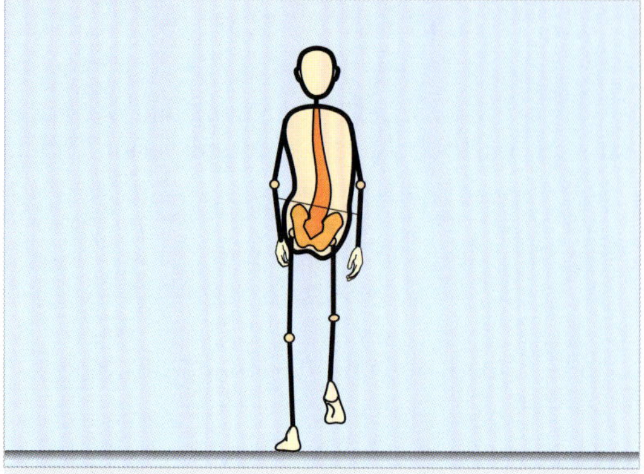

Abb. 6.8 Trendelenburg-Zeichen.

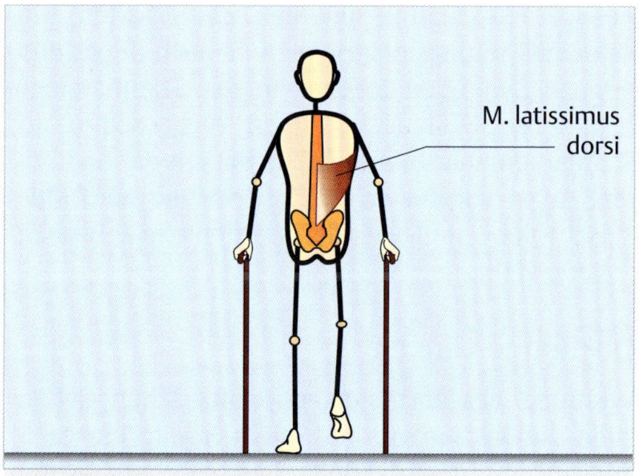

Abb. 6.9 Beckenstabilisierende Aktivität des M. latissimus dorsi beim Stützen.

„Medialer Kollaps" des Kniegelenkes

Kann die Beinachse nicht stabilisiert werden und kollabiert das Kniegelenk während der Standbeinphase im Sinne einer Valgusstellung nach medial (Bizzini 2000), kommt es weiterlaufend zu einer Innenrotation im Hüftgelenk und zu einer relativen Außenrotation des Unterschenkels im Kniegelenk. Die gesamte untere Extremität ist damit einer Fehlbelastung ausgesetzt, die zu einem abnormen Bewegungsverhalten führt (▶ Abb. 6.10).

Destabilisiertes Fußgewölbe und Konvergenz der funktionellen Fußlängsachse

Im Bereich des Fußes kommt es bei einem „medialen Kollaps" des Kniegelenks wegen der proximalen Achsenabweichungen zu einer deutlichen subtalaren Pronation, bei der sich das mediale Fußlängsgewölbe senkt. Dieser Mechanismus tritt nicht nur bei Schwächen der Hüftgelenksabduktoren auf, sondern kann auch die Folge einer gestörten Funktion im subtalaren Gelenk oder im Kniegelenk sein (Instabilität, Bandinsuffizienz). Es kommt immer zur Fehlbelastung der gesamten Extremität.

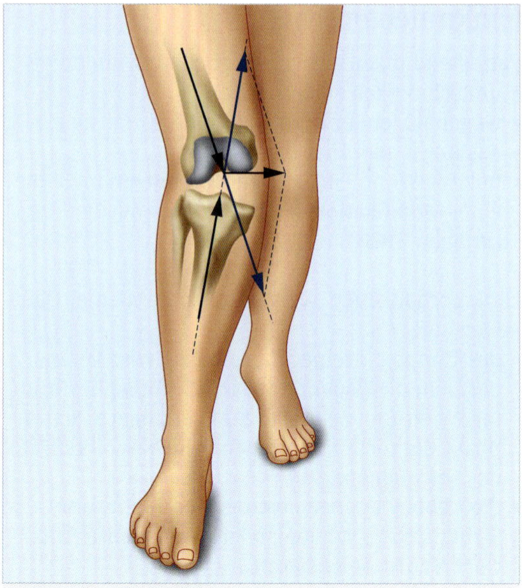

Abb. 6.10 Medialer Kollaps des Kniegelenks.

Eine Folge des „medialen Kollaps" ist die daraus resultierende Konvergenz des Fußes.

> **Merke**
>
> Im optimalen Fall steht der Fuß in einer sog. funktionellen Divergenz von 11°, das heißt die anatomische Fußlängsachse, die durch den 2. Mittelfußnochen verläuft, divergiert. Die funktionelle Fußlängsachse, die vom dorsalen Kalkaneusrand zum Großzehengrundgelenk verläuft, zeigt dann nach vorn.

Weicht die Ausrichtung des Fußes im Sinne einer vermehrten oder verminderten Divergenz oder gar einer Konvergenz von der beschriebenen Norm ab, wird nicht mehr über das Längsgewölbe sondern über den Fußinnen- bzw. -außenrand abgerollt. Daraus leiten sich Fehlbelastungen für die Strukturen des Fußes und besonders der Kniegelenke ab (▶ Abb. 6.11a–b).

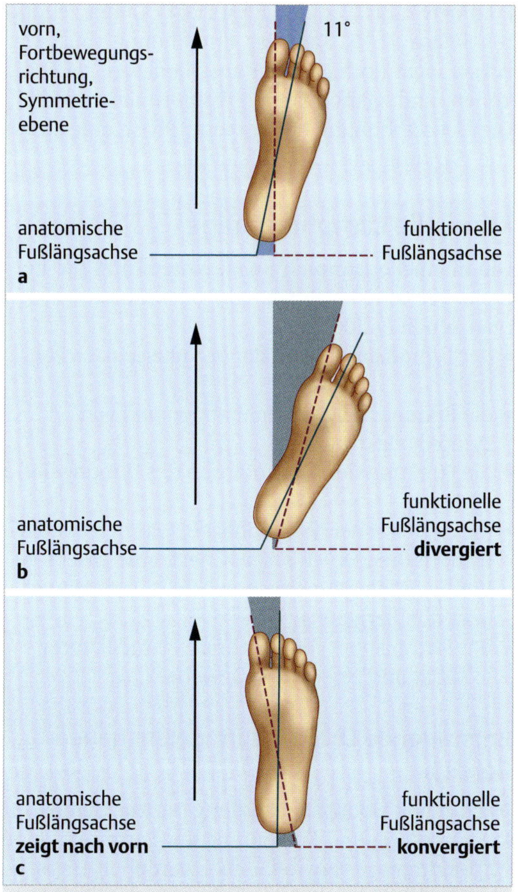

Abb. 6.11 Ausrichtung der funktionellen Fußlängsachse beim Gehen. **a** Normalstellung. **b** Divergenz. **c** Konvergenz.

6.3 Prinzipien der physiotherapeutischen Behandlung

6.3.1 Prophylaxen

Unter den allgemeinen Maßnahmen werden die Elemente der Behandlung beschrieben, die zwar nicht speziell typisch für die Physiotherapie nach Verletzungen der unteren Extremität, aber eben auch bei diesen Verletzungen notwendig sind. Dazu gehören die Thromboseprophylaxe, entstauende Maßnahmen und das Fördern der Wundheilung.

Thromboseprophylaxe

Maßnahmen der Thromboseprophylaxe sind in der Frühphase nach der Verletzung und nach Operationen wichtig. V. a. bei immobilisierten Patienten ist die Thromboseprophylaxe wesentlicher Bestandteil einer Therapieeinheit. Geeignet sind alle Maßnahmen, die der Verbesserung des venösen Rückstroms dienen. Hierzu zählen:

- passives Bewegen der Beine mit der maximal erlaubten Extension und Flexion in Hüft-, Knie- und oberem Sprunggelenk,
- Continuous passive motion (CPM, Bewegungsschiene, siehe Bewegungsschiene (S. 173)),
- alle erlaubten aktiven Bewegungen der Beine,
- Atemtherapie (tiefe Inspiration fördert den venösen Rückfluss),
- Mobilisation des Patienten (im Sinn von Gelenkmobilisation sowie Aufstehen und Gehen, siehe unter 6.3.2 Mobilisation),
- allgemeine Kräftigungsübungen (Stützkraft, Haltung),
- kreislaufanregende Maßnahmen,
- Kompressionsstrümpfe/-bandagen,
- manuelle Lymphdrainage.

> **Merke**
>
> Eine Untersuchung der Chirurgischen Klinik der Universität Ulm hat ergeben, dass bei gesunden Probanden eine Teilbelastung des Beins von 20 kg den venösen Rückstrom signifikant erhöht. Außerdem konnte in einer weiteren Untersuchung nachgewiesen werden, dass bei einem Bewegungsausschlag von 20° in die Dorsalextension des oberen Sprunggelenks unabhängig von der Ausgangsstellung ein optimaler venöser Rückstrom stattfindet (Eisele 2002). Patienten sollen deshalb so früh wie möglich mit Teilbelastung gehen, um das Risiko für das Auftreten einer Thrombose so gering wie möglich zu halten.

Entstauende Maßnahmen

Lagerung

In der vaskulären Phase der Entzündung nach einer Verletzung oder einer Operation (0.–2. Tag) reduziert das Hochlagern den intravasalen Druck und verringert so das Einbluten in das Wundgebiet (van den Berg 2001). Diese Gefahr besteht nach dem Abdichten der Gefäße nicht mehr. Da die Gefäße wegen der Entzündungsreaktion in der zellulären Phase (2.–5. Tag) noch vermehrt durchlässig für die Plasmaflüssigkeit des Blutes sind, sollte die betroffene Extremität bis zum Abklingen der Entzündungszeichen aber weiterhin hoch gelagert werden.

Eis (Kryotherapie)

Der Einsatz von Eis in der Entzündungsphase ist, abgesehen von den ersten 10–20 Minuten (!) unmittelbar nach der Verletzung, umstritten (van den Berg, 2001). Der Grund hierfür ist, dass den erwünschten physiologischen Wirkungen von Eis in Bezug auf die Wundheilung unerwünschte Wirkungen gegenüberstehen (▶ Tab. 6.2).

Tab. 6.2 Physiologische Wirkung von Eis (nach Knight 1990)

symptomlindernde Wirkung	unerwünschte Wirkung
vasokonstriktiv	Ödem bildend
Muskelspannung senkend	Gewebsspannung erhöhend
antiphlogistisch	immundepressiv

Kompression

Leichte Kompression in den ersten Minuten (!) nach einer Verletzung kann die reflektorische Vasokonstriktion im Wundgebiet unterstützen. Dabei darf der Druck aber nicht zu hoch sein (unter dem arteriellen Blutdruck von 80–120 mmHg), weil es sonst im Wundgebiet zu einer Mangelversorgung kommen kann (van den Berg 2001). In der zellulären Phase (2.–5. Tag) der Entzündung muss der Druck sogar noch geringer ausfallen, weil sonst die Venen und Lymphbahnen komprimiert werden. Die Druckerhöhung hat in dieser Phase eine ähnliche Wirkung wie das Hochlagern.

Manuelle Lymphdrainage

Die manuelle Lymphdrainage unterstützt die normale Wundheilung. Günstig beeinflusst werden (van den Berg 2001):

- der Lymphabfluss von der Peripherie nach zentral,
- die Bildung neuer Lymphbahnen und von Lymphkollektoren
- die Funktion der Anastomosen des Lymphgefäßsystems,
- die Aktivität der Makrophagen, was den kolloidosmotischen Druck normalisiert, eine „wichtige Voraussetzung für eine normale Wundheilung“ (van den Berg 2001, S. 6),
- der Abtransport von Entzündungsmediatoren, Exsudat und zerstörtem Gewebe.

Entstauende Drainage im gelenknahen Bereich

Nach einer Übungsbehandlung ist zur Sympathikusdämpfung und Entstauung der Extremität eine Lymphdrainage sinnvoll. Dabei werden in erster Linie die Schlüsselpunkte im Bereich von Gelenken behandelt, um das Lymphgefäßsystem anzuregen (▶ Abb. 6.12 – ▶ Abb. 6.14). Neben dem Abtransport großmolekularer Stoffe (Eiweiße, Lipide, Enzyme) kommt es aufgrund der geringeren Schwellung zu einer verbesserten Durchblutung, was die Wundheilung begünstigt.

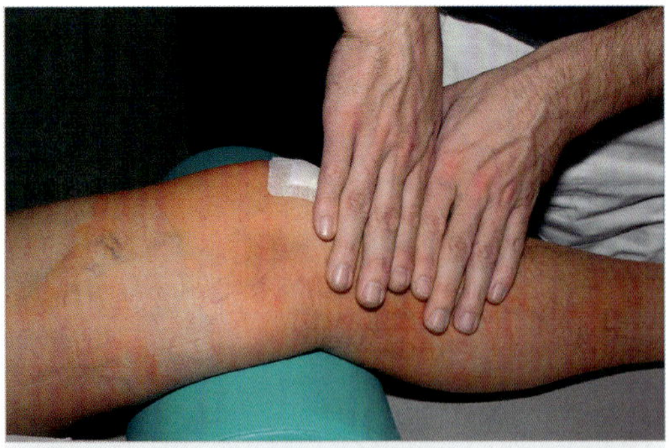

Abb. 6.12 Manuelle Lymphdrainage, ventral und distal des Kniegelenks.

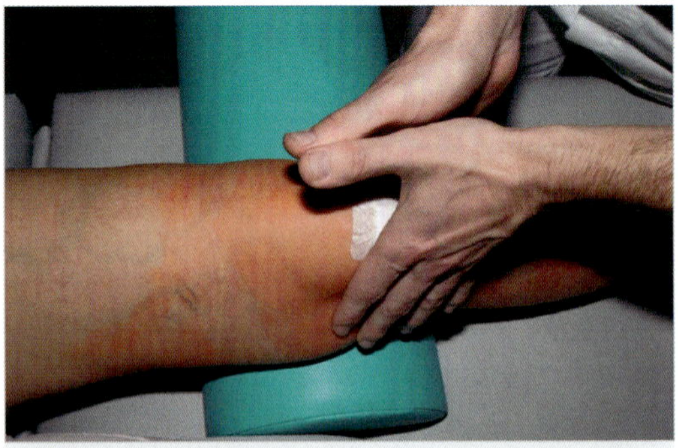

Abb. 6.13 Manuelle Lymphdrainage, medial und lateral des Kniegelenks.

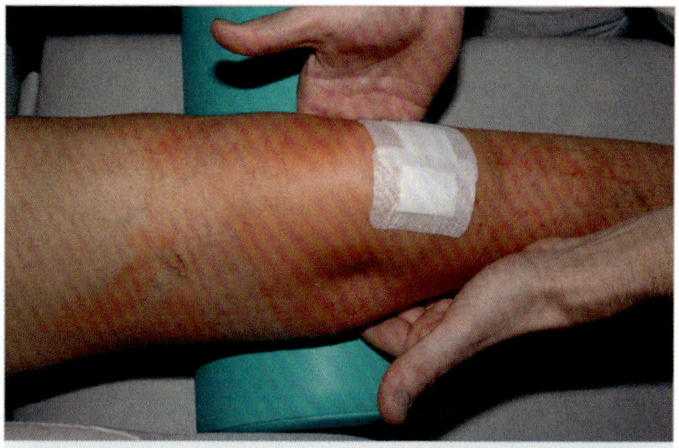

Abb. 6.14 Manuelle Lymphdrainage, popliteale Lymphknoten.

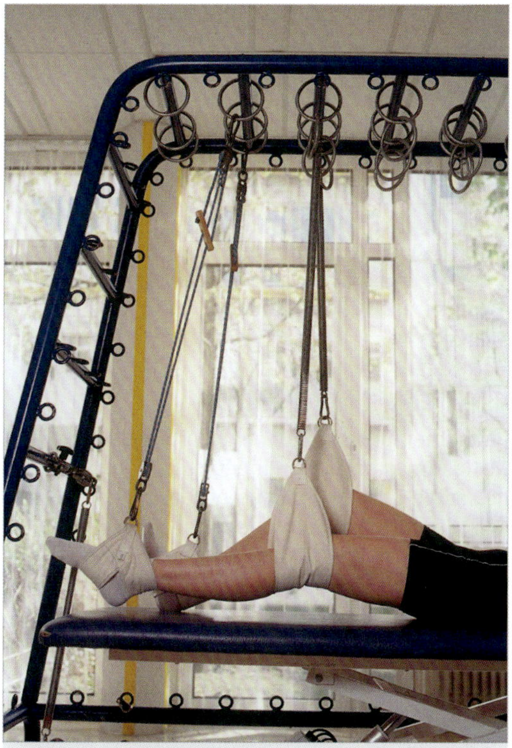

Abb. 6.15 Der Patient bewegt abwechselnd die Beine gegen den Expanderzug in die Extension.

Behandlung eines Gelenkergusses (am Beispiel Kniegelenk)

Liegt ein Gelenkerguss vor, ist das Bewegen des betroffenen Gelenks im schmerzfreien Bereich besonders wichtig, um Adhäsionen der Gelenkkapsel zu verhindern und den Abbau des Ergusses zu beschleunigen. Dabei darf es nicht zu einer Überdehnung der Gelenkkapsel kommen. In schweren Fällen kann auch eine Ruhigstellung der Extremität indiziert sein.

In der „physiologischen Entzündungsphase" (van den Berg 2001) werden Bewegungen ohne Einfluss der Schwerkraft durchgeführt (hubfrei/hubarm). Wichtig sind dabei die Spannungsfreiheit und die ausreichend lange Dauer der Bewegung. Man erreicht diese Ziele z. B. durch:

- CPM (continuous passive motion = passive Bewegungsschiene) siehe Bewegungsschiene (S. 173).
- Intermittierende Traktion (Stufe I und II).
- Pendelbewegungen des Fußes; das Eigengewicht der Extremität sorgt für die Traktion der Stufe I–II. Voraussetzung hierfür ist eine ausreichende Mobilität (mind. 90° Knieflexion). Ist diese Übung im Sitz nicht möglich (Schwellungsneigung, Schmerzen), bietet sich die nächste Variante an.
- Automobilisation im Schlingentisch: Der Patient liegt auf der nicht betroffenen Seite. Da sich in dieser Position die betroffene Extremität auf bzw. über der Höhe des Herzens befindet, kann die Flüssigkeit aus dem Bein gut abfließen:
  - der Unterschenkel des Patienten hängt in einer breiten Schlinge, der Aufhängepunkt ist über dem Kniegelenk (vermeidet Scherkräfte im Kniegelenk),
  - der Oberschenkel des Patienten kann mit zwei sich kreuzenden Zügen fixiert werden (verhindert Ausweichbewegungen des Oberschenkels),
  - der Patient soll das Bein wechselnd strecken und beugen (aktiviert die Muskelpumpe).
- Bewegen im Schlingentisch gegen eine Zugfeder. Der Patient befindet sich in Rückenlage, das Knie wird mit einer breiten Schlinge an einer Zugfeder aufgehängt, der Fuß hängt in einer Fußschlinge. Das Knie wird in die Schlinge gedrückt, dann entspannt das Bein wieder. Die stetige Wiederholung dieser Bewegung aktiviert die gesamte Beinmuskulatur, besonders die dorsale Kette. Durch die geringe Bewegungsamplitude wird das Gelenk schonend mobilisiert und der Erguss gewissermaßen abgepumpt. Es bietet sich an, beide Beine aufzuhängen und wechselnd zu aktivieren (▶ Abb. 6.15).
- Manuelle Lymphdrainage.
- Elektrotherapie: diadynamische Ströme. Die Wirksamkeit dieser Ströme ist durch die Gewöh-

nung, die innerhalb weniger Minuten eintritt, begrenzt. Je nach Stromform kommt es neben der Resorptionsförderung zur Stimulierung der Stoffwechselvorgänge und zur Schmerzlinderung.

Merke

Bei Einsatz von elektrischen Strömen sind unbedingt die Kontraindikationen, wie z. B. Metall im Körper, zu beachten.

Fördern der Wundheilung

Physiotherapeuten können mit verschiedenen Maßnahmen die Wundheilung unterstützen. Je besser sie über die Abläufe und zeitlichen Phasen der Wundheilung informiert sind, umso gezielter können sie die verschiedenen Maßnahmen anwenden.

Entzündungsphase

In der vaskulären Phase (0.–2. Tag) unterstützen die o.g. entstauenden Maßnahmen wirkungsvoll die Wundheilung. Ein weiterer wichtiger Punkt ist die Ruhigstellung des verletzten bzw. operierten Bereichs, um die physiologischen Heilungsvorgänge nicht zu stören. Wenn der Arzt Bewegung erlaubt, muss diese in dieser frühen Phase wohl dosiert im absolut schmerzfreien Bereich erfolgen. Die vorsichtige Mobilisation kann dazu beitragen, die Schmerzwahrnehmung durch Stimulation der Mechanorezeptoren zu unterbinden und wirkt im Sinne der Gate-Control-Theorie schmerzlindernd (siehe Kap. 1.3).

In der zellulären Phase (2.–5. Tag) hat die Physiotherapie das Ziel, die physiologischen Vorgänge zu unterstützen. Neben den entstauenden Maßnahmen kann die Mobilisation der verletzten Strukturen im schmerzfreien und vom Arzt erlaubten Bereich gesteigert werden. Die dadurch geförderte Kollagensynthese (Typ III) begünstigt die funktionelle Neuorganisation des Bindegewebes.

Maßnahmen welche die sympathische Reflexaktivität senken (z. B. klassische oder Bindegewebsmassage im Bereich der Brustwirbelsäule) tragen positiv zur Wundheilung bei, weil die Regulation des vegetativen Nervensystems von einer Dominanz des Sympathikus zu einem ausgeglichenen Zustand gefördert wird (van den Berg 2001). Das Risiko des Auftretens einer vegetativen Dysregulation (sympathische Reflexdystrophie, siehe Kap. 3.2.2) wird verringert. In diesem Zusammenhang ist auch die psychische Unterstützung des Patienten wichtig.

Proliferationsphase

In der Proliferationsphase (5.–21. Tag) klingt die Entzündung ab, das Gewebe wird neu organisiert. Wichtige Voraussetzung dafür ist eine ausreichende lokale Durchblutung, damit genug Sauerstoff und Nährstoffe das Wundgebiet erreichen (van den Berg 2001). Günstig sind in dieser Phase alle Maßnahmen, die zu einer verbesserten lokalen Durchblutung beitragen:

- aktive Maßnahmen (dosierte Bewegungen im schmerzfreien Bereich, funktionelle Belastung),
- verschiedene Massagetechniken (Friktionen, Bindegewebs- und Funktionsmassagen),
- physikalische Maßnahmen wie Elektrotherapie, Ultraschall, Wärmeanwendungen (Kontraindikationen beachten!).

Bewegung trägt auch in dieser Phase dazu bei, die Schmerzen im Wundgebiet und den angrenzenden Strukturen (z. B. verspannten Muskeln) zu reduzieren. Orthesen oder funktionelle Verbände verbessern die Propriozeption und schützen das Gelenk, wenn die körpereigenen Strukturen dazu noch nicht in der Lage sind. Damit helfen Orthesen Fehlbelastungen zu vermeiden. Wenn möglich sollten die Verbände für die Dauer der Behandlung abgenommen werden.

Umbauphase

In der Umbauphase (21.-360. Tag) organisiert sich das neu gebildete Gewebe, die Belastbarkeit nimmt zu. Therapeutische Maßnahmen in dieser Phase unterstützen die Anpassungsvorgänge und orientieren sich zunehmend an den individuellen Zielen des Patienten. Die Förderung der Durchblutung und des Stoffwechsels durch passive Maßnahmen sorgt dafür, dass die physiologischen Anpassungsvorgänge störungsfrei ablaufen können. Eine größere Bedeutung haben aktive Maßnahmen weil sie den adäquaten Reiz für den Gewebeumbau darstellen (van den Berg 2001).

Nicht nur die verletzten Strukturen, der gesamte Körper wird in die Rehabilitation einbezogen. In funktionellen Bewegungsabläufen und Positionen wird die Muskulatur gekräftigt. Dazu zählen an der unteren Extremität in erster Linie Übungen im geschlossenen System. Im Training wird auf Variationen geachtet, z. B. auf unterschiedliche Bodenbeschaffenheit. Die Anforderung an die Propriozeption und damit an die Koordination steigt und die Beinmuskulatur wird funktionell beansprucht. Alltagsbewegungen, auch aus dem Sport, den der Patient z. B. ausübt, sind wichtig. Ein Training unter physiologischen Gesichtspunkten ist Voraussetzung dafür, das neu gebildete Gewebe entsprechend der Belastung umzubauen und damit den ursprünglichen Zustand wieder herzustellen.

Bei ängstlichen Patienten ist es weiter sinnvoll, Bewegungen, die durch den Verletzungsmechanismus vermieden werden, z. B. entsprechende Fußbewegungen nach einem Supinationstrauma, in der Therapie zu üben.

Gewebespezifische Behandlung während der Wundheilung

Muskel- und Sehnenverletzungen

In der vaskulären Phase wird das verletzte Gewebe in einer leicht verlängerten Stellung ruhig gestellt, um es zu schonen und eine Kontraktur der Fasern zu verhindern. Für Muskelfaserrisse im Bereich der Wadenmuskulatur ist dies die Neutral–Nullstellung (Unterschenkelgipsschiene), für Verletzungen der ischiokruralen Muskulatur die gestreckte Position des Kniegelenkes (Mecronschiene). Meist muss der Patient in den ersten Tagen an Unterarmstützen gehen, damit die Extremität schmerzfrei belastet werden kann.

Nach Abschluss der vaskulären Phase wird das verletzte Gewebe im schmerzfreien Bereich funktionell beübt. Dies kann beispielsweise in PNF-Diagonalen passiv, assistiv oder aktiv über die Antagonisten geschehen. Im Falle der konzentrischen Antagonistenaktivität sind die Agonisten (verletztes Muskelgewebe) in einem exzentrischen Aktivitätszustand.

Knochenverletzungen

Je nach Lokalisation, Art und ärztlicher Versorgung der Fraktur kann das Bein teilbelastet werden. Der Patient lernt den Gebrauch von Unterarmgehstützen. Dies ist allerdings nur erlaubt, wenn die Bruchform die benötigte Stabilität aufweist. In Abhängigkeit vom Alter des Patienten und den Begleiterkrankungen benötigt Knochengewebe etwa 6 Wochen, um einen Defekt zu schließen. In der Regel dürfen die Patienten nach Ablauf dieser Zeit wieder mit dem Belasten beginnen. Es gibt aber auch Osteosyntheseformen, die früheres Belasten ermöglichen, z. B. ein Marknagel nach Unterschenkelfraktur. Während dieser Phase sind die primären Ziele das Erhalten der Beweglichkeit und Prophylaxen.

Kapsel-Band-Verletzungen

Je nach dem Schweregrad und möglicherweise resultierender Instabilität wird das betroffene Gelenk für bis zu 6 Wochen mit einer Orthese stabilisiert. Die für das Gehen notwendigen Bewegungen sind damit möglich, schmerzfreies Belasten ist meistens erlaubt. Ein erneutes Trauma wird durch die passive Stabilisierung und durch die Limitierbarkeit der Bewegungsfreiheit verhindert. Im Bereich des Kniegelenkes wird bei Kreuz- oder Seitenbandschäden z. B. mit der Donjoiy-Schiene stabilisiert, am Sprunggelenk mit dem Aircast. Neben dem Training der Beinachsen werden Muskeln, die die Stabilität der verletzten Strukturen unterstützen, trainiert. Bei einer lateralen Knieinstabilität sind dies beispielsweise die ventro- und dorsolaterale Oberschenkelmuskulatur sowie der M. popliteus.

Knorpelverletzungen

haben eine ungünstige Prognose, da Spätkomplikationen wie Arthrosen vorprogrammiert sind. Aus diesem Grund muss bei einem nachgewiesenen traumatischen Knorpelschaden äußerst schonend mit dem Gelenk umgegangen werden. Wichtig ist, das Gelenk so oft wie möglich entlastet zu bewegen. Schmerzfreie Bewegungen mit großer Bewegungsamplitude fördern die Bildung von Synovia und unterstützen die Regeneration. Je nach Ausmaß des Knorpelschadens kann eine Entlastung des Gelenkes für bis zu 12 Wochen notwendig sein. Ziel der Therapie ist es, kapsuläre Bewegungseinschränkungen zu vermeiden. Darf nach dieser Zeit die Belastung wieder aufgebaut werden, ist dies in „10 kg-Schritten" zu steigern. Das Knorpelgewebe benötigt eine gewisse Zeit, um sich an die Druckbeanspruchung zu gewöhnen und zu härten.

Meniskusverletzungen

Je nach Form der Verletzung und der ärztlichen Vorgehensweise sollen Stresssituationen in der vaskulären Phase vermieden werden. Im Falle eines Korbhenkelrisses dürfen Rotationen im Kniegelenk nicht isoliert geübt werden. Rotationen als normale Begleitbewegung bei Flexion und Extension sind nicht vermeidbar. Zwar ist gerade die Rotation eine wichtige Bewegung für den Erhalt der Mobilität der Menisken, jedoch kann ihr forciertes Üben ein weiteres Einreißen provozieren. Alle das Gelenk entlastenden Techniken und das Aktivieren der Muskeln im geschlossenen System und der Muskeln, die eine direkte Verbindung zu den Menisken haben, sind indiziert.

6.3.2 Mobilisation

Die Mobilisation der Gelenke hat folgende Ziele:
- Erhalten oder Wiedererlangen der Beweglichkeit,
- Vermeiden von Immobilisationsschäden,
- Fördern der Wundheilung,
- Thromboseprophylaxe,
- Entstauen der verletzten Extremität,
- Abbau von Gelenkergüssen,
- Vorbereiten auf die alltägliche Belastung.

> **Merke**
>
> Im Klinikalltag benutzen Ärzte und das Pflegeteam den Begriff Mobilisation für das Aufstehen und Gehen der Patienten. Physiotherapeuten denken bei diesem Begriff an die Verbesserung der Beweglichkeit einzelner Gelenke.

Geeignete Maßnahmen zur Mobilisation sind alle aktiven Techniken (z. B. PNF-Pattern, Techniken und therapeutische Übungen der Funktionellen Bewegungslehre [FBL], Dehnungen), soweit sie die aktuell erlaubte Belastung nicht übersteigen. Passive Maßnahmen sind in Abhängigkeit von der Verletzung, der Operation und der Wundheilung erlaubt. Dazu zählen z. B. Thermotherapien, Massage, Quer- und Längsdehnungen der Muskeln sowie Techniken aus der Manuellen Therapie.

Gesichtspunkte der Mobilisation in Abhängigkeit zur Wundheilung

Entzündungsphase

In der vaskulären Phase unterstützt die Ruhigstellung betroffener Gelenke die physiologischen Heilungsvorgänge. In diesem kurzen Zeitraum sind nachteilige Folgen nicht zu erwarten. Ist bereits unmittelbar nach einer Verletzung oder postoperativ Bewegung erlaubt, darf diese nur vorsichtig dosiert werden. Sie muss auf jeden Fall schmerzfrei erfolgen und hat nur dann einen günstigen Einfluss (Schmerzlinderung).

> **Merke**
>
> Je nach Schwere einer Verletzung und der ärztlichen Behandlung kann die Immobilisation (bzw. Retention) in einem Gipsverband mehrere Wochen dauern. In solchen Fällen lassen sich Immobilisationsschäden kaum vermeiden, müssen im Interesse der Wundheilung aber hingenommen werden.

In der zellulären Phase erfolgt die Mobilisation im schmerzfreien Bereich. Verbände oder Orthesen können nicht erlaubte Bewegungen verhindern, sollten aber während der Therapie abgelegt werden. Durch die Bewegung wird die im Zusammenhang mit einer Entzündung bestehende reflektorische Bewegungseinschränkung behandelt. Die physiologischen Mechanismen hierbei sind:
- Schmerzlindern durch Stimulation der Mechanorezeptoren (Gate-Control-Mechanismus, siehe Kap. 1.3),
- Senken der sympathischen Reflexaktivität, z. B. durch Bindegewebsmassage.

Damit verhindert die Mobilisation das Entstehen von Adhäsionen und beugt der Entstehung von Kontrakturen vor. Außerdem fördert die Bewegung in dieser Phase der Entzündung die Kollagensynthese und stellt die Weichen für eine funktionelle Neubildung von Gewebe.

> **Merke**
>
> Bewegungseinschränkungen in der Entzündungsphase sind physiologisch! Forcierte Mobilisationen betroffener Gelenke sind in dieser Phase der Wundheilung absolut kontraindiziert und verzögern die Heilung (van den Berg 2001)!

Gelegentlich kann man beobachten, dass Patienten nach einer Operation, die für bewegungsstabile Verhältnisse sorgt, längere Zeit in einem Verband (Gipsschale oder -tutor) ruhig gestellt werden. In diesem Fall sollten Physiotherapeuten zusammen mit den Ärzten die Folgen der Immobilisation besprechen und abwägend in die Entscheidung einfließen lassen. Es gibt nur wenige Gründe, die in diesen Fällen eine vollständige Ruhigstellung erforderlich machen (z. B. begleitende Weichteilschäden, Infektionen).

Proliferationsphase

In der Proliferationsphase kann die Mobilisation vorsichtig gesteigert werden. Normalerweise bessert sich die Beweglichkeit mit Abklingen **der** Entzündungszeichen. Vorgegebene Limitierungen haben den Zweck, die Heilung empfindlicher Strukturen zu gewährleisten und müssen von Patient und Therapeut respektiert werden.

> **Merke** M!
>
> Jede Form der Bewegungsbehandlung hat, sofern sie schmerzfrei erfolgt, in dieser Phase der Heilung ihre Berechtigung und unterstützt die Wundheilung optimal (van den Berg 2001).

Stellen Therapeuten in dieser Phase der Heilung Bewegungseinschränkungen fest, können sie diese mit verschiedenen Dehntechniken und vorsichtigen manuellen Techniken behandeln. Geeignet sind intermittierende oder oszillierende Traktionen und Gleittechniken bis Stufe II, die lediglich den Slack aufnehmen (den Kapsel-Band-Apparat straffen) und die aktuelle physiologische Grenze nicht überschreiten (Dvorak 1997, Schomacher 2004, van den Berg 2001).

Die manuelle Mobilisation der Gelenke hat einen günstigen Einfluss auf die lokale Durchblutung. Sie fördert die Wundheilung und senkt die sympathische Reflexaktivität. Wasserlösliche Crosslinks (Bindegewebsbrücken) im Gewebe werden aufgebrochen und die Mobilität verbessert (▶ Abb. 6.16). Nach der manuellen Mobilisation müssen die behandelten Gelenke mehrmals aktiv innerhalb der neuen Bewegungsgrenzen bewegt werden (van den Berg 2003, Schomacher 2004).

Umbauphase

In der Umbauphase (21.-360. Tag) kann die Mobilisation weiter gesteigert werden. Ziel ist die Wiederherstellung der freien Gelenkbeweglichkeit. An Gelenken, die wegen der Behandlung mehr als

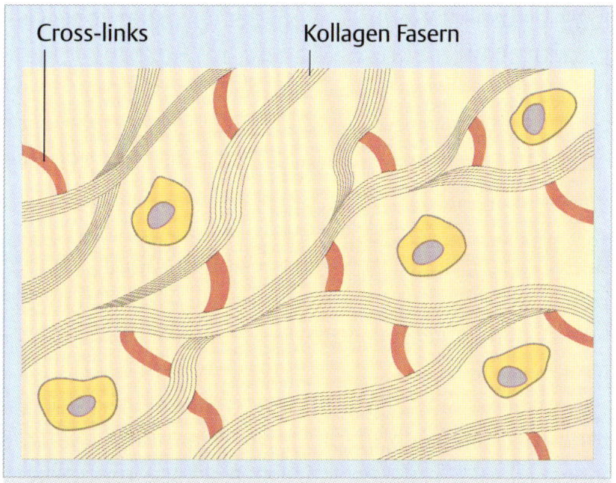

Abb. 6.16 Crosslinks zwischen Kollagenfasern.

6 Wochen völlig ruhig gestellt waren (z. B. im Gipsverband nach Frakturen) oder nicht in vollem Umfang bewegt werden durften, finden sich zu diesem Zeitpunkt meist strukturelle Bewegungseinschränkungen. Diese sind Folge physiologischer Reaktionen des Bindegewebes und müssen mit Dehnungen und manuellen Mobilisationstechniken behandelt werden.

> **Merke** M!
>
> Während in der Frühphase nach einer Verletzung oder Operation vor allem wasserlösliche Crosslinks die Bewegungen einschränken, dominieren ca. ab der 6. Woche bindegewebige Crosslinks. Bewegungen innerhalb der gegebenen Grenzen, bei denen es zu einer Mehrdurchblutung der Gewebe kommt, sind nicht in der Lage, diese Gewebebrücken aufzulösen. Für die Verbesserung der Bewegung sind forcierte Dehntechniken erforderlich. Diese Techniken müssen für den Patienten schmerzfrei sein, damit die Heilung nicht durch erneute Entzündungen aufgehalten wird.

Gesichtspunkte der Mobilisation in Abhängigkeit von der Ursache der Einschränkung

Strukturelle Bewegungseinschränkungen haben unterschiedliche Ursachen. Gelenke können wegen einer Kapselverkürzung, einer Kapselverklebung, eingeschränktem Rollgleiten und Muskelverkürzungen weniger beweglich werden. Die Behandlung erfordert Geduld, weil der erforderliche Gewebeumbau mehrere Monate in Anspruch nehmen kann. Vor der Anwendung spezifischer Techniken sollten die behandelten Strukturen immer erwärmt werden (aktive Bewegungen, passive Maßnahmen).

Kapselverkürzungen lassen sich durch wiederholte endgradige Bewegungen behandeln. Dabei passt sich mittel- und langfristig die Kollagenstruktur an die Bewegung an. Günstig sind intermittierende Bewegungen (van den Berg 2001).

Kapselverklebungen lassen sich mit physiotherapeutischen Techniken kaum behandeln. Betroffene Gelenke müssen u. U. in Narkose mobilisiert werden. Dabei werden Gewebebrücken regelrecht zerrissen. Zuvor muss ausgeschlossen werden, dass die Bewegungseinschränkung reflektorisch ist oder eine Kapselverkürzung als Ursache hat (Schmerzen weisen auf reflektorische Einschränkungen hin). Gelenkentzündungen gelten als Kontraindikation (van den Berg 2001).

Merke M!

Physiotherapeuten haben die Aufgabe zu verhindern dass es zu Kapselverklebungen kommt. Dies gelingt mit Mobilisation, die an die jeweilige Heilungsphase angepasst ist und die ohne Schmerzen und andere Störungen der Wundheilung erfolgen.

Arthrokinematische Störungen werden mit manuellen Techniken behandelt (s. u.). Diese verbessern die Gelenkmechanik und haben reflektorisch Einfluss auf den Stoffwechsel im Gelenk und die Spannung der Muskulatur.

Verkürzte Muskeln müssen gedehnt werden. Einzige Ausnahme sind reflektorisch verspannte Muskeln, deren Länge erst beurteilt werden kann, wenn die Spannung sich durch entsprechende Maßnahmen (Massagen, Wärmebehandlung, Elektrotherapie, Entspannungstechniken) normalisiert hat.

Trotz zahlreicher Untersuchungen konnte die Überlegenheit einer bestimmten Dehntechnik nicht nachgewiesen werden. Fest steht, dass der Dehnung erst eine Aufwärmphase vorausgehen sollte und die Dauer der Dehnung ausreichend lang (insgesamt ca. 3 Minuten) und schmerzfrei erfolgt sein muss (van den Berg 2001). Nur wenn diese Bedingungen erfüllt sind, kommt es zu den erwünschten Veränderungen im Gewebe (Abbau von Crosslinks, Zunahme von Sarkomeren).

Manuelle Mobilisation

Zur Behandlung von Schmerzen, die eine intraartikuläre Ursache haben (z. B. Erguss) eignet sich die Traktion. Die Gelenkpartner werden in Traktionsstufe I oder II für einige Sekunden gehalten. Die Flüssigkeit bekommt etwas Raum, um sich zu verteilen. Leichte Traktion gekoppelt mit Bewegung kann den Effekt der Schmerzreduzierung noch erhöhen (Mechanorezeptoren, Gate-Control-Theorie, siehe Kap. 1.3.3).

Schmerzen, die ihre Ursache in den periartikulären Strukturen finden, lassen sich meist durch Kompression der Gelenkpartner reduzieren. Zwar steigt die intraartikuläre Belastung, doch die Spannung in den extraartikulären Strukturen sinkt. Patienten, die nach der Implantation einer Totalendoprothese in das Hüftgelenk auch während der Proliferationsphase noch über Schmerzen klagen, empfinden eine leichte Kompression über den Femurschaft auf das Hüftgelenk als erleichternd. Intermittierende Kompression kann das Einheilen der Prothese günstig beeinflussen.

Kompression muss ebenso wie Traktion immer schmerzfrei durchgeführt werden. Die Erfahrung hat gezeigt, dass beide Techniken intermittierend durchgeführt eine bessere Wirkung erzielen und von Patienten auch als angenehmer empfunden werden.

Gleitmobilisationen werden in der akuten Phase nach einer Verletzung nur sehr selten eingesetzt.

Zusammenfassung

- Die Mobilisation erfolgt immer schmerzfrei und in Abhängigkeit von der Wundheilung. Sie trägt zur Heilung bei und verhindert das Auftreten von Immobilisationsschäden.
  - In der Entzündungsphase muss die Mobilisation sehr vorsichtig erfolgen. Oft ist sie wegen der Schwere der Verletzung kontraindiziert.
  - In der Proliferationsphase kann die Bewegung vorsichtig gesteigert werden. Bewegungseinschränkungen dürfen nicht forciert behandelt werden weil sie die Wundheilung stören. Sie sind in dieser Phase der Wundheilung normal.
  - In der Umbauphase muss die vollständige Gelenkbeweglichkeit wieder hergestellt werden.
- Durch wiederholte endgradige Bewegungen erhält das Bindegewebe die für den Gewebeumbau erforderlichen Reize. Ist die endgradige Bewegung nicht möglich, müssen Therapeuten die Ursache der Bewegungsstörung herausfinden. Dabei ist v. a. die Unterscheidung zwischen physiologischen und strukturellen Einschränkungen wichtig.
- Strukturelle Bewegungseinschränkungen müssen mit forcierten Techniken schmerzfrei behandelt werden.

Maßnahmen zur Mobilisation

Continuous passive motion (CPM)

Motorgetriebene Bewegungsschienen (▶ Abb. 6.17) ermöglichen eine kontinuierliche passive Bewegung im erlaubten Bewegungsausmaß. Diese verhindern, dass es im betroffenen Gelenk zu Immobilisationsschäden kommt und regen die Knorpelheilung an. Wichtig ist eine gute Anpassung und Einstellung der Schiene, um Fehlbelastungen zu verhindern. Das Bewegungstempo sollte langsam und der Umkehrpunkt der Bewegung im schmerzfreien Bereich eingestellt sein.

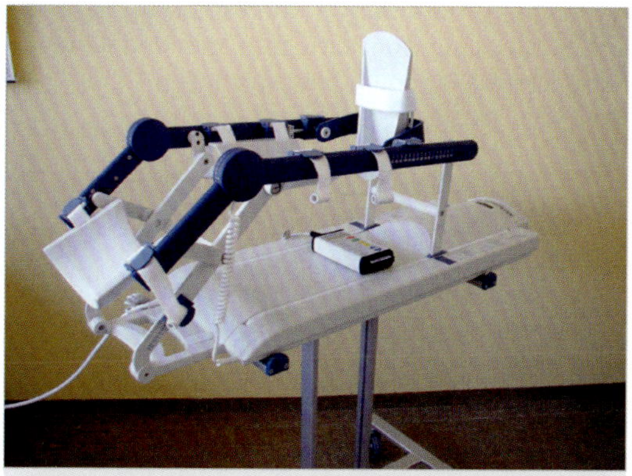

Abb. 6.17 Passive, motorgetriebene Bewegungsschiene.

Aktive Bewegungsschienen

Funktionell betrachtet sind aktive Bewegungsschienen zu bevorzugen, da sie eine Aktivität der Muskulatur erfordern. Ihr Einsatz muss jedoch genau überlegt werden, damit durch die Aktivität keine übermäßigen Reize im Wundgebiet oder auf geschädigtes Knorpelgewebe ausgeübt werden. Günstig wirkt sich die aktive Bewegung auf die Rezeptoren im Kniegelenk aus. Außerdem können Patienten mit der aktiven Bewegungsschiene die Einstellung ihrer Beinachsen unter Teilbelastung üben. Bewegungen im oberen Sprunggelenk ermöglichen weiterlaufend die Aktivierung ganzer Muskelketten. Eine umgekehrte Aktivität der das Sprunggelenk bewegenden Muskulatur schult die Koordination und steigert die Intensität (widerlagernde Aktivität, ▶ Tab. 6.3).

Die Variation der Fußkomponenten im Sinne von Pronation oder Supination wirkt sich nach proximal weiterlaufend auf die medialen oder lateralen Anteile der Muskulatur aus (▶ Tab. 6.4).

Tab. 6.3 Kinematische Kette der unteren Extremität

Bewegung	Muskelaktivität im Bereich des oberen Sprunggelenks	Muskelaktivität im Bereich des Oberschenkels	Steigerung durch distale Widerlagerung
Knieextension	Dorsalextension	M. quadriceps	Plantarflexion
Knieflexion	Plantarflexion	Mm. ischiocrurales	Dorsalextension

Tab. 6.4 Einfluss der Fußkomponente auf die Aktivität des M. quadriceps

Fußstellung	Dorsalextension	Plantarflexion
Mittelstellung	M. rectus femoris	Mm. ischiocrurales
Pronation	M. vastus lateralis (laterale Kette)	M. biceps femoris (laterale Kette)
Supination	M. vastus medialis (mediale Kette)	Mm. semitendinosus und semimembranosus (mediale Kette)

Patellamobilisation

Die Beweglichkeit der Kniescheibe ist Voraussetzung für eine freie Beweglichkeit des Kniegelenks. Sie ist in die Sehne des M. quadriceps als Hypomochlion integriert und gewährleistet dessen Funktion. Nach einem blutigen Gelenkerguss und postoperativ kann es zu Verklebungen der Gelenkkapsel kommen, welche die Beweglichkeit der Kniescheibe einschränken. Diese treten vor allem im Recessus suprapatellaris auf. Nach längerer Ruhigstellung oder Limitierung der Kniegelenksbewegungen ist das Patellaspiel ebenfalls gestört.

Optimal ist es, eine Einschränkung der Patellabeweglichkeit zu verhindern. Nach arthroskopischen Eingriffen erreicht man dies, indem man Patienten das Bein im Kniegelenk in den gegebenen Grenzen aktiv bewegen lässt. Auch passive Bewegungen mit der Motorschiene (CPM) verhindern ein Verkleben der Patella.

Da man nach Verletzungen oder Operationen im Bereich des Kniegelenks anfangs möglichst wenig Reize setzen sollte, verbietet sich die manuelle Mobilisation der Patella in der Entzündungs- und frühen Umbauphase. Erst wenn in der Umbauphase Einschränkungen festgestellt werden, ist die direkte Behandlung erforderlich.

Hierzu unterlagert man das Kniegelenk mit einer Rolle (ca. 20° Flexion) und übt mit der „Schwimmhaut" zwischen Daumen und Zeigefinger einen flächigen Schub in die zu mobilisierende Richtung aus (▶ Abb. 6.18). Die Griffanlage muss dabei schmerzfrei sein, es darf kein Druck auf die Kniescheibe ausgeübt werden. Da die Kniescheibe die größte Beweglichkeit nach kranial/kaudal und medial/lateral besitzt (Hochschild 2002) werden diese Richtungen vorrangig behandelt. Damit erreicht man meist eine gute Mobilität der Kniescheibe.

Aktive Maßnahmen

Es gibt in der Physiotherapie viele verschiedene Theorien und Konzepte. Sie haben alle ihre Berechtigung und sind für die Behandlung geeignet, wenn sie die schmerzfreie Bewegung im vorgegebenen Rahmen ermöglichen. Steverding (2001) stellt fest, „…, dass dosierte und schmerzfreie Bewegungsreize alle beschriebenen Forderungen einer funktionellen und physiologischen Heilung in sich vereinigen. Die natürliche Bewegung ist somit die ursprünglichste Form einer gezielten Therapie des Bewegungsapparats" (Steverding 2001, S. 139).

Im Folgenden werden exemplarisch verschiedene Mobilisationsübungen vorgestellt, die sich bei der Behandlung von Patienten mit Verletzungen der unteren Extremität bewährt haben.

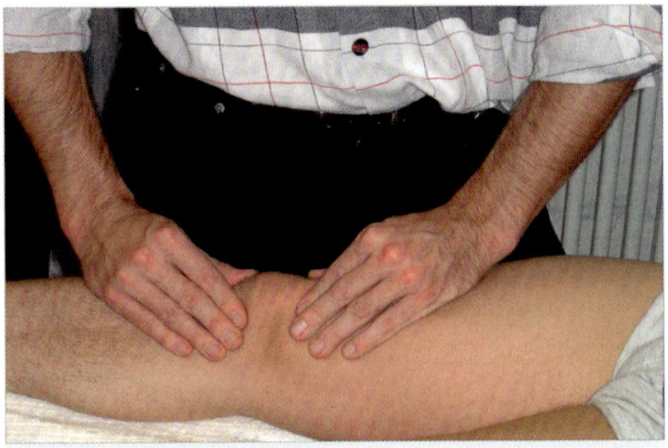

Abb. 6.18 Patellamobilisation.

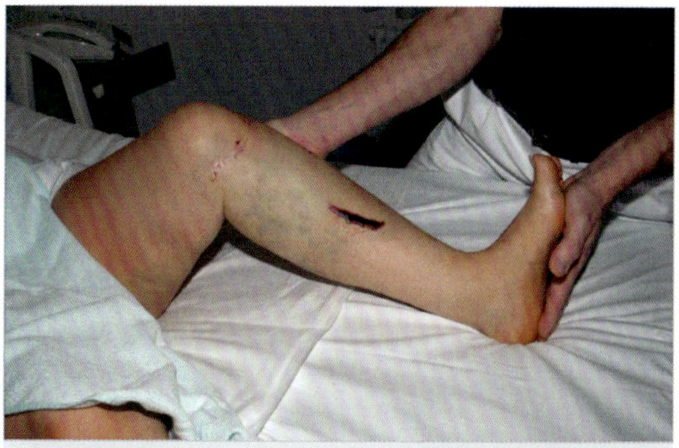

Abb. 6.19 Fersenschaukel in Rückenlage, Ausgangsstellung.

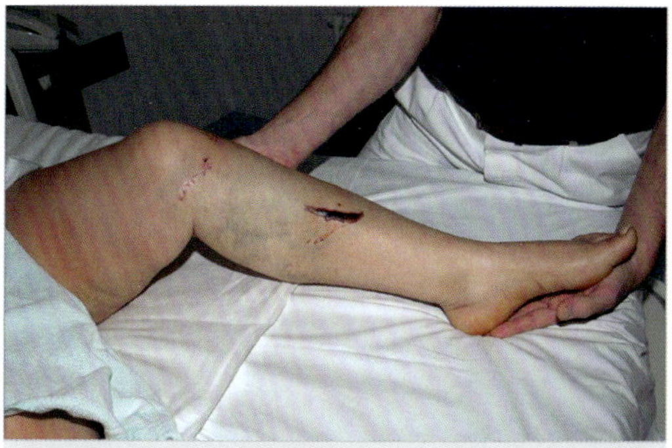

Abb. 6.20 Fersenschaukel in Rückenlage, Weg in die Endstellung.

„Fersenschaukel" (Klein-Vogelbach 1995): Die Übung ist eine koordinierte Abroll- oder Schaukelbewegung der Ferse auf der Unterlage, die weiterlaufend Bewegungen von Hüft-, Knie- und Sprunggelenken auslöst. Die Aktivität in der geschlossenen Kette (s. u.) begünstigt die Sicherung der beteiligten Gelenke. Die „Fersenschaukel" eignet sich für die Frühmobilisation verletzter oder operierter Gelenke (▸ Abb. 6.19, ▸ Abb. 6.20).

Die Ziele der therapeutischen Übung sind:

- Verbessern der Extension des Kniegelenks,
- Automatisieren der (Schluss-)Rotationen im Standbein ohne Belastung und unter Beibehalten der funktionellen Beinachsen,
- ökonomisches Training der mehrgelenkigen Muskulatur,
- Koordination der Stellungsänderungen in den Gelenken der unteren Extremität.

In der Ausgangsstellung befindet sich das Kniegelenk in leichter Flexion. Die Flexion sollte nicht mehr als 45° betragen, da in erster Linie die Extension mit der Schlussrotation im Kniegelenk geübt werden soll. Die Schlussrotation stellt sich am Ende der Knieextension automatisch ein.

Die Bewegungen im Kniegelenk werden durch aktive Bewegungen des Fußes eingeleitet. Macht der Patient eine Dorsalextension, beugt sich das Knie; macht er eine Plantarflexion, streckt sich das Kniegelenk weiterlaufend. Die Ferse rollt dabei auf der Unterlage ab, die Muskulatur arbeitet in einer geschlossenen Kette. Die Übung wird in gangtypischem Tempo (120 Wechsel/min) durchgeführt. Probleme mit der Koordination lassen sich durch eine Funktionsmassage der Oberschenkelmuskulatur, taktile Hilfen oder eine Änderung der Ausgangsstellung beheben. Die Übung kann auch im Sitzen gemacht werden.

Hubfreie und hubarme Mobilisation des Hüft- oder Kniegelenkes im Schlingentisch: Es bietet sich eine Aufhängung des gesamten Beins im Schlingentisch an, z. B. in Seitenlage.

Mobilisation durch Nutzen des Pezziballs: Dieses Therapiegerät bietet sehr viele Übungsmöglichkeiten, zwei werden stellvertretend für viele Übungen beschrieben:

- Der Patient legt in Rückenlage beide Unterschenkel auf dem Pezziball ab. Je nach Beweglichkeit des Kniegelenkes sollte der Durchmesser des Balles etwa der Oberschenkellänge entsprechen. Der Patient erhält den Auftrag, den Ball mit beiden Füßen zu sich heran und wieder weg zu rollen. Je größer der Ball, desto mehr Arbeit muss die Streckmuskulatur am Oberschenkel leisten (▸ Abb. 6.21a–b).
- „Die Waage" (Klein-Vogelbach 2003): Der Patient sitzt auf dem Ball. Die Höhe des Balls entspricht der Unterschenkellänge. Der Patient rollt den Ball alternierend nach vorn und hinten und achtet darauf, den Druck unter seinen Füßen gleich zu halten. So wird der Oberkörper des Patienten zu einer Gleichgewichtsreaktion veranlasst, die den gleich bleibenden Druck unter den Füßen gewährleistet. Der Patient neigt sich nach vorn, wenn der Ball nach hinten rollt und umgekehrt. Flexions- und Extensionsbewegungen in Hüft- und Kniegelenk werden reaktiv geübt (▸ Abb. 6.22a–b).

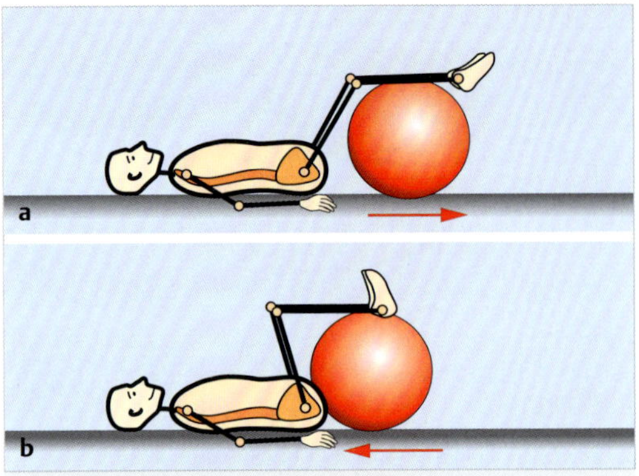

Abb. 6.21 Unterschenkel auf dem Ball.
a Der Ball wird zum Fußende gerollt, im Kniegelenk entsteht eine Extenison.
b Der Ball wird zum Körper hin gerollt, im Kniegelenk entsteht eine Flexion.

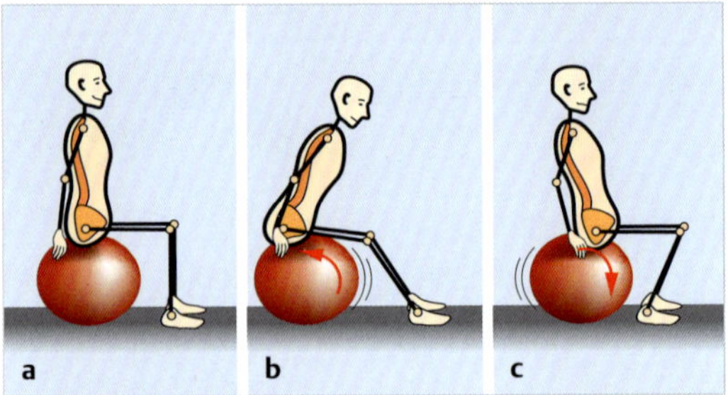

Abb. 6.22 Die Waage.
a Ausgangsstellung.
b Der Ball rollt nach hinten, im Kniegelenk entsteht eine Extension.
c Der Ball rollt nach vorn, im Kniegelenk entsteht eine Flexion.

6.3.3 Kräftigung

> **Merke**
>
> Aufgrund der Verletzung wird die Spannung vor allem der phasischen Muskeln vom Körper im Sinne eines Schutzmechanismus gesenkt (geringere Gewebespannung – weniger Schmerz). Es ist jedoch wichtig, Muskelatrophien so weit wie möglich zu begrenzen und so viele Muskelfasern wie möglich kontraktionsfähig zu halten.

Dies gelingt am besten durch Üben der für die Muskulatur typischen Bewegungen. Dazu werden bevorzugt Bewegungsmuster gewählt, die vertraut aus dem Alltag sind. Natürlich hält uns die ursprüngliche Funktion unseres muskuloskeletalen Systems vertikal im Raum und ermöglicht uns Bewegung, was jedoch zum großen Teil mit einer hohen Belastung für Gelenke und Weichteile verbunden ist. Es ist sinnvoll sich in der Therapie in abgewandelter Form (Teilbelastung, Entlastung) an diese ursprüngliche Funktion unseres Körpers anzulehnen, da diese den Strukturen (unserem Körper) bekannt sind und somit Trainingsreize auf diese Art besser von unserem Körper angenommen werden können. Während der Bewegung kommt es sowohl in der offenen als auch in der geschlossenen Kette zu einem ständigen Wechsel von konzentrischen und exzentrischen Muskelkontraktionen (beispielsweise zur Stabilisation des Kniegelenkes in der Standbeinphase). Sind Funktionen gefordert, die einen hohen Anspruch an Haltearbeit haben (Halten eines Gewichtes), muss neben dem Bewegungsübergang des Hebens auch isometrisch die Haltearbeit der entsprechenden Muskeln trainiert werden. Übungen zur Kräftigung sollten wenn möglich dreidimensional und dem Verlauf der Muskulatur entsprechend durchgeführt werden.

Üben in der geschlossenen Kette

Übungen an der unteren Extremität sollten bevorzugt im geschlossenen System durchgeführt werden, da die Stabilisation der Extremitäten und des gesamten Körpers in der Vertikalen gebraucht wird, und dies einen sehr hohen Anspruch an unser Bewegungssystem und unsere posturale Kontrolle stellt. Üben im geschlossenen System heißt: Die Extremität hat Bodenkontakt. Die Belastung wird dabei der Belastbarkeit der verletzten Struktur angepasst und beginnt in der Regel mit Sohlenkontakt (ohne Gewichtübernahme) und reicht bis zur Vollbelastung. Die Muskelaktivitäten verlaufen von distal nach proximal. An der Fußsohle kommt es zur Aktivierung der Propriozeptoren, was das Beinachsentraining fördert. Im Bereich der Beine wird sehr viel exzentrische Muskelarbeit gebraucht, auch das ist beim Üben so zu planen.

Nicht immer lässt sich ein Training im geschlossenen System oder in der Vertikalen durchführen. Patienten mit z. B. einem Erguss oder mit starker

Weichteilschwellung tolerieren die vertikale Position des Beines nicht, wenn die Gewebeflüssigkeit der Schwerkraft entsprechend nach unten drängt und Schmerzen entstehen. Ziel ist dann zunächst die Entstauung der Extremität, gekräftigt wird in der offenen Kette.

Am Kniegelenk sind verschiedene Bewegungsmöglichkeiten vorhanden, die zusammen hoch komplex eine Schaltstelle für Statik und Dynamik in der unteren Extremität darstellen. Neben der Stabilisation in der frontalen und sagittalen Ebene ist auch die Stabilisation in der transversalen Ebene für physiologische Bewegungsabläufe erforderlich. Zur Koordination dieser Bewegungsabläufe ist wiederum ein enges Zusammenspiel zwischen Kapsel-Band-Apparat und neuromuskulärem System unabdingbar.

Muskeln können eine höhere Kraft entfalten, wenn sie exzentrisch arbeiten. Da die medialen, dorsalen und lateralen Muskeln (Knieflexoren) den ventralen Muskeln (Knieextensoren) im Verhältnis von 11:4 in der Anzahl überwiegen, sind die Flexoren maßgeblich an der Stabilitätsarbeit beim Stehen, in der Standbeinphase und bei Bewegung beteiligt. In der ▶ Tab. 6.5 sind die Muskelaktivitäten im Bereich des Kniegelenkes in der offenen und geschlossenen Kette aufgeführt.

Tab. 6.5 Muskelaktivitäten am Kniegelenk in der offenen und geschlossenen Kette

Muskulatur	Geschlossene Kette	Offene Kette
M. quadriceps femoris	konzentrisch in Flexion	konzentrisch in Extension
	exzentrisch in Extension	exzentrisch in Flexion
M. semimembranosus M. semitendinosus M. biceps femoris M. gracilis M. sartorius M. popliteus	exzentrisch in Extension	konzentrisch in Flexion

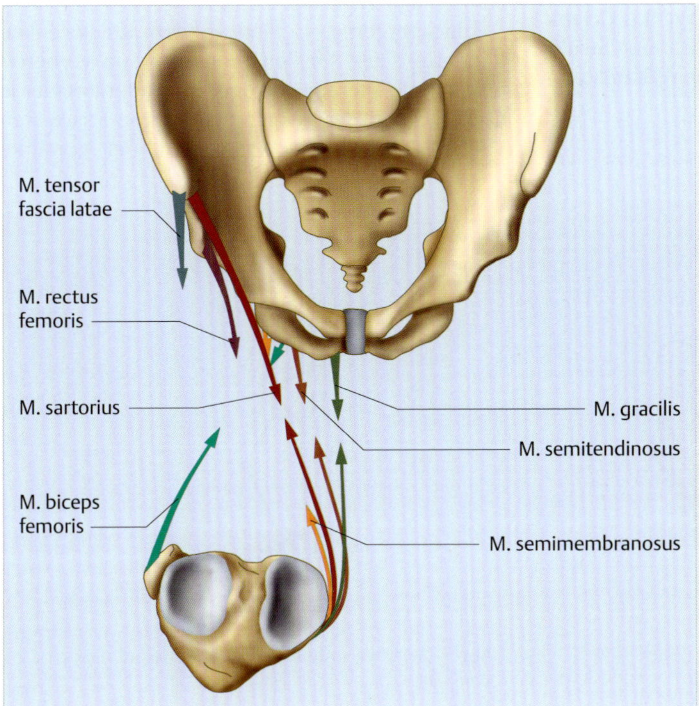

Abb. 6.23 Das Kniegelenk stabilisierende Muskeln in der Standbeinphase (Sicht von kranial).

Unter Belastung (Standbein) arbeiten die medialen, dorsalen und lateralen Muskeln nicht als Flexoren, sondern als exzentrische statodynamische Stabilisatoren (Bizzini 2000, ▶ Abb. 6.23). Auch die propriozeptiven Informationen sind während exzentrischer Muskelarbeit größer, was ein ständiges Adaptieren der unteren Extremität an wechselnde Situationen (Gelenkstellungen, Untergrund) ermöglicht.

Merke

M!

Um die untere Extremität unter physiologischen Bedingungen zu trainieren sind Übungen in der geschlossenen Kette erforderlich.

▶ **Beispiel.** Behandlung nach Kreuzbandverletzung (siehe Kap. 6.6). Bei einer Kreuzbandruptur sind alle Flexoren und Extensoren des Kniegelenks, als auch die Kreuzband und Knie stabilisierenden Muskeln vom ersten Tag an in die aktive Therapie mit einzubeziehen. Durch die angepasste, frühzeitige und der physiologischen Belastung nahen Therapie (Druck und Zug) der ligamentären Struktur wird die frühe Bildung kollagener Fasern stimuliert. Diese richten sich entsprechend ihrer physiologischen Belastungsrichtung aus und sind so nach Abschluss der Umbauphase in der Lage das Gelenk optimal zu stabilisieren. Es bildet sich eine Struktur mit annähernd physiologischen Stabilitätsmerkmalen.

Übungsbeispiele – geschlossene Kette

„Fersenschaukel" (Klein-Vogelbach): An dieser Stelle soll bei der oben beschriebenen Übung (siehe Kap. Aktive Maßnahmen) der Aspekt der Gelenksicherung hervorgehoben werden. Durch den Fersenkontakt wird die Beinmuskulatur in der geschlossenen Kette aktiviert und das Kniegelenk in jeder Stellung gesichert und geführt. Die Fersenschaukel ist eine Übung, mit der Therapeuten Patienten in unbelasteter Ausgangsstellung (Rückenlage) auf Belastung vorbereiten können.

Beinpresse/Funktionsstemme: Die Beinpresse (Leg-Press) ermöglicht eine Kräftigung der gesamten Beinmuskulatur. Der Schwerpunkt liegt auf der Kräftigung des M. quadriceps. Die Belastung lässt sich entsprechend der Wahl des Widerstandes genau dosieren. Somit ist auch bei Teilbelastung ein Training möglich. Patienten können die Einstellung ihrer Beinachsen optisch kontrollieren. Es empfiehlt sich, die Übung immer mit beiden Beinen zu beginnen und dabei auf eine gleichmäßige Belastung beider Beine zu achten (▶ Abb. 6.24).

Der Stepper bietet sich sowohl als Trainingsgerät speziell zum Aufwärmen vor der Behandlung an, als auch zum Abschluss einer Therapie, um ein Beinachsentraining dynamisch zu gestalten. Auch ein Ausdauertraining nach längerer Ruhepause ist damit möglich (▶ Abb. 6.25).

Fahrradergometer: Sind in den Kniegelenken mindestens 90° Flexion möglich, kann vorbereitend für die Therapie auf dem Fahrradergometer je nach Zustand der gelenkumgebenden Strukturen 15–30 Minuten geradelt werden. Der gewählte

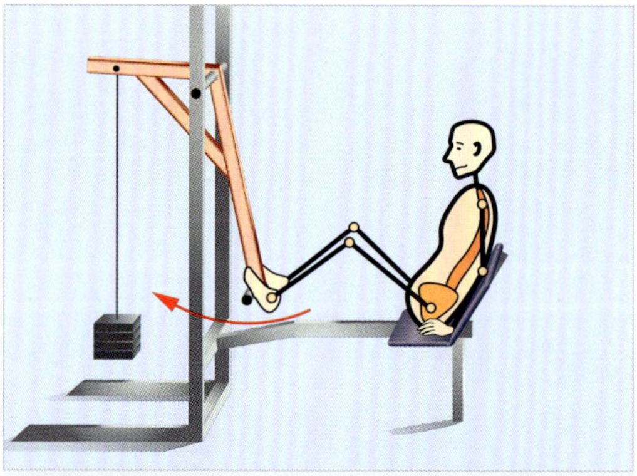

Abb. 6.24 Üben in geschlossener Kette mit der Beinpresse.

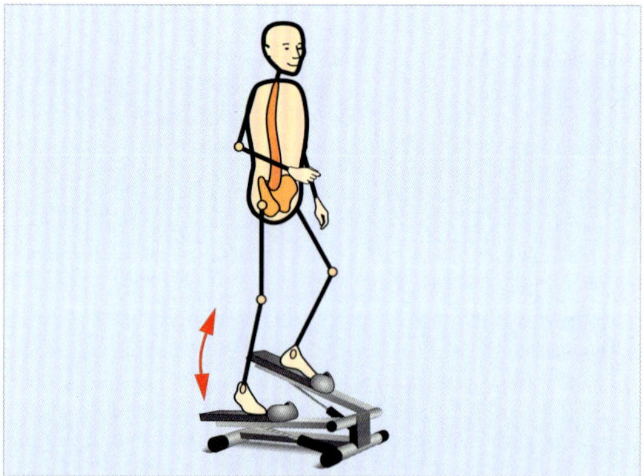

Abb. 6.25 Üben in geschlossener Kette auf dem Stepper.

Widerstand sollte vom Zustand der Weichteile und der Gelenkmechanik abhängig gemacht werden. Auftretende Scherkräfte auf das Gelenk müssen vermieden werden, es könnte sonst zu Reizzuständen kommen.

Üben in der offenen Kette

Bewegen in der offenen Kette bedeutet, dass das Bein proximal muskulär verankert ist, distal keinen Fixpunkt hat und sich frei im Raum bewegt. Dies entspricht z. B. dem Schwungbein beim Gehen. Die Beinmuskulatur befindet sich von der Beschleunigung über den Mittelschwung bis zur Verzögerung in der Schwungbeinphase in der offenen Kette. Hoch spezialisierte Ko-Kontraktionen wie in der geschlossenen Kette sind nicht nötig, das Schwungbein muss kein Gewicht tragen. Die konzentrischen Muskelkontraktionen überwiegen und die Aktionsfolge ist von proximal nach distal verlaufend.

Bei schwachem Quadrizeps kann ein Training in offener Kette für diesen Muskel sinnvoll sein.

Seilzugübungen: Der Patient steht mit dem Rücken zum Seilzug, das Schwungbein ist mit geringem Gewicht am Seilzug befestigt. Am Standbein wird auf eine gute Einstellung der Beinachsen geachtet. Der Patient bekommt den Auftrag, das Schwungbein alternierend z. B. nach vorn/hinten zu bewegen (▶ Abb. 6.26).

6.3.4 Stabilisation

Instabilitäten gelten als Ursache für chronische Schmerzzustände und Dysfunktionen des muskuloskeletalen Systems. Um eine Instabilität definieren zu können, müssen die Grundvoraussetzungen von Stabilität bekannt sein. Nach Panjabi (1992) hat das stabilisierende System die Aufgabe, die Gelenkbewegungen zu kontrollieren und zu führen. Dazu bedarf es 3 verschiedener Untersysteme, die in Interaktion stehen:

- Passives System: Knochen, Kapseln, Ligamente;
- Aktives System: Muskeln und Sehnen;
- Kontroll- und Steuerungssystem: peripheres und zentrales Nervensystem mit den unterschiedlichen Propriozeptoren.

Dynamische Stabilisation

In dem von Klein-Vogelbach (2000) geprägten Begriff der dynamischen Stabilisation ist das differenzierte Zusammenspiel der 3 Untersysteme zu erkennen.

Jede Instabilität geht mit einer Funktionsstörung innerhalb des stabilisierenden Systems einher.

Mit Ausnahme des passiven Systems ist das stabilisierende System in der Lage, kompensatorisch zu arbeiten. Beispielsweise kann nach einer Ruptur des vorderen Kreuzbandes die Kniegelenksmuskulatur das Gelenk dank des Inputs der Propriozeptoren nach entsprechendem Training und Kraftaufbau so stabilisieren, dass der Patient beschwerdefrei werden kann.

Die Kernpunkte der dynamischen Stabilisation sind:

- Isoliertes Training der primär stabilisierenden Muskulatur,
- Training des Kontroll- und Steuerungssystems durch sensorischen Input, z. B. Stehen auf Schaukelbrett (▶ Abb. 6.27),

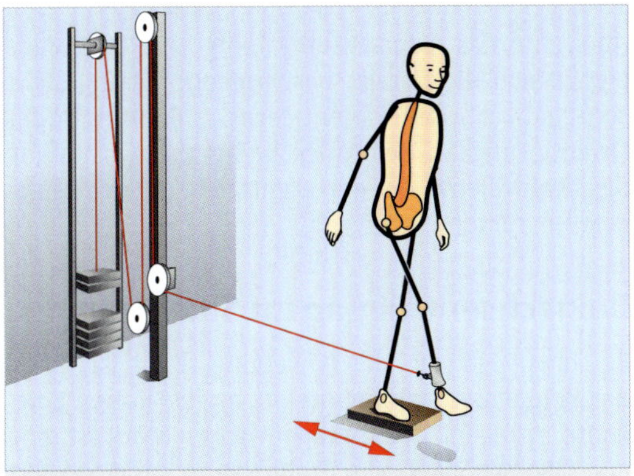

Abb. 6.26 Üben in offener Kette mit dem Seilzug.

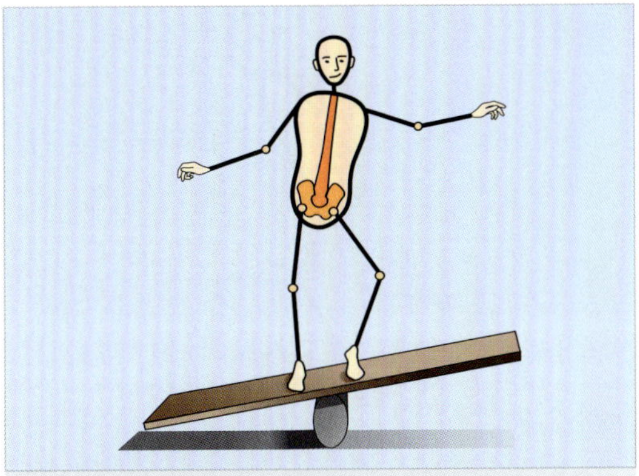

Abb. 6.27 Dynamische Stabilisation auf einem Schaukelbrett.

- Wiedereingliedern der trainierten, primär stabilisierenden Muskulatur in komplexe Bewegungsabläufe.

Merke

M!

Die dynamische Stabilisation stellt ein effektives therapeutisches Mittel zur Behandlung von Dysfunktionen dar und sollte auch in der Sekundärprävention eine große Rolle spielen.

Fördern der Balance und Geschicklichkeit

Das Verbessern des Gleichgewichts hat nicht nur das Ziel einer sicheren posturalen Kontrolle für das Sitzen, Stehen und Gehen. Übungen, die die Balance fordern, eignen sich auch, um die Stabilisationsfähigkeit der Gelenke zu verbessern. Im Training übt der Patient in verschiedenen Ausgangsstellungen und auf verschiedenen Unterlagen/Unterstützungsflächen wie z. B. auf einem Schaukelbrett, Therapiekreisel oder auf einer weichen Bodenmatte (▶ Abb. 6.28).

Merke

M!

Das Training steigert sich mit der Verkleinerung der Unterstützungsfläche und der Zunahme der Beweglichkeit der Unterlage.

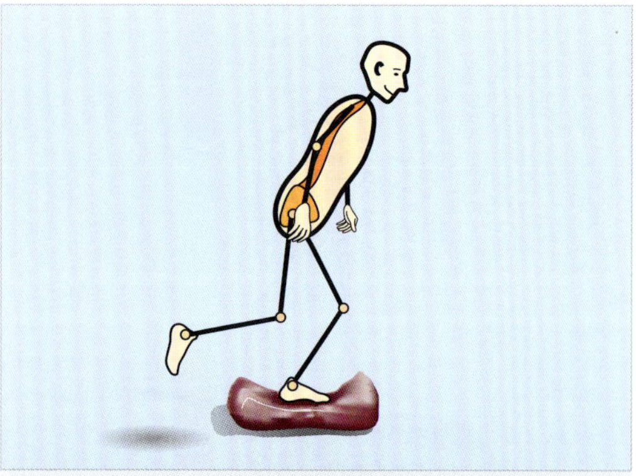

Abb. 6.28 Das Üben auf der weichen Matte fordert und fördert die Balance und Geschicklichkeit, nicht nur der Beinmuskulatur.

6.3.5 Beinachsentraining

Das Beinachsentraining hat die Aufgabe, Patienten das Wissen um und ein Gefühl für die korrekte, achsengerechte Belastung ihrer Beine zu vermitteln. Sie lernen, die aktuelle Stellung ihrer Hüft-, Knie- und oberen Sprunggelenke zueinander wahrzunehmen, Abweichungen zu erkennen, diese zu korrigieren und in ihr alltägliches Bewegungsprogramm zu integrieren. Es trägt bei zur:

- Automatisierung der Bewegungsabläufe,
- ökonomischen Muskelaktivität,
- Stabilisation von
  - Hüft-, Knie-, Sprung- und Fußgelenken,
  - des Rumpfes,
- Sicherung der Heilung verletzter Strukturen,
- Vermeidung von Folgeschäden (Sekundärprävention).

Das Beinachsentraining beginnt unmittelbar postoperativ, gegebenenfalls im Liegen. In einfachen, kontrollierten Ausgangsstellungen steht die Wahrnehmung und Korrektur der Beinachsen im Vordergrund. Mit zunehmender Belastung und Schwierigkeit lernen Patienten, ihre Beine in achsengerechter Position zu stabilisieren bis sie die Fähigkeit haben, alltägliche und sportliche Anforderungen ohne Schmerzen und Unsicherheiten zu meistern. Häufig wird eine Abweichung der Beinachse erst im Stand unter Belastung sichtbar, da hier die höchste koordinative und stabilisierende Aktivität gefragt ist. Ein Abknicken der Beinachse nach medial wird als medialer Kollaps des Kniegelenkes bezeichnet und ist in ▶ Abb. 6.29 zu sehen (Bizzini 2000).

Beinachsentraining im Liegen

Auch für das Beinachsentraining in Rückenlage eignet sich die bereits beschriebene Übung „Fersenschaukel". Der Patient lernt, z. B. mittels der Orientierung an der Kniescheibe, die Einstellung des Kniegelenks in der Sagittalebene des Hüftgelenks zu üben.

Beinachsentraining im Sitz

Bei einer Fraktur, die bewegungsstabil ist, kann das Beinachsentraining im Sitz an der hohen Bettkante erfolgen. Die therapeutischen Widerstände am Oberschenkel zur Stabilisation sind dosiert proximal der Fraktur erlaubt. Sie dienen als Führungswiderstände, damit Patienten sich die Rich-

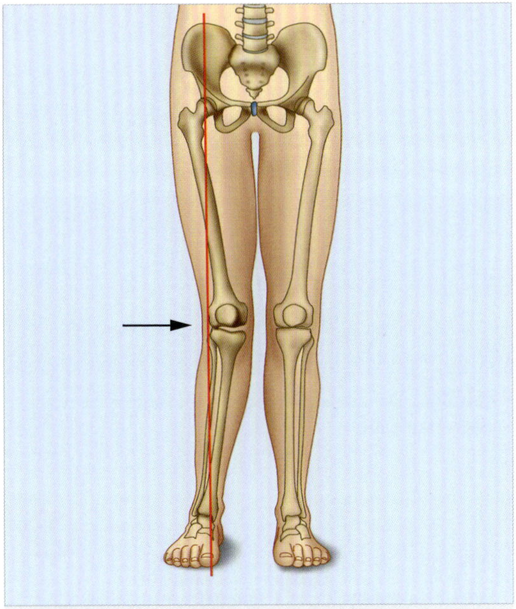

Abb. 6.29 Medialer Kollaps des Kniegelenks.

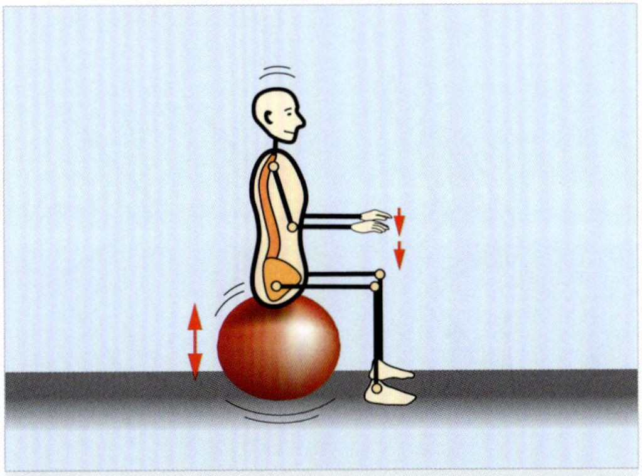

Abb. 6.30 Die Ballübung „Der Cowboy“ fördert die dynamische Stabilisation des Kniegelenks.

tungen für die Einstellung des Beines vorstellen können und sie spüren.

Als koordinative Steigerung kann der Patient gleichzeitig mit einem Theraband – im Sinne des Stützmusters aus dem PNF – das Gehen mit Unterarmgehstützen vorbereitend trainieren. Wechselnder Fersen- und Vorfußkontakt unter Beibehalten der Beinachse trainiert dynamisch die Muskulatur und fördert die Stabilität der Extremität.

Die Waage (Klein-Vogelbach 2003, siehe ▶ Abb. 6.22a–b) kann ebenfalls für das Training der Beinachsen genutzt werden. Bei der Aktion der Ballrollung nach hinten werden die Längsachsen von Femur und Tibia in korrigierter Stellung gehalten. Je höher der Ball ist, umso eher entspricht das Beinachsentraining der vertikalen Position Stand, d. h. die Belastung für das Bein nimmt zu.

Der Cowboy (Klein-Vogelbach 2003) eignet sich sehr gut, um die Muskeln, die die Beinachseneinstellung sichern, dynamisch/reflektorisch zu beüben. Je tiefer die Sitzposition ist, umso höher wird der Anspruch für die Muskulatur, den Körper in Richtung stehende/aufrechte Position zu „federn“, die Quadrizepsaktivität steigt.

Die Aktion für das Hopsen kommt beim Training der Beinachse aus kurzen gestoppten Unterarmbewegungen nach unten. Fuß und Beinachsen müssen dabei erhalten bleiben. Das Hopsen wird so durchgeführt, dass das Becken irgendwann den Ballkontakt verliert und die Beine das volle Gewicht übernehmen müssen. Unter Umständen kann diese Position einige Sekunden unter Kontrolle der Achsen gehalten werden, bevor das Becken den Ballkontakt wieder aufnimmt. Diese Übung eignet sich sehr gut, um den Übergang vom Sitz zum Stand zu üben (▶ Abb. 6.30).

Beinachsentraining im Stand

Wie in allen anderen Ausgangsstellungen des Beinachsentrainings muss auch im Stand das Kollabieren des Kniegelenkes nach medial verhindert werden. Voraussetzung für das Training der Beinachse sind unblockierte (nicht überstreckte) Kniegelenke in leichter Flexion. Bizzini (2000) beschreibt neben den statischen und dynamischen Ausgangsstellungen im Beinachsentraining auch den sog. 3-Flex- und 4-Flex-Stand. Der 3-Flex-Stand beschreibt die Gelenkstellungen von Hüfte (Flexion), Knie (Flexion) und Sprunggelenk (Dorsalflexion), der 4-Flex-Stand zusätzlich noch die Flexion der Zehengelenke, was einer Verkleinerung der Unterstützungsfläche gleichkommt und ein hohes Maß an Gleichgewichtsreaktionen nötig macht.

Folgende Basiskörperstellungen bzw. Übungen sind von Bizzini als Training der Beinachsen im Stand definiert (▶ Abb. 6.31a–d):

- Statisch stabilisierter Zweibeinstand
- Statisch stabilisierter Einbeinstand
- Dynamisch stabilisierte Zweibeinbeuge (3-Flex-Stand)

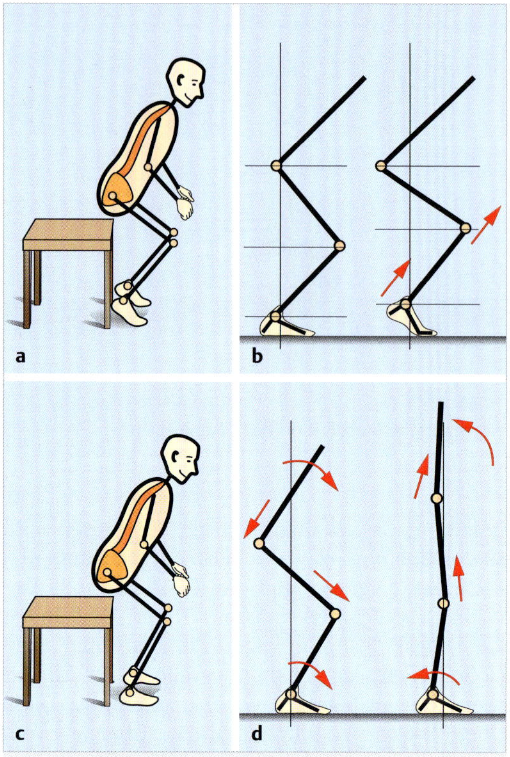

Abb. 6.31 Beinachsentraining im Stand.
a Dynamisch stabilisierte Zweibeinbeuge.
b Bewegungsablauf.
c Dynamisch stabilisierte Einbeinbeuge.
d Bewegungsablauf.

- Dynamisch stabilisierte Einbeinbeuge (4-Flex-Stand)
- Alle Aktivitäten des täglichen Lebens (ADL) wie Aufstehen, Treppensteigen, Bücken, Gegenstände heben, sportartspezifische Bewegungen ...

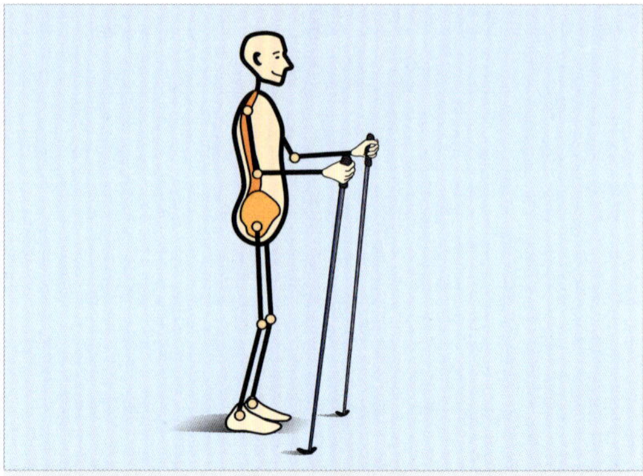

Abb. 6.32 Der Einsatz der Stöcke erleichtert die Stabilisationsaufgabe.

M!

Merke

Wichtige Merkmale des Beinachsentrainings sind das Verhindern des medialen Kollaps, sowie das Halten des Körperschwerpunktes und der KLA innerhalb der Unterstützungsfläche bei provozierten Gleichgewichtsreaktionen.

Statische und dynamische Einbeinstabilisationen erfordern ein erhöhtes Maß an Gleichgewicht. Bis der Patient die Einbeinstabilisation halten kann, kann z. B. durch einen Stab oder durch den Einsatz von Walkingstöcken Hilfestellung gegeben werden (▶ Abb. 6.32). Dabei ist darauf zu achten, dass die Hilfsmittel nur zum Erhalt des Gleichgewichtes eingesetzt werden und nicht zum Entlasten der Beine.

Zusammenfassung

- Das Beinachsentraining hilft Patienten, die physiologische Belastung nach einer Verletzung wahrzunehmen und diese bei allen Alltagsbewegungen und Übungen aufrechtzuerhalten.
- Die korrekte Beinachsenbelastung ist Voraussetzung für eine gelenkschonende Belastung und schützt vor Folgeschäden nach einer Verletzung.
- Physiotherapeuten müssen erkennen, ob die Voraussetzungen für eine korrekte Belastung gegeben sind und im Falle von Abweichungen mit den Patienten Alternativen erarbeiten.
- Das Beinachsentraining beginnt im Liegen und setzt sich bis zur Vollbelastung im Einbeinstand fort.

6.3.6 Gangschulung

Patienten mit Verletzungen im Bereich der unteren Extremität müssen beim Gehen auf verschiedene Dinge achten. Oft ist die volle Belastung des betroffenen Beins verboten. In manchen Fällen ist der Bewegungsablauf wegen einer Einschränkung der Beweglichkeit gestört. Es kann aufgrund der Verletzung zu Störungen der Sensibilität und Koordination kommen. Nervenschädigungen können Lähmungen verursachen. Schmerzen verändern das Gehen und das Gangbild. In all diesen Fällen müssen Patienten das Gehen üben oder sogar neu erlernen.

Merke

M!

Die Gangschulung beginnt nicht erst, wenn Patienten das Bett verlassen. Mobilisations- und Stabilisationsübungen im Liegen, bei denen Physiotherapeuten auf die korrekte Einstellung der Beinachsen achten, dienen der Vorbereitung der Gangschulung.

Prinzip des Entlastens

Grundvoraussetzung für das entlastete Gehen ist eine ausreichende Stützkraft der Arme. Körpergewicht wird durch das Stützen über die Arme auf die Gehhilfe übertragen. Besonders gefordert sind dabei Muskeln, die den Brustkorb und das Becken mit dem Schultergürtel und den Armen verbinden (M. pectoralis major, M. latissimus dorsi) sowie die Muskeln für die Stabilisierung des Ellbogengelenks (M. triceps brachii M. biceps brachii, M. brachialis, M. brachioradialis). Dieser muskuläre Synergismus wird prinzipiell immer benötigt, egal welche Gehhilfe zum Einsatz kommt (▶ Abb. 6.33).

Beim Stützen liegt das Punctum mobile der Muskeln des o. g. Synergismus proximal; beim M. latissimus dorsi u. a. am Beckenkamm und an den Dornfortsätzen der unteren Brustwirbelsäule, beim M. pectoralis major an den Rippen. Sie heben den Körper an und „hängen" ihn an den Schultergürtel und die Arme (Klein-Vogelbach 2000). Rücken- und Bauchmuskulatur stabilisieren die Wirbelsäule in aufrechter Haltung.

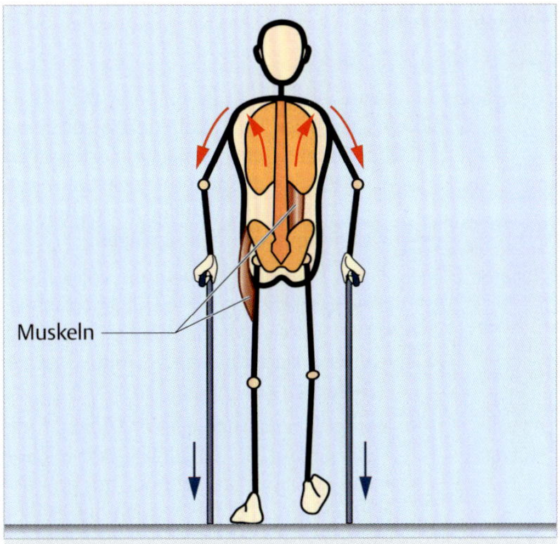

Abb. 6.33 Der muskuläre Synergismus beim Gehen mit Gehhilfen.

Gehen mit Gehhilfen

Für das entlastete Gehen gibt es verschiedene Hilfsmittel. Die Auswahl der Gehhilfe hängt von der erlaubten Belastung und vom Allgemeinzustand des Patienten ab. Der Patient muss lernen, mit der jeweiligen Gehhilfe zu gehen, Treppen zu steigen und alle anderen Bewegungsabläufe, wie z. B. das Hinsetzen und Aufstehen zu meistern. ▶ Abb. 6.34a–g zeigen und die ▶ Tab. 6.6 beschreibt eine Auswahl der am häufigsten verwendeten Hilfsmittel.

Ziele und Maßnahmen bei der Vorbereitung des Patienten auf das Gehen mit Gehhilfen und bei der Gangschulung mit den Hilfsmitteln; hier zunächst im Überblick. Auf die einzelnen Punkte wird im Folgenden weiter eingegangen.

- Sichere Transfers
  - Kontraindikationen bei unterschiedlichen Verletzungen beachten
  - Variationen ausprobieren und die geeigneten Varianten trainieren
- Verbessern der Stützkraft der Arme
  - isometrische Übungen
  - statische und dynamische Übungen mit dem Theraband
  - PNF-Pattern, z. B. Armpattern Extension/Abduktion/Innenrotation
- Einhalten der erlaubten Belastung
  - Anleitung mithilfe einer Waage
  - Bewusstmachen der Druckbelastung
  - Schulung der Tiefensensibilität

Tab. 6.6 Gehhilfen

Hilfsmittel	Einsatzzweck
Gehwagen	eignet sich für ältere und ängstliche Patienten auf ebenem Untergrund (Klinikflur). • Gehwagen sind relativ stabil und geben Sicherheit, erlauben aber nur eingeschränkt ein physiologisches Gehen, weil sie das Mitschwingen der Arme unterdrücken. • Im Prinzip entspricht das Gehen mit dem Gehwagen dem Drei-Punkte-Gang. • Für Patienten, die nicht ausreichend stützen können (fehlende Kraft, Begleitverletzungen), gibt es Gehwagen mit Achselstützen.
Rollator	eignet sich für Patienten, die voll belasten dürfen, aber beim Gehen sehr unsicher sind (gestörtes Gleichgewicht, labiler Kreislauf, fehlende Kraft). • Die großen Räder ermöglichen auch das Gehen auf Asphalt oder festen Wegen. • Viele Rollatoren besitzen einen integrierten Sitz und Feststellbremsen, sodass sich der Patient bei Bedarf ausruhen kann.
Achsel-stützen	eignen sich bei mangelnder Stützkraft der Arme oder Nebenerkrankungen, die das Stützen erschweren. • Sie sind relativ unhandlich und unbequem. • Längere Strecken sind nur mit großer Anstrengung zu bewältigen. • Im Prinzip sind alle Formen des entlasteten Gehens möglich.

Unterarm-gehstützen	Die meisten Patienten lernen das entlastete Gehen mit Unterarmgehstützen.
	• Diese sind leicht, gut zu handhaben und ermöglichen sukzessive mit zunehmender Belastung und Gangsicherheit einen Abbau der Hilfe.
	• Unterarmgehstützen gibt es bei entsprechender Indikation mit anatomischen Handgriffen (ältere Patienten, rheumatische Hand, länger dauernder Einsatz).
	• Einstellen der Unterarmgehstützen:
	  ○ Bei Patienten, die zum ersten Mal aufstehen, müssen die Gehstützen im Liegen eingestellt werden. Dies ist wichtig, damit sich Physiotherapeuten beim Aufstehen auf den Patienten konzentrieren können und ein eventuelles Kollabieren des Patienten frühzeitig erkennen.
	• Für das Einstellen bietet sich folgende Vorgehensweise an (▶ Abb. 6.36):
	  ○ Der auf dem Rücken liegende Patient hat beide Arme neben dem Körper, die Schultergelenke sind in leichter Depression/Adduktion, die Ellbogen gestreckt und die Handgelenke dorsalflektiert. Die Stützenlänge wird von der Schuhsohle im Bereich des Mittelfußes bis zum Handgelenk auf die richtige Länge eingestellt.

Handstock	Unsichere und schwache Patienten, die voll belasten dürfen, können einen Handstock benutzen. Er wird grundsätzlich auf der nicht betroffenen Seite eingesetzt und entlastet die Muskulatur der Standbeinseite. Gewichtsentlastung ist mit einem Handstock kaum möglich. Handstöcke mit einem anatomischen Griff erleichtern Patienten die Handhabung. Um den Patienten Sicherheit zu geben, können auch Ski-, Walkingstöcke oder ein „Hirtenstab“ eingesetzt werden.
Gehbarren	Im Gehbarren können bei Bedarf das Stehen, einzelne Phasen des entlasteten Gehens und das Stützen geübt werden. Er ersetzt nicht die „transportablen“ Gehhilfen. Vor allem zu Beginn der Therapie und Rehabilitation ist der Gehbarren eine nützliche Hilfe.
Laufband	Das Laufband kommt in jüngerer Zeit immer häufiger zum Einsatz. Auf dem Laufband können Patienten das Gehen wieder lernen und sich gut auf einzelne Phasen der Bewegung konzentrieren. Tempovarianten und längere Gehstrecken erhöhen die Sicherheit und Ausdauer. Manche Geräte können eine leichte Steigung simulieren und helfen so, die Muskelkraft zu verbessern. Reha-Aufsätze und an der Decke befestigte Gurtsysteme ermöglichen es den Patienten, mit Entlastung zu gehen. Therapeuten können bei langsamem Tempo das betroffene Bein führen und nach vorn setzen (▶ Abb. 6.35).

- Fördern der Sicherheit beim Gehen durch Variieren folgender Gangparameter beim Üben
  - Tempo
  - Schrittlänge
  - Gehstrecke
  - Richtung
  - Untergrund (unterschiedliche Beschaffenheit, eben, ansteigend, abfallend)
- Treppengehen mit Gehstützen
  - Anleitung
  - kontrollierte Wiederholung
  - Eigentraining des Patienten
- Hinkmechanismen vermeiden
  - nicht zu früh auf die Gehhilfen verzichten
  - funktionelles Kräftigen der Muskulatur
  - Pausen einlegen
  - Gehstrecke verkürzen

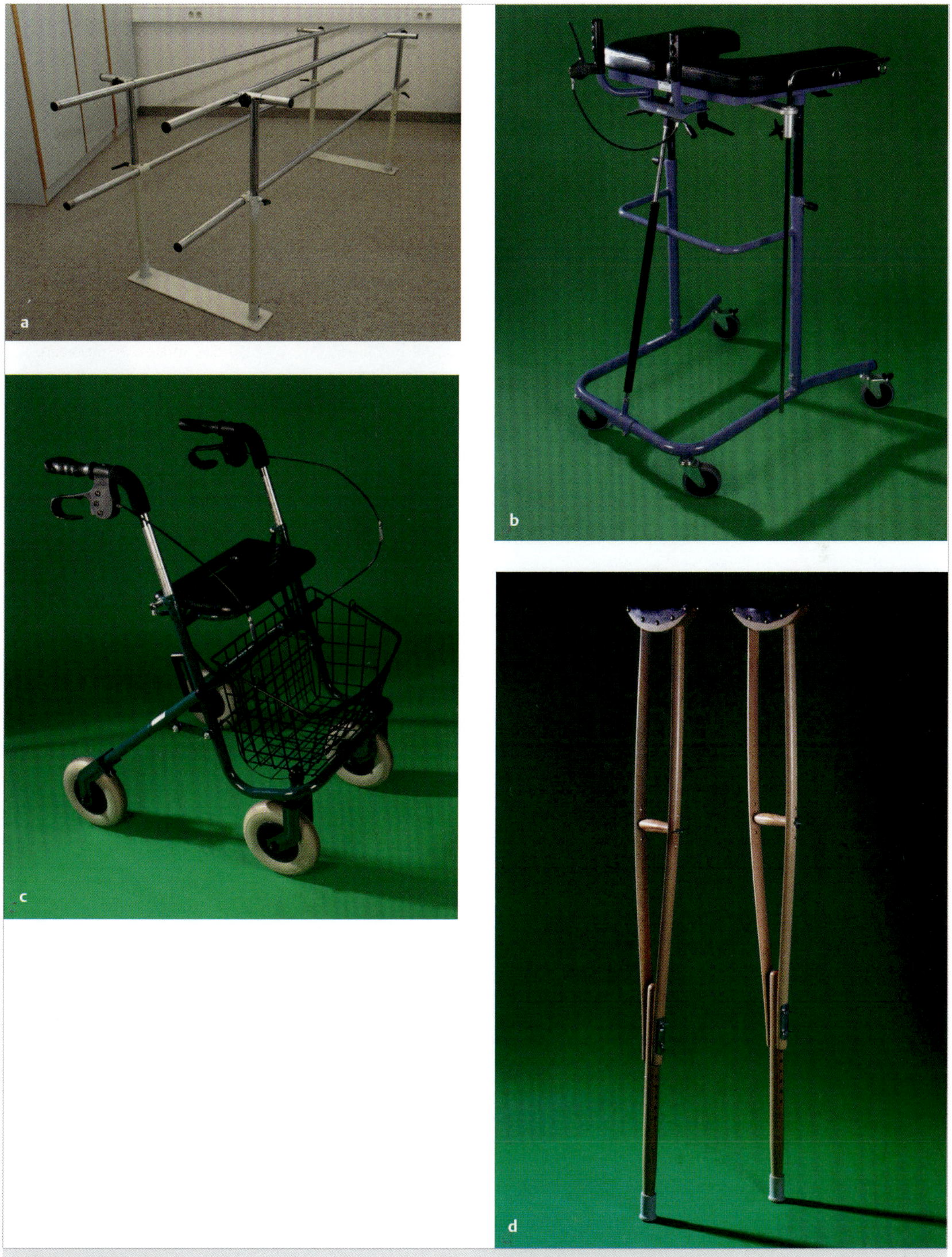

Abb. 6.34 Gehhilfen.
a Gehbarren.
b Gehwagen.
c Rollator.
d Achselstütze.

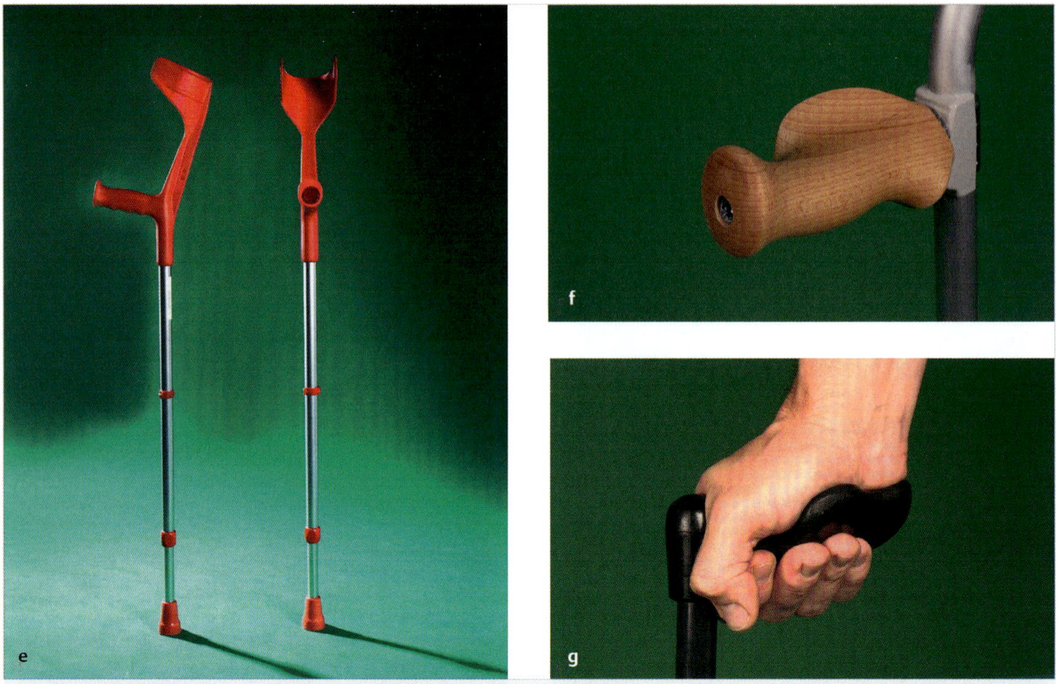

Abb. 6.34 Gehhilfen.
e Unterarmgehstützen.
f Unterarmgehstützen.
g Unterarmgehstützen.

Merke

Grundsätzlich gilt: Sicherheit und bestmögliche Selbstständigkeit des Patienten gehen vor Schönheit des Gangbildes!

Transfers

Patienten, die nicht voll belasten dürfen, müssen den Transfer vom Liegen und Sitz in den Stand und zurück üben. In Abhängigkeit von der Verletzung gelten bestimmte Einschränkungen. Auch Alltagsaktivitäten wie das Einsteigen in ein Auto oder in eine Badewanne sollten mit dem Patienten geübt werden, damit Gefahrensituationen aufgezeigt und Komplikationen vermieden werden. Teilweise decken sich diese Aufgaben mit den Zielen der Ergotherapie. Absprachen im Team sind also erforderlich.

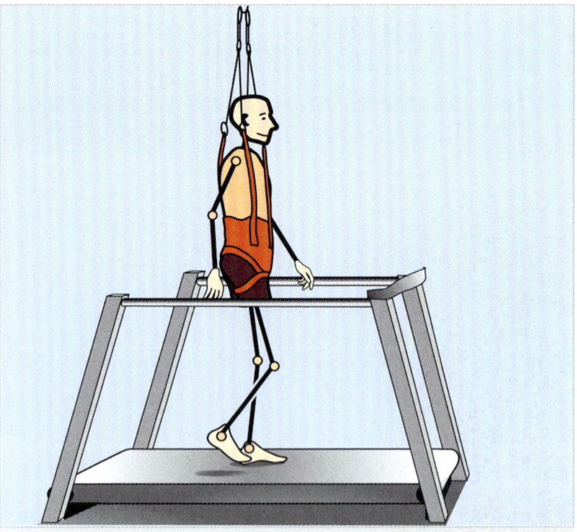

Abb. 6.35 Gehtraining auf dem Laufband.

Transfer in den Stand

Das Aufstehen aus dem Bett ist für Patienten v. a. nach Verletzungen der unteren Extremität oft erschwert. Es muss daher geübt werden. Insbesondere vor dem ersten Aufstehen nach längerer Bettlägerigkeit muss der Patient auch darauf vorbereitet werden.

Vorbereiten des Patienten

- Aufklären des Patienten über das therapeutische Vorgehen,
- Erklären der Entlastung oder Teilbelastung mit den zugehörigen Konsequenzen,
- bei kreislauflabilen Patienten Antithrombosestrümpfe anlegen, damit das venöse Gefäßsystem unterstützt wird,
- festes Schuhwerk des Patienten schon im Bett anziehen, damit der Patient sofort stabile Verhältnisse vorfindet, wenn er Bodenkontakt hat,
- Gehstützen im Liegen einstellen (siehe ▶ Abb. 6.36),
- wenn möglich mit beiden Füßen sofort Bodenkontakt herstellen.

Aufstehen aus der Rückenlage

Wie der Patient aufsteht, hängt in erster Linie von der Diagnose ab. Ein Patient mit einer LWS-Fraktur wird z. B. „en bloc" mobilisiert (siehe Kap. Bewegungsverhalten), während bei einem Patienten mit Hüftprothese nach einer Schenkelhalsfraktur entscheidend ist, dass er über die betroffene Seite aufsteht. Ob das Kopfteil des Bettes hochgestellt ist und wie dem Patienten assistiert wird, entscheidet der Einzelfall.

Merke M!

Bei Patienten, die nach einer Operation oder einer längeren Immobilisation zum ersten Mal aufstehen, sollte in der Nähe des Bettes ein Stuhl stehen, auf den der Patient sich im Notfall setzen kann, wenn ihn die Kraft verlässt. Außerdem sollte immer eine zweite Person (z. B. aus der Pflege oder Angehörige) anwesend sein.

Aufstehen aus dem Sitz

Sitzt der Patient an der Bettkante, ist darauf zu achten, dass er nicht nach hinten kippen kann und seine Füße Bodenkontakt haben. Im Falle von hüftgelenksnahen Frakturen ist es sinnvoll, den Patienten etwas weiter vorne an die Bettkante zu setzen und das Bett etwas hochzustellen, um Schmerzen und eine Fehlbelastung zu vermeiden.

Erst wenn der Patient einen kreislaufstabilen Eindruck macht, darf die weitere Mobilisation in den Stand beginnen. Um ein eventuelles Kollabieren des Patienten zu vermeiden, wird das Aufstehen in verschiedenen Stufen vorbereitet.

Der Patient bekommt beide Stützen umgedreht in die Hand. Das betroffene Bein steht etwas weiter vorn, damit der Patient es nicht belastet. Er bekommt den Auftrag, seinen Oberkörper nach vorn zu neigen (z. B. im Sinne des „Klötzchenspiels" aus der FBL). Dabei soll ihm bewusst gemacht werden, dass der Druck unter seinem hinten stehenden Bein zunimmt. Wenn er das Gewicht vollständig übernimmt, dreht er die Stützen um, steht auf und schlüpft in die Unterarmschale

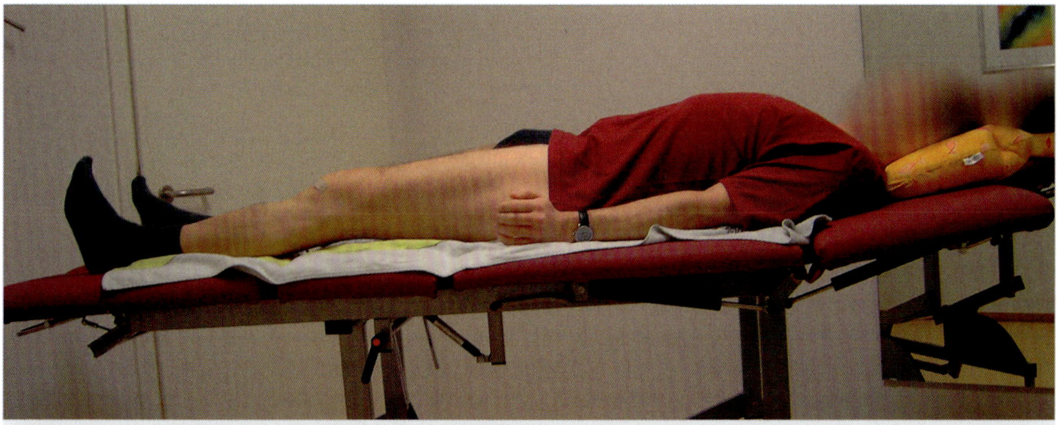

Abb. 6.36 Einstellen der Unterarmgehstützen in Rückenlage.

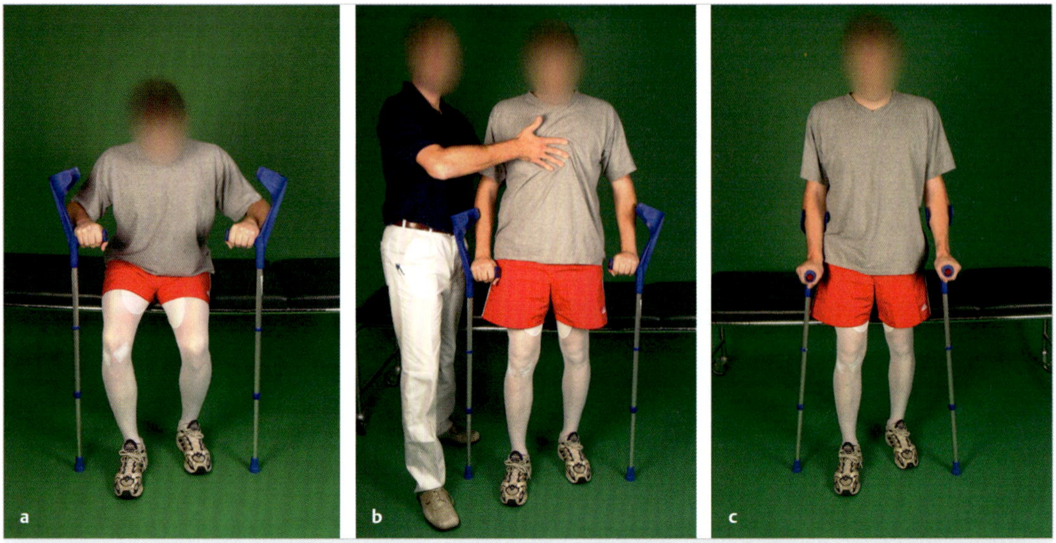

Abb. 6.37 Aufstehen mit Unterarmstützen.
a Das hintere Bein wird mehr belastet als das vorn stehende.
b Im Stand zunächst die Haltung ausrichten und dann ...
c ... die Unterarme in die Stützen drehen.

hinein (▸ Abb. 6.37a–c). Das Hinsetzen aus dem Stand erfolgt auf umgekehrtem Weg.

Der Bewegungsübergang vom Sitz zum Stand und zurück sollte einige Male durchgeführt werden, damit der Patient die nötige Sicherheit bekommt. Physiotherapeuten müssen Patienten auf die von der Diagnose abhängigen Fehler-/Gefahrenquellen innerhalb des Transfers hinweisen, damit ihnen die Notwendigkeit der korrekten Bewegung bewusst wird.

Verbessern der Stützkraft der Arme

Die Stützkraft kann vom ersten posttraumatischen Tag an trainiert werden. Dabei spielt es keine Rolle, ob der Patient bereits operiert wurde oder nicht. Weiterlaufende Aktivitäten und Bewegungen können genutzt werden, um die Muskulatur immobilisierter Körperabschnitte anzusprechen, z. B. mittels PNF-Pattern. Allerdings kann dieser Overflow auf die betroffene Körperregion auch kontraindiziert sein, z. B. bei größeren Weichteilschäden, instabilen Fragmenten oder bei stark ausgeprägten Entzündungen.

Übungsmöglichkeiten

Stützen kann der Patient in der Regel alleine üben!

Wichtig ist, dass Physiotherapeuten den Patienten gut anleiten und sowohl die Ausführung als auch das Ergebnis der Übungen immer wieder kontrollieren. Assistive Übungen, bei denen der Therapeut externe Widerstände setzt, sind in erster Linie dann indiziert, wenn Patienten lange immobilisiert sind und mit den Übungen auch allgemeine Effekte erzielt werden sollen (Atemvertiefung, Herz-Kreislauf-Training), oder wenn Patienten keine Vorstellung von der Stützaktivität haben.

Isometrie

▸ **Offene Kette.** Rückenlage, die Arme liegen gestreckt neben dem Körper. Der Patient spannt das Gesäß an und drückt die Fersen mit extendierten Zehen und Vorfuß in die Unterlage (Extension in Hüftgelenk, Kniegelenk, oberes Sprunggelenk und Zehengelenke). Die Arme liegen gestreckt neben dem Körper und drücken bei leichter Dorsalextension im Handgelenk entweder mit der Ulnarkante der Hand (Nullstellung im Schultergelenk) oder mit dem Handrücken (Schultergelenk in Außenrotation) in die Unterlage.

► **Geschlossene Kette.** Im aufrechten Sitz stützt der Patient seine Arme neben den Hüften auf die Unterlage. Optimal ist ein Stuhl, weil hier die Hände entsprechend der Einstellung in den Unterarmgehstützen positioniert werden können. Der Patient kontrolliert seine Haltung vor einem Spiegel. An der Gewichtsbelastung seines Gesäßes kann er die Wirkung des Stützens überprüfen.

Merke

M!

Vorrangig sollte in der geschlossenen Kette geübt werden, um den muskulären Synergismus für das Entlasten zu schulen.

Theraband (oder Seilzug)

Wegen seiner Flexibilität, den unterschiedlichen Stärken und vielseitigen Einsatzmöglichkeiten ist das Theraband für das Üben der Stützkraft das Mittel der Wahl. Eine kleine Auswahl an Übungen zeigt verschiedene Schwerpunkte.

► **Geschlossene Kette, „Stütz-Pattern" aus der PNF.** Patient liegt in Rückenlage, das Theraband ist am Kopfende seines Bettes (oder darüber, z. B. am „Galgen") befestigt. Oder er sitzt z. B. vor der Sprossenwand, an der das Theraband befestigt ist. Aus Flexion/Adduktion/Außenrotation zieht der Patient mit gestrecktem Ellenbogen gegen den Widerstand des Bandes in Extension/Abduktion/Innenrotation. Diese Übung kann statisch oder dynamisch, einseitig oder beidseitig ausgeführt werden (► Abb. 6.38a).

► **Offene Kette: Kräftigung des M. triceps brachii.** In Rückenlage oder im Sitz hält der Patient mit einem Arm in Flexion/Abduktion/Außenrotation das eine Ende des Bandes fest. Der andere Arm zieht gegen den Widerstand des Bandes bei adduziertem Oberarm aus der Flexion im Ellbogen in die Extension (► Abb. 6.38b).

Alternativ zum Theraband kann die Stützaktivität von mobilen Patienten auch am Seilzug trainiert werden.

Anregungen für das Training mit Theraband und Seilzug findet man in zahlreichen Fachbüchern (siehe auch „Weiterführende Literatur" am Kapitelende).

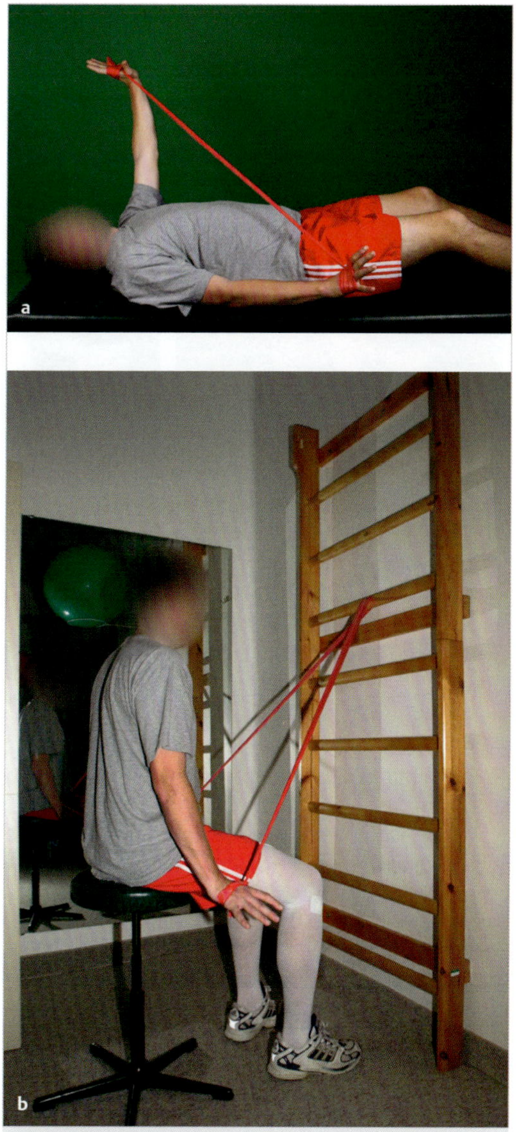

Abb. 6.38 Eigenübungen mit dem Theraband zur Verbesserung der Stützkraft.
a Stütz-Pattern aus der PNF.
b Kräftigung des M. triceps brachii.

PNF

Physiotherapeuten können mithilfe der unterschiedlichen Arm- und Schulterblatt-Pattern gezielt den Synergismus für das Entlasten mit dem Patienten trainieren. Die verschiedenen Techniken der PNF (rhythmische Bewegungseinleitung, wiederholte Kontraktion mit Initial- und Restretch, etc.) erlauben es den Therapeuten, Schwerpunkte

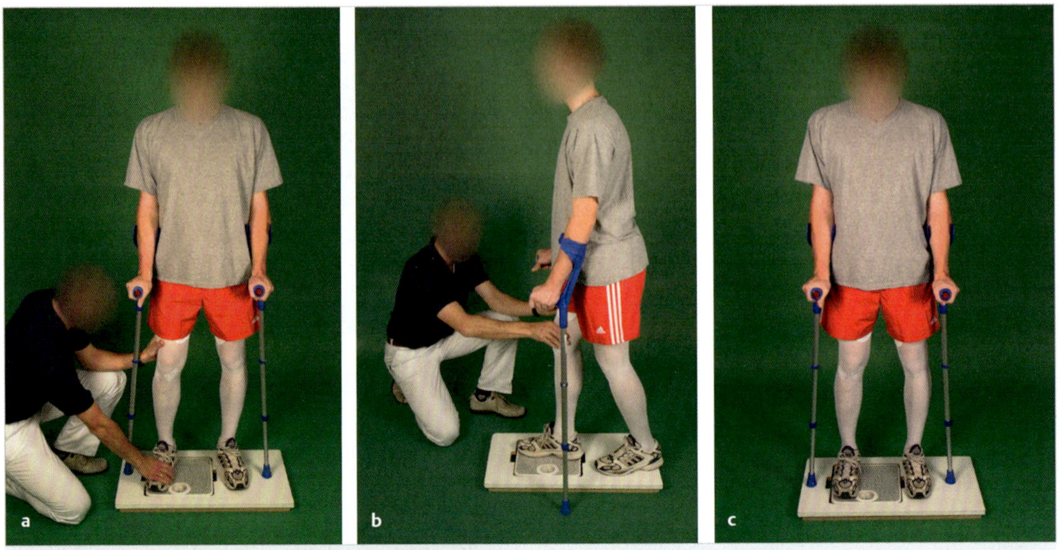

Abb. 6.39 Üben der Teilbelastung mithilfe einer Waage.
a Der Therapeut prüft die Einstellung der Beinachsen mit visueller Kontrolle des Patienten.
b Prüfung der Einstellung der Beinachsen ohne visuelle Kontrolle des Patienten.
c Der Patient kontrolliert die Belastung zunächst mit Blick auf die Waage, belastet dann ohne visuelle Kontrolle bzw. kontrolliert visuell erst nach der Einstellung der Teilbelastung.

zu setzen und mit dem Overflow auch die betroffene Extremität anzusteuern (Kontraindikationen beachten, s. o.).

Um mit Patienten das Bewegungsmuster für das Stützen zu erarbeiten, wenden Physiotherapeuten bevorzugt das Arm-Pattern Extension/Adduktion/Innenrotation an. In langsamer Umkehr mit dem Muster Flexion/Adduktion/Außenrotation prägen Patienten sich die Bewegung gut ein. Approximation in Richtung des Schultergelenks erhöht die Intensität der Anspannung.

Einhalten erlaubter Belastung beim Gehen

Der Wechsel zwischen Be- und Entlastung ist der physiologische Reiz für die Neuorganisation des Bindegewebes. Das Gehen mit der erlaubten Belastung fördert die Frakturheilung. Deswegen sollen Patienten so früh wie möglich „mobilisiert" werden. Während die erlaubte Belastung die Heilung fördert, kann Überlastung das Gegenteil bewirken. Es kann zu Komplikationen wie Schwellung, Schmerzen und Funktionseinbußen kommen, die Wundheilung kann gestört werden.

Schmerzen müssen nicht immer Zeichen einer Überlastung sein. Sie verhindern aber oft, dass Patienten die erlaubte Belastung tolerieren. In diesem Fall müssen die Patienten über die Bedeutung der (Teil-)Belastung im Hinblick auf die Heilung aufgeklärt und langsam an die erlaubte Belastungsgrenze herangeführt werden. Unter Umständen verordnet der Arzt schmerzlindernde Medikamente. Physiotherapeuten können mit passiven Maßnahmen ebenfalls etwas gegen die Schmerzen unternehmen (siehe Kap. 1.3.3).

M!

Merke

Patienten überschreiten häufig die erlaubte Belastung. Neben der fehlenden Wahrnehmung ist oft auch die mangelnde Aufklärung über die Folgen einer Fehlbelastung dafür verantwortlich. Physiotherapeuten sollten versuchen, Patienten nicht nur bezüglich der korrekten Belastung anzuleiten, sondern sie auch auf die nachteiligen Folgen einer Fehlbelastung hinzuweisen. Verhindern Schmerzen, dass Patienten die erlaubte Belastung tolerieren, muss zunächst der Schmerz oder dessen Ursache behoben werden. Die erlaubte Belastung fördert die Heilung.

Mithilfe einer Personenwaage in einem Holzrahmen kann die erlaubte Belastung geübt werden (▶ Abb. 6.39a–c). Der Patient soll mit seinem Fuß die erlaubte Gewichtsbelastung unter optischer Kontrolle mehrmals wiederholen. Dabei ist es wichtig, dass sich der Patient am Druckgefühl unter der Fußsohle orientiert und nicht am Schmerz, da die Schmerzschwelle individuell beeinflusst werden kann (Psyche, Medikamente, etc.). Beherrscht der Patient die Teilbelastung unter optischer Kontrolle, wird ohne optische Kontrolle geübt.

Bei einer Untersuchung von 70 stationären Patienten an der Chirurgischen Klinik der Universität Ulm (Experimentelle und klinische Untersuchung zur Thromboseprophylaxe in der Unfallchirurgie, Eisele 2002) konnte man zeigen, dass diese die Belastung des Beins (Zielwert 20 kg, ±1 kg) bereits nach 3 Tagen korrekt einschätzen und reproduzieren konnten (p-Wert 0,05). Die Studie kam zu dem Ergebnis, dass eine konkrete Vorgabe der Teilbelastung sinnvoll ist und bei entsprechender physiotherapeutischer Anleitung gut realisiert werden kann.

Die Teilbelastung sollte dynamisch geübt werden, da dies der Belastung beim Gehen entspricht und somit einen physiologischen Reiz darstellt. Außerdem ist der koordinative Anspruch wie beim Beinachsentraining bereits beschrieben in der Dynamik größer als in der Statik.

Gehen mit Entlastung und mit Teilbelastung

Drei-Punkte-Gang

Gehen mit entlastender bzw. minimaler Belastung: Das betroffene Bein wird mit Bodenkontakt zwischen die Stützen gesetzt; die Belastung geht je nach Befund vom reinen Sohlenkontakt (keine Gewichtsübernahme) bis zu ca. 15 kg Belastung, was etwa der Eigenschwere eines Beines gleich kommt. So bleibt das normale Gangbild weitgehend erhalten.

M!

Merke

Häufig kann man bei Patienten das „Durchschwingen“ beobachten. Diese Form des entlastenden Gehens kann aus physiotherapeutischer Sicht nicht als „Gehen“ bezeichnet werden, auch wenn es eine Art der Fortbewegung darstellt. Das „Durchschwingen“ ohne jeden Bodenkontakt ist medizinisch nur in Ausnahmefällen erforderlich (z. B. unmittelbar postoperativ, wenn Redon-Drainagen noch nicht gezogen sind; bei Versorgung mit Liegegips) und sollte nur für absolut notwendige Transfers toleriert werden (Gang zur Toilette u. Ä.).

Gehen mit Teilbelastung: Es gleicht im Prinzip dem minimal belastenden Gang, wobei die Belastung entsprechend den Angaben des Arztes erfolgt. Die Schulung der Teilbelastung erfolgt mithilfe einer Personenwaage (s. o.).

Gehen mit Vollbelastung

Zwei-Punkte-Gang

Der Patient setzt gleichzeitig die rechte Stütze und das linke Bein nach vorn; danach folgt die linke Stütze und das rechte Bein, etc. (Kreuzgang). Grundvoraussetzung ist, dass der Patient voll belasten darf. Diese Form des Gehens bietet sich vor allem für ältere Menschen mit Unsicherheiten beim Gehen an. Der Zwei-Punkte-Gang ist dem Vier-Punkte-Gang vorzuziehen, da er ein flüssigeres Gehen erlaubt.

Vier-Punkte-Gang

Der Patient setzt nacheinander rechte Stütze, linkes Bein – linke Stütze, rechtes Bein auf (analog zum Kreuzgang). Den Vier-Punkte-Gang üben nur die Patienten, die mit dem Zwei-Punkte-Gang nicht zurechtkommen und voll belasten dürfen.

Gehen mit einem Handstock

Die Stütze wird immer auf der nicht betroffenen Seite und gleichzeitig mit dem betroffenen Bein nach vorne gesetzt. Ist der Handstock noch nicht vorhanden, bietet es sich an, die normale Gehstütze umzudrehen und so als Handstock zu nutzen. Der Patient hat jetzt nicht mehr die Möglichkeit, sich in die Unterarmschale zu „hängen“, sein Bein muss vermehrt Gewicht übernehmen.

Fördern der Sicherheit beim Gehen

Um die Gangsicherheit zu erhöhen ist es sinnvoll, mit Patienten unterschiedliche Variationen des Gehens zu üben. Dabei können die verschiedenen Parameter isoliert oder kombiniert verändert werden, sofern keine medizinischen Gründe dagegen sprechen und der Patient sich beim Üben noch sicher fühlt (oder gut gesichert werden kann).

> **Merke** M!
>
> Bei älteren Patienten gilt: Sicherheit vor Übungsvielfalt. Besser ist es, wiederholt die gleichen Abläufe zu üben, und zwar entsprechend den Gegebenheiten, die der Patient zu Hause vorfindet.

Tempo

Zu Beginn der Therapie gehen Patienten meist langsamer als dies ihrem individuellen Gangtempo entspricht. Mit zunehmender Genesung erhöht sich automatisch die Geschwindigkeit. Um diesen Prozess zu beschleunigen und die Sicherheit beim Gehen zu erhöhen, kann das Gangtempo vom Therapeuten vorgegeben werden. Der Patient muss z. B. eine abgemessene Gehstrecke mit unterschiedlicher Geschwindigkeit zurücklegen. Auf dem Laufband kann man das Tempo exakt einstellen und Trainingsfortschritte dokumentieren.

Schrittlänge

Ziel der Behandlung ist eine annähernd identische Schrittlänge beider Beine. Variationen der Schrittlänge erhöhen die Anforderungen an Koordination und Gleichgewicht und verbessern so die Gangsicherheit.

Kadenz

Die Kadenz (Anzahl der Schritte pro Zeiteinheit) ist nach Verletzungen oft reduziert. Anzustreben ist eine altersentsprechende Schrittfrequenz von etwa 120 Schritten/min. Die Kadenz kann in der Therapie mit einem Metronom vorgegeben werden.

Gehstrecke

Die Gehstrecke sollte im Behandlungsverlauf kontinuierlich gesteigert werden. Mit zunehmender Mobilität und Selbstständigkeit des Patienten erhöht sich die täglich zurückgelegte Strecke. Auf dem Laufband können auch größere Strecken genau gemessen werden. Für den Patienten stellt dies eine zusätzliche Motivation dar. Treten mit zunehmender Belastung und bei längeren Strecken Hinkmechanismen oder unphysiologische Belastungen auf, muss der Patient darauf hingewiesen und die Gehstrecke reduziert werden.

Richtung

Vorwärts-, Rückwärts- und Seitwärtsgehen stellen unterschiedliche Anforderungen an die Koordination und sind gut geeignet, die Gangsicherheit zu erhöhen. Allerdings sind die Kontraindikationen genau zu beachten (z. B. keine Adduktion nach Implantation einer Hüftendoprothese).

Untergrund

Je nach Art der Verletzung, dem Allgemeinzustand des Patienten und dem Rehabilitationsverlauf sollte das Gehen in der entsprechenden Belastungsform auf verschiedenen Untergründen geübt werden. Asphalt, Kies, Kopfsteinpflaster und Rasen geben dem Patienten ein unterschiedliches Feedback und stellen eine hohe Anforderung an seine Koordination. Instabile Unterlagen (verschiedene Matten und Geräte) schulen das Gleichgewicht.

> **Merke** M!
>
> Physiotherapeuten, die mit ihren Patienten außerhalb des Klinikgebäudes das Gehen üben, sollten das Klinikgelände aus versicherungsrechtlichen Gründen auf keinen Fall verlassen.

Treppengehen mit Gehstützen

Das Treppengehen kann mit zwei Stützen oder mit nur einer geübt werden. Dies ist abhängig von der häuslichen Situation, die den Patienten erwartet.

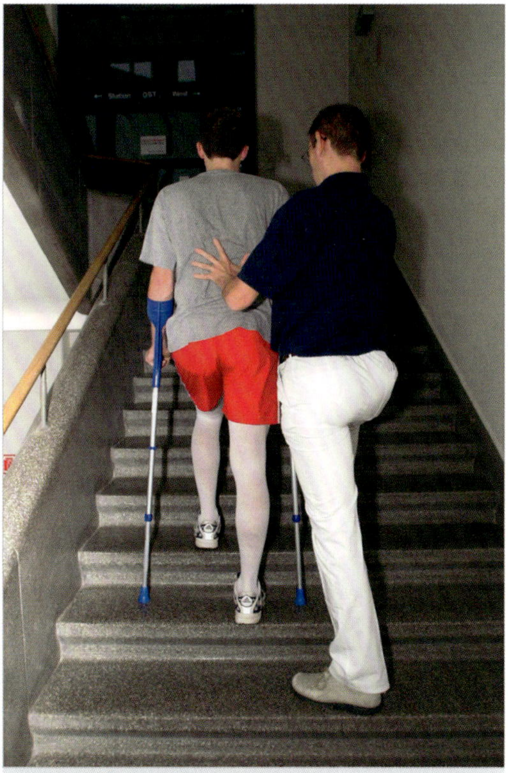

Abb. 6.40 Treppaufgehen mit Unterarmstützen.

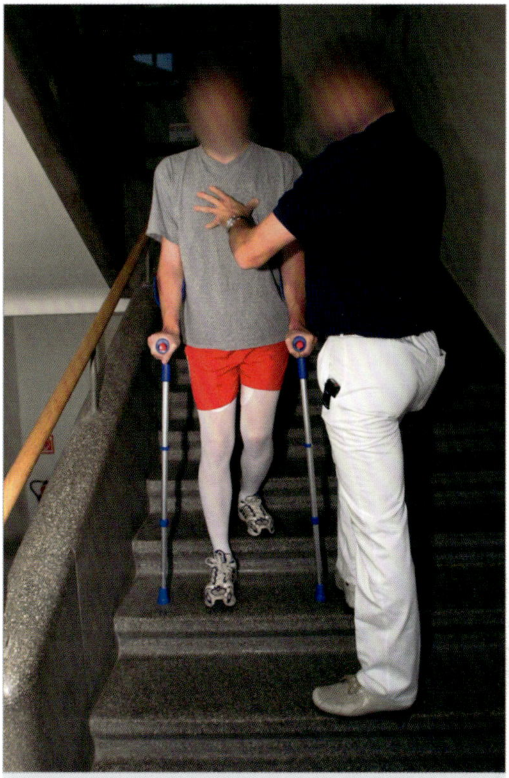

Abb. 6.41 Treppabgehen mit Unterarmstützen.

M!

Merke

Wird die Gangschulung mit einer Hand am Geländer durchgeführt, ist darauf zu achten, dass der Patient die zweite Stütze von außen in die andere, stützende Hand nimmt. Sollte sie dem Patienten aus der Hand rutschen, fällt sie ihm so nicht zwischen die Füße!

Beim Treppaufgehen geht grundsätzlich das gesunde Bein voran. Die Stützen bleiben bei dem betroffenen Bein und werden zusammen mit der verletzten Extremität auf die gleiche Stufe nachgeholt (▶ Abb. 6.40). Der Therapeut steht beim Aufwärtsgehen immer schräg hinter dem Patienten, um im Falle von Unsicherheit den Patienten besser unterstützen zu können.

Beim Treppabgehen geht grundsätzlich das verletzte Bein zusammen mit den Stützen voran (▶ Abb. 6.41). Können die Stützen nicht zeitgleich mit dem Bein nach unten gesetzt werden oder nimmt der Patient erst die Gehhilfen auf die tiefer liegende Stufe, muss der Patient eine starke Oberkörpervorneigung durchführen. Dies beeinträchtigt neben der Körperhaltung auch das Gangbild und die Sicherheit des Patienten (Sturzgefahr!).

Auch beim Treppabgehen können Patienten sich mit einer Hand am Geländer fest halten. Das gesunde Bein wird, nachdem das Gewicht auf die Stütze und das Geländer übernommen worden ist, nachgeholt. Beim Heruntergehen stehen Therapeuten immer schräg vor dem Patienten (Sicherheit).

Folgender Satz kann Patienten helfen sich zu merken, welche Seite beim Treppauf- und Treppabgehen jeweils vorangeht. Das „Gute“ ist das nicht betroffene, das „Schlechte“ das betroffene Bein: „Das Gute in den Himmel, das Schlechte in die Hölle!“

Eigentraining

Wenn Patienten das Treppengehen sicher erlernt haben, sollten sie dazu ermuntert werden, es auch alleine zu üben. Dies gilt nicht für kreislauflabile und schwache Patienten. Das regelmäßige Treppengehen verbessert die Sicherheit, trainiert das Herz-Kreislauf-System und die Muskulatur.

Zusammenfassung

- Die Gangschulung hat die Aufgabe, Patienten das Gehen unter Berücksichtigung der vorgegebenen Parameter Belastung und Mobilität sowie unter Beachtung individueller Gegebenheiten beizubringen. Dabei orientieren sich Physiotherapeuten immer am physiologischen Gang.
- Ist es wegen der Verletzung nicht möglich, physiologisches Gehen zu erreichen, müssen Kompromisse gemacht und bestmögliche Hinkmechanismen, die dann Kompensationsmechanismen sind, gefunden werden.
- Für Patienten hat die selbstständige Fortbewegung mit so vielen Hilfsmitteln wie nötig und so wenigen wie möglich die größte Priorität.

6.3.7 Sekundärprävention

Nach Verletzungen am Bewegungsapparat sind langfristige Funktionseinbußen dank moderner Chirurgie zwar nicht an der Tagesordnung, aber sie sind möglich. Hier kann Physiotherapie einen großen Beitrag leisten und vorbeugend im Sinne der Sekundärprävention Einschränkungen – auch der Lebensqualität – entgegenwirken. Beispielsweise können Physiotherapeuten

- Anforderungen des Alltags analysieren und Bewegungsabläufe optimieren;
- beratend wirken in Fragen
  - zu Hilfsmitteln,
  - Schuhen,
  - zur Ergonomie,
  - zum Sport,
- mit den Patienten regelmäßige Untersuchungen vereinbaren, z. B. halbjährlich und so langfristig Unterstützung anbieten.

Diesen Teil der Therapie sollte man nicht unterschätzen. Viele Patienten wissen gar nicht, dass sie zur Prävention auch ohne ärztliche Verordnung zur Physiotherapie kommen können.

6.4 Azetabulumfraktur

Zu isolierten Frakturen der Hüftpfanne kommt es durch eine große Kraftwirkung des Hüftkopfes gegen das Azetabulum. Diese geht oft mit einer Luxation des Hüftgelenks einher. Art und Lokalisation der Frakturen werden weitgehend von der Stellung des Hüftgelenkes zum Zeitpunkt des Unfalls geprägt. Bevorzugt treten sie bei gebeugter Hüfte, z. B. bei Autounfällen auf (dashboard-injury). Begleitend kann es zur Verletzung der Symphyse oder der Iliosakralgelenke kommen.

Entsprechend der Wachstumsfuge gibt es am Azetabulum einen ventral und einen dorsal tragenden Pfeiler zu finden. Der ventrale Pfeiler erstreckt sich von der Crista iliaca bis zur Symphyse und umfasst die vordere Wand des Azetabulums. Der dorsale Pfeiler breitet sich vom Foramen ischiadicum, zum Ramus inferior ossis pubis und zum Tuber ischiadicum aus (Kinzl 1996). Der kraniale Teil des Azetabulums setzt sich aus Anteilen des vorderen und hinteren Pfeilers zusammen. Die Klassifikation der Azetabulumfrakturen nach Tile zeigt ▶ Tab. 6.7 (Trentz, Bühren 2001).

Tab. 6.7 Klassifikation der Azetabulumfrakturen nach Tile

Klassifikation	Merkmale
Typ A (▶ Abb. 6.42a)	Frakturen eines Pfeilers mit oder ohne Dislokation
Typ B (▶ Abb. 6.42b)	Querfraktur mit teilweise stabilem Pfannendach
Typ C (▶ Abb. 6.42c)	Zwei-Pfeiler-Fraktur, totale Instabilität des Azetabulums, keine tragende Funktion über das Os ilium mehr vorhanden

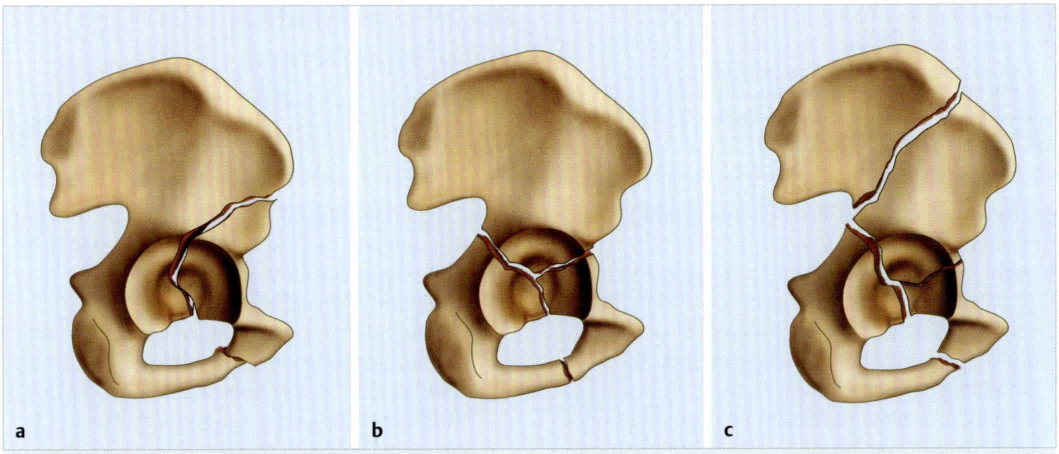

Abb. 6.42 Klassifikation der Azetabulumfraktur.
a Typ A.
b Typ B.
c Typ C.

► **Typische Begleitverletzungen/Komplikationen**
- Verletzungen der A. iliaca interna (häufig mit großen Hämatomen im Genitalbereich).
- Verletzungen der A. iliaca externa (je nach Ausmaß der Läsion mit einer Ischämie der Extremität).
- Verletzungen des N. ischiadicus (Sensibilitätsstörungen, teilweise oder vollständiger Funktionsverlust der Fußheber, Wadenmuskulatur und der ischiokruralen Muskulatur). Eine Ischiadikusläsion kommt in 8,6 % der Fälle vor (Kinzl 1996).
- Verletzung der Harnwege und Genitalorgane (Rupturen, Ödeme, Hämatome).
- Rektum- und Analläsionen.
- Kreislaufinstabilität (Blutverlust), Thrombosen, Embolien.

► **Mögliche Spätfolgen**
- Beinverkürzung,
- Hüftkopfnekrose (Verletzung des Lig. capitis femoris oder der Aa. circumflexae femoralis medialis und lateralis),
- Arthrose der Hüftpfanne,
- Kalzifikation der Weichteile,
- Inkontinenz und Störungen der Sexualfunktion.

6.4.1 Ärztliche Therapie

Primäres Ziel nach Azetabulumfrakturen ist die Wiederherstellung der Gelenkflächen. Bei nicht dislozierten Frakturen sowie Pfannenrandabbrüchen ohne Luxationstendenz des Hüftkopfes wird die konservative Therapie bevorzugt. In diesem Fall wird die Extremität frühfunktionell beübt. Nach anfänglicher Bettruhe muss das Gelenk im weiteren Verlauf für bis zu zwölf Wochen entlastet werden (Drei-Punkte-Gang).

Dislozierte Frakturen mit Gelenksflächeninkongruenz, Instabilität und Luxationsneigung werden so früh wie möglich operativ versorgt (siehe auch Krischak 2005). Kleinere Fragmente werden mittels Schrauben fixiert, Pfeilerbrüche erfordern in der Regel eine Osteosynthese. Die Nachbehandlung richtet sich nach dem Befund und wird vom Operateur vorgegeben.

6.4.2 Physiotherapeutische Untersuchung nach Azetabulumfrakturen

Atmung/Kreislauf

Weil Frakturen im Bereich des Beckens oft mit erheblichem Blutverlust verbunden sind, muss der Kreislaufsituation des Patienten besondere Beachtung beigemessen werden. Unter Umständen und je nach Alter und Allgemeinzustand des Patienten sind Atemtherapie zur Pneumonieprophylaxe und kreislaufanregende Übungen angebracht.

Sicht- und Tastbefund

- Häufig hat der Patient stark ausgeprägte Hämatome im Bereich des Oberschenkels und der Genitalien.
- Nach operativer Versorgung müssen die Wundverhältnisse respektiert werden, auf evtl. Entzündungszeichen ist zu achten. Dies ist wichtig, um keine Überreizung des Gewebes durch Überdosierung der Behandlung zu provozieren.
- Immobilisation kann in Kombination mit einer Veneninsuffizienz zu einer reduzierten lymphatischen Aktivität und damit zu Ödemen führen.
- Die Kontrolle der peripheren Durchblutung sowie das Prüfen der Sensibilität auf der dorsalen Seite des Unterschenkels und an der Fußsohle sind ebenso angebracht, wie das Testen der Kennmuskeln, die durch den N. ischiadicus innerviert werden.

Funktionsbefund in der Phase der Entlastung

- Schonhaltung: Das Bein der betroffenen Seite wird in einer starken Außenrotation des Hüftgelenks gehalten.
- Muskulatur: Eine Bewertung der Kraft der Hüftgelenkmuskulatur über den Wert 2 hinaus ist in der Akutphase nicht möglich. Das Heben des Beines aus der Rückenlage muss vermieden werden, weil sich dabei Kräfte entwickeln, die um ein Vielfaches höher sein können als die erlaubte Gewichtsbelastung beim Gehen!
- Bei Nervenläsionen müssen die entsprechenden Kennmuskeln getestet werden. Einen sicheren neurologischen Status kann nur die ärztliche elektrophysiologische Untersuchung ergeben.
- Beweglichkeit: Schmerzhafte Bewegungen im Hüftgelenk können unter leichter Traktion schmerzfrei möglich sein. Bewegungseinschränkungen angrenzender Gelenke müssen ebenso erfasst werden, wie die des Hüftgelenks. Es ist wichtig herauszufinden, ob Schmerzen die Bewegung begrenzen oder ob strukturelle Einschränkungen vorliegen.

Funktionsbefund bei voller Belastbarkeit

- Funktionsdefizite und deren Einfluss auf die Selbstständigkeit des Patienten, auf dessen Alltag (Beruf und Freizeit) müssen festgestellt und dokumentiert werden.
- Der allgemeine Trainingszustand sowie die Kraft und Stabilisationsfähigkeit des betroffenen Beines müssen beurteilt werden:
  - Muskelfunktionstests,
  - Fähigkeit der Stabilisation der Beinachsen unter unterschiedlichen Bedingungen,
  - Beweglichkeit des Beines und des Beckens im Hüftgelenk und in der Lendenwirbelsäule,
  - Beurteilen von Hinkmechanismen (Schutz, Folge von muskulärer Schwäche oder von Bewegungseinschränkungen).

6.4.3 Physiotherapeutische Behandlung nach Azetabulumfraktur

Jede Azetabulumfraktur wird in der ersten Phase nach dem Trauma/der operativen Reposition entlastet. Die artikulierenden Gelenkflächen des Hüftgelenkes müssen vom ersten Tag an unter Entlastung bewegt werden, um die Ernährung des Knorpelgewebes sicherzustellen. Da Knorpelgewebe zwar in erster Linie von Be- und Entlastung lebt, aber besonders die Gleitbewegungen zwischen den Gelenkpartnern die Bildung von Synovia anregen, bietet sich hier die aktive Innen- und Außenrotation des Beines in der Transversalebene unter Entlastung an.

M!

Merke

Eine Knorpelerweichung wird durch frühzeitiges Bewegen unter entlasteten Bedingungen hinausgezögert. Damit reduziert sich die Gefahr der posttraumatischen Arthrose.

Ziele und Maßnahmen

▶ Tab. 6.8 gibt einen Überblick über Ziele und Maßnahmen.

Tab. 6.8 Ziele und Maßnahmen bei Azetabulumfraktur

Ziele	Maßnahmen
Prophylaxen	• Thromboseprophylaxe • Pneumonieprophylaxe • Frühmobilisation • Verhindern von Immobilisationsschäden durch so viel Bewegung wie möglich und erlaubt
Fördern der Wundheilung und der Resorption	• entstauende Maßnahmen, • manuelle Lymphdrainage • Lagern ○ Das Bein wird schmerzfrei in einer flachen Schaumstoffschiene gelagert. Physiotherapeuten müssen Patienten über die Notwendigkeit der Lagerungskontrolle aufklären: wird das Bein andauernd in einer Schonhaltung gehalten, z. B. in Flexionsstellung des Hüftgelenks, entwickelt sich eine Beugekontraktur (M. iliopsoas). • Muskelpumpe
„Arthroseprophylaxe"	• viel Bewegen ohne Belastung • manuelle Techniken wie intermittierende Traktionen
Verbessern der Stützkraft der Arme	• Bereits in der Frühphase können Patienten ihre Arme kräftigen, damit sie in der Lage sind, die betroffene Extremität zu entlasten und das Hüftgelenk zu schonen. So werden optimale Verhältnisse für das Ausheilen der Verletzung geschaffen. ○ Eigentraining z. B. mit dem Theraband oder mit Hanteln, ○ PNF-Armpattern
Verbessern der Muskelfunktion	• alle Formen der Kräftigung, die nicht im Widerspruch zur Verletzung/Indikation stehen
Verbessern der Koordination	• Schulen selektiver Bewegungen • hubarme/hubfreie Mobilisation des Hüftgelenks • Beinachsentraining
Sicherheit beim Gehen	• Gangschulung • Stabilisations- und Gleichgewichtsübungen

In der frühen Phase der Therapie stehen Prophylaxen, Maßnahmen zur Förderung der Wundheilung und zur Verbesserung der Stützkraft der Arme im Vordergrund. Das Bewegen im schmerzfreien Bereich (Rotationen, Flexion/Extension, Abduktion/Adduktion) dient den ersten beiden Zielen und kann als Vorbereitung auf das Gehen betrachtet werden. Außerdem unterstützt Bewegung die Heilung des Gelenkknorpels und beugt so einer sekundären Arthrose vor.

Muskelaktivitäten der Hüftgelenkstrecker und der Oberschenkelmuskulatur im Sekundenrhythmus verbessern die periartikuläre Durchblutung und die intraartikulären Verhältnisse. Ein postoperatives Ödem bzw. Hämatom lässt sich so regelrecht abpumpen. Intermittierende Kontraktionen regen den Stoffwechsel in der Muskulatur an. Interstitielle Flüssigkeit wird in das venöse und lymphatische System gepumpt und durch strukturbildendes Material und Nährstoffe ersetzt. Die Kontraktion einer Funktionseinheit wirkt sich nicht ausschließlich auf den Muskel selbst aus, sondern beeinflusst auch Gelenke, Bänder, Kapsel, Knorpelgewebe und die Haut. Nahezu alle Muskeln lassen sich isoliert im Sekundenrhythmus auf verschiedenste Art und Weise kontrahieren. Die effektivste Muskelkontraktion geht immer mit einer Bewegung des Gelenkes einher.

Spätphase: Patienten mit einer Azetabulumfraktur haben berechtigte Sorge, dass sie nach Abheilen der Verletzung Funktionseinbußen haben. Physiotherapeuten haben die Aufgabe, Betroffene auf die möglichen langfristigen Folgen, insbesondere die Arthrose des Hüftgelenks, hinzuweisen und realistische Ziele aufzuzeigen. Meist wird nach einer Azetabulumfraktur eine endgradige Bewegungseinschränkung im betroffenen Hüftgelenk zurückbleiben. Dies muss aber nicht bedeuten, dass Patienten Probleme bei Alltagsbewegungen haben werden. Eine endgradige Einschränkung der Hüftgelenksflexion macht sich nur bei extremen Bewegungen bemerkbar (tiefe Hocke z. B.) und schließt Aktivitäten wie Radfahren oder Wandern nicht aus. Mehr Beschwerden bereitet langfristig eine fehlende Extensionsfähigkeit der Hüfte, weil es hierbei zu einer Mehrbelastung des Hüftgelenks und der Lendenwirbelsäule (Hyperlordose) kommt.

Patienten können zur Prävention einer Arthrose des Hüftgelenks beim Gehen Stöcke benützen. Vor allem bergab können sie mit dem Stockeinsatz die Gelenkbelastung deutlich herabsetzen. Bei längeren Strecken reduzieren sie mit den Stöcken den erforderlichen Kraftaufwand und vermeiden so das Auftreten von Hinkmechanismen.

B

Fallbeispiel

Bei einem Frontalzusammenstoß mit einem PKW kam es bei einem 37-jährigen Patienten zu einer Hüftgelenksluxation rechts mit Fraktur des Azetabulums (▶ Abb. 6.43). Die Fraktur wurde operativ mit einer Platten- und Schraubenosteosynthese versorgt und eine Redon-Drainage gelegt. Die ersten drei postoperativen Tage hat der Patient Bettruhe, um die peri- und intraartikulären Strukturen zu schonen und die Entstehung eines organisierten (abgekapselten) Hämatoms zu verhindern. Die Lagerung der Extremität erfolgt in einer Schaumstoffschiene in Nullstellung des Hüftgelenkes.

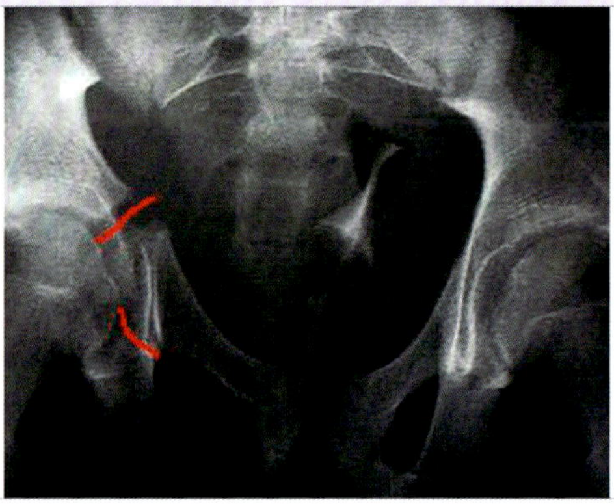

Abb. 6.43 Azetabulumfraktur.

Im Folgenden werden wesentliche Bestandteile der Therapie in den ersten 3 postoperativen Tagen genannt. Der Patient wird darüber aufgeklärt, dass das erhöhte Kopfteil des Bettes die Stellung im Hüftgelenk beeinflusst (Flexion vom proximalen Hebel). So oft wie möglich sollte das Kopfteil deshalb flach eingestellt werden. Außerdem soll der Oberschenkel in der Rotationsnullstellung gelagert und die Außenrotation verhindert werden. Aufgrund des ventralen operativen Zugangs begünstigt die Außenrotation eine Luxation des Hüftgelenks.

Hubfreie Mobilisation, Abduktion und Adduktion des Hüftgelenks: Um die gelenknahe Muskulatur zu stimulieren übt der Therapeut mit dem Patient in Rückenlage die hubfreie Abduktion und Adduktion (Klein-Vogelbach, 2000) mit kleinen Bewegungsausschlägen. Gleichzeitig wirkt sich diese Übung günstig für die Durchblutung der periartikulären Strukturen und die Knorpelernährung aus. Die Wundheilung wird gefördert und Schmerzen werden durch die Bewegung entsprechend der Gate-Control-Theorie gelindert (siehe Kap. Bewegung/Aktivität).

In der Ausgangsstellung hat der Patient seine Hände beidseits an der Crista iliaca. Er wird instruiert, die Ferse der betroffenen Extremität in Verlängerung des Beines nach unten wegzuschieben. Dabei wird ihm die weiterlaufende Bewegung des Beckens beim Wegschieben der Ferse bewusst gemacht. Der Patient muss lernen, den Körperabschnitt Becken im Hüftgelenk selektiv und kontrolliert ohne Ausweichmechanismen zu bewegen und normalisiert darüber u. a. den Spannungszustand des Gewebes. Über taktile Reize des Therapeuten seitlich am Oberschenkel oder an der Ferse wird die Richtung der Abduktion bevorzugt beübt, da der Rückweg in Richtung Nullstellung u. a. durch den Bewegungsrhythmus und die Eigenelastizität des Gewebes gegeben ist. Die Adduktion sollte in den ersten Wochen nicht forciert beübt werden, da sie in Kombination mit Rotationen eine Luxation des Gelenkes begünstigen kann. Die Lateralflexion der Lendenwirbelsäule wirkt sich auf segmentalem Weg positiv auf die Muskulatur und die Wundheilung aus.

Hubarme Mobilisation, Extension und Flexion des Hüftgelenks: Die Übung aktiviert die Hüftgelenksmuskulatur in korrekter Beinachsenstellung und betont in der gewählten Ausgangsstellung die Extension im Hüftgelenk. Gleichzeitig schult sie die intramuskuläre Koordination zwischen ventralen und dorsalen Muskelgruppen, beugt Fehlhaltungen in der späteren Rehabilitationsphase vor, ermöglicht eine selektive Bewegung des Hüftgelenks und beeinflusst die Wundheilung positiv. (Genaue Instruktion siehe Kap. 6.5).

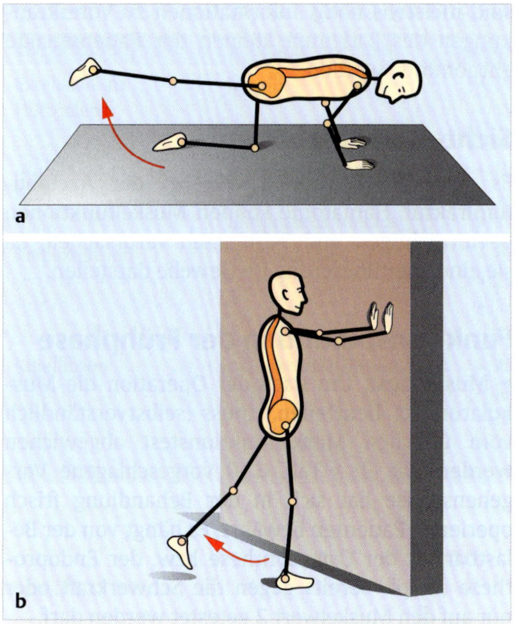

Abb. 6.44 Üben der Extension des Beines.
a Im Vierfüßlerstand.
b Im Stand.

Im optimalen Fall zieht sich eine therapeutische Übung durch den gesamten Rehabilitationsverlauf des Patienten, indem der Physiotherapeut sie immer wieder individuell an die aktuelle Situation des Patienten anpasst. Dazu gehört auch ein Üben in verschiedenen (funktionellen) Ausgangsstellungen (▸ Abb. 6.44a–b).

6.5 Schenkelhalsfraktur

Schenkelhalsfrakturen ereignen sich vor allem bei Stürzen auf die Hüfte oder das abgespreizte Bein. Bei alten Menschen bricht der Schenkelhals schon bei geringer Krafteinwirkung. Der Grund hierfür ist die alters- oder krankheitsbedingte Demineralisation im Bereich der Hauptbelastungszone des Knochens. Tumorkranke können pathologische Frakturen erleiden.

Bei älteren Patienten kann eine Schenkelhalsfraktur schwere Komplikationen verursachen. Wegen der drohenden dauerhaften Immobilität ist daher das erste Ziel der Behandlung, Betroffene so schnell wie möglich wieder auf die Beine zu bringen.

Unterschieden werden

- mediale (intrakapsuläre),
- intermediäre (intrakapsuläre),
- laterale (extrakapsuläre) Schenkelhalsfrakturen.

Mediale Schenkelhalsfrakturen treten v. a. bei älteren Menschen zwischen dem 70. und 80. Lebensjahr auf. Vor dem 40. Lebensjahr überwiegen laterale Frakturen. Frauen sind aufgrund hormoneller Störungen (Osteoporose) häufiger betroffen als Männer (80 %).

Die Einteilung von Schenkelhalsfrakturen nach Pauwels berücksichtigt die Lage der Frakturlinie zur Horizontalen (▸ Tab. 6.9). Die Klassifikation erlaubt eine Aussage über die Gefahr einer Pseudarthrose: je höher der Pauwelsgrad, desto größer ist das Risiko für die Ausbildung einer Pseudarthrose.

Tab. 6.9 Klassifikation nach Pauwels (nach Trentz, Bühren 2001)

Typ	Winkel
Typ I (▸ Abb. 6.45a)	< 30° (Abduktionsfraktur)
Typ II (▸ Abb. 6.45b)	30–70° (Adduktionsfraktur)
Typ II (▸ Abb. 6.45c)	> 70° (Abscherfraktur)

▸ **Mögliche Komplikationen und Spätfolgen**

- Infektionen,
- Hüftkopfnekrose,
- Pseudarthrose,
- Luxationen,

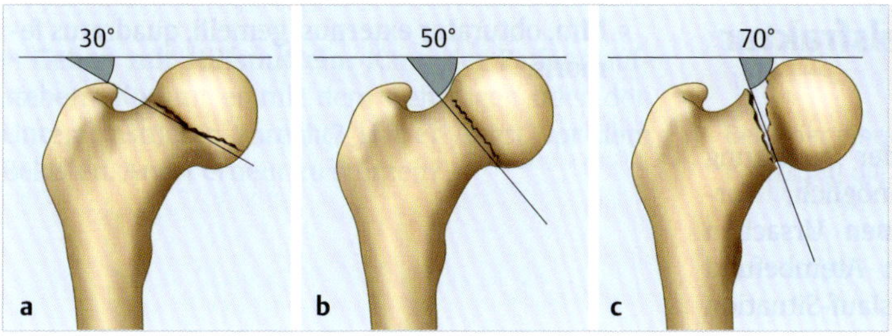

Abb. 6.45 Klassifikation nach Pauwels.
a Typ I.
b Typ II.
c Typ III.

Beim Gehen sollen die Patienten keine langen Schritte machen (die Gefahr dazu ist gering), um die Rotationsbewegungen in den Hüftgelenken gering zu halten. Rotationen im Hüftgelenk begünstigen das Abkippen des Fragmentes und machen eine operative Intervention erforderlich (siehe ▶ Tab. 6.12).

Alle stabilisierenden Maßnahmen, die den Erhalt der Beinachsen fördern und die Extremität kräftigen sind erlaubt, sofern die rotatorischen Bewegungskomponenten gering bleiben.

Behandlungsrelevante Aspekte nach operativer Therapie (Hüftgelenkprothese)

Neben den Wundheilungsphasen beeinflusst die primäre Stabilität der Prothese (▶ Tab. 6.11) und der operative Zugang die Behandlung:

- bei einem vorderen Zugang wird die Kapsel von vorn eröffnet und ist in diesem Bereich instabil; da bei einer Außenrotation der Hüftkopf gegen die ventrale Kapselwand strebt, besteht eine Luxationsgefahr bei der Außenrotation,
- bei einem hinteren Zugang ist die dorsale Kapselwand geschwächt; da bei einer Innenrotation der Hüftkopf nach dorsal gegen die Kapselwand drückt, besteht eine Luxationsgefahr bei der Innenrotation.

Die Flexion und Abduktion des gestreckten Beines im Hüftgelenk gefährden wegen der großen Scherkräfte die Einheilung der Prothese (langer Hebel). Diese Bewegungen sind frühestens ab der 7. Woche erlaubt (▶ Tab. 6.9).

Tab. 6.11 Primäre Stabilität von Hüftgelenkprothesen

Prothesentyp	Stabilität
zementiert	• belastungsstabil • in Abhängigkeit von den Wundverhältnissen Gehen mit Vollbelastung sofort erlaubt
autophor (nicht zementiert)	• bewegungsstabil • 6 Wochen Gehen mit Teilbelastung

Tab. 6.12 Kontraindizierte Bewegungen in den ersten 6 Wochen nach Implantation einer Hüftgelenkendoprothese

Bewegung	Verbot
Rotation	• bei vorderem Zugang keine Außenrotation • bei hinterem Zugang keine Innenrotation • keine Rotation in Flexionsstellung des Hüftgelenks • Rotationskorrekturen bis zur Neutral-Null-Stellung sind erlaubt!
Adduktion	• weder in Flexion noch Extension (Spreizschiene für 5 Tage)
Flexion, Abduktion	• Bewegung mit langem Hebel (gestrecktem Kniegelenk)

Daneben müssen Patienten weitere Regeln beachten um die Gefahr einer Luxation des Hüftgelenks zu reduzieren (▶ Tab. 6.13).

Tab. 6.13 Verhaltensregeln für Patienten mit Hüftgelenkendoprothese

Regel	Begründung
„Aufstehen über die betroffene Seite!“	• geringere Luxationsgefahr als beim Aufstehen über die nicht betroffene Seite wegen der abduktorischen Aktivität der Hüftgelenkmuskulatur
„Bett hochstellen!“ (Gemeint ist das gesamte Bett, nicht nur das Kopfteil!)	• steht das Bett zu tief, kann es beim Hinsetzen zu einer Ausweichbewegung auf das nicht betroffene Bein kommen. Das operierte Bein fällt in die Adduktion und Innenrotation und droht zu luxieren (v. a. bei hinterem Zugang)
„Toilettensitz erhöhen!“	• wie zuvor, eine zu tiefe Toilette bzw. ein falsches Bewegungsverhalten ist oft Ursache von Luxationen
Nachtkästchen entsprechend der Operation platzieren	• bei vorderem Zugang auf der operierten Seite • bei hinterem Zugang auf der nicht operierten Seite • beim Hinüberlehnen zum Nachtkästchen treten weiterlaufend Rotationen im Hüftgelenk auf
„Beine nicht übereinander schlagen!“	• die Adduktion im Hüftgelenk erhöht die Gefahr einer Luxation

Tab. 6.14 Ziele und Maßnahmen bei Hüftgelenksprothese

Ziele	Maßnahmen
Vermeiden von Immobilisationsschäden	• passives Bewegen • aktives Bewegen der nicht betroffenen Gelenke und Extremitäten • Frühmobilisation, v. a. ältere Patienten müssen das Bett so schnell wie möglich verlassen
Prophylaxen	• Thromboseprophylaxe • Pneumonieprophylaxe
Fördern der Wundheilung und der Resorption	• entstauende Maßnahmen • Manuelle Lymphdrainage • Lagern • Muskelpumpe
Verbessern der Stützkraft der Arme	• Eigentraining mit Therabändern, Hanteln o. Ä. • PNF-Armpattern
Verbessern der Muskelfunktion	• Isometrie • aktive Bewegungen • alle Formen der Kräftigung der Beinmuskulatur, die nicht im Widerspruch zur Verletzung und aktuellen Belastbarkeit stehen • Aktivierung der Bauch- und Rückenmuskulatur • Stabilisation der LBH–Region (Lendenwirbelsäule-Becken-Hüftgelenks-Region)
Verbessern der Koordination	• hubarme/hubfreie Mobilisation des Hüftgelenks • Steh- und Gehtraining, Sicherheit durch Üben geben • Stabilisations- und Gleichgewichtsübungen • Beinachsentraining
Fördern der Selbstständigkeit	• Gehen (auch auf unebenem Boden), Treppensteigen, • Hinsetzen, Aufstehen, Einsteigen ins Auto, Anziehen/Ausziehen
Sturzprophylaxe	• Patienten, deren Allgemeinzustand neues Stürzen erwarten lässt oder die Osteoporose haben, könnten evtl. zum Schutz Hüftprotektoren tragen.

Axiale Bewegungen in Richtung Flexion, Extension und Abduktion sind notwendig für die Heilung und müssen von Anfang an schmerzadaptiert durchgeführt werden. Dabei sollte das Eigengewicht der Extremität abgenommen werden, um die Belastung im Gelenk so gering wie möglich zu halten.

M!

Merke

Überbelastungen des frisch operierten Gelenks gefährden die Wundheilung und begünstigen die Lockerung des Prothesenschafts. Die Folge sind Schmerzen und Instabilität.

Ziele und Maßnahmen

▶ Tab. 6.14 gibt einen Überblick über Ziele und Maßnahmen:

Behandlungsbeispiel „Hubarme Mobilisation des Hüftgelenks"

▶ **Ziele**

- Die Beweglichkeit im betroffenen Bereich in der Frühphase nach der Verletzung üben,
- die Muskulatur selektiv ansprechen.

▶ **Ausführung.** Der Patient liegt in Rückenlage, er lernt den Abstand zwischen Oberschenkel und Spina iliaca anterior superior (SIAS) wahrzunehmen. Die Daumen des Patienten liegen dazu an der rechten SIAS und die Zeigefinger liegen abgespreizt in Verlängerung auf dem Oberschenkel. Seine Fingerspitzen sollen nicht auf der Haut rutschen, die Kontaktstellen bleiben gleich.

- Flexion im Hüftgelenk: Das Bein wird aktiv oder assistiv bis zur Schmerzgrenze im Hüftgelenk flektiert, die Ferse rutscht auf der Unterlage. In der Endstellung wird der Fuß in einer schmerzfreien Position wenn möglich in der Sagittalebene von Hüft- und Kniegelenk abgestellt. Nun bekommt der Patient den Auftrag, den Vorfuß anzuheben, der Fuß rollt auf der Ferse ab, die Flexi-

on im Hüftgelenk nimmt noch ein bisschen zu, das Becken bleibt dabei in veränderter Position, was der Patient an der SIAS kontrollieren kann.
- Bewegen des Beckens im Hüftgelenk: Während die Beine in unterschiedlichen Beugestellungen in Hüft- und Kniegelenken eingestellt bleiben (angestellt oder unterlagert), lernt der Patient die Bewegungen in den Hüftgelenken vom Becken aus durchzuführen. Voraussetzung dafür sind flexorische/extensorische Bewegungsmöglichkeiten in der Lendenwirbelsäule und in der unteren Brustwirbelsäule.
- Extension im Hüftgelenk: Die Extension im Hüftgelenk kann in Rückenlage vom proximalen Hebel Becken aus geübt werden. Das angestellte, nicht betroffene Bein unterstützt durch seine Position die Bewegung des Beckens.
- Das Tempo dieser kleinen Bewegungen, die wiederholt und rhythmisch durchgeführt werden sollen, soll sobald der Bewegungsablauf gekonnt wird, hoch sein und in etwa dem Gangtempo entsprechen (120 Bewegungen pro Minute).

Behandlungsbeispiel „Steh- und Gehtraining“ bei alten Patienten

- Freies Stehen: Damit der Patient wieder Vertrauen in freies Stehen bekommt, kann im Stand mit allen Varianten, die die Balance fordern, geübt werden,
  - Der Patient kann zunächst sein Gewicht auf den Füßen verlagern, rechts/links, vor/zurück;
  - er kann mit den Armen große Bewegungen durchführen, er kann z. B. einen Ball fangen und werfen,
  - er kann gegen manuell gesetzte Widerstände des Therapeuten stabilisieren oder
  - das berühmte Buch auf dem Kopf balancieren.
- Beim Gehen soll der Patient wieder
  - Abrollen lernen,
  - Hindernisse wie Teppichränder und Läufer bewusst wahrnehmen und überwinden lernen,
  - die Richtungen wechseln können, auch mal seitwärts gehen (ohne die Beine zu überkreuzen),
  - bergauf und bergab gehen lernen und so Sicherheit gewinnen.

Ungefähr ein halbes Jahr sollen Patienten mit Endoprothesen große Drehbewegungen, lange Hebel und das Überkreuzen der Beine vermeiden.

> M!
>
> **Merke**
>
> Bei der Gangschulung ist, v. a. bei alten Menschen, die Selbstständigkeit beim Gehen das vorrangige Ziel. Hinkmechanismen können gegebenenfalls akzeptiert werden.

Therapie in der Spätphase

Alltagsorientiertes Üben, besonders sicheres Gehen, steht im Vordergrund. Evtl. schließt sich an die stationäre Behandlung ein Anschlussheilverfahren in einer Reha-Klinik an. Diese Zeit kann intensiv genutzt werden, um den Patienten wieder für seinen Alltag fit zu machen. Außer Einzeltherapie kann er an Gruppen teilnehmen (z. B. Walken für die Ausdauer) und auch im Bewegungsbad üben. Der Kontakt zu anderen spornt die Patienten in der Regel an.

6.6 Ruptur des vorderen Kreuzbands

Der Riss des vorderen Kreuzbandes verursacht eine vordere Instabilität im Kniegelenk (vordere Schublade). Auslösender Mechanismus ist meist eine Verdrehung des Kniegelenks in Überstreckung (Innenrotation, Extension; Netter 2001) wie sie häufig beim Sport vorkommt. Als Begleitverletzung können auch das mediale Seitenband und der Innenmeniskus verletzt werden („unhappy triad“). Daneben sind auch andere Verletzungsmechanismen möglich, die komplexe Kapsel-Band-Verletzungen verursachen.

Ein Kreuzbandriss verursacht meist starke Schmerzen und einen Gelenkerguss. Betroffene klagen, sofern sie das betroffene Bein belasten können, über ein Instabilitätsgefühl („giving way“, s. u.). Die Heilungsaussichten sind sehr gut. Patienten müssen keine Angst um ihre Sportfähigkeit haben, wenn sie konsequent unter therapeutischer Anleitung trainieren. Trotzdem besteht auch bei optimalem Heilungsverlauf ein erhöhtes Risiko für das Entstehen einer Kniegelenksarthrose im Alter.

6.6.1 Biomechanik

Das Kniegelenk ist das größte Gelenk des menschlichen Körpers. Es hat eine zentrale Bedeutung für die Fortbewegung, den Stand, die Stabilisation und Anpassung während des Stehens und der Fortbewegung, den Erhalt der aufrechten Körperhaltung.

Das Kniegelenk besitzt zwei Freiheitsgrade: in der Sagittalebene finden Flexion und Extension statt, in der Transversalebene Innen- und Außenrotation. Die Bewegungen sind miteinander gekoppelt. Besonders deutlich wird dies bei der Schlussrotation: bei vollständiger Streckung im Kniegelenk rotiert die Tibia gegenüber dem Femur nach außen und verriegelt das Gelenk. So wird maximale Stabilität und eine optimale Kraftübertragung erreicht. Mit Beginn der Flexion wird das Gelenk entriegelt. Das Ausmaß der Rotationsfähigkeit nimmt mit der Beugung zu und ist in bei 90° Flexion am größten.

Menisken

Zwischen den Gelenkflächen von Femur und Tibia befinden sich die Menisken. Sie wirken als Stoßdämpfer und gleichen die Inkongruenz der Gelenkflächen aus.

Die Menisken werden bei Bewegungen des Kniegelenks unter Belastung verformt. Dadurch sind sie für Verletzungen besonders anfällig.

Bänder

Die Stabilität des Kniegelenks wird in erster Linie durch Bänder gewährleistet. Kapsuläre, intra- und extrakapsuläre Bänder sichern das Gelenk und sind an der Steuerung der Bewegungen beteiligt.

Vorderes Kreuzband

Das Lig. cruciatum anterior (LCA) entspringt an der dorsalen Innenfläche des Condylus lateralis femoris und zieht nach distal, ventral, medial zur Area intercondylaris tibiae anterior. Nach distal hin wird es breiter. Es sind unterschiedlich starke und lange Fasern vorhanden. Funktionell werden zwei Faserbündel unterschieden, die miteinander verwachsen sind und sich bei Bewegungen umeinander verschlingen:

- antero-mediales Bündel (größte Spannung in Extension),
- postero-laterales Bündel.

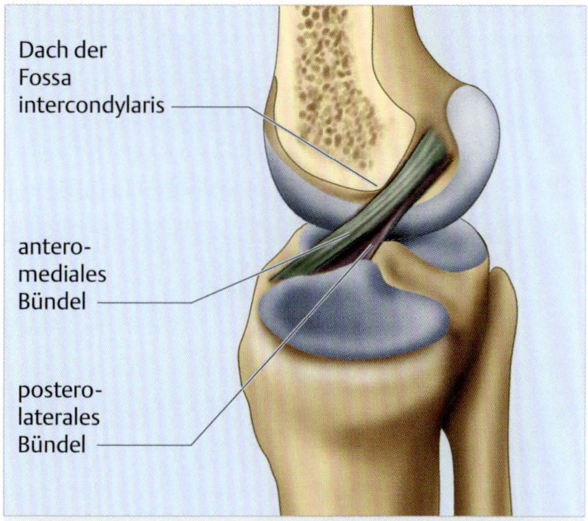

Abb. 6.46 Begrenzung der Knieextension durch das vordere Kreuzband.

Ventrale Faseranteile sind mit dem Lig. meniscotibiale anterius des Innenmeniskus verbunden, durch das eine wichtige Gefäßstraße für die Versorgung des Ligaments verläuft. Für das LCA unterscheidet man vier Hauptfunktionen:

- Limitierung von Bewegung): das antero-mediale Bündel ist in Knieextension gespannt und wird gegen das knöcherne Dach der Fossa intercondylaris (Notch) gepresst. Bei zunehmender Flexion verwringen sich die Faserbündel, der Insertionsbereich des postero-lateralen Bündels wird nach ventral verschoben und das postero-laterale Bündel gerät dadurch unter Spannung (► Abb. 6.46).
- Stabilisation: das LCA verhindert die Subluxation der Tibia nach ventral bzw. ein Dorsalgleiten des Femurs auf der Tibia bei fixiertem Unterschenkel (vordere Schublade). Zusammen mit dem hinteren Kreuzband unterstützt es als sekundärer Stabilisator die mediale und laterale Stabilität, wenn die Seitenbänder als primäre Stabilisatoren des Kniegelenks ausfallen.
- Koordination der Roll-Gleitbewegung: die Bewegungen von Tibia und Femur werden durch die sich ständig der Gelenkstellung anpassende Spannung des LCA koordiniert und geführt.
- Steuerung der Gelenkbewegungen: Mechanorezeptoren registrieren die Spannung der Fasern und unterstützen so die Steuerung der zugeordneten Muskulatur.

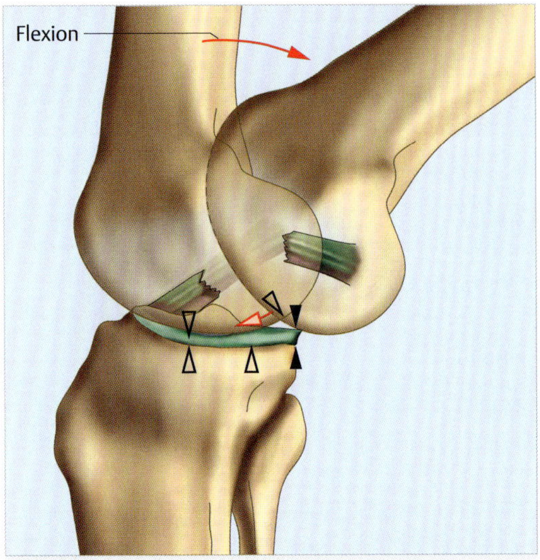

Abb. 6.47 Rückverlagerter Auflagepunkt nach vorderer Kreuzbandruptur.

Kreuzbandriss: Bei einer Ruptur des vorderen Kreuzbandes kommt es zur Rückverlagerung des Auflagepunktes des Femurs auf der Tibia (▸ Abb. 6.47). Die Hinterhörner der Menisken werden vermehrt belastet. Durch die Ruptur ist die mechanische und sensorische Kontrolle des Gelenkes reduziert, was mit Funktionsstörungen des Gelenkes einhergeht und die posttraumatische Arthrosebildung begünstigt. Reflektorisch findet man eine hypertone ischiokrurale Muskulatur. Diese unterstützt mechanisch die Funktion des LCA und verhindert eine Ventralisation des Tibiaplateaus.

„Giving way“: Der Ausdruck bezeichnet das unvermittelte Einknicken des Beins unter Belastung, v. a. wenn eine Drehung beim Gehen über das betroffene Bein erfolgt. Es handelt sich dabei um eine physiologische Schutzreaktion, die weitere Schäden im Gelenk verhindert. Bei einem vorderen Kreuzbandriss wird das plötzliche Einknicken dadurch ausgelöst, dass die Tibia unter Belastung gegenüber dem Femur nach vorn subluxiert.

Hinteres Kreuzband

Das Lig. cruciatum posterius (LCP) entspringt an der Innenfläche des Condylus medialis femoris und zieht nach distal-lateral-dorsal zur Area intercondylaris tibiae posterior und zur dorsalen Tibiakante. In der Neutral-Nullstellung kreuzt es das LCA in einem Winkel von etwa 90°. Auch das LCP wird funktionell in zwei Faserbündel unterteilt:

- postero-mediales Bündel (größte Spannung in Extension),
- antero-laterales Bündel.

Die vier Hauptfunktionen des LCP sind:

- Limitierung von Bewegung: bei zunehmender Flexion verschlingen sich die Faserbündel und geraten zunehmend unter Spannung, zusammen mit dem LCA limitiert es die Innenrotation.
- Stabilisation: das LCP verhindert ein Dorsalgleiten der Tibia bzw. ein Ventralgleiten des Femurs auf der Tibia bei fixiertem Unterschenkel (hintere Schublade). Der Auflagepunkt des Femurs wird nach ventral verlagert, was v. a. in der Standbeinphase zur Geltung kommt. Die Vorderhörner der Menisken werden vermehrter Belastung ausgesetzt und der retropatellare Druck nimmt durch eine Rückverlagerung der Tuberositas tibiae zu. Zusammen mit dem LCA unterstützt es als sekundärer Stabilisator die mediale und laterale Stabilität, wenn die Seitenbänder als primäre Stabilisatoren des Kniegelenks ausfallen.
- Koordination der Roll-Gleitbewegung (siehe LCA).
- Steuerung der Gelenkbewegungen (siehe LCA).

Innenband

Das Lig. collaterale mediale (LCM, auch tibio-femorales Band, mediales Seitenband) besteht aus verschieden langen Fasern, die in unterschiedliche Richtungen verlaufen (▸ Abb. 6.48). Es zieht vom Epicondylus medialis femoris zur Innenfläche der Tibia, wo es vom Pes anserinus superficialis bedeckt wird. Ventral hat es Kontakt zum Retinaculum longitudinale mediale. Fasern des M. adductor magnus ziehen im Ursprungsbereich in das LCM. Man kann folgende Faserverläufe unterscheiden:

- oberflächlich, lang: longitudinale Fasern vom Ursprung am Femur zum tibialen Ansatz;
- tief, kurz: meniskofemorale und meniskotibiale Anteile und Fasern zur Kapsel.

Hauptfunktion des LCM ist die mediale Stabilisation des Kniegelenks (gegen Valgus- und Außenrotationsstress). Es unterstützt somit die Funktion der Muskeln der Pes-anserinus-Gruppe. In Extension sind alle Anteile gespannt (▸ Abb. 6.48). In Flexion entspannen sich die langen Fasern, während die kurzen Anteile ihre Spannung beibehalten oder erhöhen (Hochschild 2002).

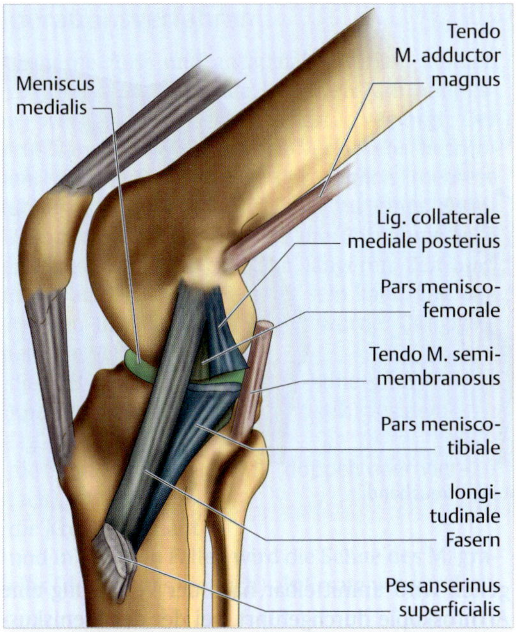

Abb. 6.48 Lig. collaterale mediale.

Außenband

Das Lig. collaterale laterale (LCL, auch fibulo-femorales Band, laterales Seitenband) entspringt am Epicondylus lateralis und zieht zum Caput fibulae. Zwischen dem Band und der Gelenkkapsel verläuft die Sehne des M. popliteus. Die Hauptfunktion des Bandes ist die laterale Stabilisation des Kniegelenks (gegen Varusstress). Es wird dabei vom Tractus iliotibialis, den Sehnen des M. popliteus und des M. biceps femoris sowie dem Lig. popliteum arcuatum unterstützt. Mit Letzterem kann es teilweise verbunden sein (Hochschild 2002). Das Band hat in Extension die größte Spannung. Wegen seiner runden Gestalt und seiner kleinen Ansatz- und Ursprungsstellen ist es nicht in der Lage, das Knie rotatorisch zu stabilisieren.

Synergistische Wirkung zwischen den Kollateral- und Kreuzbändern

Die Bewegungen im Kniegelenk sind durch das ligamentäre System vorgegeben. Kreuz- und Kollateralbänder schneiden sich (in der sagittalen Projektion) in jeder Stellung des Gelenks in einem Punkt. Der Schnittpunkt entspricht jeweils dem momentanen Drehpunkt. Bei zunehmender Flexion kommt es zur Drehpunktverschiebung nach dorsal. Die vier o. g. Bänder bilden eine funktionelle Einheit, in der sie sich ständig gegenseitig in ihrer Funktion unterstützen, aber auch limitieren können (▶ Abb. 6.49a–c).

- bei der Extension im Kniegelenk sind Kreuz- und Kollateralbänder gegensinnig verspannt, wodurch die Verschraubung der Tibia gegen den Femur in Extension unterstützt wird,
- bei Außenrotation des Unterschenkels gegen den Oberschenkel werden beide Kollateralbänder gespannt (Kreuzbänder entspannt).
- bei Innenrotation werden beide Kollateralbänder entspannt, die Kreuzbänder gespannt.

6.6.2 Ärztliche Therapie

Die Behandlung der Ruptur des vorderen Kreuzbandes ist konservativ und operativ möglich. Beide Methoden haben ihre Vor- und Nachteile (▶ Tab. 6.15, ▶ Tab. 6.16). Nur bei hochgradig instabilen Gelenken und Kombinationsverletzungen ist eine Operation unumgänglich. Wichtige Faktoren bei der Entscheidung für das konservative oder operative Vorgehen sind neben dem Ausmaß und der Lokalisation der Verletzung das Alter des Patienten, sein Aktivitätsgrad (Beruf und Sport), Begleitverletzungen und die Compliance.

Das Ergebnis hängt bei beiden Vorgehensweisen entscheidend von der Mitarbeit und Motivation der Patienten und der physiotherapeutischen Behandlung ab. Wichtig ist, dass Patienten lernen, ihr Kniegelenk aktiv zu stabilisieren.

M!

Merke

Ein vollständig gerissenes Kreuzband kann nicht zusammenheilen. Selbst wenn Teile der Fasern bei der Verletzung stehen bleiben, wird die ursprüngliche Stabilität nicht mehr erreicht. Es ist aber fast immer möglich, durch entsprechendes Training die Muskulatur so aufzubauen, dass Betroffene die Instabilität im Alltag kompensieren und Sport treiben können.

Konservativ

Bei der konservativen Behandlung werden Patienten mit einem bewegungslimitierenden Brace versorgt (z. B. Donjoy-Schiene 0–20–90). Sie müssen das betroffene Bein etwa eine Woche entlasten.

Tab. 6.17 Sicht- und Tastbefund

Fragen	Befund
Ist das Kniegelenk erwärmt?	• Hinweis auf Entzündung!
Ist die Kniescheibe beweglich?	• Ausreichende Patellamobilität ist Voraussetzung für Bewegungen des Kniegelenks und die Aktivität des M. quadriceps!
Kann der Patient den Quadrizeps aktivieren? Wie ist das Muskelrelief?	• Die isometrische Aktivität des M. quadriceps fördert die Ergussresorption und muss mit Patienten spätestens ab dem 3. Tag intensiv geübt werden. Ein Muskeltest darf nicht über die Stufe 3 hinausgehen! Günstig wirkt sich der Einsatz von Reizstrom aus (EMS, elektrische Muskelstimulation).
Ist das Kniegelenk beweglich?	• In der Entzündungsphase (1.–5. Tag) kann es vorkommen, dass Patienten das Kniegelenk kaum bewegen können. Mit Beginn der Proliferationsphase müssen Patienten das erlaubte Bewegungsausmaß erreichen!
Wie ist die Beweglichkeit angrenzender Gelenke?	• Bewegungseinschränkungen von Hüft- und oberem Sprunggelenk beeinträchtigen die Funktion des Kniegelenks v. a. beim Gehen!
Ist das Kniegelenk bzw. das Bein geschwollen?	• Umfangmaße werden im Seitenvergleich an der Wade, am oberen und unteren Patellapol, dem Kniegelenksspalt und in bestimmten Abständen vom Kniegelenksspalt (10–15–20 cm) am Oberschenkel gemessen! • Die Gelenkkonturen sind bei einem Gelenkerguss verwaschen! • Eine schmerzhaft verdickte Wade kann ein Hinweis auf eine Venenentzündung oder Thrombose sein!
Hat der Patient Schmerzen?	• Schmerzen (in Ruhe, bei Belastung, beim Bewegen) erhöhen den Muskeltonus und beeinträchtigen die Gelenkbeweglichkeit. Beim Gehen sind sie ein Grund für Hinkmechanismen!
Darf der Patient das Bein belasten?	• Patienten sollten sich unbedingt an die ärztliche Vorgabe halten. Zu viel Belastung reizt das Gelenk, die Entzündung klingt langsamer ab!
Wie stehen die Beinachsen?	• Achsenfehlstellungen können Hinweise auf Fehlbelastungen im Kniegelenk geben. Sie sind in der Regel nicht durch die Verletzung verursacht!

Schmerzen

Bei einer arthroskopischen Behandlung werden in der Regel intraoperativ Medikamente eingebracht, die dafür sorgen, dass das operierte Gelenk schmerzfrei bleibt. Klagen Patienten unmittelbar postoperativ über Schmerzen im Gelenk liegt das häufig an der Redon-Drainage. Wird diese gezogen, verschwinden diese Schmerzen meist sofort. Oral verabreichte nichtsteroidale Antirheumatika (NSAR) reduzieren durch ihre antiphlogistische und abschwellende Wirkung Schmerzen.

6.6.4 Physiotherapeutische Behandlung nach Ruptur des vorderen Kreuzbandes

Die besten Ergebnisse erzielen Physiotherapeuten, die ihre Behandlung den Wundheilungsphasen anpassen. Physiologische Bewegung im Rahmen der vorgegebenen Limitierungen (Bewegungsausmaß, Belastung) stellen einen optimalen Reiz für die Reorganisation des Bindegewebes dar (van den Berg 2001). Bewegungen müssen für Patienten schmerzfrei sein und dürfen von Physiotherapeuten in der Frühphase nicht forciert werden. Die posttraumatische oder postoperative Ergussbildung des Kniegelenks lässt sich mit aktiven Techniken und manueller Lymphdrainage gut behandeln (siehe Kap. Behandlung eines Gelenkergusses (am Beispiel Kniegelenk)). Ansonsten erfolgt die Behandlung nach folgendem Grundsatz:

„Hands-off": Physiotherapeuten behandeln ohne großen Einsatz ihrer Hände! Sie intervenieren nur in begründeten Fällen und schonen das durch die Verletzung oder Operation ohnehin schon belastete Gewebe. Patienten werden angeleitet, verschiedene aktive Bewegungsübungen selbstständig auszuführen. Muskeldehnungen und Gelenkmobilisationen werden frühestens nach Abschluss der Entzündungsphase durchgeführt und werden auch dann noch sehr vorsichtig dosiert. Natürlich muss bei der Behandlung auf jeden Patienten individuell eingegangen werden. Vor allem die Besprechung der Vorgehensweise und Begründung der Maßnahmen zu Beginn der Behandlung ist entscheidend für den Erfolg und die Zufriedenheit der Patienten. Dieses Vorgehen hat mehrere Vorteile:

- Patienten übernehmen Verantwortung für die Therapie und das Ergebnis der Behandlung, dies stärkt die Psyche und wirkt sich günstig auf den Heilungsverlauf aus (van den Berg 2001);
- physiologische Heilungsvorgänge werden nicht gestört;
- Physiotherapeuten haben ausreichend Zeit für passive Maßnahmen wie manuelle Lymphdrainage und die Aufklärung der Patienten.

M!

Merke

Je weniger verletzte Strukturen gereizt werden, umso seltener treten Komplikationen auf. Das „Hands-off"-Konzept verspricht gute Behandlungsergebnisse und zufriedene Patienten.

Behandlungsrelevante Aspekte bei konservativer Therapie

In der Frühphase der Behandlung muss der Reizzustand des verletzten Kniegelenks vermindert werden. Wichtig sind entstauende Maßnahmen und vorsichtige Mobilisationen des Kniegelenks. Patienten müssen sich streng an die Belastungsvorgaben halten und sich und das Bein schonen. Gut bewährt hat sich das Gehtraining auf dem Laufband mit Reha-Aufsatz, bei dem Patienten unter Gewichtsabnahme schmerzfrei gehen können und neben der Muskulatur auch das Herz-Kreislauf-System trainieren. Isometrische Spannungsübungen wirken der drohenden Muskelatrophie entgegen. Elektrische Muskelstimulation (EMS) unterstützt den Effekt der Übungen.

Wenn das Kniegelenk reizlos ist, ist Vollbelastung meist schon ab der 2. Woche erlaubt. Die volle Streckung muss zeitgleich erreicht werden, damit das Gelenk beim Gehen nicht falsch belastet wird. Es darf dabei aber nicht zu einer Überstreckung des Kniegelenks kommen, weil dabei dorsale Kapselanteile und die Menisken zu sehr beansprucht werden.

Ist die Beugung freigegeben, darf sie leicht forciert werden, wenn sich kein Erguss mehr im Gelenk befindet. Meist erübrigt sich das isolierte Üben der Flexion, weil Patienten bei der konservativen Behandlung kaum zu Bewegungseinschränkungen neigen. Die Flexion über 90° sollte man nicht unter Belastung trainieren. Ab ca. 90° geben Patienten wegen des gestörten Rollgleitens des Femurs auf der Tibia oft Schmerzen an. Hierbei macht sich das Fehlen des vorderen Kreuzbandes als Element der Stabilisation, Koordination und Steuerung besonders bemerkbar.

Auf dem Fahrradergometer dürfen Patienten erst trainieren, wenn sie ihr Knie deutlich über 90° beugen können. Da bei der Bewegung auf dem Fahrrad der Fuß auf dem Pedal bleibt, können im Kniegelenk Scherkräfte auftreten, die den Heilungsverlauf stören.

Beinachsentraining, Stabilisationsübungen und Gleichgewichtstraining sind bereits ab der 2. Woche mit dem Brace möglich. Patienten lernen durch die Ko-Kontraktion der Kniestreck- und -beugemuskulatur das Gelenk zu sichern und gewinnen Vertrauen. Zu Beginn trainieren Patienten in stabilen Ausgangsstellungen, um eine erneute Verletzung oder Reizung des Gelenks zu verhindern. Mit zunehmender Sicherheit können labile Ausgangsstellungen gewählt und die Schiene zur Behandlung abgenommen werden. Die Intensität der Behandlung steigt. Verläuft die Heilung ohne Komplikationen, dürfen Patienten nach etwa 6 Wochen wieder sporttypische Bewegungen ohne Brace ausführen.

Aquatraining ist möglich, wenn das Kniegelenk reizlos ist und Patienten sich auf dem rutschigen Boden eines Schwimmbades sicher fühlen. Sie können mit ihrer Schiene bis zum Beckenrand gehen und das Brace unmittelbar bevor sie ins Wasser gehen ausziehen. Im Wasser können sie die Beinmuskulatur gut trainieren. Es dürfen bei den Bewegungen aber keine Scherkräfte auftreten. Günstig ist es, zunächst mit Aquajogging oder dem Gehen im Wasser zu beginnen, wobei der Oberkörper beim Gehen nur bis zur Brust eintaucht.

Behandlungsrelevante Aspekte bei operativer Therapie

In den ersten Therapieeinheiten (vaskuläre Phase) ist in Abhängigkeit von den Wund- und Gelenkverhältnissen (Tugor, Rubor, Dolor) mit statisch stabilisierten Ausgangsstellungen, die das Kniegelenk in verschiedenen Positionen beüben, zu beginnen. Dabei müssen die Wundverhältnisse und der Reizzustand des Gelenkes unbedingt beachtet werden, es dürfen keine aggressiven Übungen erfolgen. Angrenzende Gelenke werden frei bewegt und entstauende Maßnahmen durchgeführt, damit baldmöglichst mit dem Training der Teilbelastung und mit Übungen in der geschlossenen Kette unter funktionellen Gesichtspunkten (vertikale Ausgangsstellung) begonnen werden kann.

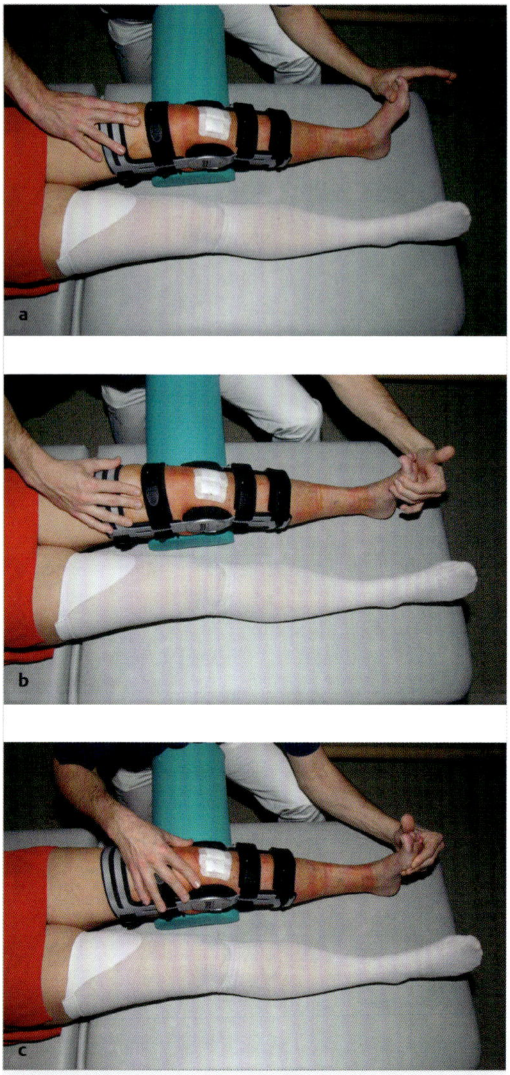

Abb. 6.50 Wohl dosierte Widerstände.
a Für die ventrale Muskelkette.
b Für die ventrolaterale Muskelkette.
c Für die dorsomediale Muskelkette.

Innerhalb der Teilbelastung sind Widerstände erlaubt, die nicht zu einer Vermehrung der axialen Kraft (Belastung) führen, z. B. von ventral, dorsal, medial und lateral. Die Widerstände sind dosiert von proximal nach distal aufzubauen (▸ Abb. 6.50a–c).

Widerstände distal der Verletzung aktivieren die Muskulatur im offenen System (▸ Abb. 6.51a–d). Sie sind zu vermeiden, da sich die entstehenden Kräfte im Drehpunkt (Gelenk) summieren und das noch instabile Gelenk überlasten.

Je nach Klinik und Operateur wird in der Nachbehandlung von Kreuzbandrupturen unterschiedlich vorgegangen. Es zeichnet sich eine deutliche Tendenz zu einer frühfunktionellen Behandlung ab. Deren Effektivität wurde in Studien, wie z. B. von Bizzini und Munzinger 1998 (Einfluss des Rehabilitationsprogrammes auf das funktionelle Ergebnis nach einer Operation am Beispiel der Rekonstruktion des vorderen Kreuzbandes), nachgewiesen.

Ziele und Maßnahmen

▸ Tab. 6.18 gibt einen Überblick über Ziele und Maßnahmen.

▸ **Kräftigung in der geschlossenen Kette.** Nach einer Kreuzbandverletzung soll in der geschlossenen Kette trainiert werden, weil in offenen Ketten Scherbelastungen auf das Gelenk und das Transplantat wirken. Das kann Schmerzen und evtl. auch Schäden am Transplantat provozieren. Kräftigung sollte immer unter dem Aspekt der Kokontraktion erfolgen, da dies im Alltag auch physiologisch ist.

Isokinetische Trainingsformen sind in der Umbauphase nur bei Leistungssportlern indiziert, da wie beschrieben das Training von Alltagssituationen Priorität hat. Um die Beinachse zu trainieren, kann das gesunde Bein in der offenen Kette auch Bewegungen gegen Widerstand (z. B. mittels Seilzug) durchführen. Der Patient muss dabei reaktiv sein Körpergewicht auf das (betroffene) Standbein übernehmen. Koordination ist gefordert.

▸ **Stabilisation.** Phasen und Steigerungsformen der Stabilisation sind in Kap. 6.3.4 beschrieben. Bei allen Übungen gilt:

- nicht über die Schmerzgrenze üben;
- bei zunehmenden Schmerzen und Schwellung unbedingt Belastung reduzieren;
- Übungen für die Knieextension nur über Kokontraktion durchführen.

▸ **Mobilisation.** Mehr noch als bei der konservativen Behandlung muss die Flexion vorsichtig gesteigert werden. Primär ist allerdings Ziel, die Nullstellung im Kniegelenk zu erreichen, um Hinkmechanismen beim Gehen und deren Folgeschäden zu vermeiden.

Tab. 6.18 Ziele und Maßnahmen bei Kreuzbandruptur

Ziele	Maßnahmen
Thromboseprophylaxe	• sämtliche Maßnahmen der Thromboseprophylaxe, Frühmobilisation
entstauende Maßnahmen, Ödemresorption	• manuelle Lymphdrainage, „Muskelpumpe", etc. • Patellamobilisation • Isometrie
Fördern der Wundheilung	• vorsichtige Mobilisation, z. B. „Fersenschaukel" • Isometrie, Kokontraktion (s. u.)
Verbessern der Muskelfunktion	• Isometrie • aktive Bewegungen • elektrische Muskelstimulation • Massagen (proximal/distal des Kniegelenks, nicht im Bereich der Entnahmestelle des Transplantats!)
Gehen	• Gangschulung
Stabilisation	• Gleichgewichtstraining • propriozeptives Training • Beinachsentraining
Mobilisation	• passive und aktive Bewegungen in den gegebenen Grenzen • Schwerpunkt liegt auf Erreichen der Extension • Hyperextension vermeiden
Integration	• Steigerung der Anforderungen bei Kräftigung und Übungen für das Gleichgewicht • Integration sportartspezifischer Bewegungen und Belastungen
Motivation	• Übertragen von Eigenverantwortung • Anleiten zum Eigentraining

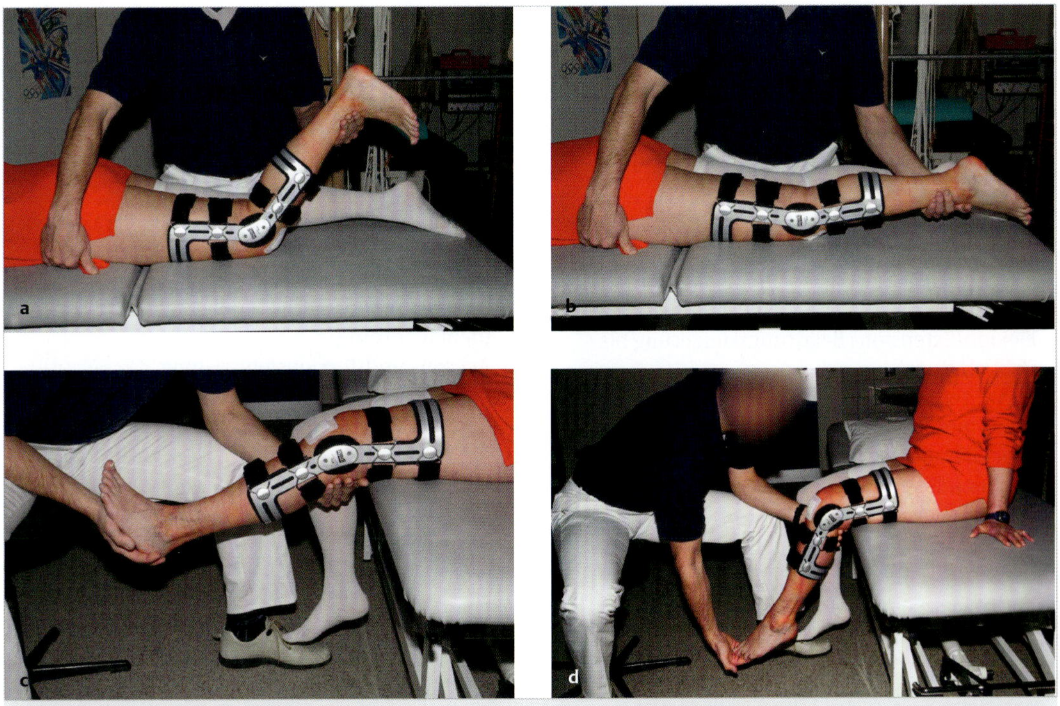

Abb. 6.51 Dosierte Widerstände bei Kniebewegungen.
a Widerstand für die Extensoren.
b Die proximale Hand des Therapeuten gibt einen taktilen Reiz ventral am Becken, damit das Hüftgelenk stabilisiert wird.
c Widerstand für die Flexoren.
d Widerstand für die Flexoren.

Merke

M!

Der Fahrradergometer ist in den ersten 6 Wochen kein geeignetes Trainingsgerät, weil es im Kniegelenk zu Scherkräften kommt, die dem Transplantat schaden.

Behandlungskonzepte

Die Behandlungskonzepte unterscheiden sich von Klinik zu Klinik. Exemplarisch werden hier verschiedene Behandlungskonzepte der Chirurgischen Universitätsklinik Ulm vorgestellt.

Behandlungskonzept bei BTB-Plastik. Begleitverletzungen von Bändern oder Menisken verändern den Behandlungsverlauf (▶ Tab. 6.19):

- Nach Entfernung der Redon-Drainage ist passiv und aktiv ein Bewegungsausmaß von 0° bis 90° anzustreben (ansonsten Gefahr von starker Nachblutung und kapsulo-ligamentären Verklebungen), Gangschulung mit einer Teilbelastung von 20 kg, sobald es die Wundverhältnisse zulassen;
- passive und aktive Patellamobilisation um das Gleitlager frei zu halten;
- aktive Knieextension nach gesicherter Wundheilung bis zur Nullstellung;
- Motorschiene oder aktive Bewegungsschiene schmerzadaptiert in den Grenzen 0/0/90° (Flexion/Extension);
- Kokontraktion, isometrische Übungen, Training der ischiokruralen Muskulatur;
- mit Erreichen der Erguss- und Schmerzfreiheit sowie der Kniestreckung (Nullstellung bezüglich Flexion/Extension) Belastungssteigerung bis Vollbelastung;
- im weiteren Verlauf Rad fahren, Stepper, Schwimmen (Beinpaddelschlag), Intensivierung aller therapeutischen Maßnahmen;
- Beginn mit sportartspezifischem Aufbautraining ab der 12. Woche.

Behandlungskonzept bei Semitendinosusplastik

- 0°-Brace für 1 Woche (Muskelhämatomprophylaxe);
- 20 kg Teilbelastung für 14 Tage;
- Orthese mit Flexion/Extension 0–10–90° für 4 Wochen mit zunehmender Vollbelastung;
- Orthese ohne Bewegungslimit für weitere 6 Wochen;
- Rad fahren ab 4. postoperativer Woche;
- Lastwechselsportarten ab 5. Monat;
- Kraft- und Koordinationstraining ab 7. Woche;
- Orthese bei Sport für 1 Jahr.

6.7 Unterschenkelschaftfraktur

Unterschenkelschaftfrakturen treten bei großer Gewalteinwirkung (Biegung, Torsion) auf, z. B. beim Sport oder im Straßenverkehr. Sie werden in der Regel operativ versorgt (Krischak 2005). Bei unkomplizierten Verhältnissen ist die Marknagelung die Methode der Wahl. Bei offenen und komplizierteren Brüchen erfolgt die Versorgung mit einem Fixateur externe. Daneben gibt es die Möglichkeit der Platten- oder Schraubenosteosynthese, die auch mit der Marknagelung kombiniert werden kann.

Komplikationen und Verzögerungen der Heilung können sich aus verschiedenen Gründen ergeben:

- bei offener Fraktur Weichteilschaden MT II–V (häufigste Komplikation, s. ▶ Tab. 3.1),
- Weichteilschaden bei geschlossenen Frakturen,
- Gefäß- und Nervenschäden, v. a. N. peronaeus (NV II–V; s. ▶ Tab. 4.1),
- Kompartmentsyndrom (siehe Kap. Kompartmentsyndrom),
- Achsen- und Torsionsfehlstellung,
- Pseudarthrose,
- Infektion.

Tab. 6.19 Therapiebesonderheiten bei Begleitverletzungen

Begleitverletzung	Behandlung	Auswirkungen auf die Therapie
Meniskusverletzungen	Meniskusresektion	keine Änderung des Programms
	Meniskusrefixation	20 kg Teilbelastung bis zur 7. Woche
Bandverletzungen	Innenbandläsionen	bei operativer Rekonstruktion zusätzlich Kniegelenksorthese für 6 Wochen
	Außenbandläsionen	Kniegelenksorthese für 6 Wochen

6.7.1 Ärztliche Therapie

Im Folgenden wird auf die Besonderheiten nach der Versorgung mit einem verriegelten Marknagel eingegangen. Andere Operationsverfahren werden im physiolehrbuch Krankheitslehre „Traumatologie für Physiotherapeuten" (Krischak 2005) dargestellt.

Voraussetzung für die Marknagelosteosynthese sind geschlossene Weichteilverhältnisse (Trentz, Bühren 2001). Der Marknagel wird nach der Reposition der Fraktur von proximal in die Markhöhle eingebracht und an einem oder beiden Enden mit Schrauben gegen ein Verrutschen gesichert (verriegelt). Er endet kurz oberhalb des Sprunggelenks und ermöglicht eine frühe Belastung des Beines. Proximale Frakturen der Fibula müssen in der Regel nicht osteosynthetisch versorgt werden, weil die Fibula über die Membrana interossea und die ansetzenden Muskeln gut stabilisiert wird. Da die Fibula kein Gewicht tragender Knochen ist droht keine Dislokation.

6.7.2 Physiotherapeutische Untersuchung nach Unterschenkelschaftfraktur

Sicht- und Tastbefund

Postoperativ sind oft der gesamte Unterschenkel und Fuß geschwollen. Physiotherapeuten sollten die Hauttemperatur und den Fußpuls (A. dorsalis pedis) testen. Auffälligkeiten können ein Hinweis auf Störungen der Durchblutung sein, wie sie bei Gefäßverletzungen, dem Kompartmentsyndrom oder Thrombosen vorkommen.

Patienten haben eine Wundeim Bereich der Tuberositas tibiae und an den Stellen, wo die Verriegelungsschrauben eingebracht wurden. Bei guter Wundheilung stellen die Narben kein Problem dar.

Funktionsbefund

Beinachsen

Weil bei Unterschenkelschaftfrakturen Achsenabweichungen und Torsionsfehlstellungen relativ häufig sind, muss ein genauer Befund erhoben werden. Nach der Konsolidierung der Fraktur sind Korrekturen nicht mehr möglich. Fehlbelastungen in der Frühphase können Fehlstellungen begünstigen!

Muskulatur

Die Muskulatur des Unterschenkels darf nur bis Stufe 3 getestet werden. Für die Oberschenkelmuskulatur gibt es keine Einschränkungen.

Beweglichkeit

Die Beweglichkeit der Sprung- und übrigen Gelenke des Fußes kann aufgrund der Schwellung eingeschränkt sein. Normalerweise bessert sich die Beweglichkeit mit abnehmender Schwellung und zunehmender Belastung. Aber auch Bewegung kann Schwellung reduzieren, wenn diese richtig dosiert ist (z. B. beim Nutzen der Muskelpumpe).

6.7.3 Physiotherapeutische Behandlung nach Unterschenkelschaftfraktur

Behandlungsrelevante Aspekte

Mit Marknagel versorgte Unterschenkelschaftfrakturen heilen sehr gut, vorausgesetzt es sind keine schweren Weichteilschäden vorhanden. Patienten dürfen ab dem 3. postoperativen Tag mit 20 kg belasten, nach etwa 4 Wochen kann die Belastung kontinuierlich gesteigert werden. Bevor Patienten voll belasten, müssen Verriegelungsschrauben entfernt worden sein.

> M!
> **Merke**
> Der entscheidende Reiz für die Knochenheilung ist Belastung. Bei guter ärztlicher und physiotherapeutischer Behandlung bleiben nach einer komplikationslosen Unterschenkelschaftfraktur weder Bewegungseinschränkungen noch andere Defizite zurück.

Ziele und Maßnahmen

▶ Tab. 6.20 gibt einen Überblick über Ziele und Maßnahmen:

Tab. 6.20 Ziele und Maßnahmen bei Unterschenkelfraktur

Ziele	Maßnahmen
Thromboseprophylaxe	• sämtliche Maßnahmen der Thromboseprophylaxe • Frühmobilisation
Entstauende Maßnahmen, Ödemresorption	• manuelle Lymphdrainage (MLD) • Lagerung
Fördern der Frakturheilung	• Gangschule • Belastung
Verbessern der Muskelfunktion	• aktive Bewegungen • Gangschule
Stabilisation	• Gleichgewichtstraining • Propriozeptives Training • Beinachsentraining
Mobilisation	• passive und aktive Bewegungen in den gegebenen Grenzen • Freihalten der patellaren Gleitflächen • Freihalten angrenzender Gelenke, v. a. Mobilität im oberen Sprunggelenk

B

Fallbeispiel

Frau K. zog sich beim Skifahren eine Spiralfraktur der Tibia zu. Die Fraktur wurde wegen eines Kompartmentsyndroms initial mit einem Fixateur externe versorgt. Nach Spaltung des Kompartments war das primäre Ziel der Behandlung die Entlastung des Gewebes durch abschwellende Maßnahmen wie MLD, dezente Mobilisation angrenzender Gelenke und entsprechende Lagerung. Unterstützend wirkten isometrische Anspannungen der gesamten Beinmuskulatur. Die Dorsalextension des Fußes im oberen Sprunggelenk war gegen die Schwerkraft bis zur Nullstellung möglich, es lag keine Läsion des N. peronaeus vor.

Die ventrale und dorsale Muskelkette wurde synergistisch im weiterlaufenden Sinne beübt (Dorsalextension mit M. quadriceps, Plantarflexion mit den Mm. ischiocrurales. Eine antagonistische Fußbewegung zur proximalen Muskelaktivität (Dorsalextension mit Anspannen der ischiokruralen Muskulatur) konnte in den ersten Tagen nicht schmerzfrei durchgeführt werden. Wegen des Kompartmentsyndroms sollte Frau K. das betroffene Bein viel hochlegen und das Bett nicht unnötig verlassen. Die Patientin wurde zum regelmäßigen Eigentraining an der verletzten Extremität angeleitet.

PNF-Übungen mit den nicht betroffenen Extremitäten dienten dem Erhalt der Muskelkraft. Dies hatte auch positiven Einfluss auf die Aktivität der Muskulatur am verletzten Bein (Overflow). Nach Abschwellen des verletzten Unterschenkels und einer sekundären operativen Versorgung mit einem Fixateur interne war das primäre Ziel die Wiederherstellung der Kniegelenkbeweglichkeit.

6.8 Sprunggelenkfraktur

Beim Umknicken oder durch Drehstürze beim Sport (Skifahren, Inlineskaten) kann es zu Verletzungen des Sprunggelenks kommen. Frakturen des lateralen Malleolus sind die häufigste Art der Sprunggelenkfrakturen und gehen oft mit einer Abscherfraktur des medialen Malleolus einher. Verletzungen des Kapsel-Band-Apparates, die bei Frakturen oft nicht erkannt werden, stören die Gelenkmechanik empfindlich.

Die Behandlung von Sprunggelenkfrakturen ist langwierig. Oft bleibt eine Einschränkung der Beweglichkeit zurück. Physiotherapeuten sollten alles daran setzen, die Beweglichkeit so zu verbessern, dass Patienten beim Gehen abrollen können. In manchen Fällen ist dies erst nach der Metallentfernung möglich. Anderenfalls müssen die Schuhe so zugerichtet werden, dass trotz eingeschränkter Dorsalextension im oberen Sprunggelenk ein Abrollen möglich ist (Abrollhilfe am Schuhabsatz).

Langfristig kann es im Bereich des Sprunggelenks nach einer Fraktur zu einer Arthrose kommen. Dies ist v. a. dann zu befürchten, wenn

- bereits bei der Verletzung der Gelenkknorpel beschädigt wurde (trimalleoläre Fraktur, s. u.),
- die Rekonstruktion nicht optimal gelingt (s. u.),
- nach Abschluss der Behandlung ein Bewegungsdefizit bleibt,
- Patienten das Gelenk nach der Heilung zu sehr belasten (Übergewicht, bestimmte Sportarten).

Bei Operationen kann es zu einer Verletzung des N. peronaeus superficialis oder des N. saphenus kommen. Bei Osteoporose ist das Risiko einer instabilen Osteosynthese erhöht (Trentz, Bühren 2001). Gelegentlich gelingt die operative Rekonstruktion nicht (Verkürzung der Fibula/des Außenknöchels, Klaffen der Syndesmose).

6.8.1 Klassifikation

Die Einteilung der Frakturen erfolgt nach dem Chirurgen Wilhelm Weber (1872–1928) wie folgt:

Weber A

Fraktur der Fibula (Abriss des Außenknöchels) auf Höhe oder distal des Gelenkspaltes infolge einer Supination/Inversion des Talus, Syndesmose intakt (▸ Abb. 6.52a). Nicht oder nur gering dislozierte Frakturen des Außenknöchels werden meist konservativ therapiert. Liegt eine Dislokation mit Abscherung des Innenknöchels vor und ist eine Stabilität des Gelenkes nicht zu erwarten, erfolgt die operative Stabilisation mittels Zuggurtung oder Zugschraube. Eine primäre Stabilität des oberen Sprunggelenkes muss nach Abschluss der Knochenheilung gewährleistet sein.

Weber B

Fraktur der Fibula auf Höhe des Gelenkspaltes (der Syndesmose) durch Pronation/Eversion des Fußes, die Syndesmose kann, muss aber nicht zerrissen sein (▸ Abb. 6.52b). Eine Dislokation des distalen Fragmentes um mehr als 2 mm, die Verletzung der Syndesmose und des Lig. deltoideum (Aufklappbarkeit, Talusvorschub) sind Indikatoren für eine operative Stabilisierung durch Zugschraube oder Drittelrohrplatte. Ansonsten ist die konservative Therapie möglich. In der Regel wird operiert!

Weber C

Fraktur der Fibula oberhalb der Syndesmose meist in Folge einer Pronation/Eversion mit Rotation des Fußes, Syndesmose zerrissen (▸ Abb. 6.52c). Bei der Weber-C-Fraktur muss immer operiert werden: Stabilisation der Fragmente mittels Stellschraube (s. u.), Naht der Syndesmose und ggf. Naht des Lig. deltoideum (▸ Abb. 6.55a–b.

Maisonneuve-Fraktur

Eine Sonderform der Weber-C-Fraktur stellt die Maisonneuve-Fraktur dar. Es handelt sich hierbei um eine Fraktur im Bereich der proximalen Fibula mit Zerreißung der Syndesmose sowie der Membrana interossea und des Lig. deltoideum.

Bimalleoläre Fraktur

Von einer bimalleolären Fraktur spricht man, wenn neben dem Außenknöchel auch der Innenknöchel gebrochen ist. Es kommt zu einem Abriss oder Abscheren des medialen Kondylus, oft in Verbindung mit einer Verletzung der kapsulo-ligamentären Strukturen. Die Therapie gleicht den entsprechenden isolierten Weberfrakturen.

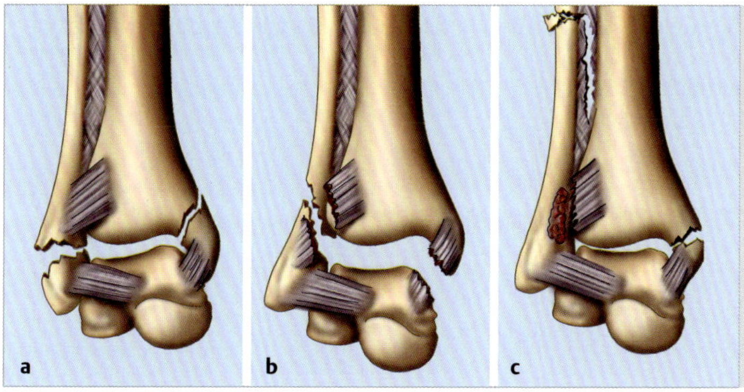

Abb. 6.52 Klassifikation nach Weber.
a Weber A.
b Weber B.
c Weber C.

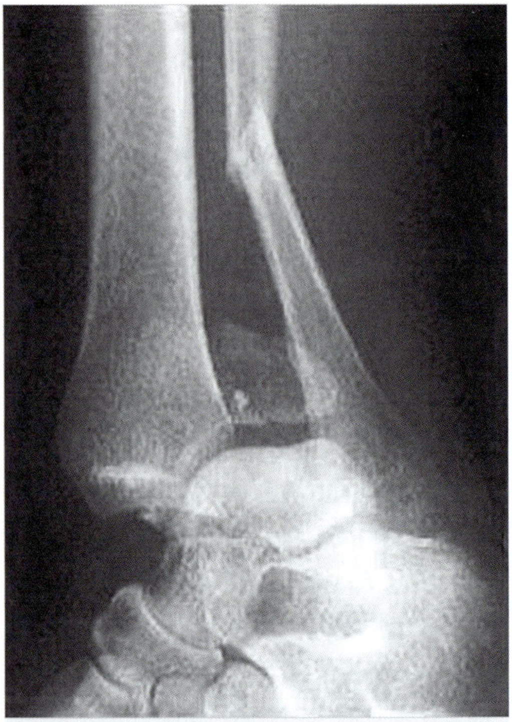

Abb. 6.53 Trimalleoläre Fraktur, Volkmann-Dreieck.

Trimalleoläre oder Volkmann-Fraktur

Bei einer trimalleolären Fraktur kommt es neben einer Fraktur des lateralen und medialen Malleolus zur Absprengung der ventralen oder dorsalen Tibiakante (dem sog. Volkmann-Dreieck, ▸ Abb. 6.53). Da hier die Syndesmose ansetzt, liegt immer eine Syndesmosenverletzung vor, welche die Instabilität des Gelenkes begünstigt.

Kantenabsprengungen gehen häufig mit einer Luxation des Talus einher, welcher durch den Verletzungsmechanismus die Tibiakante abmeißelt. Dabei werden meist große Bereiche der Gelenkfläche geschädigt. In Abhängigkeit des ärztlichen Befundes (zerstörter Anteil der Gelenkfläche, Dislokation der Fragmente, Subluxation des Talus) erfolgt die Nachbehandlung restriktiv.

6.8.2 Ärztliche Therapie

Weber-A-Frakturen werden in erster Linie konservativ behandelt. Voraussetzungen hierfür sind:

- korrekte Stellung der Fragmente (Gelenkführung),
- intakte Neurologie (N. peronaeus superficialis),
- allgemeine Begleiterkrankungen wie Ulcus cruris etc.

Das Sprunggelenk wird bis zur beginnenden Konsolidierung in einem Gipsverband ruhig gestellt. Anschließend dürfen Patienten mit einem Gehgips oder einer Vakoped-Schiene das Bein mit 20 kg belasten Schreitet die Knochenheilung voran, kann die Belastung in Abhängigkeit von Schmerzen und Schwellung kontinuierlich gesteigert werden. Die Vakoped-Schiene schränkt die Beweglichkeit unter Belastung ein, ermöglicht aber eine frühere Mobilisation, da die Schiene zur Behandlung entfernt werden kann.

Die operative Therapie hat das Ziel, die knöchernen Strukturen bewegungsstabil zu rekonstruieren und eine frühfunktionelle Behandlung zu ermöglichen. Gelegentlich genügt eine Zuggurtungsosteosynthese des Innen- und/oder Außenknöchels. Die Fibula kann auch mit einer Drittelrohrplatte stabilisiert werden. Die gerissene Syndesmose und andere begleitende Bandverletzungen müssen genäht werden, damit die Stabilität für das obere Sprunggelenk gewährleistet ist. Bei Bedarf verhindert eine Stellschraube proximal des distalen Talofibulargelenks eine Dislokation der Fibula.

Merke M!

Eine Stellschraube verhindert das Auseinanderweichen von Fibula und Tibia bei der Dorsalextension. Bis zur Entfernung der Stellschraube darf das obere Sprunggelenk nur eingeschränkt mobilisiert und das Bein nicht voll belastet werden!

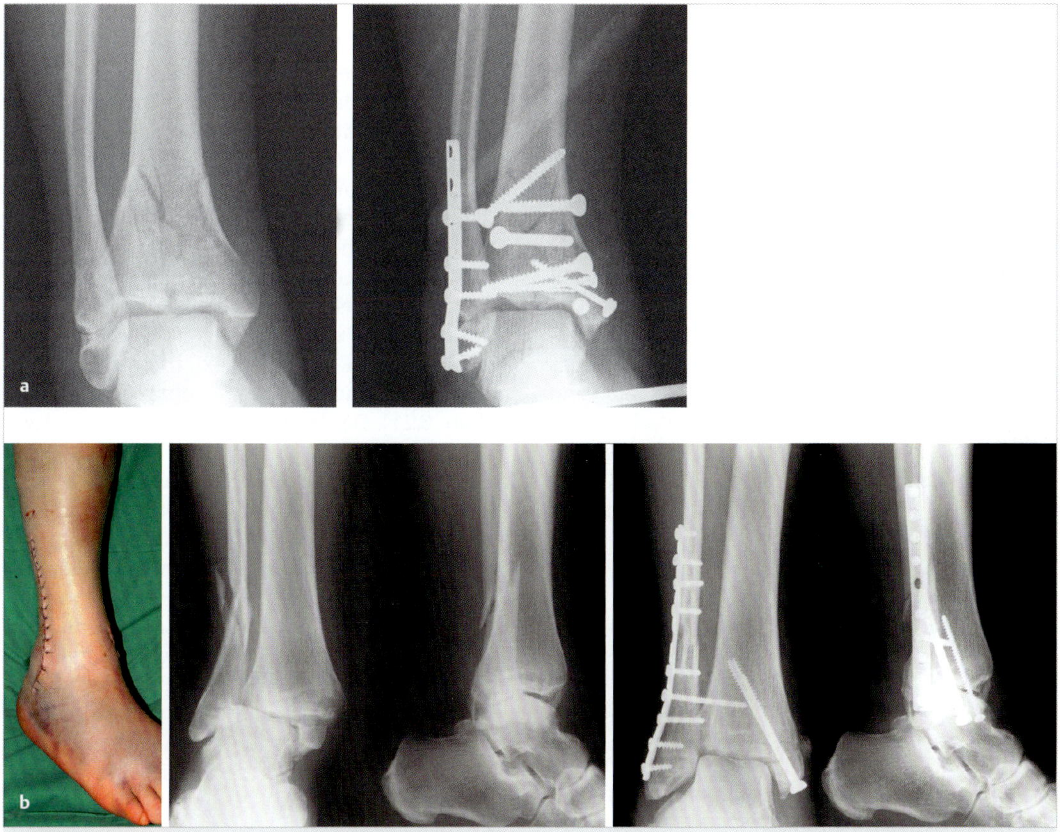

Abb. 6.55 Weber-C- Fraktur mit Syndesmosenbeteilung.
a Präoperativ.
b Operative Versorgung mittels einer Plattenosteosynthese und Stellschraube.

6.8.3 Physiotherapeutische Untersuchung nach Sprunggelenkfraktur

Sicht- und Tastbefund

Posttraumatisch und postoperativ ist der Unterschenkel meist geschwollen. Beurteilt werden die Spannung der Haut, die Hautdurchblutung, die Temperatur und die Operationsnarbe. Zur Dokumentation misst man im Seitenvergleich den Umfang im Bereich von Mittelfuß, Malleolen und Unterschenkel (dünnste Stelle). Im Bereich der Achillessehne findet man v. a. nach Ablauf der Entzündungsphase häufig Verklebungen.

Muskulatur

Die Kraft der Dorsalextensoren und Plantarflexoren kann bis zum Wert der Stufe 3 gemessen werden. Verkürzungen können erst festgestellt werden, wenn die Beweglichkeit des Sprunggelenks frei gegeben ist.

Beweglichkeit

Postoperativ misst man die aktive Beweglichkeit von oberem und unterem Sprunggelenk im Seitenvergleich. Die vorsichtige passive Beurteilung (Bewegungsausmaß, Endgefühl) erfolgt erst, wenn die Entzündungsphase vorüber ist. Bewegungseinschränkungen sind normal, solange der Unterschenkel geschwollen ist.

6.8.4 Physiotherapeutische Behandlung nach Sprunggelenkfraktur

Grundsätze

Das Gelenk befindet sich postoperativ in Ruhestellung (ca. 10° Plantarflexion) in einer Gipsschiene. Aus der Schiene heraus darf das Sprunggelenk bewegt werden. Dorsalextension und Plantarflexion sind im Bereich der schmerzfreien Matrixbelastung erlaubt und wirken abschwellend und analgesierend. Durch die Bewegung richtet sich das Narbengewebe in Funktionsrichtung aus und kann im optimalen Fall am Ende der Rehabilitation seine Funktion in nahezu ursprünglicher Art und Weise wieder aufnehmen (van den Berg 2001). Grundlage für eine gute Behandlung ist die Kenntnis der Biomechanik.

Biomechanik

Funktionell wird das Sprunggelenk in drei Gelenke unterteilt. Die Bewegungen in den Teilgelenken sind aufgrund ligamentärer Verbindungen miteinander gekoppelt. Nur bei einwandfreiem Zusammenspiel aller Teilgelenke kann das Sprunggelenk seine wesentlichen Funktionen als Teil der kinematischen Kette erfüllen:

- die Gewährleistung einer stabilen Unterstützung im Ein- und Zweibeinstand,
- den kraftvollen Abdruck für die Einleitung der Spielbeinphase beim Gehen,
- das kontrollierte Aufsetzen der Ferse als Vorbereitung für die Gewichtsübernahme in der Standbeinphase
- das Ausgleichen von Unebenheiten zur Sicherung des Gleichgewichts beim Gehen und im Stand.

Oberes Sprunggelenk

Tibia und Fibula bilden mit der Malleolengabel die knöcherne Führung für das obere Sprunggelenk (OSG). Der Talus bewegt sich zwischen den Malleolen um eine transversale Achse in Plantarflexion und Dorsalextension. Die Muskeln des Unterschenkels und des Fußes, die an Tibia und Fibula inserieren, gewährleisten die aktive Kontrolle der Bewegungen im OSG. Zahlreiche Bänder stabilisieren das Gelenk und begrenzen die Beweglichkeit.

Eine besondere Rolle spielt die Syndesmose, die Bandhaft zwischen Tibia und Fibula. Sie gewährleistet in allen Gelenkstellungen eine stabile Einfassung des Talus zwischen den Malleolen und die „Feinjustierung" der Fibula gegenüber der Tibia.

Plantarflexion und Dorsalextension sind immer mit Bewegungen der Fibula gekoppelt (▸ Tab. 6.21). Da der Talus in posterior-anteriorer Richtung um etwa 5 mm an Breite zunimmt, drängt er sich bei der Dorsalextension mit seinem breiteren queren Durchmesser zwischen die Malleolen. Die Fibula weicht aus und spannt die Syndesmose und die Membrana interossea (▸ Abb. 6.56). Die gekoppelte Bewegung von Talus und Fibula gewährleistet die dynamische Begrenzung der Bewegungen im oberen Sprunggelenk und sorgen beim Gehen für eine optimale Kraftübertragung in jeder Phase der Belastung (Kapandji 1992). In endgradiger Dorsalextension ist das obere Sprunggelenk durch diesen Mechanismus verriegelt.

> **M!**
> **Merke**
> Nur wenn die Fibula im proximalen und distalen Tibiofibulargelenk frei beweglich ist, kann sich der Talus zwischen den Malleolen frei bewegen.

Unteres Sprunggelenk

Das untere Sprunggelenk (USG) wird in ein hinteres und ein vorderes Gelenk unterteilt, da sie funktionell unterschiedliche Bewegungsmöglichkeiten besitzen.

Tab. 6.21 Gekoppelte Bewegungen der Fibula bei Bewegungen im OSG

Plantarflexion	Dorsalextension
• der laterale Malleolus nähert sich der Tibia an (aktive Bewegung durch den M. tibialis posterior) • die Fibula bewegt sich nach distal und rotiert nach außen	• der laterale Malleolus entfernt sich von der Tibia • die Fibula bewegt sich nach proximal und rotiert nach innen

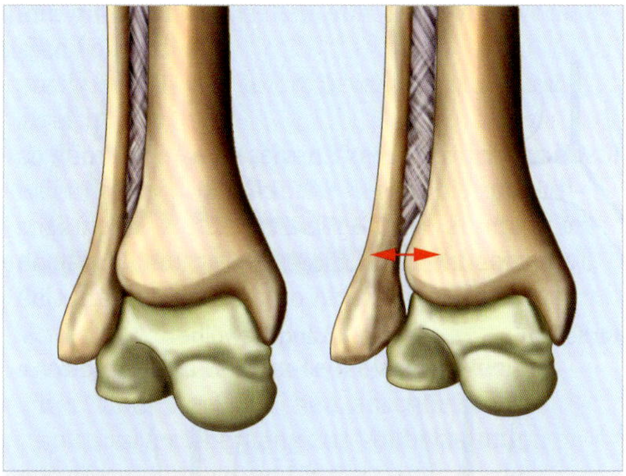

Abb. 6.56 Auseinanderspreizen der Malleolengabel.

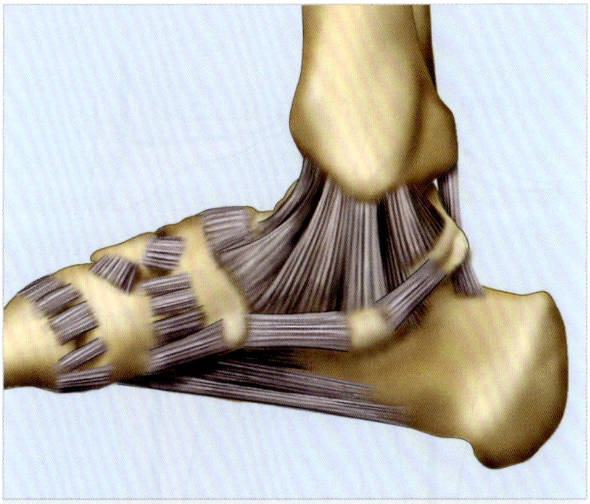

Abb. 6.57 Limitierende Bänder des hinteren unteren Sprunggelenks.

Das hintere untere Sprunggelenk bildet sich aus der Verbindung zwischen Talus und Kalkaneus (Art. subtalaris). In diesem Gelenk bewegen sich Rück- und Vorfuß gegeneinander. Von der Ferse aus betrachtet finden Inversions- und Eversionsbewegungen statt. Die Inversion ist eine Kombinationsbewegung aus Flexion, Adduktion und Supination (Varusstellung der Ferse), die Eversion aus Extension, Pronation und Abduktion (Valgusstellung der Ferse).

Medial und lateral begrenzen Bänder die Bewegungen (▶ Abb. 6.57).

Das vordere untere Sprunggelenk wird aus der gelenkigen Verbindung von Talus, Kalkaneus und Os naviculare sowie dem Pfannenband (Lig. calcaneonaviculare) gebildet (Art. talocalcaneonavicularis). Hier finden Pronation und Supination statt (Verdrehung des Vorfußes gegen den Rückfuß).

▶ **Mittelfuß und Vorfuß.** In Mittel- und Vorfuß finden beim Gehen und Stehen keine isolierten Bewegungen statt. Vielmehr addieren sich die Bewegungen des Vorfußes zu denen des unteren Sprunggelenks, d. h., dass die Bewegungen des Rückfußes zwangsläufig mit den Bewegungen des Vorfußes kombiniert sind und im Sinne der kinematischen Kette übertragen werden.

▶ **Statische und dynamische Stabilisatoren des Fußes.** Betrachtet man den Fuß als Ganzes, erkennt man, dass ein Zusammenspiel von aktiven und passiven Strukturen auf sehr hohem Niveau notwendig ist, um eine statische und dynamische Stabilisation zu garantieren.

Das ständige Zusammenspiel von Bändern und Muskeln zusammen mit der knöchernen Architektur stabilisiert den Fuß in allen statischen wie dynamischen Situationen. Kommt es zur Dysfunktion einer der Stabilisatoren, müssen andere Strukturen mehr leisten, um dieses Defizit auszugleichen. Die Fußmuskulatur ist in der Lage durch entsprechendes Koordinationstraining und je nach sportlicher Anforderung den Ausfall von ligamentären Strukturen bis zu einem gewissen Grad zu kompensieren. Die den jeweiligen Bewegungen zugeordneten Muskeln werden in ▶ Abb. 6.58 dargestellt.

Behandlungsrelevante Aspekte bei konservativer Therapie

Die konservative Behandlung schont das Gewebe, sie schränkt aber gleichzeitig die Möglichkeiten der physiotherapeutischen Behandlung ein. Neben der Gangschule und prophylaktischen Maßnahmen sind Trainingsformen wie PNF oder FBL möglich, die über weiterlaufende Aktivitäten die Muskulatur der betroffenen Extremität aktivieren und so helfen, Muskelatrophien zu verhindern. Eine Beeinflussung der heilenden Gewebe durch Mobilisation oder passive Maßnahmen ist kaum möglich. Einziger „funktioneller" Reiz in der Phase der Ruhigstellung ist der Wechsel von Belastung und Entlastung beim teilbelasteten Gehen mit Gehgips oder Vakoped. Die Entstehung „pathologischer"

Die Aktivierung der Mechanorezeptoren an der Fußsohle durch Bodenkontakt oder dosierte Bewegung und Muskelarbeit im Sinne des Fußgewölbeaufbaus hemmt gemäß der Gate-Control-Theorie (siehe Kap. Bewegung/Aktivität) die sympathische Reflexaktivität. Deshalb ist es sinnvoll, mit Patienten die optimale Belastung des Fußes zu üben.

Trainieren der funktionellen Fußbelastung

Das Aufbauen des Fußgewölbes wird im Sitzen unter Beibehalten der funktionellen Fuß- und Beinachsen geübt. Das Sprunggelenk befindet sich in einer leichten Plantarflexion, die Nullstellung sollte jedoch angestrebt werden. Zur Gewichtskontrolle hat der Patient eine Waage unter dem operierten Bein, so dass der Therapeut die Druckverhältnisse jederzeit kontrollieren kann. Nun wird der Patient instruiert, sein Quer- und Längsgewölbe aufzubauen und die Auflagepunkte des Fußes wahrzunehmen (als Hauptauflagepunkte für eine funktionelle Belastung des Fußes sind der Groß- und Kleinzehenballen sowie die Ferse definiert), ohne dass es zu einer vermehrten Gewichtsbelastung kommt. Er stellt sich vor, den Fuß zu verkürzen. Die Zehenspitzen müssen dabei locker auf der Unterlage liegen und weder abheben noch krallen. Um die Verschraubung des Fußes zu fördern, gibt der Therapeut am lateralen distalen Oberschenkel leichten Widerstand in Richtung Adduktion/Innenrotation. Im weiteren Therapieverlauf kann die funktionelle Fußbelastung mit zunehmender Gewichtsbelastung, im Stand und schließlich während des Gehens geübt werden.

B

Fallbeispiel

Ein 31-jähriger Patient hat sich beim Fußballspielen eine Weber-C-Fraktur am rechten Sprunggelenk zugezogen. Diese wurde im Zuge der Erstversorgung bereits auf dem Platz mit Kompression behandelt und gekühlt. Die operative Stabilisation erfolgte tags darauf durch eine Drittelrohrplatte und eine Stellschraube zur Sicherung der Syndesmose.

Unmittelbar postoperativ werden Maßnahmen wie das Hochlagern der Extremität, manuelle Lymphdrainage sowie leichte Kompression und kontrolliertes Kühlen eingesetzt, um die physiologischen Entzündungsreaktionen zu unterstützen. Assistives schmerzfreies Bewegen ist dem Patient anfänglich nur in die Plantarflexion möglich. Die Zehen kann er aktiv nur wenig beugen und strecken. Nach manueller Mobilisation der Mittelfußknochen gelingt ihm dies bereits erheblich leichter und er verspürte eine nachlassende Gewebespannung im gesamten Fuß. Nach der Therapie wird der Unterschenkel wieder in der Gipsschiene ruhig gestellt.

Um die Wundverhältnisse auf segmentalem Weg positiv zu beeinflussen, wird die Lendenwirbelsäule im Sinne einer hubfreien Flexion/Extension bewegt. Der Patient liegt dabei auf der linken Seite und das Sprunggelenk ist in Hüftgelenkshöhe unterlagert (unterstützt das Abfließen des postoperativen Ödems). Bei der Mobilisation wird die Flexion der Wirbelsäule durch den Patienten betont. Die Bewegung in Richtung Extension wird vom Physiotherapeuten unterstützt, z. B. mit dem Daumen und Zeigefinger am Dornfortsatz oder mit beiden Händen am Becken des Patienten.

In den ersten 2 postoperativen Tagen hat der Patient gelockerte Bettruhe. Da er das Bett für die notwendigsten Dinge verlassen darf, wird bereits am 1. postoperativen Tag mit der Vorbereitung des Gehens begonnen. Belasten darf der Patient das betroffene Bein noch nicht.

Der Übergang in die Proliferationsphase geschieht fließend. Deshalb wird anhand der Weichteilverhältnisse und dem objektiven Befinden des Patienten beurteilt, welchen Reizen das betroffene Gewebe ausgesetzt werden kann. Da die Wundverhältnisse gut sind, die Schwellung weitgehend abgeklungen ist und der Patient nicht über Schmerzen klagt, kommen Maßnahmen zum Einsatz, die die lokale Durchblutung im verletzten Gebiet verbessern. Sie sind jetzt ein wichtiger Bestandteil der Therapie. Aktives Bewegen in Richtung der Dorsalextension (Nullstellung) und Plantarflexion sowie aktive und passive Mobilisationstechniken im Bereich der angrenzenden Gelenke sind in dieser Phase der Behandlung sehr effektiv. Das Bewegungsausmaß richtet sich nach den Schmerzen und der Bewegungsqualität am Bewegungsende, wegen der Stellschraube ist die Dorsalextension aber bis 10° begrenzt (s. o.). Schmerzfreiheit hat noch immer höchste Priorität, um eine Freisetzung von Entzündungsmediatoren (Neurokinine) zu verhindern.

Nach 2 Wochen darf der Patient das Bein mit 20 kg belasten. Zur Verbesserung des Gehens und der Stabilität im Sprunggelenk übt der Patient die funktionelle Belastung des Fußes (s. o.). Nach 6 Wochen wird die Stellschraube entfernt, alle Bewegungen im oberen Sprunggelenk sind erlaubt. Zunächst findet man aber wieder frische Wundverhältnisse vor, die entsprechend der ersten Wundheilungsphase therapiert werden müssen.

6.9 Kalkaneusfraktur

Der Kalkaneus nimmt als Teil des knöchernen Längsgewölbes des Fußes von kranial einwirkende Kräfte auf und lenkt diese zum Teil auf den horizontal stehenden Fuß um. Weiter fungiert er als Hebelarm für den M. triceps surae. Dieser spannt über den Kalkaneus die Plantaraponeurose, ein wichtiger Bestandteil der Verspannung des Fußlängsgewölbes. Funktionstüchtige Wadenmuskulatur ermöglicht uns den Zehenstand und ist für das Abstoßen in der letzten Phase des Standbeins beim Gehen wichtig.

Frakturen des Kalkaneus resultieren z. B. aus einer Stauchung in die Längsachse des Beines, z. B. nach einem Sturz aus großer Höhe. Unterschieden werden intraartikuläre (ca. 75 %, durch die Enge der anatomischen Verhältnisse kommt es nahezu immer zu einer Gelenkbeteiligung) und extraartikulären (ca. 25 %) Frakturen. Kalkaneusfrakturen treten aufgrund der anatomischen Form des Knochens wesentlich häufiger auf als Talusfrakturen.

Verschiedene Faktoren sind für die Prognose von Bedeutung:

- Anzahl der Fragmente,
- deren Bezug zu den tragenden Gelenkflächen,
- Dislokation der Fragmente,
- Höhenminderung (Impression) des Knochens.

6.9.1 Ärztliche Therapie

Je nach Verletzung kann die Fraktur konservativ und operativ versorgt werden.

Indikation für eine konservative Therapie sind extraartikuläre Frakturen ohne Dislokation und einer pathologischen Abweichung des Böhler-Winkels (▶ Abb. 6.60), der für die physiologische Stellung des Rückfußes maßgebend ist.

Bei konservativer Therapie wird die betroffene Extremität mittels einer Unterschenkelgipsschiene ruhig gestellt. Sobald die Schwellungen abgeklungen sind, wird ein zirkulärer Gips angelegt. Das Bein muss in der Regel 6–12 Wochen entlastet werden. Gegebenenfalls kommt zur Entlastung ein Allgöwer-Gehapparat zum Einsatz (▶ Abb. 6.61).

Bei der operativen Therapie wird die ohnehin schon ungünstige Weichteilsituation mit dem großen Risiko von Nekrosen und Infekt nochmals gereizt. Daher ist eine besonders atraumatische OP-Technik erforderlich, nicht selten über einen Fixateur externe oder eine „Ulmer Platte (▶ Abb. 6.62).

Sobald Belasten erlaubt ist, können Tapeverbände, Orthesen (Einlagen) und Abrollhilfen nützliche Hilfsmittel für das Stehen und Gehen sein, wenn sie die Funktionen unterstützen und helfen, strukturelle Fehlbelastungen zu reduzieren.

Komplikationen und Spätfolgen

- Lange Ruhigstellungszeiten besonders nach konservativer Versorgung führen zu Atrophien der Unterschenkelmuskulatur und auch zu deren Elastizitätsverlust,
- Spannungsverlust der Fußgewölbe stabilisierenden Muskulatur,
- evtl. Sensibilitätsstörungen im Bereich des Rückfußes bei Schädigung des N. tibialis posterior, es besteht auch ein intraoperatives Verletzungsrisiko des N. tibialis posterior,
- Gefahr einer sympathischen Reflexdystrophie (SRD),
- Gefahr eines Kompartmentsyndroms,
- Gefahr eines Impingements des M. peronaeus longus durch dislozierte Fragmente,
- Wundheilungsstörungen in 10 %, in der Hälfte davon Ausbildung eines Infektes (Osteitis).

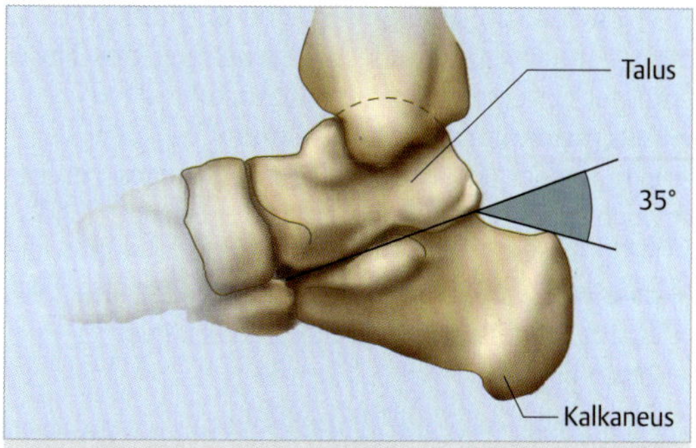

Abb. 6.60 Böhler-Winkel (Norm: 20–40°), Maß für die physiologische Rückfußstellung.

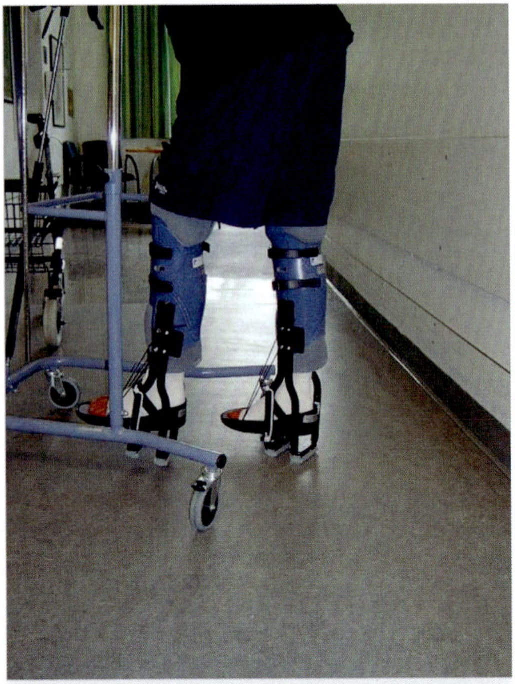

Abb. 6.61 Allgöwer-Gehapparat.

6.9.2 Physiotherapeutische Untersuchung nach Kalkaneusfrakturen

Im Sicht- und Tastbefund ist präoperativ meist eine starke Schwellung, ein ausgeprägtes Hämatom und evtl. eine Deformität zu erkennen.

Die Beweglichkeit des gesamten Fußes ist schmerzhaft eingeschränkt. Bis zur operativen Stabilisation soll nicht bewegt werden. Wenn der Patient es zulässt, kann der Vorfuß passiv bewegt werden. Erfahrungsgemäß empfinden viele Patienten dies als entlastend.

Nach der Ruhigstellung ist eine sorgfältige strukturelle und funktionelle Untersuchung des Fußes und der Unterschenkelmuskulatur nötig:

- Art (muskulär, arthroossär) und
- Umfang der Bewegungseinschränkungen (im Bereich der Tibiofibulargelenke, der Sprung- und Fußgelenke),
- passive Einstellbarkeit der Fußgewölbe und
- aktive Stabilisierungsfähigkeit des Längsgewölbes,
- Abrollbewegungen beim Gehen,
- Hinkmechanismen und
- Schonhaltungen des Beines.

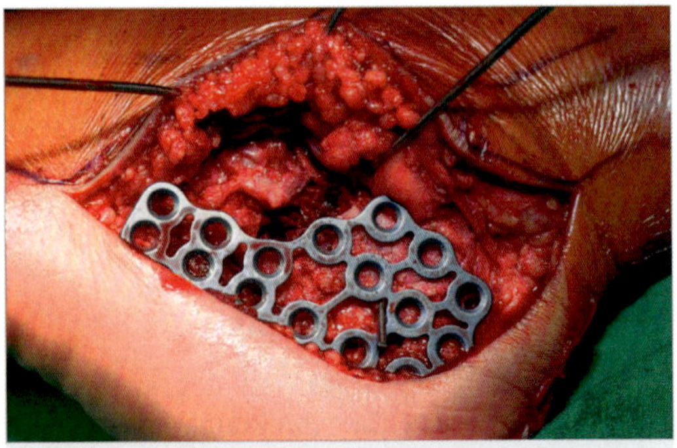

Abb. 6.62 Osteosynthese mit der Ulmer Platte.

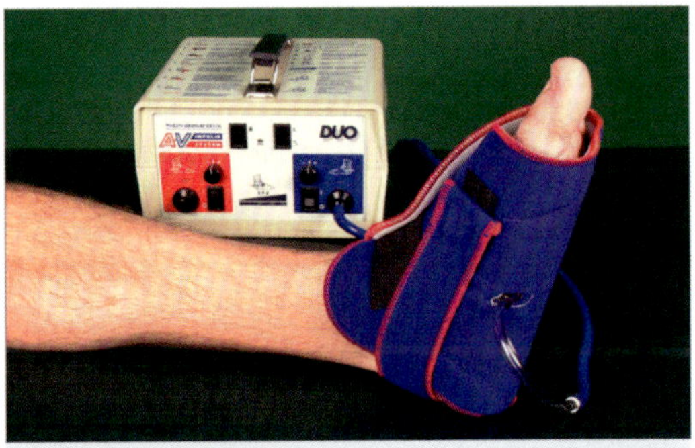

Abb. 6.63 AV-Pumpe.

6.9.3 Physiotherapeutische Behandlung nach Kalkaneusfrakturen

Aspekte der posttraumatischen Therapie

Fördern der Resorption

Problematisch für die Erstversorgung der Faktur ist die meist ausgedehnte Hämatombildung und resultierende Schwellung. Aus diesem Grund ist die Physiotherapie hier schon in der präoperativen Phase ein wichtiger Faktor, um die Verweildauer im Krankenhaus zu verkürzen. Alle Maßnahmen, die das Abschwellen fördern sind indiziert. Sie müssen schmerzfrei sein. Therapie der Wahl ist die manuelle Lymphdrainage. Unterstützend dazu wird der Patient mit einer AV-Pumpe versorgt (► Abb. 6.63). Eine Fußmanschette wird bündig an der verletzten Extremität angelegt und mittels Druckluft stoßweise aufgepumpt. Der Rückfuß wird somit intermittierend leicht komprimiert und entstaut. Die Kombination einer ausgedehnten Lymphdrainage mit der AV-Pumpe lässt die Schwellung häufig innerhalb von 36 Stunden abklingen. Dann ist eine operative Versorgung möglich. So trägt die Physiotherapie nicht selten zur Verkürzung der Liegezeit des Patienten im Krankenhaus bei.

Aspekte der Therapie nach konservativer Versorgung in der Phase der Ruhigstellung

Fördern der Resorption und Vermindern der negativen Folgen der Immobilisation

Die in der Unterschenkelgipsschiene ruhig gestellte Extremität kann am 2. postoperativen Tag (nach Zug der Redonschläuche) bewegt werden. Am Fuß sind Zehenbewegungen, Dorsalextension und Plantarflexion in der Schiene erlaubt. Pronation und Supination des Vorfußes werden erst ab der 5. Woche geübt, da diese Bewegungen den Kalkaneus im Sinne weiterlaufender Bewegungen einbeziehen könnten (Inversion und Eversion).

Aspekte der Therapie nach konservativer bzw. operativer Versorgung bei beginnender Belastbarkeit und in der Spätphase bei voller Belastbarkeit des Beines

Wiederherstellen der Beweglichkeit der Sprung- und Fußgelenke, Kräftigen besonders der Wadenmuskulatur, Fördern des Synergismus der Gewölbe stabilisierenden Muskulatur des Fußes (siehe Beispiel), Beinachsentraining, Gehschule, evtl. Üben des Gehens mit dem Allgöwer-Gehapparat.

▸ **Beispiel.** Fördern des Synergismus für die Fußwölbungen unter Entlastung.

Patient in Rückenlage. Das kleine Brettchen, das flächig an die Fußsohle angelegt wird, bringt die Beinmuskelkette in ein geschlossenes System und stimuliert die Mechanorezeptoren an der Fußsohle (▸ Abb. 6.64).

Der Therapeut hält das Brettchen und kontrolliert auch den Druck der Fußsohle gegen das Brett. Das Sprunggelenk befindet sich wenn möglich in der Neutral-Null-Stellung.

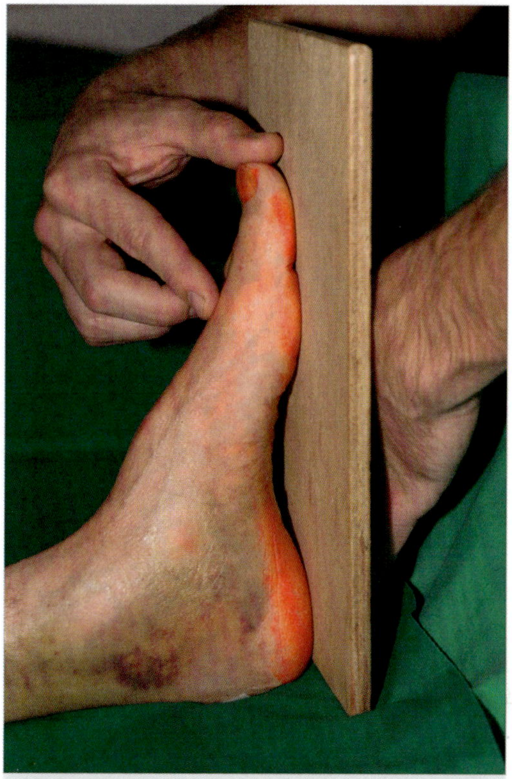

Abb. 6.64 Üben mit einem Brettchen an der Fußsohle. Die Beinmuskulatur übt im geschlossenen System.

- Der Patient übt, seinen Fuß „kürzer werden zu lassen, indem er den Großzehballen zur Ferse ziehen will und so das Längsgewölbe aktiviert.
- Konzentriert er sich dabei auch auf die drei Hauptbelastungspunkte des Fußes, Großzeh-, Kleinzehballen und Ferse, aktiviert er auch das Quergewölbe.

Sobald Belasten erlaubt ist, muss unter Belastung geübt werden. Im Vordergrund stehen das Kräftigen der Unterschenkel- und Fußmuskulatur und das Wiederherstellen der Elastizität, besonders der Wadenmuskulatur (▸ Abb. 6.65).

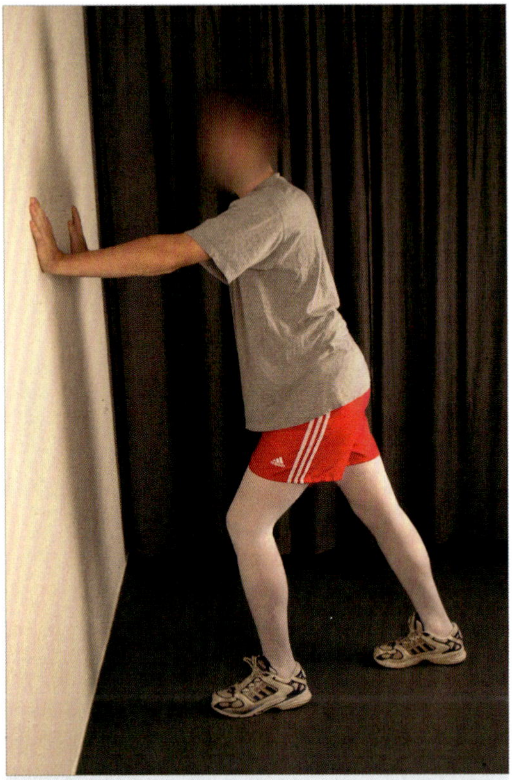

Abb. 6.65 Wadendehnung.

Zusammenfassung

- Nach Verletzungen im Bereich des Sprunggelenks und des Fußes stehen die Beweglichkeit der Unterschenkel-, Sprung-, Fuß- und Zehengelenke im Fokus der Therapie.
- Ein weiterer Schwerpunkt ist die Stabilisation des Fußlängsgewölbes.
- Sobald Belasten erlaubt ist, können Tapeverbände, Orthesen (Einlagen) und Abrollhilfen nützliche Hilfsmittel für das Stehen und Gehen sein, wenn sie die Funktionen unterstützen und helfen, strukturelle Fehlbelastungen zu reduzieren.

Literatur und weiterführende Literatur

Brügger A. Gesunde Haltung und Bewegung im Alltag. Zürich: 1996. z_Kap. 6

Dvorak J. et al. Manuelle Medizin: Therapie. 3. überarbeitete und erweiterte Auflage. Stuttgart: Thieme; 1997.

Eisele R. Experimentelle und klinische Untersuchung zur Thromboseprophylaxe in der Unfallchirurgie. Universität Ulm; 2002.

Götz-Neumann K. Gehen verstehen. Ganganalyse in der Physiotherapie. Stuttgart: Thieme; 2003.

Hochschild J. Strukturen und Funktionen begreifen. Funktionelle Anatomie – Therapierelevante Details. Band 2. LWS, Becken und Hüftgelenk, untere Extremität. Stuttgart: Thieme; 2002.

Kaltenborn F. Manuelle Therapie der Extremitätengelenke. Oslo: Norlis; 1982.

Kapandji I.A. Funktionelle Anatomie der Gelenke. Band 2. Untere Extremität. 2., unveränderte Auflage. Stuttgart: Enke 1992.

Kinzl L, Gebhardt F. Trauma-Taschenbuch. Berlin: Springer; 2001.

Klein-Vogelbach S. Funktionelle Bewegungslehre. 5. Auflage. Berlin: Springer; 2000.

Klein-Vogelbach S. Funktionelle Bewegungslehre, Ballübungen. Berlin: Springer; 2003.

Klein-Vogelbach S. Gangschulung zur Funktionellen Bewegungslehre. Berlin: Springer; 1995.

Krischak G. Traumatologie für Physiotherapeuten. Stuttgart: Thieme; 2005.

Netter F. Netters Orthopädie. Stuttgart: Thieme; 2001.

Perry J.. Norm und Pathologie des Gehens. München: Elsevier; 2003.

Schomacher J. Manuelle Therapie: Bewegen und Spüren lernen. 2. unveränderte Auflage. Stuttgart: Thieme; 1997.

Schomacher J. Biomechanik der Körperstrukturen. In: Hüter-Becker A, Dölken M (Hrsg.). physiolehrbuch Biomechanik, Bewegungslehre, Leistungsphysiologie, Trainingslehre. Stuttgart: Thieme; 2004.

Schünke M. Funktionelle Anatomie. Topographie und Funktion des Bewegungssystems. Stuttgart: Thieme; 2000.

Siegele J. Seilzugübungen. Stuttgart: Thieme; 2003.

Steverding M. Rehabilitation spezifischer Gewebe. In: van den Berg F. Angewandte Physiologie: 3 Therapie, Training, Tests. Stuttgart: Thieme; 2001, S. 130–194.

Trentz O, Bühren V. Checkliste Traumatologie. Stuttgart: Thieme; 2001.

van den Berg F. Angewandte Physiologie: Band 1. 1. Auflage. Das Bindegewebe des Bewegungsapparates verstehen und beeinflussen. Stuttgart: Thieme; 2001.

van den Berg F. Angewandte Physiologie: Band 1. 2. Auflage. Das Bindegewebe des Bewegungsapparates verstehen und beeinflussen. Stuttgart: Thieme; 2003.

van den Berg F. Angewandte Physiologie: Band 3. Therapie, Training, Tests. Stuttgart: Thieme; 2001.

White A, Panjabi M. Clinical Biomechanics of the Spine. 2nd ed. Philadelphia: Williams u. Wilkins; 1990.

Kapitel 7

Verletzungen der oberen Extremität

7.1 Einleitung *230*

7.2 Prinzipien der physiotherapeutischen Untersuchung *233*

7.3 Prinzipien der physiotherapeutischen Behandlung *246*

7.4 Schulterluxation *256*

7.5 Rotatorenmanschettenruptur *262*

7.6 Frakturen des proximalen Humerus *266*

7.7 Humerusschaftfrakturen *271*

7.8 Olekranonfraktur *273*

7.9 Radiusköpfchenfrakturen *277*

7.10 Unterarmfrakturen *278*

7.11 Distale Radiusfraktur *281*

7.12 Kahnbeinfraktur *284*

7.13 Sehnenverletzungen *286*

7.14 Komplexe Verletzungen der Hand *288*

7 Verletzungen der oberen Extremität

Florian Schneider

7.1 Einleitung

Verletzungen der oberen Extremität beeinträchtigen die Funktion der Arme und Hände. Vor allem wenn die dominante Seite betroffen ist, sind die Patienten während der Heilungsphase bei alltäglichen Tätigkeiten eingeschränkt. Ziel der chirurgischen oder konservativen Versorgung und der Physiotherapie ist es, die Funktion der Hände wiederherzustellen. Diese hängt von einem funktionsfähigen Schultergürtel und intakten Armgelenken ab. Einerseits verdanken wir der Beweglichkeit des Schultergürtels und der Arme den großen Bewegungsspielraum unserer Hände, andererseits ist die Stabilisationsfähigkeit der proximalen Gelenke der oberen Extremität eine Voraussetzung für viele feinmotorische Funktionen der Hände.

Nicht immer sind nach der Verletzung eine vollständige Rekonstruktion der anatomischen Strukturen und damit eine störungsfreie Funktion möglich. Umso wichtiger ist es, in der Physiotherapie auf die Sorgen und Bedürfnisse des Patienten einzugehen und vorhandene Ressourcen motivationsfördernd zu nutzen. Am Beispiel der sympathischen Reflexdystrophie (siehe Kap. 3.2.2) kann man erkennen, welchen Einfluss Psyche und Einstellungen der Patienten auf den Heilungsverlauf haben.

Besonders alte Patienten machen sich Sorgen um ihre Selbstständigkeit und verlieren unter Umständen die Motivation für die Rehabilitation. Es ist bei diesen Patienten ganz besonders wichtig, Perspektiven aufzuzeigen und alltagsgerecht zu üben. Ein klarer Bezug zum Beispiel zu Tätigkeiten im Haushalt oder zur geliebten Gartenarbeit fördert die Motivation, gibt dem Üben Sinn und spornt an. Gegenstände aus Küchenschränken zu holen oder mit der Heckenschere zu hantieren, sind für den Patienten sinnvollere Übungen als Gymnastikstäbe über den Kopf zu heben! Die Zusammenarbeit mit Ergotherapeuten ist gerade bei dieser Patientengruppe besonders wichtig.

Im folgenden Kapitel werden neben einem allgemeinen Überblick über Verletzungsarten die Grundlagen der physiotherapeutischen Untersuchung und Behandlung bei Verletzungen der oberen Extremität dargestellt.

Die exemplarisch ausgewählten Verletzungen betreffen den Schulter-, Ellbogen- und Handbereich.

7.1.1 Verletzungsarten

Frakturen

Frakturen des Arms und der Hand sind meist die Folge eines Sturzes. Wir nutzen unsere Arme – im Sinne von Gleichgewichtsreaktionen – um uns auszubalancieren und bei Bedarf rasch abzustützen. Werden Verletzungen konservativ behandelt und dabei für eine gewisse Zeit ruhig gestellt, kann dies Auswirkung auf die Beweglichkeit angrenzender Gelenke und die Muskelkraft haben. Vor allem bei älteren Patienten sind die Folgen einer länger dauernden Immobilisation schwer wiegend und führen (vorübergehend) zu einem Verlust ihrer Selbstständigkeit und zu langen Behandlungsverläufen.

M!

Merke

Bei älteren Patienten sollten die Ursachen eines Sturzes genau hinterfragt werden. Nicht selten spielen Erkrankungen wie z. B. Osteoporose, Herz-Kreislauf-Probleme und Diabetes oder Gangunsicherheiten (evtl. neurologischer Ursache) eine Rolle. Dies muss bei der Behandlung berücksichtigt werden, deren Schwerpunkt dann auch bei der Prävention gegen Folgestürze liegt.

Unterschiedliche, in ▶ Tab. 7.1 gezeigte Komplikationen können die Physiotherapie nach Frakturen erschweren, Ergebnisse verzögern oder zu nicht reversiblen Spätfolgen führen.

Tab. 7.1 Komplikationen bei Frakturen im Bereich der oberen Extremität

Komplikation oder Schädigung	Auswirkungen
Nervenläsionen	• sensible Ausfälle • Lähmungen
Weichteilschäden	• verzögerte Heilung • Kompartmentsyndrom • Volkmann-Kontraktur
Achsenfehlstellung	• Störung der Gelenkmobilität
sympathische Reflexdystrophie	• symptomatische Trias und trophische Störungen mit dem Risiko bleibender Schäden
Pseudarthrosen	• Schmerzen • Instabilität • funktionelle Störungen
Fragmentnekrose	• Knochendefekt (je nach Lokalisation und Größe mit Einbußen der Stabilität oder Gelenkfunktion)
Stufenbildung in Gelenken	• Störung der Gelenkbewegung (mechanisch, durch Schmerzen) • sekundäre Arthrose
Immobilisationsschäden	• schmerzhafte Bewegungseinschränkung • Kraftverlust
Störung der Gelenkmobilität durch Implantate	• Bewegungseinschränkung
Infektionen	• Nekrosen • Adhäsionen im Gewebe
Ossifikationen	• Bewegungseinschränkung

Luxationen

Luxationen im Bereich der oberen Extremität treten v. a. bei Stürzen oder im Sport auf. Schäden des Kapsel-Band-Apparates sind bei Luxationen fast immer vorhanden. Häufig werden auch Muskeln bzw. Sehnen verletzt. Nerven können durch Überdehnung geschädigt werden. Komplikationen treten meist im Zusammenhang mit den genannten Verletzungen auf (▶ Tab. 7.2). Bei Luxationsfrakturen ist fast immer eine Operation erforderlich.

Bei der anschließenden Physiotherapie wird eine gute Stabilität des betroffenen Gelenks bei ausreichender Beweglichkeit angestrebt. Für Patienten kann es besser sein, eine endgradige Bewegungseinschränkung hinzunehmen, um die Stabilität des Gelenks nicht zu gefährden.

Eine häufige Verletzung ist die Schulterluxation, die bei laxem Bandapparat auch durch Bagatelltraumen entstehen kann. Bei häufigem Auftreten spricht man von der habituellen Schulterluxation.

Tab. 7.2 Komplikationen bei Luxationen im Bereich der oberen Extremität

Komplikation oder Schädigung	Auswirkungen
Muskel- und Sehnen-Verletzungen	• Muskelverkalkungen (Kalzifikationen) • schmerzhafte Muskelfunktion
Kapsel-Band-Verletzungen	• Verknöcherungen in Bändern • Vernarbungen der Gelenkkapsel • Instabilitäten
Nervenläsionen	• sensible Ausfälle • Lähmungen
Luxationsfrakturen	• meist OP-Indikation • oft Stufenbildung in Gelenken
andere knöcherne Begleitverletzungen (Knorpelimpressionen, Abscherung von Knochenfortsätzen)	• Störung der Gelenkmechanik • Knorpelschäden • sekundäre Arthrose • Funktionsverlust von Muskeln
Knochennekrose (v. a. bei Lunatumluxation)	• Bewegungseinschränkung • Schmerzen
Reluxation	• Instabilität, habituelle (Sub-)Luxation

Kapsel-Band-Verletzungen

Kapsel-Band-Verletzungenen treten häufig als Begleitverletzungen von Gelenkfrakturen und Luxationen auf und haben einen Stabilitätsverlust zur Folge, der die Gelenkfunktion auch noch nach der Heilungsphase erheblich beeinträchtigen kann. Die gestörte Arthrokinematik kann zu Bewegungsschmerzen führen und nachfolgend eine frühe Arthrose oder andere degenerative Veränderungen verursachen.

- Kapsel- und Bänder-Dehnungen machen nicht zwingend eine Ruhigstellung des betroffenen Gelenks erforderlich. Es muss aber dafür gesorgt werden, dass die betroffenen Strukturen während der Heilungsphase nicht zu stark beansprucht werden.
- Kapsel-Band-Rupturen sind meist eine Indikation für die Operation. Der Arzt rekonstruiert die anatomische Struktur so, dass die Gelenkführung und -stabilität erhalten bleibt.

Typische Verletzungen, die meist operativ versorgt werden, sind z. B. Rupturen des Lig. interosseum zwischen Kahn- und Mondbein oder die Ruptur des ulnaren Seitenbandes des Daumens (Skidaumen). Oft bleibt nach solchen Operationen trotz intensiver Physiotherapie ein endgradiges Bewegungsdefizit im betroffenen Gelenk.

M!

Merke

Kapsel-Band-Verletzungen haben oft größere Auswirkungen auf die Funktion der Gelenke als Frakturen. Die Therapie solcher Verletzungen erfordert eine genaue Kenntnis der Gelenkmechanik. Auch nach Monaten kann das Ergebnis noch verbessert werden, die Therapie darf also nicht für einen zu kurzen Zeitabschnitt angelegt sein.

Muskel-Sehnen-Verletzungen

An der oberen Extremität treten Muskel-Sehnen-Verletzungen vorwiegend als Sehnenrisse im Bereich der Schulter und der Finger auf. Muskel- oder Muskelfaserrisse sind eher selten. Rupturen der Rotatorenmanschette und der langen Bizepssehne treten oft ohne ein adäquates Trauma auf (Bagatelltrauma), weil die Sehnen v. a. bei älteren Menschen degenerativ verändert sind (z. B. beim Impingementsyndrom), Risse der distalen Ansatzsehne des M. biceps brachii treten nach erheblicher Gewalteinwirkung auf.

An der Hand sind Verletzungen der Streck- und Beugesehnen der Finger häufig die Folge von Arbeitsunfällen. Sie können isoliert auftreten, auch knöcherne Ausrisse der Sehnen sind möglich. Typische Ursachen sind direkte Gewalteinwirkungen durch scharfe Gegenstände.

Amputationen

Im Bereich der oberen Extremität führen meistens Arbeitsunfälle zu Amputationen. Das Nutzen von Arbeitsgeräten wie Kreissägen, Fräsmaschinen, Metallpressen führt immer wieder zu traumatischen Fingeramputationen, Abtrennungen der Hand und von Teilen des Armes. Je proximaler die Verletzung, umso schwer wiegender die Folgen. Dank moderner handchirurgischer Operationsmethoden werden diese Verletzungen heute sehr gut versorgt, vorausgesetzt, es kommt nicht zu Infektionen. Amputate können replantiert werden, wenn die Amputationszone und das Amputat nicht zu sehr beschädigt sind und der zeitliche Abstand zwischen der Verletzung und der Operation nicht zu groß ist (siehe Kap. 5).

Nagelverletzungen

Nagelverletzungen haben physiotherapeutisch keine besondere Relevanz. Dennoch sollten sich Therapeuten der Funktion des Fingernagels bewusst sein. Neben seiner ästhetischen Bedeutung stabilisiert er die Fingerkuppe und ist damit wichtig für die Greiffunktion der Finger.

Komplexe Handverletzungen

Verletzungen durch Industriemaschinen, Motorsägen, Sprengstoff und Haushaltsgeräte können gleichzeitig Haut, Muskeln, Gefäße, Nerven und Knochen betreffen. Einzelne oder mehrere Finger können abgetrennt werden. Häufig sind die Wunden z. B. durch Schmiermittel stark verschmutzt. Komplexe Handverletzungen müssen so schnell wie möglich operiert werden, um die Folgeschäden möglichst gering zu halten. Hierbei versucht der Arzt entsprechend den Schädigungen mehrere Ziele zu erreichen (siehe auch Krischak 2005):

- Stabilisation der Knochen,
- Amputation und Stumpfbildung,
- Sanierung der verletzten Gefäße,
- Readaptation verletzter Nerven.

Antibiotika verhindern nach der Operation die Ausbreitung von Infekten. Um Nekrosen zu verhindern werden zusätzlich durchblutungssteigernde Medikamente gegeben. Auch wenn die oben genannten Ziele in der ersten Operation erreicht werden, sind meist Folgeoperationen notwendig, um Weichteile zu sanieren, auf stabilere Osteosyntheseverfahren umzusteigen oder um Narben zu revidieren. Der Heilungsprozess dauert nicht selten bis zu einem Jahr und länger.

7.2 Prinzipien der physiotherapeutischen Untersuchung

Die obere Extremität bildet mit Schultergürtel, Arm und Hand eine funktionelle Einheit. Verletzungen wirken sich stets auf den gesamten Bereich und meistens auch auf das Bewegungsverhalten und die muskuläre Balance der Wirbelsäule, besonders der Halswirbelsäule aus. Die Untersuchung schließt deshalb stets die gesamte obere Extremität und die Wirbelsäule ein.

In ▶ Tab. 7.3 werden die Kriterien und Aspekte der Untersuchung hervorgehoben, die bei Verletzungen der oberen Extremität von besonderem Interesse sind.

Tab. 7.3 Kriterien und Aspekte der Untersuchung

Kriterien	Aspekte
Selbstständigkeit des Patienten	• Rechts- oder Linkshändigkeit • Ist die betroffene Seite die dominante Seite? • Wie geschickt ist der Patient mit der nicht betroffenen Seite?
Stabilität und Belastbarkeit der verletzten Strukturen	• Art der Versorgung • Ruhigstellung • Dauer der Immobilisation • lagerungsstabil • bewegungsstabil • belastungsstabil
Allgemeinbefund	• Kreislaufsituation • Hämatome, auch verletzungsferne z. B. im Bereich des Brustkorbs, die sich auf die Atmung auswirken • Schonhaltung • Ausweichbewegungen
Schmerzen und Angst	• wo, in welcher Situation, in Ruhe, bei Bewegung, bei Belastung (Widerstände) • Angst vor dem Bewegen, z. B. nach Schulterluxationen Angst vor einer Reluxation • Gibt es Zeichen für eine sympathische Reflexdystrophie?
Funktionsbefund	• Beweglichkeit • Stabilisationsfähigkeit • humeroskapularer Rhythmus • Sind Alltagsbewegungen möglich (Hand zum Mund, Hand auf den Rücken)? • Sind nach Handverletzungen die unterschiedlichen Griffe möglich? • Muskelfunktion: Kraft, Ausdauer und Geschicklichkeit • Nervenverletzungen mit Sensibilitätsstörungen und Lähmungen
Hilfsmittel	• Schienen, Bandagen, Orthesen • Anlegen und Gebrauch der Hilfsmittel: selbstständig, nur mit Unterstützung?
häusliches Umfeld	• Was erwartet den Patienten zu Hause? • Muss der Patient den Haushalt (alleine) führen? • Kann er sich selbstständig an- und auskleiden? • Benötigt er Hilfe bei der Körperpflege? • Kann er das Essen alleine zubereiten und einnehmen? • Gibt es Stolperfallen in seiner Wohnung (Teppiche, Läufer, etc.)? • Selbstständigkeit bei alltäglichen Verrichtungen; müssen Angehörige angeleitet werden?
berufliches Umfeld	• Welche Handgriffe und Bewegungen sind für die berufliche Tätigkeit wichtig? • Ist eine berufliche Eingliederungsmaßnahme erforderlich?
Hobby und Freizeit	• Welche Hobbys hat der Patient? • Betreibt er Sport? • Gibt es ständige oder zeitlich begrenzte verletzungsbedingte Limitierungen und Verbote? • Gibt es Alternativen, wenn ein Hobby, eine Sportart nicht mehr ausgeübt werden können?

7.2.1 Grundsätzliche physiotherapeutische Untersuchung der oberen Extremität

Chirurgische Versorgung, posttraumatische bzw. postoperative Ruhigstellung

Physiotherapeuten müssen die Belastbarkeit der verletzten und evtl. osteosynthetisch zusammengefügten oder genähten Strukturen genau kennen. Dies gilt auch für konservativ behandelte Verletzungen wie z. B. eine frühfunktionelle Behandlung nach einer subkapitalen Humerusfraktur.

> **Merke**
>
> Limitierungen der Bewegungen während der Heilungsphase müssen bekannt sein und grundsätzlich respektiert werden.

Art und Dauer der Ruhigstellung sind bei keinem anderen Gelenk des Körpers für die Prognose in Bezug auf die Beweglichkeit so relevant wie für das Schultergelenk. Die Falten (Recessi) der Gelenkkapsel verkleben schnell. Der Desault-Verband, der den Arm am Körper fixiert und nur Bewegungen der Hand zulässt, ist oft für die Dauer der Wundheilung indiziert und wichtig. Prinzipiell gilt, den Arm in dieser Form nur so kurz wie nötig zu immobilisieren.

Zeitlich begrenzt getragene Armschlingen, die z. B. schmerz- und angstmindernd wirken, sind ebenfalls von Nutzen, wenn das Schultergelenk trotzdem täglich bis an das Bewegungsende bewegt wird. Wichtig ist, die Patienten über die Gefahren der Immobilisation aufzuklären und ihre Motivation für den Erhalt der bestmöglichen Beweglichkeit zu fördern.

Muss das Ellbogengelenk ruhig gestellt werden, wird dies meistens zwischen 70° und 90° Flexion getan. Das Schultergelenk bleibt in der Regel frei und kann bewegt werden. Auch alle anderen nicht ruhig gestellten Gelenke müssen beweglich bleiben. Physiotherapeuten prüfen, ob der Patient die ihm gezeigten Bewegungen, die die Gelenke freihalten, beherrscht und durchführt. Er soll auch Spannungsübungen lernen, die immer wieder überprüft werden. Auch diese Übungen vermindern Immobilisationseffekte.

Bei Handverletzungen ist es während der Ruhigstellung besonders wichtig, dass die Hand hochgelagert bzw. hochgehalten wird. So können Schwellungen in der Peripherie, die die Mobilisation der Gelenke sehr behindern, begrenzt werden.

Schonhaltungen und Ausweichbewegungen

Schwellungen, Ödeme und Hämatome, die sich nach Verletzungen im Bereich der Schulter entlang der Faszien bis in den distalen Oberarm oder den Thorax ausbreiten, können schmerzhaft sein und das Bewegen behindern. Schonhaltungen zeigen sich an der hochgezogenen Schulter und an dem eng am Körper gehaltenen Arm. Häufig ist der Oberkörper zur gesunden Seite geneigt. Nach der Entfernung ruhig stellender Verbände legen Patienten mit distalen Armverletzungen häufig den Unterarm der betroffenen Seite in die Hand des nicht betroffenen Arms und halten so den Arm im Schultergelenk in Adduktion und Innenrotation. Auch das Nutzen des gesunden Armes, obwohl die Aktivität mit der betroffenen Seite bereits möglich wäre, dient der Schonung.

Ausweichbewegungen entstehen als zu früh einsetzende weiterlaufende Bewegungen auf Schultergürtel und Wirbelsäule oder gar als Primärbewegungen des Schultergürtels. Ausweichbewegungen vermeiden schmerzhafte Bewegungen, vor denen der Patient noch Angst hat, sind aber auch die Folge von Bewegungseinschränkungen und Muskelschwäche. Entsprechend verkrampft ist die mehr beanspruchte Muskulatur, der aktive Muskeltonus (Laube 2004) besonders der Elevatoren des Schultergürtels, der Schultergelenksadduktoren und des M. biceps brachii ist erhöht.

Auch bei Ellbogenverletzungen kommt es sehr schnell zu Schonhaltungen und zu typischen Ausweichbewegungen. Soll z. B. die Hand bei noch eingeschränkter oder schmerzhafter Flexion zum Mund geführt werden, wird der Schultergürtel retrahiert und damit der Bewegungsweg der Hand vergrößert.

Handverletzte nutzen die gesunde Hand. Die Kompensationsmöglichkeiten bei Bewegungseinschränkungen im Bereich der Hand- und Fingergelenke sind so vielfältig wie die Möglichkeiten der Verletzungen.

Schmerzen

Klagen Patienten über Schmerzen bei der Bewegung, können dafür sämtliche Weichteile und Störungen der Gelenkmechanik verantwortlich sein. Eine genaue Differenzierung der Schmerzursache ergibt sich aus der Beurteilung der Muskulatur und Beweglichkeit. Treten die Schmerzen vor allem nachts oder in Ruhe auf, muss an eine Entzündung im Gelenk oder eine Kapsulitis gedacht werden. Nach schweren Traumen ist oft auch die sympathische Reflexaktivität erhöht, sodass Patienten Tag und Nacht von Schmerzen gequält sein können (siehe auch Kap. 1.3). Die subjektive Einschätzung der Intensität der Schmerzen wird mittels der Visuellen Analogskala, VAS, erfasst. So lassen sich auch Veränderungen dokumentieren.

Beweglichkeit

Optimale chirurgische Versorgung und die früh einsetzende Physiotherapie lassen in der Regel gute Ergebnisse in der Beweglichkeit erwarten. Die Bewegungsausmaße werden nach der Neutral-Null-Methode gemessen und im Seitenvergleich geschätzt. Wichtig ist, dass zusätzlich komplexe Bewegungen gewählt werden (z. B. Hand zum Mund, Haare kämmen, spezifische Handgriffe) und diese immer wieder und auch im Seitenvergleich zur Beurteilung des Behandlungsfortschrittes genutzt werden. Sie dienen als Referenzbewegungen und werden in der Dokumentation des Behandlungsverlaufs und der Befundergebnisse exakt beschrieben.

Stabilisationsfähigkeit und Koordination

Die Geschicklichkeit peripherer Gelenke hängt von der Stabilisationsfähigkeit proximaler Gelenke der oberen Extremität ab.

Schnelle Umkehrbewegungen des Armes im Schultergelenk setzen einen dynamisch stabilisierten Schultergürtel voraus. Schnelle Handbewegungen, z. B. beim Zeichnen auf eine Tafel, setzen die Stabilisation im Schulter- und Ellbogengelenk voraus; differenzierte Fingerbewegungen eine Stabilisation des Handgelenks.

Diese Funktionen werden durch Beobachtung in der Bewegungsanalyse beurteilt, weiter wird bei mangelnder Stabilisationsfähigkeit der Gelenke der Kapsel-Band-Apparat auf seine Festigkeit geprüft und die Muskulatur, besonders die tief liegende, gelenknahe auf ihre Stabilisationsfähigkeit.

Neurodynamische Tests

Je nach eingeschränkter Bewegungsrichtung muss auch an Störungen der Neurodynamik als Ursache für Schmerzen, vegetative Begleitstörungen und Bewegungseinschränkungen gedacht werden. Scheiden andere Ursachen für Schmerzen und Bewegungseinschränkungen aus, sollten die Mobilitätstests für die Nerven der oberen Extremität (bes. N. radialis, N. medianus, N. ulnaris) durchgeführt werden.

7.2.2 Spezielle Untersuchung des Schultergürtels und Schultergelenks

Funktionelle Anatomie und biomechanische Aspekte

Das Schultergelenk ist das beweglichste Gelenk unseres Körpers. Der große Bewegungsumfang der Arme resultiert aus dem Zusammenspiel mehrerer Gelenke und Gleitlager (▶ Abb. 7.1):

- Glenohumeralgelenk (Schultergelenk),
- Akromioklavikulargelenk,
- Sternoklavikulargelenk,
- skapulothorakale Gleitebene,
- subakromiales Gleitlager,
- Bewegungen zwischen Schultergürtel und 1. Rippe.

Die Beweglichkeit der Brustwirbelsäule und der oberen Rippenpaare, insbesondere der 1. Rippen, beeinflusst ebenfalls den Bewegungsumfang. In Kap. Schonhaltungen und Ausweichbewegungen wird das Zusammenspiel der Muskeln des Schultergürtels und des Arms am Beispiel der Abduktion des Armes verdeutlicht.

Einschränkungen der Wirbelsäulen- und Rippenwirbelgelenke können das endgradige Bewegungsausmaß des Armes reduzieren. Die Form des Brustkorbes (Skoliose, Rundrücken) hat Einfluss auf die Stellung und Gleitfähigkeit der Schulterblätter und damit auf die Beweglichkeit und die Stabilisationsfähigkeit des Schultergürtels und des Schultergelenks und auf die Beanspruchung der Sehnen, Muskeln und Bänder.

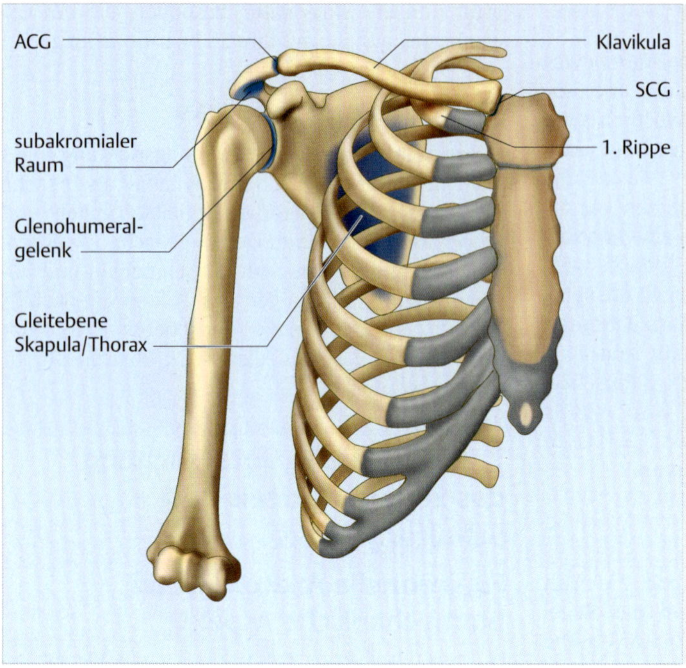

Abb. 7.1 Der Schulterkomplex besteht aus mehreren Gelenken und Gleitebenen.

Humeroskapulargelenk

Das Humeroskapulargelenk (Schultergelenk) lässt sich funktionell in die Art. glenohumerale und in das subakromiale Gleitlager unterteilen.

Das glenohumerale Gelenk ist ein Kugelgelenk. Es wird vom Caput humeri und der Cavitas glenoidale gebildet. Es weist in allen Bewegungsrichtungen ein sehr großes Bewegungsausmaß auf. Folgende anatomischen Besonderheiten gewährleisten die große Mobilität:

- Die Gelenkkapsel ist schlaff und hat mehrere Recessi (Recessus axillaris, Recessus subscapularis), die sich bei endgradigen Bewegungen entfalten.
- Die proximale Gelenkfläche, die Cavitas glenoidale mit dem zugehörigem Labrum glenoidale ist deutlich kleiner als der konvexe Gelenkpartner, der Humeruskopf.

Das subakromiale Gleitlager liegt zwischen dem Oberarmkopf und dem Akromion (Schulterdach). Begrenzt wird es durch das Lig. coracoacromiale und den Proc. coracoideus. Durch den engen Raum ziehen die Sehnen des M. supraspinatus, des Caput longum des M. biceps brachii und zum Teil des M. infraspinatus. Die Bursa subacromialis gewährleistet reibungsarme Bewegungen.

Kapsel und Bänder: Die Gelenkkapsel weist zwischen den Sehnen des M. supraspinatus und M. subscapularis eine Lücke auf, die vom Lig. coracohumerale begrenzt wird. Das Band verhindert das Absinken des Humeruskopfes beim Herabhängen des Armes und begrenzt die Flexion und Adduktion sowie die Außenrotation bei 90° Abduktion. Das Lig. glenohumerale begrenzt die Außenrotation und verhindert die ventrokaudale Subluxation (Hochschild 2002).

M!

Merke

Bei über 90 % aller Luxationen luxiert der Humeruskopf nach ventrokaudal. Trotz des Verlaufs des Lig. glenohumerale weist die Gelenkkapsel an dieser Stelle eine Schwachstelle auf.

Muskulatur: Weil das Schultergelenk vom Kapsel-Band-Apparat nur unzureichend stabilisiert wird, müssen Muskeln diese Aufgabe mit übernehmen.

Die größte Bedeutung für die Stabilität des Schultergelenks haben die gelenknah verlaufenden und in die Kapsel einstrahlenden Muskeln der Rotatorenmanschette. Sie wird gebildet aus den Mm. subscapularis, supraspinatus, infraspinatus, teres minor (▶ Abb. 7.2).

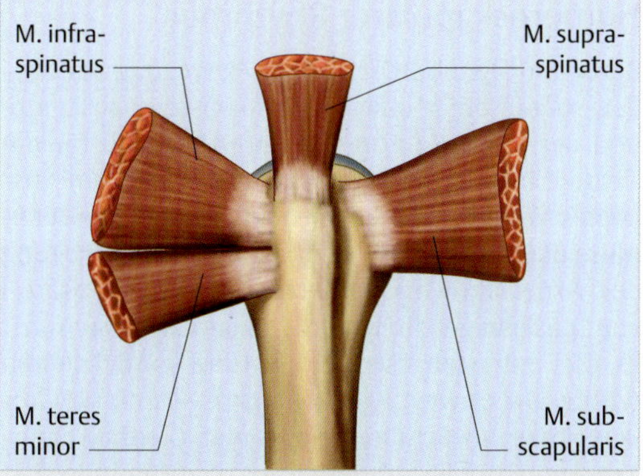

Abb. 7.2 Diese Ansicht von lateral zeigt sehr deutlich, wie die Muskeln der Rotatorenmanschette den Humeruskopf umschließen und ihn so in der Gelenkpfanne zentrieren können (Hochschild 2002).

Impingementsyndrom (engl. impinge = anstoßen): Werden die Sehnen der Rotatorenmanschette bei Bewegungen zwischen dem Oberarmkopf und dem Schulterdach eingeklemmt, spricht man von einem Impingement. Die Einklemmung verursacht Schmerzen und beeinträchtigt die Bewegungen im Schultergelenk. Ein typisches Zeichen für ein Impingementsyndrom ist ein „schmerzhafter Bogen" bei der Abduktion des Schultergelenks. Dabei treten die Beschwerden beim Abduzieren des Armes innerhalb eines bestimmten Bereiches der kreisbogenförmigen Bewegung auf, zwischen 60 und 120° (siehe ► Abb. 7.25a–c).

Ursache eines Impingementsyndroms können degenerative Prozesse und Traumen, aber auch knöcherne Varianten des Akromions sein. Im weiteren Verlauf kommt es zu Störungen der Gelenkmechanik und Veränderungen der Muskulatur (Schwächen, Dyskoordination). Unbehandelt hat ein Impingementsyndrom zwangsläufig weitere Schäden zur Folge, z. B. chronische Bursitiden, Tendopathien, Tendinitiden sowie Sehnen- und Muskelfaserrisse bis hin zur Rotatorenmanschettenruptur.

M!

Merke

Bei knöchernen Verletzungen im Bereich des Schultergelenks (z. B. bei der subkapitalen Humerusfraktur) kommt es durch die Gewalteinwirkung zu einer traumatisch bedingten Verengung des Subakromialraums. Symptome machen sich oft erst mit zeitlicher Verzögerung bemerkbar.

Akromioklavikulargelenk

Das Akromioklavikulargelenk (Art. acromioclaviculare, ACG, auch: Schultereckgelenk) verbindet die Skapula mit der Klavikula. Die Gelenkflächen von Akromion und Klavikula sind plan bis leicht konvex. Häufig befindet sich zwischen ihnen ein Diskus, der die Inkongruenz der Gelenkflächen teilweise ausgleicht. Die Gelenkfläche des Akromions ist nach ventromedial und kranial, die der Klavikula nach dorsolateral und kaudal gerichtet.

Funktionell ist das ACG ein Kugelgelenk. Um die Elevation und Depression des Schultergürtels zuzulassen, findet eine geringe inferiore und superiore Bewegung der Klavikula gegenüber dem Akromion statt. Bei der Pro- und Retraktion des Schultergürtels erfolgt eine anteriore und posteriore Bewegung. Außerdem sind Rotationen der Klavikula um ihre Längsachse möglich.

Kapsel und Bänder: Die straffe Gelenkkapsel ist mit dem Lig. acromioclaviculare verwachsen. Vom Proc. coracoideus zieht ein Bandkomplex zur Unterseite der Klavikula und verhindert v. a. das Absinken der Skapula samt Arm gegen die Klavikula. Dieses Lig. coracoclaviculare besteht aus einem hinteren Anteil, dem Lig. conoideum, und einem vorderen Anteil, dem Lig. trapezoideum. Die Faserzüge des Lig. trapezoideum sind stärker und etwas länger als die des Lig. conoideum.

Sternoklavikulargelenk

Das Sternoklavikulargelenk (Art. sternoclaviculare, SCG) verbindet den Thorax mit dem Schultergürtel. Es ist die einzige Gelenkverbindung zwischen dem Rumpf und dem Schulter-Arm-Komplex. Die Gelenkflächen sind sattelförmig und zueinander kongruent. In der Gelenkhöhle befindet sich ein mit der Kapsel verwachsener Diskus. Dieser ermöglicht Rotationen der Klavikula um ihre Längsachse.

Funktionell ist das SCG ein Kugelgelenk. Bei einer Elevation des Schultergürtels gleitet die Klavikula im SCG nach kaudal und etwas nach ventral; bei einer Depression nach kranial und etwas nach dorsal. Bei einer Retraktion der Schulter gleitet die Klavikula nach dorsal, bei der Protraktion nach ventral. Rotationen der Klavikula im SCG treten synchron mit Rotationen im ACG bei Bewegungen des Arms in der Sagittalebene auf.

Kapsel und Bänder: Die weite Gelenkkapsel ist dickwandig und fest. Ventral wird sie vom Lig. sternoclaviculare anterius, dorsal vom Lig. sternoclaviculare posterius verstärkt. Das von der ersten Rippe kommende Lig. costoclaviculare limitiert die Elevation der Klavikula. Das dünne Lig. interclaviculare verbindet beide Schlüsselbeine und zieht oberhalb des Sternums zur Klavikula der Gegenseite.

Skapulothorakale Gleitebene

Die Skapula ist muskulär mit der Wirbelsäule, dem Schädel und dem Rumpf verbunden. Sie liegt dem Thorax flächig auf. Zwei Gleitspalten und die Gelenkverbindung zwischen Akromion und Klavikula ermöglichen dreidimensionale Bewegungen. Gemeinsam bilden die Gleitspalten die skapulothorakale Gleitebene.

- Zwischen der Thoraxwand mit der Thoraxfaszie und dem M. serratus anterior befindet sich eine zur Margo medialis (medialer Rand des Schulterblattes) hin offene Gleitspalte.
- Zwischen dem M. subscapularis und dem M. serratus anterior befindet sich die zweite, nach lateral offene Gleitspalte.

In der Ruheposition ist die Skapula wegen der Thoraxform mit der Margo lateralis nach ventral ausgerichtet und bildet mit der Frontalebene einen nach außen offenen Winkel von ca. 30°. Die Margo medialis steht nahezu parallel zur Wirbelsäule, der Angulus inferior weicht gegenüber dem Angulus superior minimal nach lateral ab. Mit der Klavikula bildet die Skapula einen Winkel von ca. 60°.

Die Bewegungen der Skapula sind isolierte Schultergürtelbewegungen oder weiterlaufende Bewegungen auf die Armbewegungen. In beiden Fällen ist das Schultergelenk beteiligt.

Muskuläre Dysbalancen im Bereich der Schultergürtel-Nacken-Muskulatur sind nach Verletzungen des Armes, bes. nach Immobilisation und bei Schonhaltungen typisch. Das kann zu Beeinträchtigungen der Gleitbewegungen der Skapula führen, zu mangelnder Stabilisationsfähigkeit des Schultergürtels auf dem Brustkorb, zu Nackenbeschwerden und die Beweglichkeit des Armes stören.

Humeroskapularer Rhythmus

Bevor im Glenohumeralgelenk Bewegung stattfindet, sorgen die Muskeln der Rotatorenmanschette und der lange Kopf des M. biceps brachii für die richtige Positionierung/Zentrierung des Humeruskopfes in der Cavitas glenoidale. Des Weiteren muss die Skapula als Widerlager für die Bewegung des Arms aktiv in der entsprechenden Position von Muskeln gehalten werden können, da sie sonst in die entgegengesetzte Richtung zurückgleiten würde. Die Bewegungen des Arms setzen sich aus Bewegung im Schultergelenk und Gleitbewegungen der Skapula auf dem Thorax zusammen. Die Skapulabewegungen setzen lange vor dem Bewegungsende im Glenohumeralgelenk ein und finden aktiv im Sinne von weiterlaufenden Bewegungen statt. Dieser Bewegungsablauf wird als humeroskapularer Rhythmus bezeichnet. Er

- vergrößert den Radius des Armes und der Hand,
- verhindert bzw. verzögert die Verriegelung des Schultergelenks,
- vermeidet Kompression im Subakromialraum und schützt so den Weichteilmantel der Schulter.

Gute Kenntnisse über die Komplexität bei Armbewegungen sind eine wichtige Voraussetzung für die erfolgreiche funktionelle Rehabilitation. Die Bewegungen gehen ineinander über und sind nicht immer scharf voneinander abzugrenzen. Sie können von Individuum zu Individuum variieren. Die nicht betroffene Seite eines Patienten mit einer Schulterverletzung kann als Referenz genutzt werden, obwohl Seitendifferenzen selbstverständlich auch bei Gesunden möglich sind, z. B. durch unterschiedliche Nutzung der Arme (z. B. bei Sportlern) oder durch eine asymmetrische Brustkorbform.

▶ **Beispiel.** Komplexität Abduktionsbewegung des Armes

Die Abduktion des Armes im Schultergelenk löst eine kinematische Kette aus, die fein koordinierte Muskelaktivitäten erfordert (siehe ▶ Tab. 7.4 und ▶ Abb. 7.3).

Tab. 7.4 Zusammenspiel von Muskulatur und Bewegungen des Schultergürtels bei der Abduktion des Armes

Bewegungsphase	Muskelaktivität	Bewegungen von Skapula und Wirbelsäule
Start	• M. infraspinatus, M. teres minor und M. subscapularis zentrieren den Humeruskopf in der Cavitas glenoidale • Der M. supraspinatus leitet über seine Kontraktion die glenohumerale Abduktion ein, • fast gleichzeitig startet der akromiale Anteil des M. deltoideus	noch keine Mitbewegung
spätestens bei 30°	• bei anhaltender Zentrierung des Humeruskopfes durch die Rotatorenmanschette beteiligen sich immer mehr Muskelfasern des M. deltoideus an der glenohumeralen Abduktion • der M. serratus anterior und die Pars descendens des M. trapezius beginnen die Skapula zu bewegen	die Skapula wird in leichte Abduktion und Außenrotation bewegt, sichtbar am nach lateral schwenkenden Angulus inferior
spätestens bei 90°	• bis auf die unteren skapulären Anteile des M. deltoideus ist der gesamte Muskel an der Bewegungsausführung beteiligt	die Skapula bewegt sich hauptsächlich in Abduktion und Elevation
von 160–180°	• Rumpfmuskeln machen eine Lateralflexion der Wirbelsäule zur Gegenseite	• die Abduktion im Schultergelenk und die Bewegungen der Skapula ergeben zusammen ca. 160°–170° • die restliche Bewegung wird durch die Lateralflexion der BWS zur Gegenseite erreicht

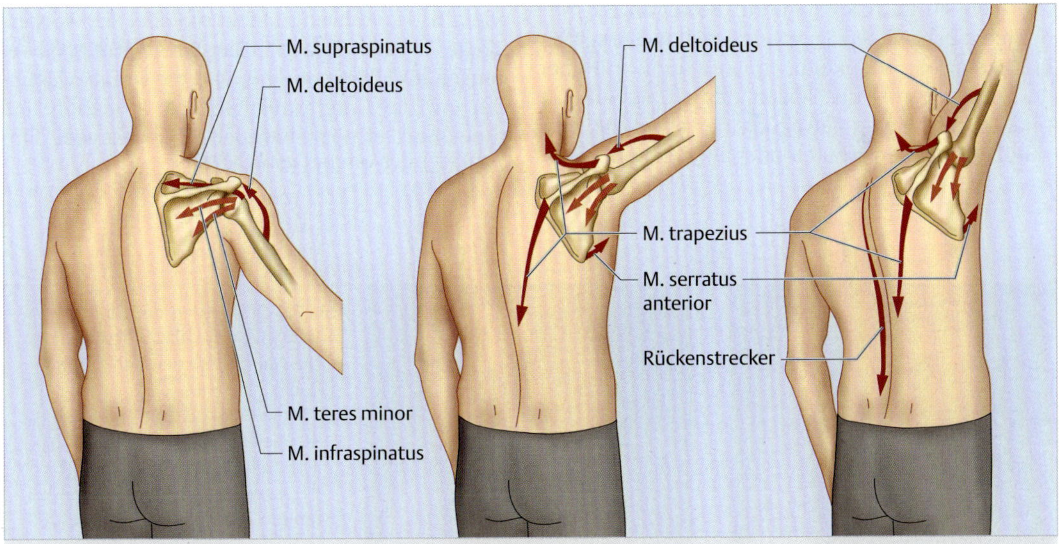

Abb. 7.3 Synergismus der Abduktion im Schultergelenk.

Funktionsbefund im Bereich des Schultergelenks

Beweglichkeit

Der humeroskapulare Rhythmus wird durch Beobachten beurteilt. Die Bewegungen des Schultergürtels lassen sich im Seitenvergleich beschreiben, z. B. Adduktion der Skapula rechts > links.

Intraartikuläre Bewegungen in den Schultergürtelgelenken und im Schultergelenk werden mithilfe der Gleittests der manuellen Therapie beurteilt. Besonders wichtig ist das Kaudalgleiten des Humeruskopfes, ohne diese Bewegung kann der Arm nicht gehoben werden. Oft ist der Humeruskopf durch den erhöhten Spannungszustand des M. deltoideus nach kranial und ventral fixiert und lässt sich nur schwer durch Traktion nach lateral und Gleiten nach kaudal von der Cavitas glenoidale lösen. Diese Fehlstellung verursacht nicht nur Störungen der Arthrokinematik, sondern oft auch erhebliche Schmerzen.

Die angulären Bewegungen des Oberarms im Schultergelenk werden nach der Neutral-Null-Methode gemessen und dokumentiert. Wenn der Heilungszustand der Verletzung es zulässt, wird passiv und aktiv gemessen. Außer nach Neutral-Null können auch kombinierte Bewegungen mit der nicht betroffenen Seite verglichen werden, z. B. die Extension, Adduktion, Innenrotation mithilfe des Schürzengriffs, die Flexion, Adduktion, Außenrotation durch eine Bewegung der Hand zur gegenüberliegenden Schulter oder auf den Kopf.

Muskulatur

Deutliche Muskelatrophien z. B. im Bereich der Rotatorenmanschette und des M. deltoideus fallen bereits in der Frühphase nach der Verletzung auf.

In der Muskelfunktionsprüfung (Werte 0–6) wird die Kraft eingeschätzt. Die Elastizität der Muskulatur, die durch Schmerzen oder Schonhaltung verkrampft oder verkürzt sein kann, wird durch passives Bewegen festgestellt.

Funktionell muss beurteilt werden, ob die Schulter-Gürtel-Muskulatur die Skapula bei z. B. schnellen Armbewegungen auf dem Brustkorb stabilisieren kann, ob die Rotatorenmanschette den Humeruskopf in der Gelenkpfanne zentriert und die gesamte gelenksumgebende Muskulatur das Kugelgelenk stabilisiert.

7.2.3 Spezielle Untersuchung des Ellbogengelenkkomplexes

Funktionelle Anatomie und biomechanische Aspekte

Die Bewegungsmöglichkeiten im Ellbogengelenk und in den Unterarmgelenken haben eine große funktionelle Bedeutung bei Alltagsbewegungen wie z. B. der Nahrungsaufnahme oder der Körperpflege (▶ Abb. 7.4a–b). Die Beuge-Streck-Bewegungen im Ellbogengelenk und die Drehbewegungen um die Unterarmlängsachse, Pronation und Supination, ermöglichen der Hand fast jede Einstellung zu Kopf und Körper.

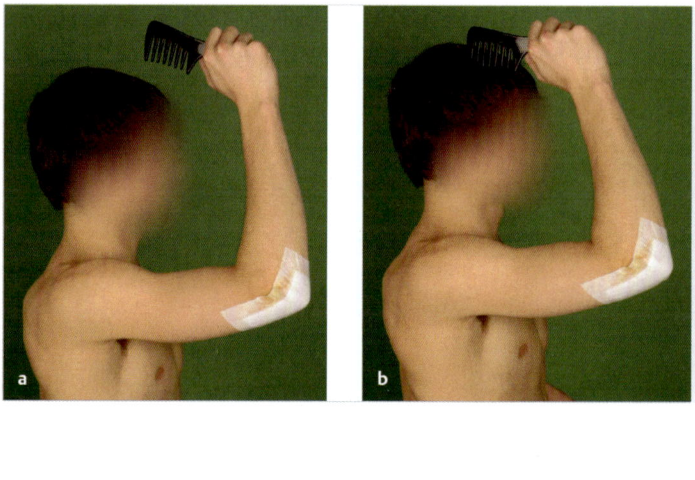

Abb. 7.4 Bedeutung der Ellbogenbeweglichkeit für Alltagsbewegungen.
- **a** Die Hand führt den Kamm zum Kopf.
- **b** Für das Kämmen sind mindestens 90° Flexion im Ellbogen erforderlich. Fehlt Beweglichkeit, zeigt sich die Ausweichbewegung an der zu großen Mitbewegung des Schultergürtels. Hier gut zu erkennen an der Skapula.

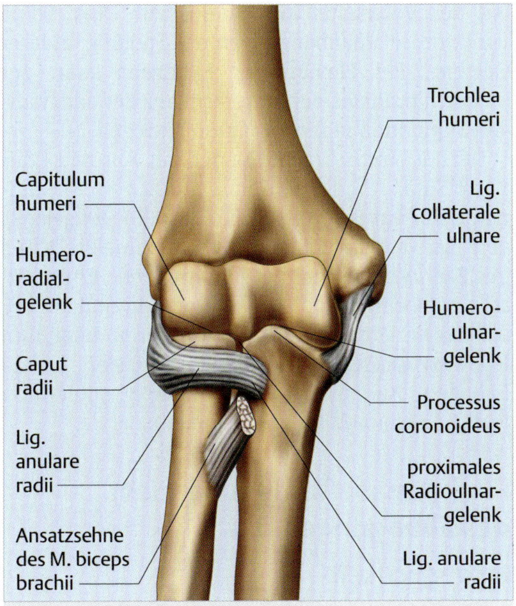

Abb. 7.5 Die drei Teilgelenke des Ellbogengelenks.

Die vielen Bewegungsmöglichkeiten verdankt das Ellbogengelenk (Art. cubiti) seinem komplexen Aufbau. Das Gelenk setzt sich aus drei Teilgelenken zusammen (▶ Abb. 7.5):

- Art. humeroulnaris,
- Art. humeroradialis,
- Art. radioulnaris proximalis.

Humeroulnargelenk

Das eigentliche Ellbogengelenk (Art. humeroulnaris) ist ein Scharniergelenk, gebildet von der Incisura trochlearis der Ulna und der Trochlea humeri. In diesem Gelenk finden Flexion und Extension statt, passiv ist ein Federn in Richtung Abduktion und Adduktion möglich.

Humeroradialgelenk

Das Gelenk zwischen dem Radiusköpfchen und dem Humerus (Art. humeroradialis) entspricht anatomisch einem Kugelgelenk, besitzt aber nur zwei Freiheitsgrade. Die bikonkave Fovea articularis des Radius artikuliert mit dem kugelförmigen Capitulum humeri. In diesem Gelenk finden Flexion und Extension synchron mit Bewegungen im Humeroulnargelenk statt, weil Radius und Ulna eng miteinander verbunden sind.

Proximales Radioulnargelenk

Das Art. radioulnaris proximalis ist ein Zapfengelenk. Der Radiuskopf liegt im Lig. anulare radii. Die Gelenkflächen bilden die Circumferentia articularis radii und die Incisura radialis ulnae. Das Band ist am vorderen und hinteren Rand der Incisura befestigt und zentriert das Radiusköpfchen in der Incisura radialis ulnae. In diesem Gelenk finden Pronation und Supination statt, dabei dreht sich das Radiusköpfchen in der osteoligamentären Schlinge (Lig. anulare radii) um die Radiuslängsachse. Die Bewegungen sind mit den Bewegungen im distalen Radioulnargelenk gekoppelt. An Flexion und Extension ist das Gelenk nicht beteiligt.

Kapsel und Bänder der drei Teilgelenke besitzen eine gemeinsame dünne Gelenkkapsel, die seitlich von Kollateralbändern verstärkt wird. Recessi bilden Reservefalten, die bei endgradigen Bewegungen entfaltet werden. Einstrahlende Muskelzüge verhindern ein Einklemmen der Kapsel und erhöhen die Stabilität.

Posttraumatisch können sich Anteile der Kapsel fibrös verändern und bei Bewegungen eingeklemmt werden. Abhilfe verschafft die operative Entfernung fibröser Kapselanteile.

- Das Lig. collaterale ulnare hat drei Faserzüge. Der vordere Anteil zieht von der ventralen Seite des medialen Kondylus zum Proc. coronoideus ulnae und strahlt ins Lig. anulare ein. Der mediale Anteil ist vergleichsweise schmal und stellt die Verbindung zwischen vorderem und hinterem Anteil dar. Der hintere Anteil zieht von der Rückseite des Epicondylus medialis zur medialen Kante des Olekranon.
- Das Lig. collaterale radiale teilt sich in zwei Anteile. Ein Anteil zieht vom Epicondylus lateralis zum vorderen Rand der Incisura radialis ulnae; der hintere Anteil zum hinteren Rand der Incisura radialis ulnae. Beide Anteile strahlen in das Lig. anulare ein.
- Die Membrana interossea verbindet Radius und Ulna fast auf der ganzen Länge des Unterarms miteinander. Man findet unterschiedliche schräg verlaufende und sich überkreuzende Faserzüge. Durch den Faserverlauf wird eine Verschiebung des Radius gegenüber der Ulna verhindert. Die straffe Membran ist Ursprungsgebiet für die tiefen Fingerflexoren und -extensoren. Die meisten Fasern sind bei der Supination gespannt.

Muskulatur: Entsprechend der Gelenkfunktion ist die Mehrzahl der im Ellbogengelenk wirksamen Muskeln mehrgelenkig. Bewegungen des Ellbogens gehen in der Regel immer mit Bewegungen der Schulter oder der Hand- und Fingergelenke einher.

Die wichtigsten Flexoren, M. brachialis, M. biceps brachii und M. brachioradialis haben ihren größten Wirkungsgrad in unterschiedlichen Einstellungen bezüglich der Pro- und Supination. So ist eine kontinuierliche Kraftentfaltung bei fast allen Einstellungen des Unterarms möglich (▸ Tab. 7.5).

Die meisten Unterarm-, Hand- und langen Fingermuskeln unterstützen die Flexion.

Tab. 7.5 Flexoren im Ellbogengelenk

Muskel	maximaler Wirkungsgrad
M. brachialis	• kräftig in Pro- und Supination • stärkster Flexor in Pronation
M. biceps brachii	• in 90° Flexion • stärkster Supinator
M. brachioradialis	• in Mittelstellung zwischen Pro- und Supination

Der M. triceps brachii streckt den Ellbogen. Caput mediale und Caput laterale sind eingelenkig, das Caput longum inseriert am Tuberculum infraglenoidale der Skapula und ist zweigelenkig. Der M. anconaeus zieht vom Epicondylus lateralis zum Olekranon. Er inseriert an der dorsalen Gelenkkapsel und spannt diese, um ein Einklemmen bei der Streckung zu verhindern. Die Strecker des Ellenbogens sind nur etwa halb so kräftig wie die Beuger.

Merke M!

Isolierte Frakturen des Olekranon werden mit einer Zuggurtungsosteosynthese versorgt. Dehnungen des M. triceps brachii und Widerstandsübungen für die Extension im Ellbogengelenk sind bis zur Konsolidierung der Fraktur verboten, weil sonst der M. triceps brachii das Fragment nach kranial zieht.

Proximal zieht der M. pronator teres vom Epicondylus medialis des Humerus zur Mitte des Radius und inseriert an der seitlichen Radiusfläche. Den besten Wirkungsgrad hat der Muskel in gebeugter Stellung. Der M. pronator quadratus verläuft distal auf der Volarseite vom Radius zur Ulna. Seine Funktion ist unabhängig von der Stellung anderer Gelenke. Bei Flexion des Ellbogens kann der M. brachioradialis den Unterarm aus der endgradigen Supination in die Pronation bewegen.

Der M. biceps brachii ist der mit Abstand kräftigste Supinator. Er wird unterstützt vom M. supinator, der auf der Vorderseite des Ellbogengelenks vom Epicondylus lateralis zum proximalen Drittel des Radius zieht und diesen ummantelt. Einige Fasern entspringen am Lig. anulare radii und am Lig. collaterale laterale. Durch seine Verbindung zum lateralen Kapsel-Band-Apparat stabilisiert er den Ellbogen. Aus maximaler Pronation unterstützt der M. brachioradialis die Supination.

Funktionsbefund im Bereich des Ellbogengelenks

Beweglichkeit

Der Ellbogen ist sehr anfällig für Schwellungen, auch ein Gelenkerguss ist möglich. Beides behindert das Bewegen.

Die Bewegungen Flexion und Extension sowie Pronation und Supination werden nach der Neutral-Null-Methode gemessen und dokumentiert. Funktionelle Kombinationsbewegungen wie Flexion und Supination (Hand zum Mund, Bewegungen bei der Körperpflege) und Extension und Pronation (Stützen) werden im Seitenvergleich beurteilt. Alltagsbewegungen werden als Referenzbewegungen für die Beurteilung des Behandlungsfortschrittes genutzt. Dabei kann der Therapeut nicht nur beobachten, ob das Bewegungsziel erreicht wird (z. B. Kämmen der Haare), sondern kann auch die Bewegungsqualität beurteilen, z. B. das Ausmaß der Ausweichbewegungen (siehe ▸ Abb. 7.4b).

Bei den manuellen Mobilitätstests im Bereich des Humeroulnargelenks müssen auch die Gleitfähigkeit der Ulna nach medial und lateral geprüft werden. Einschränkungen dieses Gelenkspiels können auch Ursache für Bewegungseinschränkungen in die Flexion und/oder Extension sein.

Durch Traktion am Radius und über das Gleiten des Caput radii nach anterior und posterior werden nicht nur Bewegungseinschränkungen, sondern auch eine Hypermobilität z. B. nach Verletzung des Lig. anulare im Seitenvergleich festgestellt.

M!

Merke

Bei Verletzungen des Ellbogengelenks kommt es häufiger als bei vielen anderen Verletzungslokalisationen zu strukturellen Veränderungen der Kapsel bis hin zu Verknöcherungen. Bei der Beweglichkeitsprüfung ist daher das Beurteilen des Endgefühls, das sich dann hartelastisch anfühlt, besonders wichtig.

Muskulatur

In der Muskelfunktionsprüfung (Werte 0–6) wird die Kraft eingeschätzt. Tritt ein deutlicher Kraftverlust einer Muskelgruppe oder eines Muskels auf, muss an Nervenschädigungen gedacht werden (z. B. eine Läsion des N. radialis bei Humerusschaftfrakturen). Dies ist, falls der Befund noch nicht dokumentiert ist, selbstverständlich sofort mit dem Arzt zu besprechen.

Die Elastizität der Muskeln, besonders der Beuger und Pronatoren, ist durch eine Schutzspannung bei Schmerzen oder nach einer Ruhigstellung vermindert. Die Muskellänge wird durch passives Bewegen getestet.

7.2.4 Spezielle Untersuchung der Hand

Funktionelle Anatomie und biomechanische Aspekte

Dank der Oppositionsmöglichkeit des Daumens ist die menschliche Hand ein äußerst flexibles Greifwerkzeug, das unterschiedlichst geformte Gegenstände manipulieren und fixieren kann. Feinste Pinzettengriffe, festes Umgreifen von z. B. Seilen und fast unglaubliche Klettergriffe, die das Anhängen des Körpergewichts an die Fingerbeuger ermöglichen, zeigen die Breite der Möglichkeiten. Eine Voraussetzung für die Geschicklichkeit der Finger ist die Stabilisation der proximalen Gelenke des Armes, auch die des Handgelenks.

Die Hand besteht inklusive Radius und Ulna, die an die proximale Reihe der Handwurzelknochen angrenzen, aus 29 Knochen. Diese Knochen sind durch zahlreiche Gelenke verbunden, die über eine Vielzahl von Muskeln bewegt werden. Viele dieser Muskeln entspringen am Ober- und Unterarm, haben proximal ihren Muskelbauch und das erlaubt trotz der großen Beweglichkeit einen schlanken Aufbau der Hand. Die Muskeln arbeiten mehrgelenkig und ziehen mit langen Sehnen zu den Insertionen an den Knochen der Handwurzel, der Mittelhand und der Finger.

Distales Radioulnargelenk

Das Art. radioulnaris distalis ist ein eigenständiges Gelenk, das Ulna und Radius verbindet und in dem Pronation und Supination stattfinden (stets gleichzeitig mit den Bewegungen im proximalen Radioulnargelenk). Ulna und Radius sind am Unterarm nicht nur gelenkig und muskulär, sondern auch über die Membrana interossea verbunden. Sie ist in der Endstellung der Supination entfaltet und wirkt so begrenzend auf die endgradige Supination.

Das distale Radioulnargelenk kann auch nach Verletzungen im Bereich des Ellbogens irritiert sein. Nach Radiusköpfchenresektionen kann es zum sog. relativen Ulnarvorschub kommen, wenn der Radius wenig nach proximal wandert. Diese Fehlstellung kann Schmerzen im Bereich des Handgelenks hervorrufen.

Handgelenke und Handwurzel

Unterschieden werden das proximale und das distale Handgelenk (▶ Abb. 7.6). In beiden Gelenken zusammen finden die Dorsalextension, Palmar- oder Volarflexion, die radiale und ulnare Abduktion und die Zirkumduktion der Hand statt. Letztere setzt sich aus allen Bewegungen zusammen.

- Das proximale Handgelenk, ein Eigelenk, liegt zwischen der proximalen Handwurzelreihe (Os scaphoideum, Os lunatum, Os triquetrum) und dem distalen Ende des Radius.

Der Radius trägt die Hand.

- Das distale Handgelenk liegt zwischen der distalen und der proximalen Handwurzelreihe.

Funktionell muss zwischen Knochen der Handwurzel Bewegung möglich sein. Bei Bewegungseinschränkungen ist daher eine manualtherapeutische Untersuchung der Gleitfähigkeit zwischen allen Knochen wichtig.

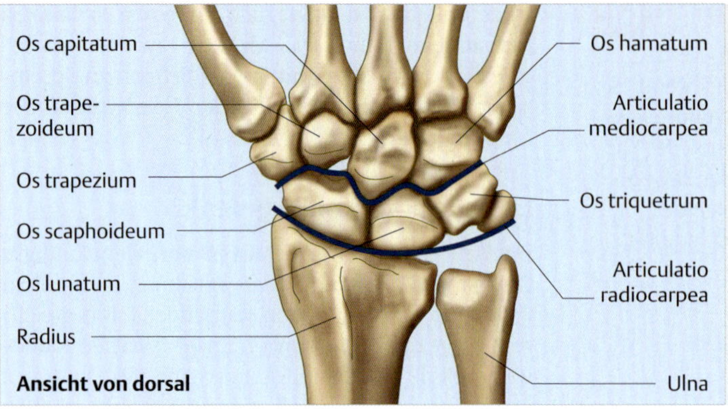

Abb. 7.6 Proximales und distales Handgelenk.

Mittelhand

Eine uneingeschränkt funktionsfähige Hand setzt auch Beweglichkeit zwischen den proximalen und distalen Verbindungen der Mittelhandknochen (Ossa metacarpalia I–IV) voraus. Das Quergewölbe der Hand ist von dieser Beweglichkeit abhängig.

Finger- und Daumengelenke

Während die Fingergrundgelenke anatomisch gesehen Kugelgelenken entsprechen, in denen Flexion, Extension, Abduktion und Adduktion möglich sind, sind die Mittel- und Endgelenke Scharniergelenke mit stabilisierenden Kollateralbändern.

Das Art. carpometacarpea pollicis, das Daumensattelgelenk, erlaubt die Oppositionsstellung des Daumens zu den übrigen Fingern. Funktionell ist das wohl die wichtigste Funktion unserer Hand.

Daumengrund- und -endgelenk sind Scharniergelenke.

Sehnenfächer und Karpaltunnel

Der Verlauf der Sehnen der vom Ober- und Unterarm kommenden Muskeln wird mittels Haltebändern (Retinacula) im Bereich des Handgelenks gesichert.

Auf der Dorsalseite unterscheidet man im Bereich des Retinaculum extensorum 6 Sehnenfächer (► Abb. 7.7).

- Auf der Palmarseite bildet das Retinaculum flexorum zusammen mit der knöchernen Begrenzung der Handwurzel einen osteofibrösen Kanal, den Karpaltunnel, in dem neben den Sehnen der Mm. flexor digitorum superficialis, flexor digitorum profundus, flexor pollicis longus und flexor carpi radialis der N. medianus verläuft (► Abb. 7.8).

Funktionsbefund im Bereich der Hand

Nach Handverletzungen ist es leider nicht immer möglich alle fein- und grobmotorischen Fähigkeiten der Hand wieder zu erreichen. In der Handtherapie ist daher ein erstes Therapieziel die Wiederherstellung der sog. Funktionshand (► Abb. 7.9):

M!

Merke

„Die Funktionshand ist die Stellung der Hand, die dem Patienten ermöglicht, den Anforderungen des täglichen Lebens gerecht zu werden. Dazu müssen sich die Fingerspitze des Daumens sowie des 2. und 3. Fingers berühren. Diese drei Finger übernehmen die Präzisionsgriffe der Hand. Der 4. und 5. Finger müssen endgradig gebeugt werden. Die beiden Finger dienen den Kraftgriffen und bilden den beweglichen Teil der Hand, so dass neben der Kraftausübung die Hand ganz geschlossen werden kann.“ (Schröder 1999, S. 71.)

Beweglichkeit

Die Beweglichkeit einzelner Gelenke wird nach der Neutral-Null-Methode und im Seitenvergleich gemessen (► Abb. 7.10). Für die Fingergelenke gibt es geeignete kleine Winkelmesser. Der Abstand der Fingerspitzen zur Hohlhand bei der Flexion kann mit einem Lineal gemessen und das Ergebnis in cm angegeben werden.

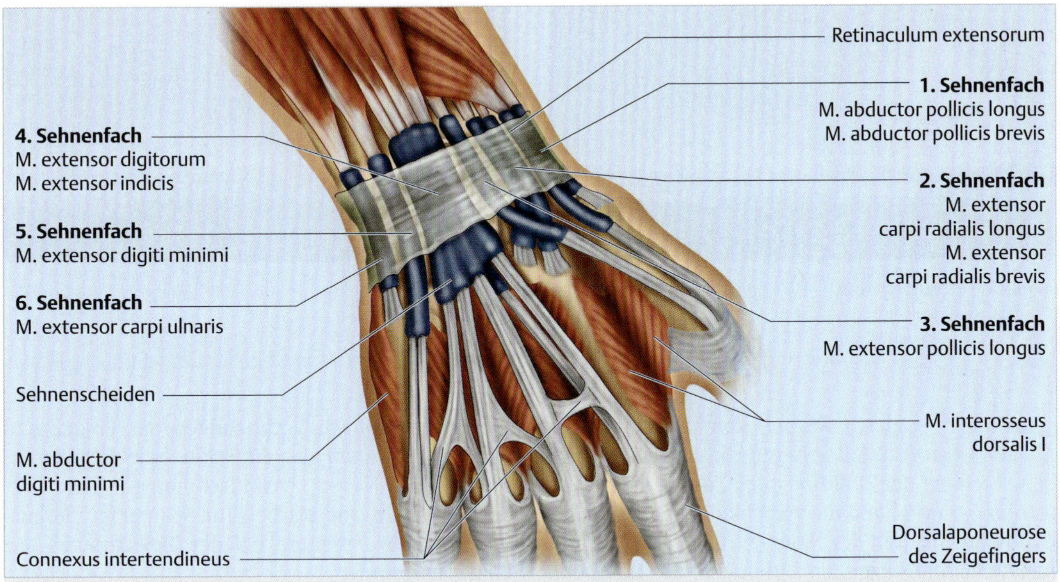

Abb. 7.7 Die 6 Sehnenfächer.

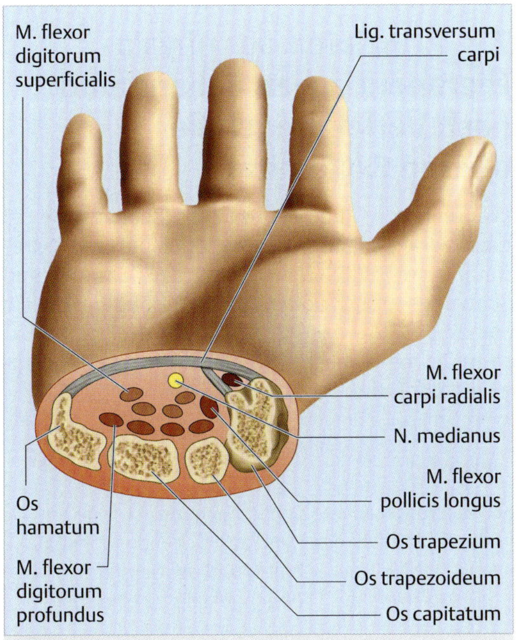

Abb. 7.8 Karpaltunnel.

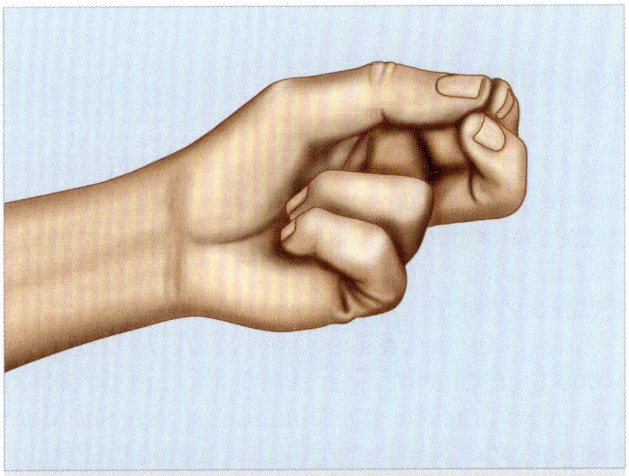

Abb. 7.9 Funktionshand.

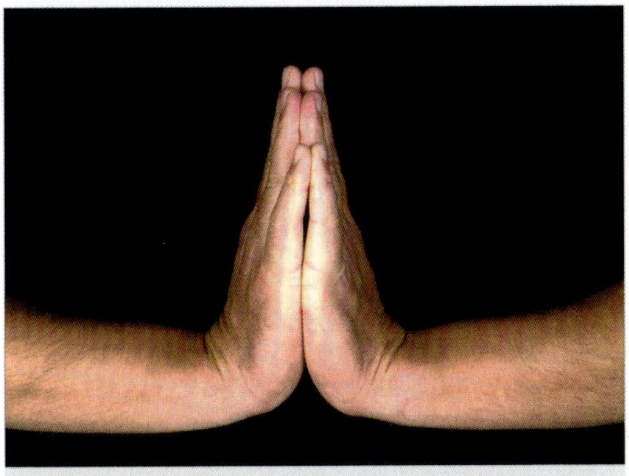

Abb. 7.10 Dorsalextension im Seitenvergleich.

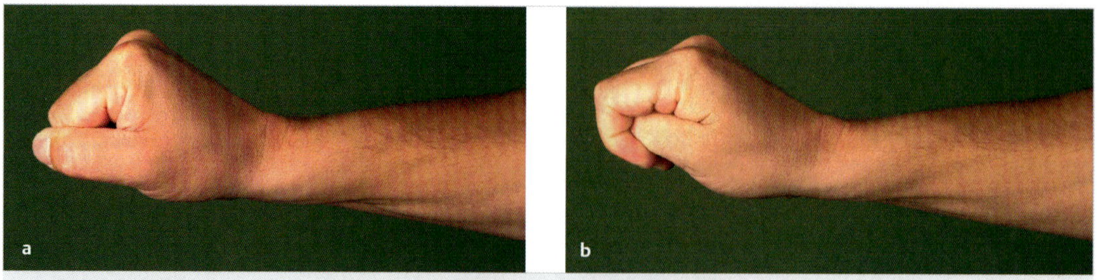

Abb. 7.11 Faustschluss.
a Daumen außen.
b Daumen in der Hand.

Im Seitenvergleich werden kombinierte Bewegungen geprüft. Dazu gehören die oben beschriebene Stellung der Funktionshand, der Faustschluss (▶ Abb. 7.11a–b) und die verschiedenen Greif- und Griffmöglichkeiten der Hand (▶ Abb. 7.12a–h). Die meisten Griffe setzen die Opposition des Daumens zu den anderen Fingern voraus, was einzeln geprüft wird (▶ Abb. 7.13a–c). Der evtl. fehlende Abstand kann in cm angegeben werden.

Muskulatur

Die Funktion der Muskulatur lässt sich bei der aktiven Prüfung der o.g. Hand- und Fingerfunktionen beurteilen. Um die Kraft präzise zu messen, gibt es verschiedene Hilfsmittel wie Dynamometer (▶ Abb. 7.14), Intrinsic-Meter und Vigorimeter (Schröder 1999).

Eine gute Beurteilung der Kraft ist möglich, wenn man Patienten die Hand gibt und sie bittet, feste zuzudrücken. Bei Funktionsgriffen wie dem Spitzen- oder Schlüsselgriff kann man dem Patient einen Gegenstand geben, den er gegen den Widerstand des Therapeuten festhalten muss.

Nervenverletzungen und Sensibilitätsstörungen

Besteht der Verdacht auf Nervenverletzungen, muss im entsprechenden Versorgungsgebiet (siehe Kap. 4.1) die Sensibilität beurteilt werden. Weil die Sensibilität der Finger für die Funktion der Hand besonders wichtig ist, müssen Physiotherapeuten zwischen dem oberflächlichen Schmerzempfinden (spitz/stumpf), dem Berührungs- und dem Temperaturempfinden unterscheiden.

Schmerzen nach Verletzungen der Finger und der Hand können die Funktion erheblich beeinträchtigen. Neben Wundschmerzen sind oft Schwellungen und Narben für Schmerzen verantwortlich, die Patienten bei den Bewegungen der Finger empfinden.

In den handchirurgischen Abteilungen werden in der Regel standardisierte Befundbögen genutzt.

7.3 Prinzipien der physiotherapeutischen Behandlung nach Verletzungen der oberen Extremität

Während die übergeordneten Behandlungsziel nach Verletzungen im Bereich der unteren Extremität das Wiederherstellen der Stand- und Schwungbeinfunktionen für das Gehen darstellen, stehen die Ziele nach Verletzungen der oberen Extremität im Dienst unseres wichtigsten Werkzeugs, der Hand!

M!

Merke

Das übergeordnete Behandlungsziel ist, eine für alle Funktionen der Hand ausreichende Mobilität und Stabilität der Schulter und des Schultergürtels sowie des Ellbogengelenks zu erreichen.

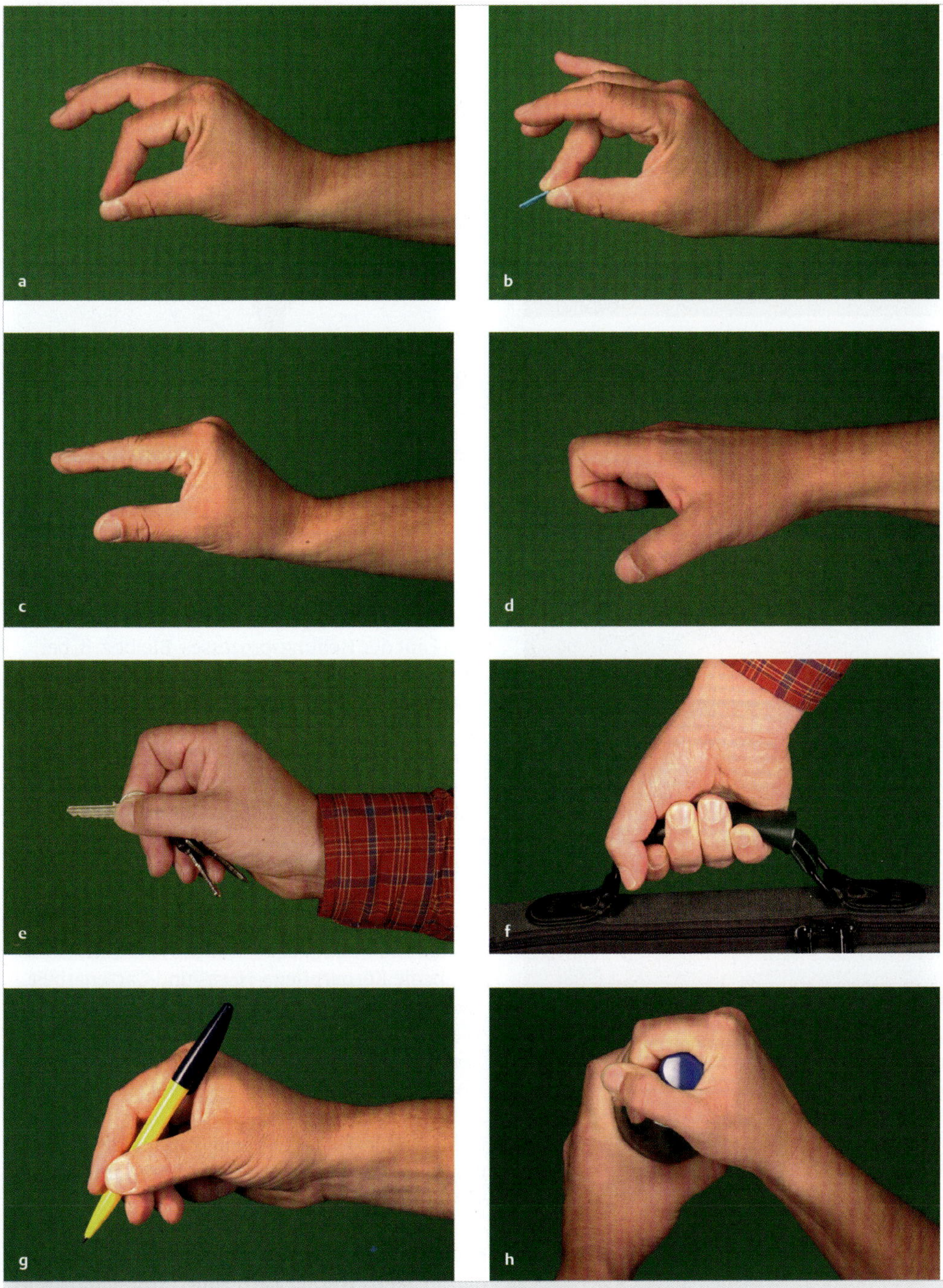

Abb. 7.12 Griffe.
a Pinzettengriff.
b Pinzettengriff Daumen/Mittelfinger.
c Lumbrikalgriff.
d Hakengriff.
e Schlüsselgriff.
f Hakengriff beim Koffertragen.
g Schreibgriff.
h Faustgriff beim Aufschrauben einer Flasche.

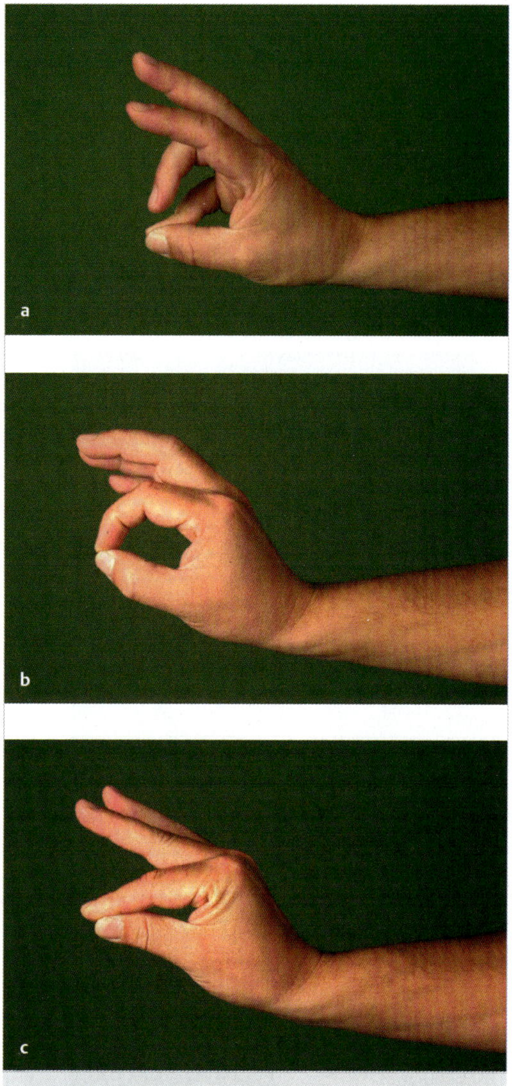

Abb. 7.13 Der Daumen soll allen Fingern gegenübergestellt werden können.
a Opposition zum kleinen Finger.
b Oppositionsgriff zum Zeigefinger.
c Oppositionsgriff zum Zeigefinger, der lumbrikal eingestellt ist.

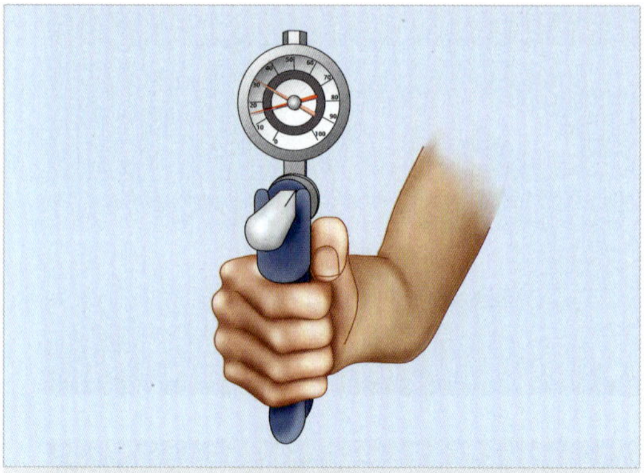

Abb. 7.14 Messen der Kraft mit dem Dynamometer.

Die Behandlungsziele sollen realistisch festgelegt werden.

- Sie ergeben sich einerseits – wie auch nach Verletzungen anderer Körperregionen – aus der Art der Verletzung, dem jeweiligen Heilungsstadium und Stabilitätsgrad der konservativ oder operativ versorgten Strukturen und verändern sich damit im Lauf des Heilungsprozesses. Bleibt z. B. bei einer älteren Patientin nach einer komplexen Schulterverletzung ein Bewegungsdefizit, ist es Ziel mit ihr die Arm- und Handfunktionen zu trainieren (und gegebenenfalls Kompensationen zu finden oder zuzulassen), die zu ihrer Selbstständigkeit im Haushalt beitragen.
- Andererseits sind Ziele an den Bedürfnissen des Patienten in Alltag, Beruf und Sport bzw. Hobby orientiert. Bezogen auf die obere Extremität bedeutet dies z. B. Schmerzfreiheit, ausreichende Kraft und Beweglichkeit für das An- und Ausziehen, die Körperpflege, Haus- und Gartenarbeit, das Heben, Tragen, Ziehen, Abstoßen und Werfen von Gegenständen, das Stützen, Abstützen mit den Armen, grob- und feinmotorisches Arbeiten mit den Händen.

Je konkreter Therapeut und Patient die Behandlungsziele formulieren, desto zielgerichteter lässt sich die Therapie gestalten.

► **Beispiel.** Eine 68-jährige Patientin ist passionierte Teetrinkerin. Nach einer distalen Radiusfraktur lautet eines der Behandlungsziele: Tee aufbrühen können. Das beinhaltet, Funktionen zu üben wie das Greifen und Anheben des Wasserkessels, das Eingießen mit stabilisiertem Handgelenk, das Halten des Kessels in unterschiedlichen Winkeln gegen die Schwerkraft und mit unterschiedlichem Gewicht, ... usw.

7.3.1 Prophylaxen

Selbstverständlich gelten neben den folgenden je nach Zustand des Patienten und Schwere der Verletzung auch alle in Kap. 1 beschriebenen präventiven Maßnahmen.

Vermeiden/Vermindern von Immobilisationsschäden

Immobilisationsschäden nicht verletzter Gelenke werden durch regelmäßiges, möglichst aktives Bewegen vermieden. Das Bewegen von Gelenken, die an ruhig gestellte Gelenke angrenzen, wirkt sich positiv auf die immobilisierten Strukturen aus. Es unterstützt die Heilung des Gewebes und vermindert die Effekte der Immobilisation (van den Berg 1999).

Durch die Ruhigstellung z. B. des Schultergelenks bilden sich wasserlösliche Crosslinks in der Gelenkkapsel, die sich bei jüngeren Patienten nach dreiwöchiger Ruhigstellung durch Bewegung relativ schnell zurückbilden. Wird das Gelenk für einen längeren Zeitraum ruhig gestellt, sind gezielte Behandlungstechniken wie manuelle Traktion und Gleitmobilisationen aus der jeweils aktuellen Ruhigstellung für die Mobilisation erforderlich (▶ Abb. 7.16). Bei älteren Patienten können schwer wiegende Bewegungseinschränkungen schon nach wenigen Tagen auftreten. Das Schultergelenk wird deshalb so früh wie möglich mobilisiert. Ein typisches Beispiel ist die frühfunktionelle Behandlung nach subkapitaler Humerusfraktur und den bereits in den ersten Tagen nach der Verletzung erlaubten Pendelübungen mit dem betroffenen Arm.

Werden z. B. Hand- und Ellbogengelenk in einem Oberarmgips ruhig gestellt, z. B. nach einer komplizierten Fraktur im Bereich der Handwurzel, sind Spannungsübungen für die gesamte Arm- und Handmuskulatur indiziert. Patienten können lernen, sich mental Widerstände vorzustellen und z. B. ihren Unterarm oder die Kleinfingerkante gegen diese zu spannen. Finger- und Daumenbewegungen, die der Gips zulässt, dürfen nicht nur, sondern sollen geübt werden.

Das Üben nach dem Prinzip der Stemmführungen nach Brunkow, bei dem in Muskelketten statisch gearbeitet wird, kann in der Regel von fast allen Patienten erlernt werden. Der nicht betroffene Arm übt immer mit. So kann die Intensität der Aktivität gesteigert werden. Intensives Üben mit der nicht betroffenen Seite, mit nicht betroffenen Körperregionen fördert im Sinne der Irradiation ebenfalls das Aktivieren der Muskeln im ruhig gestellten Bereich. Üben nach dem PNF-Prinzip (Beinpattern, Skapula- und Armpattern) und/oder Übungen, die der Patient alleine durchführen kann, z. B. mit dem Theraband, sind geeignet und wirken motivierend, der Patient kann etwas tun!

Resorption fördern

Schwellung und Schwellungsneigung sind bei peripheren Verletzungen besonders ausgeprägt. Ödeme der Finger und der Hand stellen ein großes Bewegungshindernis dar und verzögern die Heilung. Außerdem erzeugen die Ödeme Schmerzen. Die Nachbehandlungszeit kann sich erheblich verlängern, wenn die Ödembildung nicht wirkungsvoll unterdrückt wird. Oft kommt es durch die Schwellungen zu Komplikationen wie Kontrakturen (Schröder 1999).

Die Hand muss hochgelagert bzw. -gehalten werden, Pumpbewegungen der Finger bei hochgestreckten Armen, die den venösen Rückfluss fördern, manuelle Lymphdrainage, Kompressionsbandagen und alle physikalischen Maßnahmen, die entstauend wirken und bei der jeweiligen Verletzung möglich sind (z. B. kurzzeitige Eisanwendungen, Heiße Rolle), sind indiziert.

Auch nach Verletzungen des Ellbogengelenks treten Schwellungen auf und hier ist die Lagerung des Armes häufig problematisch. Beim bettlägerigen Patienten wird der verletzte Arm häufig auf einem Kissen oder einem Schaumstoffkeil gelagert. Hierbei besteht die Gefahr, dass nur die Hand und der Unterarm, nicht aber der Ellbogen hochgelagert werden. Liegt nun zusätzlich das Schultergelenk (bei hochgestelltem Kopfteil) erhöht, liegt das Ellbogengelenk am tiefsten. Das verstärkt die posttraumatische Schwellung.

> M!
>
> **Merke**
>
> Entstauend lagern bei Ellbogenverletzungen: Hand höher als Ellbogengelenk und Ellbogengelenk höher als Schultergelenk!

7.3.2 Trainieren von Alltagsfunktionen

M!

Merke

Lassen Sie Ihre Patienten stets auch das üben, was sie im Alltag (häusliches, berufliches Umfeld und Hobby) brauchen.

Beginnen Sie damit so früh es die Belastbarkeit der betroffenen Strukturen erlaubt. Das fördert die Motivation und nimmt ängstlichen Patienten die Bedenken vor z. B. Verlust an Lebensqualität.

- Die dynamische Stabilisation des Schultergelenks lässt sich wunderbar üben mittels der Bewegungen des Armes auf einer (realen oder virtuellen) Glasscheibe beim Fensterputzen, beim Schreiben auf eine Wandtafel oder beim Massieren der eigenen Kopfhaut.
- Alltagsbewegungen erfordern Flexion und Supination im Ellbogen- bzw. in den Radioulnargelenken. Diesen beiden Bewegungen muss deshalb besondere Aufmerksamkeit entgegengebracht werden. Ellbogenbewegungen werden beim Kämmen, Essen, Trinken, Rückenwaschen gebraucht. Kräftige Beuger und Strecker beim Heben, Tragen und Abstellen schwerer Gegenstände.
- Der Schlüsselgriff der Hand wird mit Schlüssel geübt, der Pinzettengriff mit Pinzette und Klavierspieler brauchen andere funktionelle Übungen als Cellisten, Möbelpacker andere als Waldarbeiter.

Seien Sie kreativ und zeigen Sie den Patienten, was sie bereits gut können, was noch verbessert werden kann und wie verlorene Funktionen kompensiert werden können. Für das Kompensieren bei nicht reversiblen Einschränkungen sollen alle zur Verfügung stehenden Hilfsmittel, wie z. B. dickere Griffe von Besteck, bei Bewegungseinschränkungen nach Handverletzungen (vorübergehend) genutzt werden.

7.3.3 Behandlungsschwerpunkte nach Verletzungen im Bereich des Schultergelenk

Mobilität, Stabilität, Kraft und Ausdauer

Besonders nach Verletzungen im Bereich des Schultergelenks gehen diese Funktionen Hand in Hand. Das lässt sich am Beispiel der Behandlung nach Schulterluxation gut erläutern:

► **Beispiel.** Das Schultergelenk ist ein muskulär stabilisiertes Gelenk. Es luxiert im Vergleich zu knöchern geführten Gelenken häufiger. Nach Luxationen stehen Stabilisationsübungen im Vordergrund. Diese zielen sowohl auf eine gute intra- und intermuskuläre Koordination der gelenknahen Muskeln ab. Die Übungen kräftigen aber auch und bewirken einen Zuwachs an Muskelfasern. Dieser Muskelaufbau ist notwendig, um die Kraft weiterhin zu steigern und um die erforderliche Muskelmasse zurückzugewinnen, die das Gelenk schützend umgibt. Schmerzfreies, koordiniertes und (möglichst) endgradiges Bewegen im Schultergelenk setzt ebenfalls die dynamische Stabilisation voraus mit einem durch die Wirkung der Rotatorenmanschette zentrierten Humeruskopf. Gelingt das Zentrieren nicht, nimmt die Kraft der großen Muskulatur, z. B. des M. deltoideus, nicht zu. Ihre Arbeit führt aber bei dezentriertem Gelenk zu Schädigungen. Auch die Ausdauer spielt eine Rolle. Fehlt sie, d. h. kann der Synergismus nicht wiederholt kontrolliert ausgeführt werden, z. B. weniger als 20-mal, zeigen sich im Bewegungsverhalten Ausweichbewegungen.

Armbewegungen werden durch große Schultergürtel- und Wirbelsäulenbewegungen kompensiert, was letztlich sogar einen Schutz des dezentrierten Schultergelenks darstellt.

Verbessern der Funktion des Schultergürtels

Schonhaltungen nach Arm- und Handverletzungen belasten den Schultergürtel. Es ist für die Patienten nicht nur angenehm, besonders die Schulterblatt hebende und abduzierende Muskulatur zu massieren und zu dehnen (M. trapezius pars descendens, Mm. rhomboidei, Mm. pectorales, M. serratus anterior u. a.), die Entspannung wirkt sich zudem positiv auf die muskuläre Balance aus.

- Weiche detonisierende Massagegriffe, passive Mobilisationen des Schulterblattes auf dem Brustkorb, passives und aktives Dehnen, das der Patient selbst durchführen kann, sind indiziert.
- Aktives Üben der Schulterblattbewegungen, z. B. mit den PNF-Skapulapattern in Rückenlage, Seitlage und im Sitz oder einfaches Schulterkreisen wirkt entspannend.

Das Gleiten der Skapula auf dem Brustkorb und das Entspannen des Schultergürtels in einer vertikalen Ausgangsstellung gelingen bei aufgerichteter Wirbelsäule besser als in einer schlechten Haltung. Das Verbessern der Aufrichtung und der Haltung kann deshalb gerade in der Frühphase nach einer Verletzung wichtig sein.

Mit Zunahme der Bewegungsmöglichkeiten und der Belastbarkeit des Armes muss die Schultergürtelmuskulatur das Schulterblatt stabilisieren können. Kräftigungsübungen in der offenen (frei bewegter Arm) und geschlossenen Kette (stützender Arm) sind wichtig (▶ Abb. 7.15).

Verbessern der Beweglichkeit des Schultergelenks

Zeigt die Untersuchung nach der Ruhigstellung kapsuläre Einschränken, muss manualtherapeutisch behandelt werden, Traktion nach lateral und kaudal, sowie Gleiten des Humeruskopfes nach kaudal und dorsal stehen im Vordergrund (▶ Abb. 7.16).

Anguläre Bewegungen können von distal (= vom Arm aus), von proximal (= vom Schultergürtel bzw. vom Oberkörper aus) geübt werden, auch in der geschlossenen Kette am stützenden Arm.

- Beim Bewegen von distal sind Ausweichbewegungen bei noch vorhandenen Schmerzen, Bewegungseinschränkungen und bei muskulärer Schwäche oft schwer zu kontrollieren.
- Das Bewegen von proximal erlaubt in den meisten Fällen eine bessere Kontrolle des Schultergürtels und das Halten einer vor der Bewegung aufgebauten Spannung der Rotatorenmanschette. Auch können die meisten Patienten sich besser selbst kontrollieren.
- Je mehr Belastung erlaubt ist, umso mehr kann der Arm beim Bewegen von proximal in Stützfunktion gebracht werden. Die Approximation in die Längsrichtung des Armes aktiviert die stabilisierende Schultergelenksmuskulatur.

Wiederherstellen des humeroskapularen Rhythmus

Solange Schmerzen vorhanden sind und Beweglichkeit und Kraft im Schultergelenk vermindert sind, wird der humeroskapulare Rhythmus gestört sein.

> **M!**
> **Merke**
> Das Bewegungsziel der Hand bestimmt das Bewegungsverhalten des Armes.

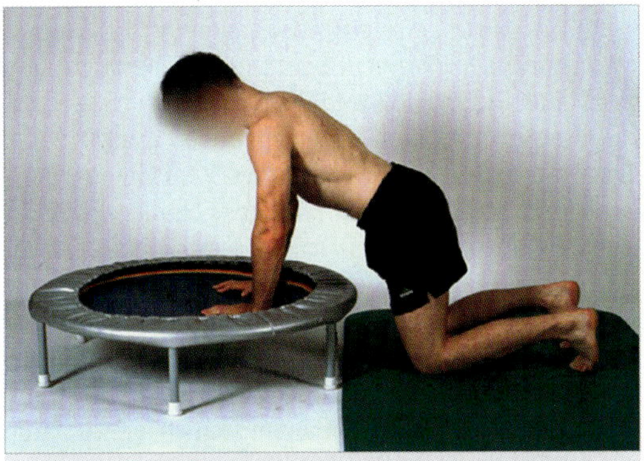

Abb. 7.15 Die Schultergürtelmuskulatur, hier besonders die Mm. pectoralis major und serratus anterior, wird beim Stützen gekräftigt.

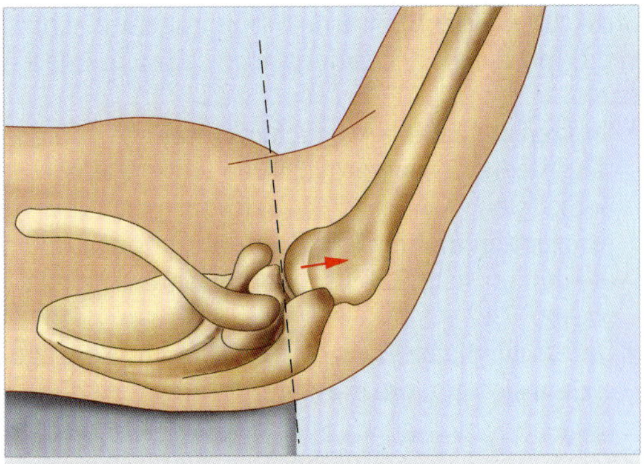

Abb. 7.16 Richtung der Traktion nach lateral im Schultergelenk aus der aktuellen Ruhigstellung.

Will die Hand auf den Kopf, werden alle dafür notwendigen Gelenke an der Bewegung teilnehmen, auch bei mangelnder Bewegungsqualität. Bereits mit der Instruktion einer Armbewegung kann der Therapeut unter Therapiebedingungen Ausweichbewegungen fördern oder begrenzen. „Heben Sie den Arm so hoch wie möglich“ schließt Ausweichbewegungen ein. „Halten Sie Ihre Schulter unten, während Sie den Arm heben“ aktiviert einen Synergismus, der der Ausweichbewegung entgegenwirkt und einen kontrollierten Bewegungsablauf fordert. Das bedeutet nicht, dass man Ausweichbewegungen verbal „weginstruieren“ kann, ihre Ursachen sind oder waren ja berechtigt. Das Beispiel soll zeigen, dass das Instruktionsverhalten des Therapeuten zur Verbesserung der Bewegungsqualität beiträgt.

Verbessern der Kraft, Ausdauer und Koordination

In der Frühphase nach Verletzungen dienen das eigene Armgewicht und manuell gesetzte Widerstände des Therapeuten als Reiz für Muskeltraining. Dabei können gezielt unterschiedliche Ausgangsstellungen für das Nutzen der Schwerkraft gewählt werden. In Bauchlage z. B. lassen sich die dorsalen Schultergelenksmuskeln gut ansprechen. Hängt der Arm in der Bauchlage auf der Behandlungsbank seitlich über, ist eine Längsachse also vertikal eingestellt, können die Rotatoren hubfrei beim Drehen des Armes in der Frontalebene geübt werden, die Flexoren, Extensoren und transversalen Abduktoren dynamisch kon- und exzentrisch.

So früh es die Belastbarkeit der betroffenen Strukturen erlaubt, werden Übungsgeräte eingesetzt, mit denen der Patient auch selbst trainieren kann.

- Stützen auf einer beweglichen Unterlage und Geräte, die Bewegung provozieren wie z. B. das Boing (siehe ▶ Abb. 7.23a–b) fordern die Propriozeption und fördern Ko-Kontraktionen und die dynamische Stabilisation im Schultergelenk (▶ Abb. 7.17).
- Unterschiedliche Therabänder, Hanteln, Seilzüge eignen sich gut, um die Anforderungen zu dosieren.
- Schwimmen, Liegestützen, Tischtennis, Federball, Bälle werfen und Fangen bieten bei Belastungsstabilität Vielfalt beim Trainieren.

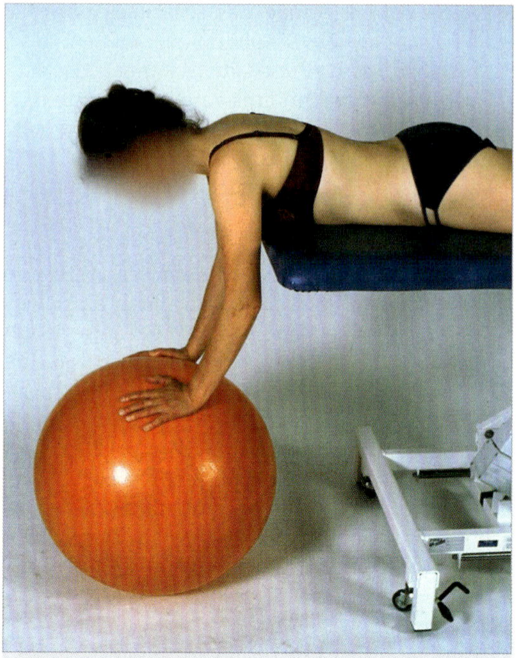

Abb. 7.17 Das Stützen auf dem beweglichen Ball fordert Kraft und Koordination.

7.3.4 Behandlungsschwerpunkte nach Verletzungen im Bereich des Ellbogengelenks

Mobilität und Kraft

Das Ellbogengelenk teilt den Arm und ermöglicht, den Unterarm gegen den Oberarm zu bewegen. Über 90° Flexion im Ellbogengelenk sind Voraussetzung für störungsfreie Bewegungen der Hand zum Mund und der Körperpflege. Die Drehbewegungen der Hand, Supination und Pronation vergrößern ihren Bewegungsspielraum erheblich. Zum Heben, Tragen und Stützen brauchen wir Kraft in den Beugern und Streckern des Ellbogengelenks. Es muss deshalb unter Berücksichtigung der Belastbarkeit der betroffenen Strukturen möglichst schnell für viel Flexion und gute Kraft der Oberarmmuskulatur gesorgt werden. Extension, Supination und Pronation sind selbstverständlich ebenso wichtig, die beschriebene Priorität bezieht sich in erster Linie auf die Chronologie der Zielsetzung.

Besonders die Beuger und Pronatoren neigen zu Verkürzungen, das Entspannen und Dehnen dieser Muskeln ist daher wichtig.

Mechanische Reizung vermeiden

Merke

Auf die Überdosierung mechanischer Reize reagiert das Ellbogengelenk schnell mit starken Schwellungen. Verkalkungen, Ossifikationen, Myositis ossificans können folgen.

Ganz besonders im Frühstadium während der Wundheilung sind forcierte, passive Übungsbehandlungen kontraindiziert. Bei Verkalkungen im Ellbogen ist die Prognose schlecht: Bewegungsausmaß und Funktionalität des Gelenks sind dauerhaft stark eingeschränkt. Im chronischen Stadium kann der Therapeut am Ende der Bewegung den harten Bewegungsstopp spüren. Von Verkalkungen ist besonders häufig der M. brachialis betroffen.

Bei Verkalkungen wird Muskelgewebe durch die pathologische Einlagerung von Kalk in Knochen umgewandelt (Metaplasie). Ursache für den Umwandlungsprozess ist eine wiederkehrende Traumatisierung des Gewebes durch mechanischen Druck und zu frühe Zugbelastung. Das ist der Grund, warum im akuten und subakuten Stadium nach Ellbogenverletzungen Mobilisationstechniken nur äußerst vorsichtig anzuwenden und passive Maßnahmen wie Massagen im Verletzungsgebiet kontraindiziert sind (Bronner 1989).

Verbessern der Beweglichkeit des Ellbogengelenks

Das Ellenbogengelenk vereint als Drehscharniergelenk mit zwei Freiheitsgraden mehrere Gelenktypen: Scharnier-, Kugel- und Radgelenk. Sowohl Beugung und Streckung als auch Pro- und Supination können unabhängig voneinander ausgeführt werden. Die meisten Alltagsbewegungen erfordern eine Kombination mehrerer Bewegungsrichtungen. Das soll beim Üben berücksichtigt werden.

Die drei Gelenke (siehe ▶ Abb. 7.5) werden von einer Gelenkkapsel umgeben und besitzen somit eine gemeinsame Gelenkhöhle. Zeigt der Befund kapsuläre Bewegungseinschränkungen, muss manualtherapeutisch durch Traktion und Gleiten, im Humeroulnargelenk auch in laterale und mediale Richtung (siehe Abb. Fallbeispiel) behandelt werden. Zeigt sich im Endgefühl ein hartelastischer Bewegungsstopp muss an Verknöcherungen gedacht werden, der Patient muss den Arzt aufsuchen.

Ausweichbewegungen z. B. bei Bewegungseinschränkungen sind oft schwer in den Griff zu bekommen. Es empfiehlt sich, alle Bewegungen von distal und proximal gleichzeitig ausführen zu lassen, wenn das Ziel der Übung ist, die Bewegung endgradig auszuschöpfen. In ▶ Tab. 7.6 sind Beispiele für die Bewegungsrichtungen von proximal und distal zusammengefasst (Klein-Vogelbach 2000):

Tab. 7.6 Bewegen von distal und proximal

Bewegung	ASTE	Bewegung/Bewegungsrichtung von proximal	Bewegung/Bewegungsrichtung von distal
Flexion	jede	Oberarmkopf zum Handgelenk	Handgelenk zum Oberarmkopf
Extension	jede	Oberarmkopf entfernt sich vom Handgelenk	Handgelenk entfernt sich vom Oberarmkopf
Pronation	Unterarm in Verlängerung des Oberarms	Außenrotation im Schultergelenk	Hand und Unterarm drehen nach innen
Supination	Unterarm in Verlängerung des Oberarms	Innenrotation im Schultergelenk	Hand und Unterarm drehen nach außen
Pronation	Unterarm in 90° Flexion im Ellbogengelenk, Oberarm seitlich am Körper	Lateralflexion der Wirbelsäule zum betroffenen Arm hin	Hand und Unterarm drehen nach innen
Supination	Unterarm in 90° Flexion im Ellbogengelenk, Oberarm seitlich am Körper	Lateralflexion der Wirbelsäule vom betroffenen Arm weg	Hand und Unterarm drehen nach außen

Verbessern der Kraft, Ausdauer und Koordination

In der Frühphase nach der Verletzung oder direkt nach der Immobilisationsphase z. B. in einem Gipsverband dienen das eigene Armgewicht und manuell gesetzte Widerstände des Therapeuten als Reiz für Muskeltraining. Dabei können wie beim Schultergelenk gezielt unterschiedliche Ausgangsstellungen für das Nutzen der Schwerkraft gewählt werden. Aus der Bauchlage lässt sich die Extension im Ellbogengelenk gegen die Schwerkraft üben usw.

Solange die betroffenen Strukturen noch nicht belastungsstabil sind, können durch Widerstände proximal des verletzten Gebietes die Schulter- und Schultergürtelmuskulatur z. B. in PNF-Armpattern gekräftigt werden. Die Irradiation auf die Ober- und Unterarmmuskulatur wird genutzt.

Bei Belastungsstabilität sind alle Übungsgeräte, die auch nach Schulterverletzungen zum Einsatz kommen, sinnvoll.

Auch die Unterarmmuskulatur muss trainiert werden. Schnell wechselnde Supinations-/Pronationsbewegungen bei dynamisch stabilisiertem Ellbogengelenk in unterschiedlichen Flexionsstellungen und in unterschiedlichen Platzierungen des Arms im Raum (in Bezug zur Schwerkraft) kräftigen die Supinatoren und Pronatoren. Zur Steigerung des Trainingsreizes kann der Hebel verlängert werden, z. B. kann der Patient einen Stab in der Hand halten, zunächst mittig, dann unwuchtig.

Stützen und Ziehen mit unterschiedlichen Unterarmeinstellungen trainieren die Muskeln in der geschlossenen Kette.

7.3.5 Behandlungsschwerpunkte nach Verletzungen im Bereich der Hand

Die Handtherapie hat sich zu einem eigenen Arbeitsfeld der Physio- und Ergotherapeuten entwickelt.

Teamarbeit unbedingt erforderlich

Viele Handverletzungen sind Berufsunfälle, nicht selten ist die Berufsfähigkeit in Frage gestellt. Es ist leicht vorstellbar, dass die Angst um die berufliche Zukunft und die Unsicherheiten bezüglich evtl. Rentenansprüche die Motivation des Patienten beeinflussen, nicht immer positiv – und: der Patient ist Teil des Teams, das für die Rehabilitation der Hand zuständig ist. Ist seine dominante Hand betroffen, also z. B. die rechte bei einem Rechtshänder, wird er seine Situation noch schlimmer empfinden.

Komplexe Handverletzungen verlangen individuell angepasste chirurgische Rekonstruktionen. Entsprechend wichtig ist die Kommunikation zwischen Operateur und Therapeuten.

Nicht immer kann die Hand wieder komplett hergestellt werden.

- Teilamputationen, Narbenbildungen oder deutliche trophische Störungen stellen die Patienten nicht nur vor funktionelle, sondern auch vor ästhetisch/kosmetische Probleme.
- Sensibilitätsverluste vermindern den Schutz der Hand.
- Bewegungseinschränkungen vermindern grob- und feinmotorische Funktionen.

Handchirurgen, Physio- und Ergotherapeuten arbeiten zusammen mit dem Patienten, um alle 3 genannten Probleme zu vermindern bzw. zu beseitigen.

Trophik verbessern

Heilung und Funktionsverbesserung hängen sehr vom Gewebszustand ab. Schwellung und Ödeme bauen sich nach Verletzungen bei gutem Verlauf nach 3–5 Tagen wieder ab (Schröder 1999). Prophylaktisch bleiben alle Maßnahmen, die die Resorption fördern, Bestandteil der Therapie.

Anhaltende trophische Störungen, stark empfundene Schmerzen und ein ausgeprägtes Angstverhalten können Hinweise auf eine sich anbahnende sympathische Reflexdystrophie (Morbus Sudeck) sein (siehe Kap. 3.2.2).

Funktionshand und mehr

Erstes Ziel der Physiotherapie nach schweren Verletzungen der Hand ist das Erreichen einer Funktionshand (siehe Kap. Funktionsbefund im Bereich der Hand, ▶ Abb. 7.9). Mit der Funktionshand stehen zwei grundlegende Funktionen zur Verfügung: ein Spitzgriff für feinmotorisches Arbeiten und ein Grobgriff zum Halten von Gegenständen.

Die meisten Alltagsfunktionen sind im wahrsten Sinne des Wortes handwerklich. Deshalb sollen natürlich alle bzw. möglichst viele Funktionen der

Hand wieder erreicht werden. Neben physiotherapeutischen Mobilisations- und Kräftigungsübungen und einem entsprechenden Eigenprogramm für den Patienten kommen auch statische und dynamische Schienen zum Einsatz. Im therapeutischen Team liegt die Schienenversorgung in der Regel bei den Ergotherapeuten.

- Statische Schienen werden hauptsächlich zur Ruhigstellung eingesetzt und dienen dabei folgenden Zielen:
  - Unterstützen der Heilung durch entspanntes Lagern der Hand in der Schiene
  - Vermeiden von Überlastungen
  - Vermeiden von oder Dehnen bei Kontrakturen
  - Vermeiden von Überdehnung gelähmter Muskulatur
- Dynamische Schienen werden zur passiven Mobilisation oder zum aktiven Üben gegen Gummizüge genutzt (siehe dazu auch Behandlung nach Verletzung der Beugesehnen der Finger).

Für das Üben der unterschiedlichsten Tätigkeiten der Hand werden alle erdenklichen Hilfsmittel wie Knetmasse Therabänder, Mini-Expander, Bälle etc. eingesetzt. Aber auch Funktionsbretter, auf denen sich Türklinken, Schraub- und Steckmöglichkeiten, unterschiedliche Griffe befinden, werden genutzt. Unterstützt wird die Therapie durch physikalische Maßnahmen wie z. B. Paraffinbäder (wenn keine Entzündungen vorliegen), die durchblutungsfördernd wirken und das Gewebe geschmeidig machen.

Zusammenfassung

- Schulterbehandlungen nach Verletzungen sind in der Regel langwierig. Zwar erreicht man relativ schnell ein Mindestmaß an schmerzfreier Bewegung, dann lässt das Tempo, mit dem Fortschritte erreicht werden, aber häufig nach. Die physiologischen Heilungsprozesse der Strukturen dauern bis zu einem Jahr. Das Nutzen des gesunden und das Schonen des betroffenen Armes trägt ebenfalls seinen Teil zu diesem oft zu beobachtenden Verlauf bei.
  - Die Schultergelenkskapsel neigt schnell zu Verklebungen. Besonders bei alten Patienten wird die Dauer der Immobilisation entsprechend kurz gewählt.
  - Versorgungen, die frühfunktionelle Behandlungen ermöglichen, werden angestrebt.
  - Im Vordergrund der Physiotherapie stehen das Verringern und Vermeiden von Immobilisationsschäden, ganz besonders der Kapselschrumpfung und
  - die muskuläre Stabilisation des Schultergelenks und das Üben des Synergismus der Rotatorenmanschette, der den Gelenkkopf zentriert.
  - Beim Beweglichkeitstraining spielt nicht nur das Bewegungsausmaß eine Rolle, sondern auch die Qualität des humeroskapularen Rhythmus.
- Ellbogenverletzungen
  - Überdosierung mechanischer Reize im Frühstadium nach der Verletzung können zu starken Schwellungen und sogar zu Ossifikationen führen.
  - Flexion und Supination sind für die Alltagsbewegungen besonders wichtig.
- Handverletzungen
  - Ödeme der Finger und der Hand stellen ein großes Bewegungshindernis dar und verzögern die Heilung.
  - Das Fördern der Resorption stellt einen Behandlungsschwerpunkt dar und dient der Prävention gegen eine sympathische Reflexdystrophie.
  - Mit der Funktionshand stehen zwei grundlegende Funktionen zur Verfügung: ein Spitzgriff für feinmotorisches Arbeiten und ein Grobgriff zum Halten von Gegenständen.
  - Komplexe Handverletzungen sind oft Berufsunfälle, nicht selten ist danach die berufliche Zukunft in Frage gestellt.

7.4 Schulterluxation

Das Schultergelenk ist das Gelenk, das am häufigsten luxiert; ca. 50 % aller Luxationen sind Schulterluxationen (Trentz, Bühren 2001). Schulterluxationen werden nach ihrer Ursache und nach der Richtung, in die der Humeruskopf luxiert, unterschieden. Bei mehr als 90 % aller Luxationen luxiert der Humeruskopf in ventrokaudale Richtung. Die Gelenkkapsel hat in diesem Bereich eine Schwachstelle.

Typische Verletzungsmechanismen sind Stürze auf den abduzierten und außenrotierten Arm oder Gewalteinwirkungen bei einer Wurfbewegung (z. B. beim Handball). Bei der Schulterluxation kann man den Humeruskopf außerhalb der Gelenkpfanne palpieren. Die Gelenkpfanne fühlt sich leer an, das Schulterrelief zeigt sich deutlich abgeflacht. In manchen Fällen, v. a. bei habituellen Luxationen, kommt es zu spontanen Repositionen.

Neben einem Trauma können Dysplasien, Fehlstellungen der Gelenkpfanne oder des Humeruskopfes, sowie Schwächen der Kapsel und der Muskulatur zu Luxationen führen.

> **Merke** M!
>
> Luxiert das Schultergelenk ohne adäquates Trauma spricht man von einer habituellen Luxation.

7.4.1 Typische Begleitverletzungen und Komplikationen

Nach Erstluxationen treten vor allem bei jüngeren aktiven Menschen sehr häufig Rezidivluxationen auf. Ursachen dafür sind folgende Begleitverletzungen bei der Erstluxation (Habermeyer, Schweiberer 1996):

- Bankart-Läsion: Schädigung des Pfannenrandes, Abriss oder Ausriss des Labrum glenoidale vom vorderen unteren Pfannenrand.
- Läsionen der Rotatorenmanschette: vor allem bei über 40-jährigen Patienten Einrisse über dem Ansatz am Tuberculum majus.
- Hill-Sachs-Läsion: Impressionen oder Frakturen am hinteren äußeren Rand des Humeruskopfes.
- Dehnung der Gelenkkapsel und der glenohumeralen Bänder.

Weiter kann es beim Luxationsmechanismus zu Schädigungen des N. axillaris und der A. axillaris sowie des Plexus brachialis kommen. Periphere Lähmungen, die die muskuläre Stabilität des Schultergelenks vermindern, sind die Folge.

Ärztliche Therapie

Beim Röntgen werden knöcherne Begleitverletzungen ausgeschlossen, der Gelenkspalt und die Luxationsrichtung beurteilt. Bei Rezidiven kann mittels Computertomografie und anderer bildgebender Verfahren beurteilt werden, ob Dysplasien oder Verletzungen des Labrum glenoidale vorliegen.

Konservative Therapie: Konnten knöcherne Begleitverletzungen ausgeschlossen werden, wird die Schulter geschlossen reponiert. Die Reposition erfolgt unter medikamentöser Analgesie und Sedierung. Das ist für den Patienten schonender, das Verletzungsrisiko ist geringer und dem Arzt wird die Reposition erleichtert. Die Repositionstechnik richtet sich nach Luxationsrichtung.

Nach der Reposition wird der Arm mittels Gilchrist- oder Desault-Verband in Adduktion und Innenrotation konsequent ruhig gestellt. Die Schulter von Patienten unter 40 Jahren wird häufig drei Wochen und länger immobilisiert. Bei älteren Patienten wird für eine kürzere Zeit ruhig gestellt, um Kontrakturen und evtl. resultierende Einschränkungen in der Selbstständigkeit zu vermindern.

Nach einer Reluxation erfolgt die Ruhigstellung nur, um die Schmerzen zu reduzieren. Zwei bis vier Tage reichen aus (Habermeyer, Schweiberer 2002).

Eine operative Behandlung ist indiziert, wenn nach einer traumatischen Luxation Begleitverletzungen vorliegen und wenn nach mehrfachen Rezidiven das Schultergelenk operativ stabilisiert werden muss. Ziel ist, die Stabilität der Schulter wiederherzustellen.

7.4.2 Physiotherapeutische Untersuchung nach Schulterluxationen

Schmerzen, Instabilitätsgefühl und Angst vor einer erneuten Luxation

Nach der Reposition und auch postoperativ haben die Patienten Schmerzen. Sobald der Arm wieder bewegt werden darf, führen die Schmerzen zu Schonhaltungen, Ausweichbewegungen und reduziertem Bewegen. Angst vor einer Reluxation potenziert das Problem, muskuläre Schutzspannungen bauen sich auf, besonders im Bereich des M. trapezius pars descendens, der Mm. pectorales und der Adduktoren und Innenrotatoren des Schultergelenks.

Die Patienten können noch Wochen nach der Luxation Bewegungsschmerzen haben. Hinzu kommt nicht selten das Gefühl der Unsicherheit, der Instabilität des großen Kugelgelenks.

Beim Untersuchen muss differenziert und dokumentiert werden,

- bei welchen Haltungen (auch Lagerungen),
- bei welchen (angulären und intraartikulären) Bewegungen,
- in welchen Bewegungsabschnitten bzw. bei welchem Bewegungsausmaß Schmerzen auftreten.

Die Schmerzstärke wird mittels der VAS dokumentiert (siehe Kap. 1.3.3). So können Veränderungen im Verlauf der Behandlung wahrgenommen werden.

Sobald Bewegen erlaubt ist, werden in erster Linie die Bewegungen, die der Patient im Alltag, im Beruf, für seinen Sport braucht, qualitativ beurteilt. Welche Bewegung ist noch schmerzhaft, gibt es ein Unsicherheitsgefühl und werden Bewegungen vermieden? Fragen, deren Antworten die Therapieplanung bestimmt.

Sicht- und Tastbefund

Posttraumatisch haben Patienten oft ausgeprägte Hämatome, die auch nach Tagen vom Bereich der Schulter über den Oberarm bis zum proximalen Unterarm reichen und seitlich am Thorax auftreten können (Logen der Mm. biceps brachii und M. pectoralis major).

Schon wenige Tage nach der Verletzung erkennt man muskuläre Atrophien, besonders auffällig die des M. deltoideus.. Bei Läsionen des N. axillaris sind diese noch deutlicher ausgeprägt und es können Sensibilitätsstörungen über dem mittleren Bereich des Muskels vorhanden sein.

Oft ist bereits während und besonders nach der Ruhigstellung die typische Schonhaltung mit der hochgezogenen Schulter sichtbar. Die Muskulatur der Schulter-Nacken-Region ist verkrampft.

Ist Bewegen erlaubt, zeigen sich schmerzbedingt Ausweichbewegungen, die Armbewegungen werden durch Schultergürtel- und Wirbelsäulenbewegungen erweitert oder sogar kompensiert. Der humeroskapulare Rhythmus ist gestört (▶ Abb. 7.18).

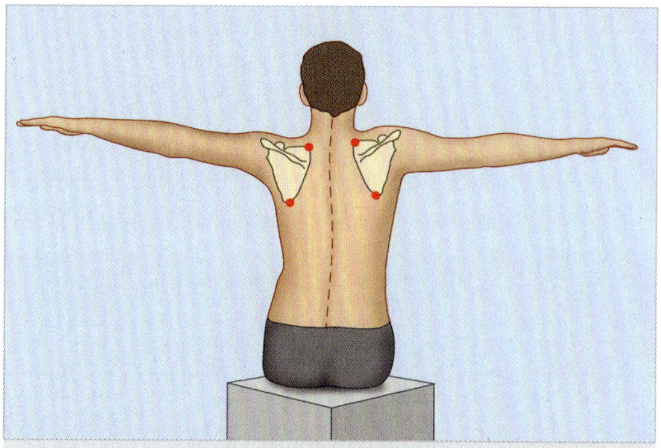

Abb. 7.18 Ausweichbewegung bei eingeschränkter Abduktion im rechten Schultergelenk.

Das Relief des Schultergelenks ist im Vergleich zum nicht betroffenen Gelenk deutlich verändert, der Humeruskopf steht zu hoch und nicht selten zu weit ventral.

Funktionsbefund

Neben dem Schmerzstatus haben nach einer Schulterluxation die folgenden Fragen erste Priorität:

- Wird der Humeruskopf beim Bewegen des Armes im Schultergelenk in der Gelenkpfanne zentriert? Findet der Synergismus der Rotatorenmanschette, besonders die Funktion des M. supraspinatus, bereits wieder statt?
- Dreht sich der Oberarm beim Heben des Armes, z. B. beim Abduzieren in physiologischer Weise oder wird der Humeruskopf beim Heben des Armes nach kranial gezogen und kommt es so zu einer Einengung des subakromialen Raums und zu einer Blockierung der Abduktion und Flexion (▶ Abb. 7.19)?
- Stimmt der humeroskapulare Rhythmus? Schmerzen, Vermeiden von Bewegung, muskuläre Schwächen und Bewegungseinschränkungen stören das Bewegungsverhalten. Es ist wichtig, die Hauptursache herauszufinden. In der Frühphase nach der Ruhigstellung treffen jedoch alle Gründe gleichzeitig zu.
- Wie ist die Beweglichkeit des Armes und des Schultergürtels? Gemessen wird nach der Neutral-Null-Methode. Komplexe Bewegungen, wie Hand auf den Kopf oder Hand auf den Rücken, werden im Seitenvergleich beurteilt.
- Wie ist die Kraft der Schultergelenks- und der gesamten Armmuskulatur?

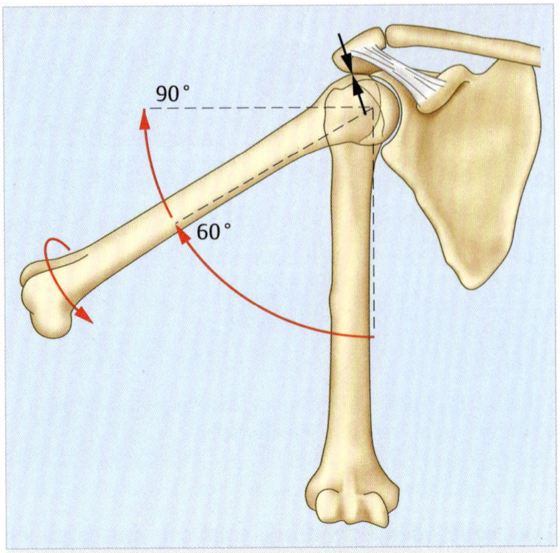

Abb. 7.19 Ohne Außenrotation während der Abduktion kommt es zur Kompression im subakromialen Raum.

- Ist Bewegen des Armes mit einem dynamisch stabilisierten Schultergürtel möglich? Dies gilt besonders für Bewegungen mit langem Hebel, schnellen und beschleunigten Armbewegungen.
- Kann der Arm in Alltag, Beruf und Sport wieder uneingeschränkt genutzt werden?
- Welche Spätfolgen (Bewegungseinschränkungen, Instabilität) sind vorhanden?

M!

Merke

Solange die Kapsel nicht verheilt ist, darf nicht mit langem Hebel auf die Muskelwerte 4 und 5 getestet werden.

7.4.3 Physiotherapeutische Behandlung nach Schulterluxationen

Behandlungsrelevante Aspekte in der Frühphase

Bei der konservativen Behandlung unterstützt die Physiotherapie in der Phase der Ruhigstellung die Wundheilung. Geeignete Maßnahmen sind Spannungsübungen der Schulter-, Arm- und Handmuskulatur. Leichte detonisierende Massagetechniken in Seitlage (auf der nicht betroffenen Seite) fördern die Ödemresorption. In dieser Ausgangsstellung können hubfreie Mobilisationen der Brustwirbelsäule dazu beitragen, die sympathische Reflexaktivität zu senken. Die Übungen wirken entspannend und beeinflussen den sympathischen Grenzstrang, der paravertrebral im Bereich der Brustwirbelsäule verläuft. Massage und Bindegewebsmassage paravertebral unterstützen die Wirkung. Auch Elektrotherapie kann die Heilung unterstützen. Diadynamische Ströme und TENS regen den Stoffwechsel an und wirken schmerzlindernd.

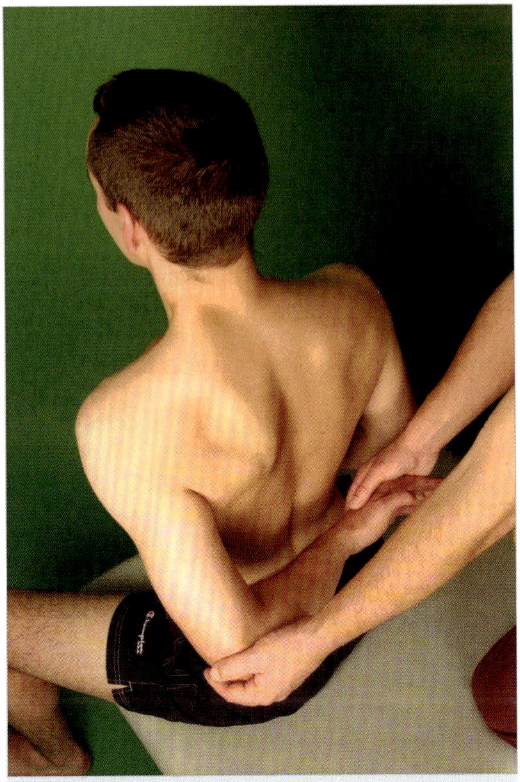

Abb. 7.20 Mit dieser Testbewegung „Hand auf den Rücken" lassen sich Extension und Innenrotation im Schultergelenk endgradig testen.

Behandlungsrelevante Aspekte in der Spätphase

Bei jungen Patienten soll das Schultergelenk wieder voll funktionsfähig werden. In der Therapie soll sich ein kräftiger „Muskelmantel" um das muskelgeführte Gelenk bilden. Sobald Belastung erlaubt ist, muss auch an endgradigen Bewegungen gearbeitet werden, auch wenn die Bewegungsrichtung des Humeruskopfes dabei in Richtung des Luxationskanals geht.

Tab. 7.7 Physiotherapeutische Ziele und Maßnahmen bei Schulterluxation

Ziele	Maßnahmen
Muskuläre Stabilisation des Schultergelenks	Zentrieren des Humeruskopfes Kräftigen der gelenknahen und oberflächlichen Muskulatur
Wiederherstellen der Beweglichkeit bei dynamisch stabilisiertem Schultergelenk	Bewegen bei gleichzeitiger Ko-Kontraktion der gelenkumgebenden Muskeln Bewegen im geschlossenen System beim Stützen
Kräftigen der Schultergürtel- und Schultergelenksmuskulatur	Steigerung von Bewegen gegen gedachte über manuelle Widerstände z. B. in PNF-Armpattern bis zum Üben in geschlossenen Muskelketten und Nutzen von Trainingsgeräten
Training alltagsgerechter, berufs- und sportspezifischer Bewegungen des Armes	Individuell die Bedürfnisse abklären und so wirklichkeitsnah wie möglich üben: vom An- und Ausziehen bis zum Schwungholen z. B. für den Aufschlag beim Tennis

Auch nach einer ventrokaudalen Luxation sollen die Extension und Innenrotation im Schultergelenk wieder frei werden (▶ Abb. 7.20).

Ziele und Maßnahmen

▶ Tab. 7.7 gibt einen Überblick über Ziele und Maßnahmen.

Wichtigstes Ziel der Physiotherapie ist die muskuläre Stabilisation des Schultergelenks. Um dies zu erreichen, ist eine Kräftigung der gesamten Schultermuskulatur notwendig. Bevor mit entsprechenden Kräftigungsübungen begonnen werden kann, muss gewährleistet sein, dass die Koordination zwischen der Rotatorenmanschette und den großen Schultergelenksmuskeln funktioniert. Zuerst muss der Humeruskopf zentriert werden, dann kann der Arm bewegt werden.

Schließlich müssen Patienten lernen, ihr Schultergelenk in unterschiedlichen Positionen zu stabilisieren.

Merke

Nach einer Schultergelenksluxation kann ein Patient oft sehr genau sagen, ab welcher Schultergelenksposition er sich unwohl fühlt und Angst vor einer erneuten Luxation hat. Um kein unnötiges Risiko einzugehen, sollten die Kräftigungsübungen in dieser Phase nie ganz bis zu diesem Punkt durchgeführt werden.

Fallbeispiel

Ein Handballspieler, 22 Jahre alt, luxiert sich durch den Griff eines Gegenspielers in seinen Wurfarm das rechte Schultergelenk. Luxationsweg des Humeruskopfes: ventrokaudal. Die Röntgenkontrolle schließt knöcherne Begleitverletzungen aus. Schmerzmedikamente wirken bei diesem Patienten gut, es gelingt dem Arzt ohne größere Mühe die Schulter zu reponieren. Danach wird die Schulter mit einem Gilchrist-Verband für drei Wochen ruhig gestellt.

Nach der Ruhigstellungsphase wird Physiotherapie verordnet. Die Bewegungen des Schultergelenks sind zunächst limitiert: 60° Abduktion, 60° Flexion, Außenrotation ist nicht erlaubt.

Um die Rotatorenmanschette zu stimulieren, nutzt der Physiotherapeut leichte Traktions- und Gleitimpulse (Traktionsstufe I-II), gegen die der Patient den Humerus zentrieren muss (▶ Abb. 7.21). Weiter löst der Patient über gedachte und echte, proximal gesetzte Widerstände statische Muskelarbeit im Bereich des Schultergelenks aus (▶ Abb. 7.22a–b). Der Arm ist in 60° Flexion und ca. 30° Abduktion gelagert, die Hand hält einen imaginären Ball. Der Patient stellt sich z. B. vor, etwas wegzuschieben und aktiviert so die ventrale Muskulatur, etwas wegzuziehen und stimuliert damit die dorsale Muskulatur. Er bewegt den Oberarm im Sinne einer transversalen Adduktion oder den Körper gegen den fixierten Arm, um die ventrale Muskulatur konzentrisch zu beanspruchen. Nach zwei Behandlungseinheiten kann der Patient seine Muskulatur über mentales Training sehr gut statisch und bei den dynamischen Übungen auch gut konzentrisch aktivieren. Nun beginnt auch das Üben mit exzentrischer Muskelarbeit.

Zwei Wochen nach Beginn der Mobilisation sind Schultergelenksbewegungen bis 90° Flexion, 90° Abduktion und 10° Außenrotation erlaubt. Selektive Bewegungen bis zur erlaubten Grenze gelingen schmerzfrei. Bei kombinierten Bewegungen fühlt sich der Patient unsicher, er hat etwas Angst vor einer erneuten Luxation. Der Physiotherapeut beachtet dies und sorgt dafür, dass bei den Übungen nur zwei Bewegungsrichtungen gleichzeitig bis zum Limit ausgeschöpft werden. Vor jeder Bewegung aktiviert der Patient die Schultergelenksmuskulatur statisch. Der Therapeut unterstützt die Stabilisation des Schultergürtels durch manuelle Widerstände am Schulterblatt. Außerdem nutzt der Patient weiterhin seine Vorstellungskraft und bewegt den Arm gegen gedachte Widerstände.

Um die Koordination der Muskulatur zu fordern, werden Trainingsgeräte eingesetzt, geeignet sind z. B. Therabänder, Pro-swing, Body-blade oder Boing (▶ Abb. 7.23a–b).

Acht Wochen nach Beginn der Mobilisation sind alle Bewegungen im vollen Umfang möglich. Durch die konsequente und regelmäßige Physiotherapie konnten Immobilisationsschäden weitgehend vermieden werden. Lediglich bei der maximalen Abduktion/Außenrotation empfindet der Patient ein Unsicherheitsgefühl, ein Instabilitätsgefühl.

Die endgradige Extension übt der Patient nach Anleitung selbst. Er lernt das Bewegen von proximal mit stabilisiertem Schultergürtel (▶ Abb. 7.24a–b).

Schwerpunkt der Therapie sind nun Bewegungen, die der Patient für seinen Sport braucht: Stützen, Werfen, Fangen, Schwung holen, Stoßen.

Die Physiotherapie wird um die Verordnung KG-Gerät erweitert. Drei Monate nach Beginn der Behandlung hat der Patient das Gefühl, dass sein Schultergelenk in jeder Position stabil ist. Muskeltests und Stabilitätstests der Schulter sind ohne Befund. Der Patient bereitet sich im Fitnessstudio seines Vereins auf sein normales Handballtraining vor und nutzt zusätzlich noch 6 Wochen lang das Sekundärpräventionsangebot in der Praxis seiner Physiotherapeutin an medizinischen Trainingsgeräten.

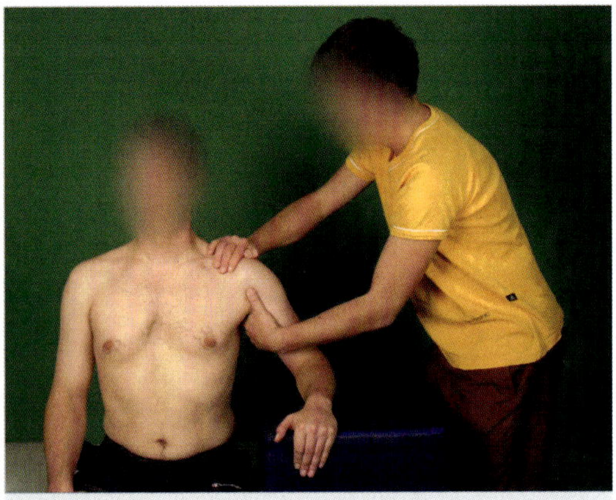

Abb. 7.21 Leichte Traktion des Humeruskopfes nach lateral, gegen die der Patient seine gelenkumgebende Muskulatur aktiviert.

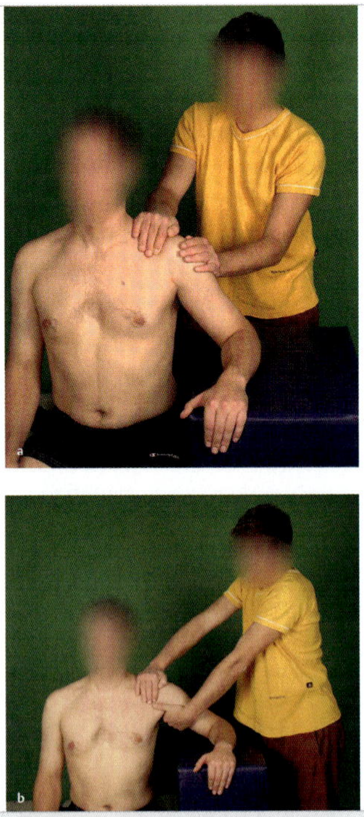

Abb. 7.22 Gelenknahe Widerstände.

a Humeruskopf wird gegen den Ballen der linken Hand des Therapeuten aktiviert.

b Die Adduktoren werden aktiviert, das stimuliert den Humeruskopf nach kaudal.

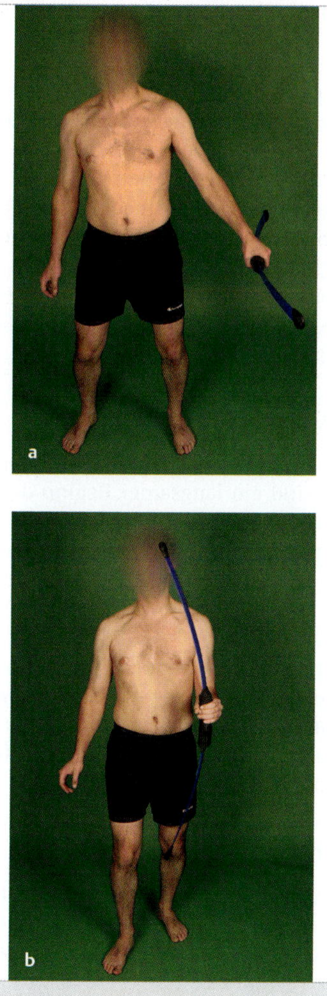

Abb. 7.23 Trainingsgerät Boing: sein Federn fordert eine dynamische Stabilisation des Armes und des gesamten Körpers.

a Üben in leichter Abduktionsstellung.

b Üben in dieser Ausgangsstellung fordert die Rotatoren des Schultergelenks.

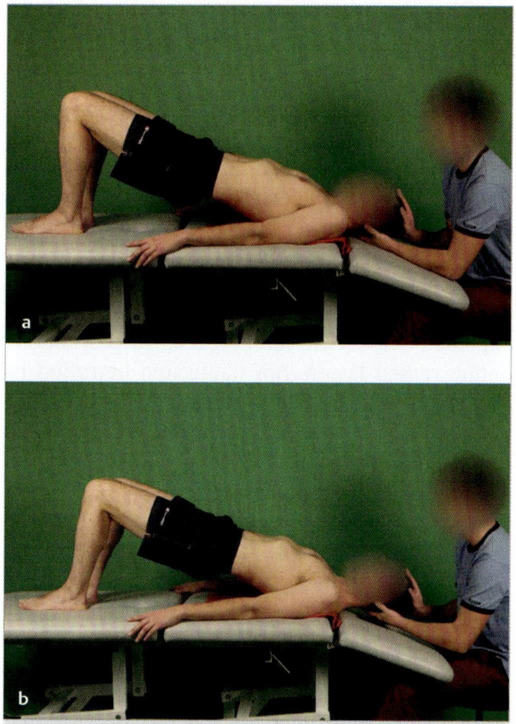

Abb. 7.24 Extension im Schultergelenk von proximal: Der Arm bleibt auf der Unterlage, der Brustkorb bewegt sich in Bezug auf den Arm nach vorn.

a ASTE: Der Widerstand am Kopf stabilisiert die HWS.

b Während der Schultergürtel in Depression/ Adduktion geht, entsteht im Schultergelenk Abduktion und Außenrotation von proximal.

7.5 Rotatorenmanschettenruptur

Die Rotatorenmanschette besteht aus den Sehnen der Mm. supraspinatus, infraspinatus, teres minor und subscapularis (siehe ▶ Abb. 7.2).

Einer Ruptur der Rotatorenmanschette gehen meist degenerative Veränderungen voraus, z. B. ein Impingement (siehe Kap. Humeroskapulargelenk), sodass bereits geringe Kräfte zu einem Riss der Rotatorenmanschette führen. Zum Beispiel kann das Anheben einer schweren Last eine vorgeschädigte Sehne reißen lassen. Am häufigsten betroffen ist die Supraspinatussehne.

Sind die Sehnen intakt, treten Rupturen erst bei größeren Kräften auf, vor allem in Verbindung mit einer Schultergelenksluxation.

Als klinisches Zeichen einer Ruptur kann eine Schwäche am Anfang der Abduktion gewertet werden. Druckschmerz an der Oberkante des Tuberculum majus kann ein weiterer Hinweis sein. Sonografie, Röntgen, Kernspintomografie und Arthroskopie ermöglichen eine weitere Abklärung (Lokalisation, Ausmaß der Schädigung, knöcherne Begleitverletzungen und Veränderungen).

7.5.1 Typische Begleitverletzungen

In der Klassifikation nach Neer und Patten unterscheidet man drei Gruppen (Habermeyer, Schweiberer 2002 und Trentz, Bühren 2001, ▶ Tab. 7.8):

Tab. 7.8 Klassifikation der Rotatorenmanschettenrupturen nach Neer und Patten

Verletzungstyp	Ausmaß der Verletzung
Gruppe I	• traumatische Rupturen bei jüngeren Patienten (unter 40 Jahren) • oft auch nach wiederholten Mikrotraumen (etwa 5 % aller Rupturen)
Gruppe II	• Rupturen in Kombination mit Schulterluxationen
Gruppe III	• Rupturen bei degenerativen Veränderungen der Rotatorenmanschette (Impingement-Risse)

Ärztliche Therapie

Die Entscheidung für das therapeutische Vorgehen ist vom Ausmaß der Verletzung und dem Grad der Einschränkungen abhängig. Das Alter des Patienten spielt eine untergeordnete Rolle. Viel wichtiger ist, welche Ansprüche ein Betroffener in Bezug auf die Beweglichkeit und Kraft seiner Schulter hat. So hat ein 65-jähriger Mann, der noch klettern gehen will, vergleichsweise höhere Ansprüche an seine Schulter als ein 50-Jähriger, der zwar regelmäßig joggt, seine Schulter aber in Beruf und Alltag kaum stark beansprucht.

Konservative Therapie

Faktoren, die für eine konservative Behandlung sprechen, sind ein langsamer Beginn der Symptome, degenerative Veränderungen der Sehnen, inaktiver Patient und fehlende Motivation, evtl. das Alter des Patienten, begleitende Bewegungseinschränkung der Schulter (Habermeyer, Schweiberer 2002).

Der Patient erhält Antiphlogistika und Analgetika und evtl. Kortison gegen Entzündungen. Kurzfristige Ruhigstellungen des Armes reduzieren Entzündungen und Schmerzen. Wichtig ist die Physiotherapie nach der Ruhigstellung.

Operative Therapie

Habermeyer (2002) nennt es einen Kunstfehler, einen Patienten unter 40 Jahren mit nachgewiesener Rotatorenmanschettenruptur nicht zu operieren.

Traumatische Sehnenrupturen werden möglichst zeitnah offen oder arthroskopisch behandelt. Mit verschiedenen Nahttechniken wird die Kontinuität der Rotatorenmanschette wiederhergestellt. Voraussetzung für die Operation ist die freie Beweglichkeit der Schulter. Gegebenenfalls sollte der Patient vor der Operation physiotherapeutisch behandelt werden. Zum Zeitpunkt der Operation sollte der akute Schmerz abgeklungen sein.

7.5.2 Physiotherapeutische Untersuchung und Behandlung bei und nach Rotatorenmanschettenruptur

Behandlungsrelevante Aspekte bei konservativer Therapie

Im Vordergrund steht die Schmerzreduktion. Vor allem ältere Patienten leiden häufig nachts unter Schmerzen und können nicht durchschlafen. Ursache hierfür sind meist subakute Entzündungen, die sich in Ruhe bemerkbar machen. Sind die Patienten aktiv, überlagert der sensorische Input die Schmerzwahrnehmung.

Bei jungen Patienten ist die volle schmerzfreie Beweglichkeit das Ziel. Gelingt dies nicht in einem festgelegten zeitlichen Rahmen, muss eine operative Therapie erwogen werden.

Ältere Patienten sollen Alltagsbewegungen möglichst schmerzfrei ausführen können.

Ein weiteres wichtiges Ziel ist es, die Koordination zwischen Rotatorenmanschette und dem M. deltoideus zu verbessern. Die Fasern der Mm. subscapularis, infraspinatus und teres minor haben einen transversalen bzw. einen transversokaudalen Verlauf und ziehen vom Humerus zur Skapula. Dadurch sind sie in der Lage den Humeruskopf zu zentrieren und beim Heben des Armes zu kaudalisieren. Ihr gelenknaher Verlauf sorgt dafür, dass sich über einen großen Bewegungsweg ihre Länge und somit ihre Spannung kaum verändert. Dies ist die Voraussetzung dafür, dass die Sehnen im subakromialen Gleitlager v. a. bei der Abduktion nicht komprimiert werden. Kommt es zur Kompression, ergibt sich das typische Bild des schmerzhaften Bogens (siehe Kap. 7.2.2 und ▶ Abb. 7.25a–c).

Um sicherzugehen, dass die Rotatorenmanschette adäquat arbeitet, werden Übungen gewählt, welche gezielt die isolierte Anspannung dieser Muskeln fordert. Dabei wird die Position des Armes im Schultergelenk variiert. Erst wenn das Zentrieren in den verschiedenen Einstellungen klappt, wird mit dynamischen Übungen begonnen, die den Einsatz großer Schultermuskeln (M. deltoideus und M. pectoralis major) erforderlich machen.

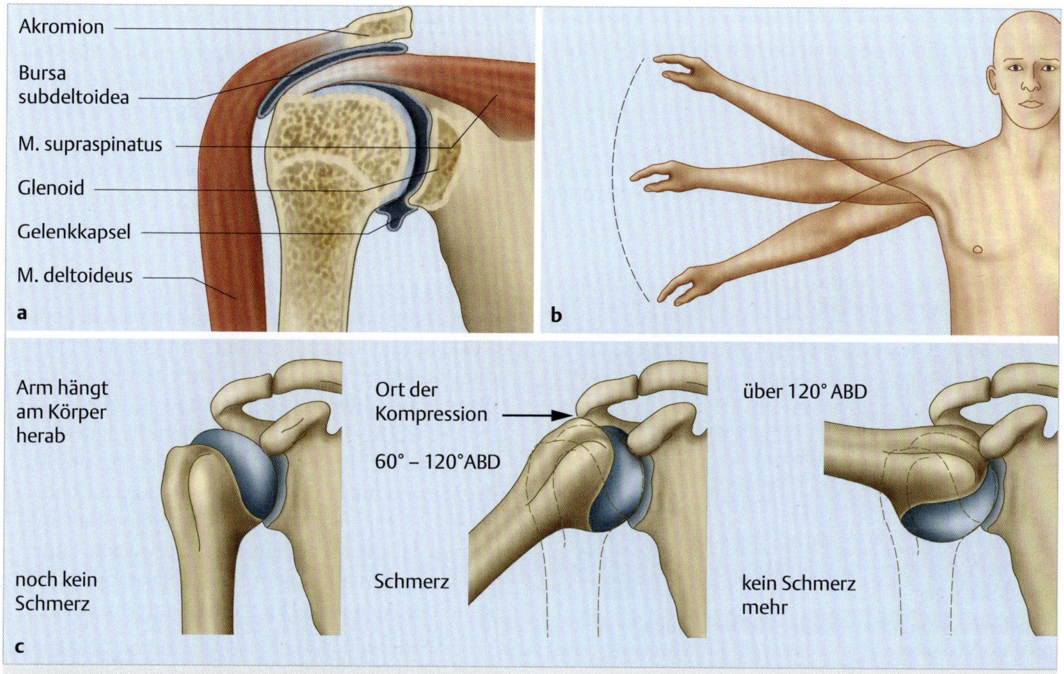

Abb. 7.25 Schmerzhafter Bogen.
a Lage des M. supraspinatus im subakromialen Gleitlager.
b Schmerzhafter Bereich der Abduktion.
c Pathologie des schmerzhaften Bogens.

Bei aktiver Adduktion müssen die Mm. subscapularis, infraspinatus und teres minor synergistisch wirken. Deshalb können aktive Adduktionsübungen gegen Widerstand genutzt werden, um diese Muskeln zu kräftigen (siehe ▶ Abb. 7.25).

M!

Merke

Selbst wenn die Behandlung optimal verläuft, gibt es keine Garantie für Beschwerdefreiheit. Die Aussicht auf Erfolg ist abhängig von dem Ausmaß der Schädigung.

Behandlungsrelevante Aspekte bei operativer Therapie

Heutige Operationstechniken erlauben eine frühfunktionelle Behandlung.

Verschiedene Kliniken haben unterschiedliche Nachbehandlungskonzepte. Wichtig sind klare Vorgaben von Seiten des Operateurs. Der Physiotherapeut muss wissen, ab welchem Zeitpunkt die genähten Muskeln auf Kontraktion und Zug belastet werden können. Es stellt sich also die Frage der Dosierung. Die Ziele entsprechen denen der Physiotherapie bei konservativer Behandlung.

Ziele und Maßnahmen

▶ Tab. 7.9 gibt einen Überblick über Ziele und Maßnahmen:

Tab. 7.9 Physiotherapeutische Ziele und Maßnahmen bei Rotatorenmanschettenruptur

Ziele	Maßnahmen
Schmerzreduktion	• Entspannen der hypertonen Muskulatur • Bewegen im schmerzfreien Bereich • physikalische Maßnahmen, z. B. TENS
Stabilisation des Schultergelenks und Kräftigung	siehe Schulterluxation
Wiederherstellen der Beweglichkeit	siehe Schulterluxation

Schmerzreduktion

Schmerzen nach einer Ruptur der Rotatorenmanschette sind meist Folge einer Entzündung. Eisabreibungen können die Schmerzen vorübergehend reduzieren und ermöglichen so aktive Bewegungen. Bewegungen im schmerzfreien Bereich stimulieren die Mechanorezeptoren und überdecken so die Schmerzwahrnehmung. Das Gleiche gilt für den Einsatz von Reizstrom (z. B. TENS, siehe Kap. Elektrotherapie).

Stabilisation des Schultergelenks und Kräftigen der Muskulatur

- Aktives Zentrieren des Oberarmkopfes mit kurzem Hebel, siehe ▶ Abb. 7.21.
- Als Steigerung lagert der Physiotherapeut den Arm des Patienten weiter in Abduktion und wiederholt die Übung. Hierbei ist wichtig, dass der Patient konzentriert mitarbeitet. Um ihm dies zu erleichtern, ist es unerlässlich, dass die Übung immer gleich durchgeführt wird: zunächst Handanlegen des Therapeuten, dann leichte Traktion, dann Aufforderung an den Patienten seinen Humeruskopf zu zentrieren, dann Traktion lösen.
- Um die Abduktion zu erweitern, fordert der Therapeut den Patienten auf, die Spannung selbstständig aufzubauen und den Oberarm etwas in Richtung Abduktion zu bewegen. Funktioniert dies schmerzfrei, kann das Bewegungsausmaß mit jeder Wiederholung gesteigert werden.
- Erschwert werden kann die Übung, indem der Therapeut Widerstände an der Skapula des Patienten setzt. Während dieser den Arm unter aktiver Zentrierung des Humeruskopfes z. B. abduziert, versucht der Therapeut mit gezielten Widerständen an der Skapula dafür zu sorgen, dass diese aktiv physiologisch mit bewegt wird (▶ Abb. 7.26a–b). Gelingt dies dem Patienten, kann er anschließend die aktive Zentrierung in drei Serien mit z. B. 30 Wiederholungen üben (▶ Abb. 7.26c). Hierbei soll er auf seine Haltung achten. Ist die Muskulatur noch schwach, kann der Unterarm auf einem Tisch gelagert werden, Kann der Arm bereits gehalten werden, wird in der offenen Kette geübt.
- Eine weitere Steigerung ist es, Zug in Richtung Längsachse des Armes zu geben und den Patienten aufzufordern, die Skapula gegen den Zug in die Depression zu ziehen (▶ Abb. 7.26c). Im Schultergelenk erhalten die gelenknahen Mus-

keln den Stimulus zum Zentrieren des Kopfes. Das gilt auch bei einer Approximation in Richtung der Armlängsachse.

Im späteren Verlauf muss der Schwerpunkt auf die Kräftigung der gesamten Schultermuskulatur gelegt werden, um das Schultergelenk zu stabilisieren. Treten dabei Schmerzen auf, kann dies ein Hinweis dafür sein, dass die Rotatorenmanschette noch nicht in der Lage ist den Humeruskopf genügend zu zentrieren. In diesem Fall muss das Bewegungsausmaß oder der Widerstand so weit reduziert werden, bis keine Schmerzen mehr auftreten und das Übungsprogramm erneut auf die Rotatorenmanschette fokussiert wird.

B

Fallbeispiel

Eine 66-jährige Patientin stürzt beim Wandern auf ihren rechten ausgestreckten Arm. In der Folge hat sie Schulterschmerzen, vor allem ventral und etwas kaudal des Akromions. In Ruhe gibt sie den Wert 4, in Bewegung ab 70° Abduktion den Wert 6 auf der Visuellen Analogskala (VAS siehe Kap. 1.3.3) an.

Die Schmerzen bleiben auch nach einer Woche bestehen, die Patientin geht zum Arzt. Neben einigen Hinweisen, welche für ein Impingementsyndrom sprechen, fällt bei der differenzierten Muskelfunktionsprüfung auf, dass die Mm. supraspinatus und subscapularis schwach sind. Die Ultraschalluntersuchung der Rotatorenmanschette zeigt eine Verletzung im Bereich des Übergangs zwischen den beiden Muskeln. Im Röntgenbild zeigt sich ein Hochstand des Humeruskopfes. In Absprache mit der Patientin wird zunächst eine konservative Therapie beschlossen.

Durch die Physiotherapie kann der Schmerz auf den Wert 1 der VAS reduziert werden. Detonisierende Maßnahmen für die Schultergürtelmuskulatur und den langen Bizepskopf sowie eine Haltungskorrektur, die das entspannte Ablegen des Schultergürtels auf dem Brustkorb ermöglicht, reduzieren den Ruheschmerz innerhalb der ersten Behandlungen.

Kaudalgleiten des Humeruskopfes und die Aufforderung, den so zentrierten Kopf zu halten, aktivieren die Rotatorenmanschette mit geringer Belastung. Die Patientin lernt den stabilisierenden Synergismus unter Therapiebedingungen. Die Fehlstellung des Humeruskopfes (Hochstand) bleibt aber bei Alltagsbewegungen bestehen, die Schmerzen beim Bewegen bleiben. Die Therapeutin weiß, dass die Schmerzursache physiotherapeutisch nicht beeinflusst wird und die Therapie nur schmerzlindernd sein kann.

Die Patientin stimmt einer Operation zu. Der Sehnendefekt wird mittels transossärer Rekonstruktion gedeckt. Postoperativ gelten folgende Behandlungsrichtlinien:

I. Phase, 1.–21. Tag: Lagern des Arms auf einem 60°-Abduktionskissen; keine Außenrotation erlaubt; Der Arm darf nur in der Physiotherapie zwischen 60° und 90° Abduktion hubfrei bewegt werden. In dieser Phase sorgt die Physiotherapeutin mit einer Haltungsschulung dafür, dass durch das Tragen des Abduktionskissens keine Beschwerden in der Wirbelsäule und im Schulter-Nacken-Bereich entstehen. Dabei werden auch Muskeln des Schultergürtels eingesetzt und somit das Schultergelenk vom proximalen Hebel aus wenig bewegt, was erlaubt ist. Der Arm wird aktiv-assistiv im erlaubten Ausmaß bewegt. Ab dem 6. postoperativen Tag können die Muskeln der Rotatorenmanschette wieder stimuliert werden. Schwerpunkt der Therapie ist das Zentrieren des Humeruskopfes und das Bewegen des dynamisch stabilisierten Schultergelenks.

II. Phase, 21.–42. Tag: Bewegungsstabilität ist gewährleistet, bei Schmerzfreiheit besteht kein Bewegungslimit mehr. Die Patientin hat unter Abnahme der Schwere des Armes keine Bewegungsschmerzen und keine Bewegungseinschränkungen. Nur bei der aktiven Flexion spürt sie noch eine leichte Spannung. Deshalb wählt die Physiotherapeutin zunächst die Seitlage, um das Schultergelenk hubarm vom proximalen Hebel (Skapula) aus zu bewegen. Im Lauf der nächsten Behandlungseinheiten reduziert sich das Spannungsgefühl und schließlich spürt die Patientin bei der Flexion gegen die Schwerkraft keine Beeinträchtigung mehr.

III. Phase, ab dem 43. Tag: Keine Limitierung mehr in Bezug auf Bewegung und Belastung. Schwerpunkt der Behandlung ist nun die Kräftigung: PNF-Armpattern mit Techniken, die Kokontraktion fordern, wie z. B. die rhythmische Stabilisation, Üben in geschlossener Muskelkette z. B. im Vierfüßlerstand, Üben mit dem Theraband und mit anderen Trainingsgeräten.

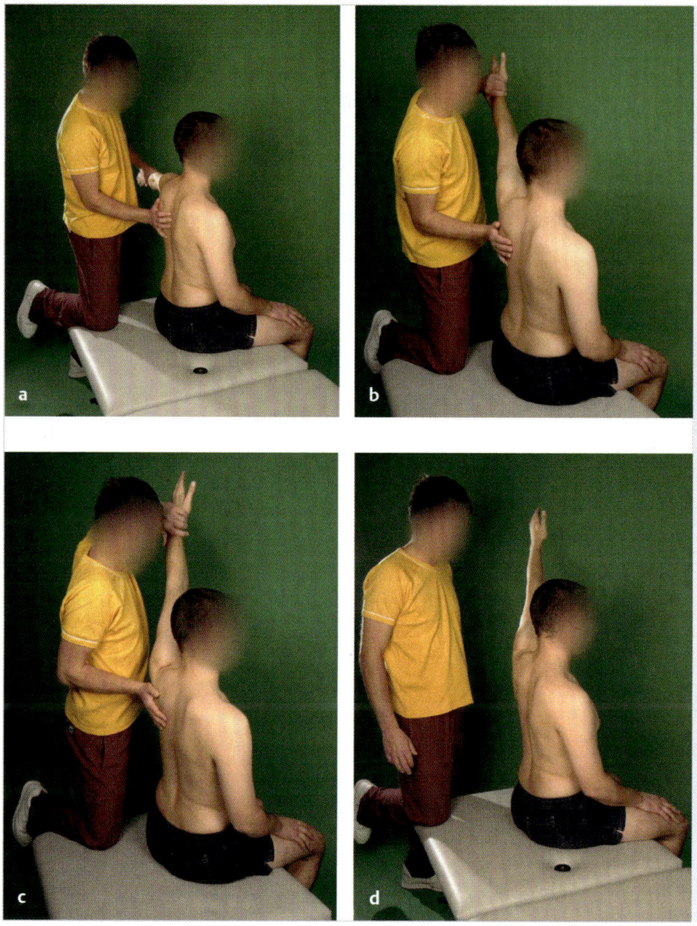

Abb. 7.26 Stabilisation der Schultergelenksmuskulatur.
a Arm und Schultergürtel werden in unterschiedlichen Abduktionsstellungen stabilisiert.
b Variante der Abduktionsstellung.
c Der Patient stabilisiert depressorisch gegen den Längszug am Arm.
d Der Patient hebt den Arm, der Therapeut beobachtet den humeroskapularen Rhythmus.

7.6 Frakturen des proximalen Humerus

Frakturen des proximalen Humerus entstehen meist durch indirekte Gewalteinwirkung bei Stürzen auf die ausgestreckte Hand oder den Ellbogen. Analog zu Schenkelhalsfrakturen treten sie bei älteren Patienten häufiger auf. Auch pathologische, z. B. durch Tumormetastasen verursachte Frakturen sind nicht selten.

Die Frakturen werden nach Neer klassifiziert. Neer unterscheidet vier Hauptfragmente und berücksichtigt neben der Anzahl der Fragmente die Lokalisation, die Beeinträchtigung der Blutversorgung und den Grad der Dislokation. In der Summe dienen diese Faktoren zusammen mit dem Alter des Patienten der Prognose des Heilungsverlaufs.

Klinische Zeichen für eine proximale Humerusfraktur sind schmerzhafte Bewegungseinschränkungen und Druckschmerz im Bereich des Humeruskopfes. Typisch sind Blutergüsse im Bereich des medialen Oberarms, der Axilla oder der lateralen Thoraxwand, sie treten oft erst nach Tagen auf. Die Diagnose wird durch Röntgen gesichert. Bei Tumorverdacht gibt eine Kernspintomografie Aufschluss.

7.6.1 Begleitverletzungen und Komplikationen

Eine gefürchtete Komplikation bei Trümmerfrakturen ist die Humeruskopfnekrose. Der Kopf muss dann durch eine Totalendoprothese ersetzt werden. Bei intraartikulären Frakturen ist die Wahrscheinlichkeit einer posttraumatischen Arthrose im Schultergelenk sehr groß.

Je nach Traumamechanismus und Lokalisation der Fragmente können periphere Nerven oder der Plexus brachialis verletzt werden.

Ärztliche Therapie

Auf der Grundlage der Einteilung nach Neer entscheidet der Arzt über die Therapie. Stabile, eingestauchte Humeruskopffrakturen werden konservativ frühfunktionell behandelt. Instabile Frakturen, bei denen die Kontur des Oberarmkopfes oder der Gelenkflächen zerstört sind, werden operiert. Dazu gehören z. B. dislozierte Mehrfragmentfrakturen und die Abrissfraktur des Tuberculum majus. Auch operativ versorgt werden offene Frakturen und Frakturen, bei denen mit einer Einengung des subakromialen Raums gerechnet werden muss (Impingementsyndrome); weiter Frakturen mit erheblicher Schädigung von Nerven und/oder Gefäßen. Insgesamt müssen nur ca. ⅕ aller Humeruskopffrakturen operativ versorgt werden (Müller 2002).

Konservative Therapie

Bis zum Abklingen der akuten Schmerzen wird der Arm mit einem Gilchrist- oder Desault-Verband ruhig gestellt. Danach beginnt die frühfunktionelle Behandlung.

Operative Therapie

Für die Osteosynthese des proximalen Humerus können unterschiedliche Materialien verwendet werden: Zugschrauben, Spickdrähte, T-Platten, retrograde (von distal nach proximal eingebrachte) Marknägel oder spezielle Platten. Kann die arterielle Blutversorgung des Humeruskopfes nicht mehr hergestellt werden, muss eine Oberarmkopfprothese eingesetzt werden. Dieses Verfahren kommt auch bei irreversibler knöcherner Zerstörung des Humeruskopfes und bei Knochentumoren zur Anwendung.

Neben einer möglichst genauen knöchernen Rekonstruktion steht für den Arzt eine achsengerechte Reposition des Humeruskopfes gegenüber dem Humerusschaft im Vordergrund. Gelingt dies nicht, kann es zu Rotationseinschränkungen oder zu einer erhöhten Luxationsgefahr kommen.

7.6.2 Physiotherapeutische Untersuchung und Behandlung nach Frakturen des proximalen Humerus

Verletzungsbedingte Beeinträchtigung der Gelenkmechanik

Durch eine Humeruskopffraktur kann sich, auch wenn sie operativ therapiert wurde, eine Änderung des Neigungswinkels (ca. 45°) und des Retroversionswinkels (ca. 40°) des Caput humeri gegenüber der Schaftachse ergeben. Dies kann zu Bewegungseinschränkungen führen. Hat sich zum Beispiel der Neigungswinkel durch das Trauma deutlich vergrößert, steht das Tuberculum majus im Verhältnis zum Caput humeri höher. Dies hat zur Folge, dass es bei Abduktion des Armes früher an der Unterseite des Akromions anschlägt und die Bewegung behindert. Ähnliches passiert, wenn das Tuberculum majus nach einem Abriss operativ nicht mehr weit genug kaudal fixiert werden kann.

Wird der Retroversionswinkel des Caput humeri durch das Trauma verkleinert, verkleinert sich auch die Außenrotation im Schultergelenk. Ist bei dem Trauma auch noch der Kapsel-Band-Apparat oder die Rotatorenmanschette in Mitleidenschaft gezogen worden, ist die Gefahr einer Luxation des Schultergelenks bei der Außenrotation erhöht.

Auch Metallimplantate, die zur Stabilisierung der Fraktur verwendet werden, können ein Bewegungshindernis darstellen. Je nachdem wo die Fraktur lokalisiert ist, ist dies unvermeidlich und muss bei der Therapie berücksichtigt werden. Die Bewegungseinschränkung kann dann erst nach der Metallentfernung behandelt werden.

M!

Merke

Eine deutliche Bewegungseinschränkung mit hartem Endgefühl kann bei einer operativ versorgten Humeruskopffraktur darauf hinweisen, dass sich Osteosynthesematerial gelockert hat und die Bewegung behindert.

Behandlungsrelevante Aspekte in der Frühphase

Im akuten Stadium nach einer Humeruskopffraktur stehen neben der posttraumatischen/postoperativen Schmerzreduktion und der Schwellungsreduktion die Verhinderung von Bewegungsdefiziten und die Haltungskorrektur im Mittelpunkt der physiotherapeutischen Behandlung.

Patienten haben in der Regel starke Ruheschmerzen, die sich bei Bewegungen des Armes verstärken. Die Schmerzen können so stark sein, dass Patienten nachts nicht schlafen können und nicht in der Lage sind, den Arm im erlaubten Umfang zu bewegen. In den ersten Tagen nach der Verletzung erhalten Patienten stark wirksame Schmerzmittel.

M!

Merke

Behandlungstermine sollten zeitlich so auf die Schmerzmitteleinnahme abgestimmt werden, dass das Wirkungsmaximum der Medikamente mit dem Zeitpunkt der Behandlung übereinstimmt. Gegebenenfalls erhalten Patienten schnell wirksame Schmerzmittel, die sie unmittelbar vor der Behandlung einnehmen.

In der Frühphase der Behandlung ist die Schulterblattmobilisation wichtig. Geeignet sind isolierte Bewegungen der Skapula in allen Ebenen. Mit Schulterpattern aus der PNF beugt man gleichzeitig Atrophien der Schultergürtelmuskulatur vor.

Bewegungen des Schultergelenks sind anfangs nur eingeschränkt möglich. Meist wird die Außenrotation am stärksten limitiert, da hierbei die größten Scherkräfte auftreten können. Haben Patienten durch die zeitweilige Bewegungslimitierung Muskelverkürzungen und kapsuläre Bewegungseinschränkungen, müssen diese mittels spezifischer Dehnungen und manueller Gelenktechniken behandelt werden.

Als Erstes werden Pendelübungen verordnet. Das Gewicht des Armes kann genutzt werden und von proximal kann durch Vorneigen des Rumpfes im Schultergelenk flexorisch bewegt werden. So kann früh Verklebungen im Bereich der Kapsel vorgebeugt werden.

Ist Pendeln nicht möglich, weil z. B. zu schmerzhaft, kann der Arm auch assistiv-aktiv hubfrei bewegt werden. Die Schmerzgrenze muss toleriert werden.

Behandlungsrelevante Aspekte in der Spätphase

Wenn keine Achsenabweichungen vorliegen, kann das Schultergelenk wieder frei beweglich werden. Da oft alte Menschen sich diese Verletzung zuziehen, ist das Training von Alltagsbewegungen wichtiger als das Arbeiten an den letzten 5 Graden einer Bewegung.

Ziele und Maßnahmen

▸ Tab. 7.10 fasst die wichtigsten Ziele und Maßnahmen zusammen:

Tab. 7.10 Physiotherapeutische Ziele und Maßnahmen bei Humerusfraktur

Ziele	Maßnahmen
Schmerzen lindern	• Entspannen der Schultergürtelmuskulatur • Pendelübungen im schmerzfreien Bereich wirken entkrampfend
Resorption fördern	• entstauend hochlagern • aktives Bewegen der Hand- und Fingergelenke (Pumpbewegungen)
Vermeiden von Immobilisationsschäden	• Pendelübungen • Bewegen des Schultergelenks über Skapula- und Rumpfbewegen
Mobilisation	• assistiv-aktives Bewegen • bei Belastungsstabilität sind alle Bewegungen und auch Bewegen gegen Widerstand erlaubt

B

Fallbeispiel

Eine 34-jährige Patientin hat sich bei einem Sturz auf die rechte Schulter eine subkapitale Humerusfraktur zugezogen. Diese wurde mittels einer Plattenosteosynthese operativ versorgt. Am ersten postoperativen Tag darf sie bereits Pendelübungen zur Mobilisation des Schultergelenks ausführen. Bei dem Versuch, den betroffenen Arm im Stand hängen zu lassen, klagt die Patientin über Schmerzen und es gelingt ihr nicht, Schultergürtel und Arm locker der Schwerkraft zu überlassen. Nur wenn der schützende Gilchrist-Verband angelegt ist, fühlt sich die Patientin wohl.

Die Physiotherapie beginnt mit detonisierenden Maßnahmen für hypertone Muskeln. Nach der Funktionsmassage des M. trapezius pars descendens (▶ Abb. 7.27a–b) und des M. biceps brachii ist die Extension im Ellbogengelenk endgradig möglich. Der Arm kann nun besser hängen.

Da das Pendeln noch zu schmerzhaft ist, wird der Arm mit Unterstützung des Physiotherapeuten hubfrei in Rückenlage in die Abduktion bewegt. Die sofort einsetzende weiterlaufende Bewegung bringt nur eine Elevation des Schultergürtels und kaum Abduktion. Um der Ausweichbewegung entgegenzuwirken, übt der Therapeut mit der Patientin zunächst selektiv aktiv die Depression des Schultergürtels. Nachdem die Patientin diese Bewegung mithilfe der Vorstellung „Schulter vom Ohr weg bewegen" gelernt hat, übt sie, diese gleichzeitig mit der Abduktion des Armes auszuführen. Diese widerlagernde Mobilisation reduziert die Ausweichbewegung und führt zur echten Abduktion des Armes im Schultergelenk (▶ Abb. 7.28a–b). Weil diese Bewegung fast ohne Schmerzen und auch qualitativ gut gelingt, wird sie in den ersten Tagen auch zur Kontrakturprophylaxe genutzt, um Kapselverklebungen entgegenzuwirken.

Nach dem gleichen Prinzip übt die Patientin in Seitlage die Flexion. Den Arm legt die Patientin auf einen Block vor ihrem Körper. Skapulabewegungen in der Sagittalebene führen im Schultergelenk zu flexorischen und extensorischen Bewegungen. Die Ventralrotation um die Klavikulalängsachse bringt das Akromion nach ventral kaudal und im Schultergelenk entsteht eine Flexion. Durch die Lagerung des Armes in Flexion wird so schmerzfrei bis an die Bewegungsgrenze der momentan möglichen Flexion bewegt (▶ Abb. 7.29a–b).

Nach der Behandlung legt die Physiotherapeutin der Patientin wieder den Gilchrist-Verband an.

Am nächsten Tag sind Pendelbewegungen möglich. Je weiter die Patientin ihren Oberkörper nach vorn neigt, umso größer das Ausmaß der Flexion im Schultergelenk. Die Pendelbewegungen werden im schmerzfreien Bereich in alle Richtungen ausgeführt. Die Patientin führt diese Bewegungen mehrmals täglich selbst aus. Schwellungen in der Hand, die durch das Hängen und Pendeln möglich wären, wirkt sie durch anschließendes Hochlagern des Unterarms und der Hand entgegen.

Nun können auch die stabilisierenden Muskeln des Schultergelenks selektiv aktiviert werden. Im Sitz mit abgelegtem Unterarm reagiert die Patientin auf die leichte Traktion des Humeruskopfes nach lateral mit statischer Muskelarbeit. Der Therapeut spürt unter seiner proximalen Hand die Bewegung des Humeruskopfes nach kaudal (▶ Abb. 7.30).

Sobald der Arm zur Horizontalen gehoben werden kann, beginnt die Patientin ihr Schultergelenk von proximal zu bewegen. Sie stützt mit der Hand auf Schulterhöhe und bewegt den Körper gegen den Arm. Dabei variiert sie die Stützposition in allen schmerzfrei möglichen Varianten. Sie stützt sich auch mit der Kleinfingerkante hinter dem Körper gegen die Wand und übt so die Extension des Armes im Schultergelenk.

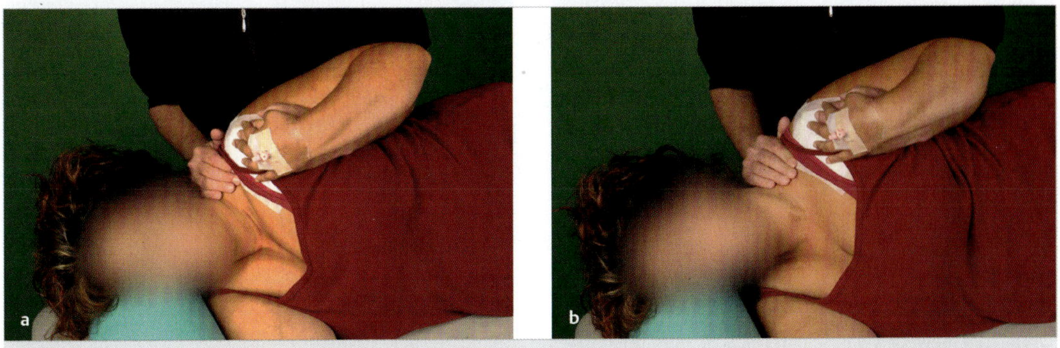

Abb. 7.27 Funktionsmassage für den M. trapezius descendens.
a Der Muskel ist in der Ausgangsstellung angenähert.
b Während der Verlängerung wird der Muskel längs zu seiner Faserrichtung mit dem Handballen Richtung Ursprung massiert.

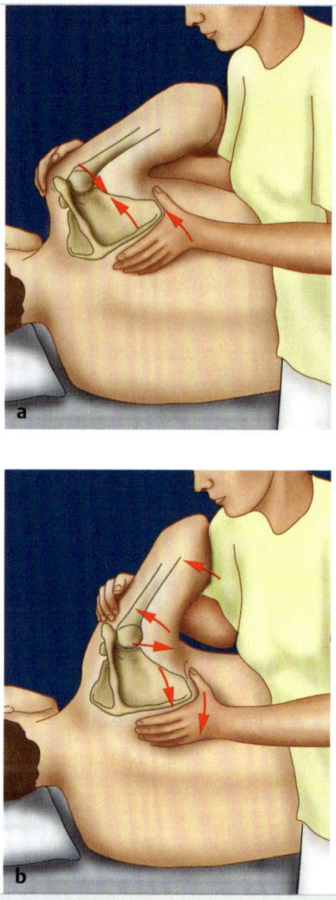

Abb. 7.28 Widerlagernde Mobilisation für die Abduktion im Schultergelenk.
a Ausgangsstellung.
b Endstellung: Mit der Depression wird die Abduktion des Oberarms im Schultergelenk kombiniert.

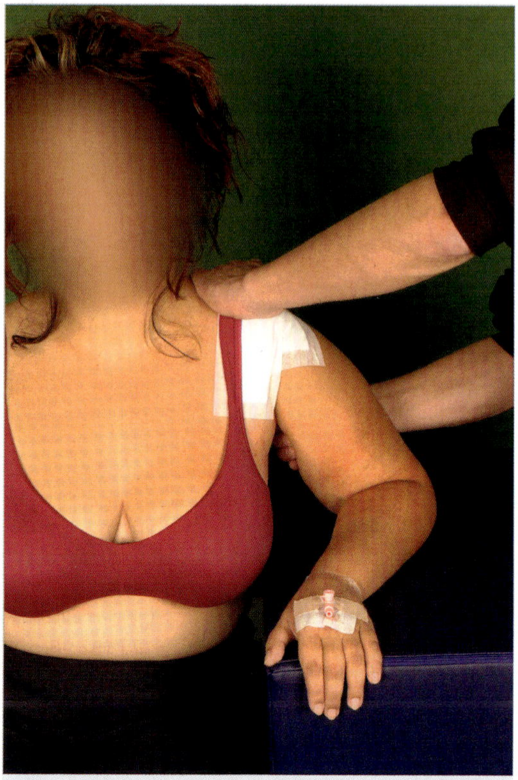

Abb. 7.30 Die Patientin reagiert auf die leichte Traktion des Humeruskopfes nach lateral mit statischer Muskelarbeit. Der Therapeut kontrolliert mit seiner proximalen Hand, dass keine unerwünschte Bewegung des Schultergürtels entsteht.

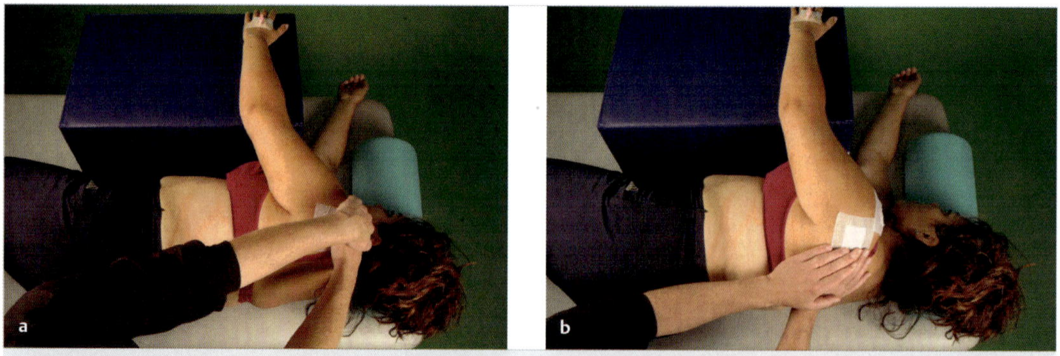

Abb. 7.29 Bewegen des Schultergelenks vom proximalen Hebel.
a Ausgangsstellung.
b Endstellung: Bei der Bewegung des Schultergürtels vorwiegend in der Sagittalebene, dreht sich die Klavikula um ihre Längsachse nach ventral, das Akromion geht nach kaudal, im Schultergelenk vergrößert sich die Flexion.

7.7 Humerusschaftfrakturen

Ursache ist eine direkte oder indirekte Gewalteinwirkung. Letztere kommt z. B. beim Sturz auf den Ellbogen etwas häufiger vor als direkte Traumen. Häufig handelt es sich um Quer- oder Spiralbrüche. Außer den seltenen Trümmerfrakturen treten fast alle Frakturformen auf. Durch muskulären Zug kann es zu Dislokationen von Frakturfragmenten kommen.

Es zeigen sich die klassischen Frakturzeichen: abnorme Beweglichkeit, tastbares Knochenreiben, Deformitäten aufgrund von Dislokationen sowie Schmerzen, Schwellung und Funktionsausfall. Die Diagnose wird durch eine Röntgenaufnahme in zwei Ebenen abgesichert.

7.7.1 Begleitverletzung und Komplikationen

Als Begleitverletzung kommt häufig eine Läsion des N. radialis vor. Der N. radialis kann auch durch einen operativen Eingriff von dorsal geschädigt oder im Heilungsprozess durch die Kallusbildung irritiert werden. Selten ist auch die A. brachialis mit verletzt. Wenn bei konservativer Therapie Pseudarthrosen entstehen, können diese sekundär operativ mit Osteosynthesen versorgt werden.

Ärztliche Therapie

Konservative Therapie

Nach der Reposition in Narkose bei Dislokation wird der Arm des Patienten je nach Schweregrad der Verletzung mit einem Thoraxabduktionsgips, Desault-Verband, Brace oder Sarmiento-Brace für 5–8 Wochen ruhig gestellt.

Bei der Reposition wird darauf geachtet, dass keine Rotationsabweichung im Humerusschaft entsteht.

Operative Therapie

Bei offenen Frakturen, starker Dislokation oder Nerv- bzw. Gefäßbeteiligung ist die Indikation zur Operation gegeben. Weitere Indikationen sind u. a. Mehretagenfrakturen, Querfraktur in der Schaftmitte und Repositionshindernisse z. B. durch einen zwischen den Fragmenten befindlichen Muskel.

Die Fraktur wird dabei meistens mit Plattenosteosynthesen versorgt. Das ermöglicht frühzeitiges Bewegen des Armes.

7.7.2 Physiotherapeutische Untersuchung und Behandlung nach Humerusschaftfrakturen

Behandlungsrelevante Aspekte bei konservativer Therapie

In der Phase der Ruhigstellung stehen zunächst abschwellende Maßnahmen sowie das Erhalten der Beweglichkeit der angrenzenden Gelenke, soweit dies die Versorgung zulässt, im Mittelpunkt der Therapie. Es wird auch sobald wie möglich mit Koordinationsschulungen für das Schultergelenk begonnen. Der Patient lernt, Schultergelenk und -gürtel bewusst wahrzunehmen, eine symmetrische Körperhaltung einzunehmen und Schonhaltungen zu vermeiden.

Der Patient ist mit einer Oberarmgipsschale versorgt, der Arm liegt auf einem Schaumstoffkeil. Es liegen noch Redons. Sobald die Gipsschale entfernt werden darf, kann das Ausmaß von Hämatomen und Ödemen beurteilt werden. Unterarm und Hand neigen zu Schwellungen. Der Patient nimmt aufgrund der Schmerzen eine Schonhaltung ein.

> **Merke** M!
>
> Periphere Durchblutung des Armes beachten. Ischämische Kontrakturen oder Einschnürungen des Gipsverbandes führen zu Unterversorgung des Gewebes und Komplikationen.

Behandlungsrelevante Aspekte bei operativer Therapie

Bei Versorgung mit übungsstabiler Osteosynthese wird in der frühfunktionellen Behandlung sofort mit der Mobilisation des Schulter- und Ellbogengelenkes begonnen. Schmerzlindernde und Durchblutungsfördernde Maßnahmen sind ein weiterer Schwerpunkt der Therapie.

Behandlungsrelevante Aspekte bei Läsion des N. radialis

Innervationsschulung durch Reize für die Oberflächensensibilität (z. B. Hautreizgriffe, Bürstungen) und die Tiefensensibilität (z. B. leichte Traktion, Kompression, Bewegung). Kontrakturen und Fehlstellungen vermeiden durch passives und assistives Bewegen, Lagern in verschiedenen Funktionsstellungen und Anleitung zum Lagern und Eigentraining der paretischen Hand. Bei verminderter Durchblutung und auffälliger trophischer Situation der Hand diese warm halten und z. B. Bindegewebsmassage durchführen, um den Parasympathikus positiv zu beeinflussen. Kontaktaufnahme und Absprache mit der Ergotherapeutin, um den Patienten mit Hilfsmitteln zu versorgen (Haarer-Becker, Schoer 1998). Abklären, ob eine Lagerungsschiene notwendig ist.

Ziele und Maßnahmen

▸ Tab. 7.11 stellt die wichtigsten Ziele und Maßnahmen zusammen:

Beweglichkeit

Die Beweglichkeit im Ellbogengelenk ist besonders eingeschränkt. Aber auch die anderen, angrenzenden Gelenke wie Schulter- und Handgelenk können Einschränkungen zeigen.

Bei Läsion des N. radialis ist die Streckmuskulatur von Hand- und Fingergelenken betroffen. Das typische Erscheinungsbild wird als Fallhand bezeichnet. Die Beweglichkeit in Hand- und Fingergelenken ist zunehmend eingeschränkt.

M!

Merke

Um zu verhindern, dass durch die Finger- und Handbeuger zu starke Kontrakturen entstehen, müssen bei Patienten mit N.-radialis-Läsionen häufig Lagerungsschienen eingesetzt werden.

Muskulatur

Die Muskulatur kann durch die Verletzung in ihrer Kontraktionsfähigkeit beeinträchtigt werden. Bei bestehendem reflektorischen Hypertonus eines Muskels ist die entgegengesetzte Bewegungsrichtung eingeschränkt.

Ist z. B. die Muskulatur der Beugeseite reflektorisch hyperton, wird die Beweglichkeit in die Extension eingeschränkt.

Tab. 7.11 Physiotherapeutische Ziele und Maßnahmen bei Humerusschaftfraktur

Ziele	Maßnahmen
Resorption fördern und Schmerzen lindern	• Hochlagern des Armes • manuelle Lymphdrainage • statische Muskelarbeit • Entspannen hypertoner Muskeln, bes. der Ellbogenflexoren • evtl. Kryotherapie
Vermeiden von Immobilisationsschäden	• aktives Bewegen von Schulter- und Handgelenk
Mobilisation besonders des Ellbogengelenks	• aktives Bewegen im Ellbogengelenk bei übungsstabiler Fraktur • Pro- und Supination zunächst von proximal im Ellbogengelenk • vorsichtig manuelle Therapie, sobald die Fraktur belastungsstabil ist • Bewegungsbad nach Entfernen des Verbandes oder nach Abschluss der Wundheilung • Schulung von Alltagsbewegungen • Kontrakturbehandlung bei Lähmung des N. radialis
Regeneration des N. radialis fördern	• Druckstellenprophylaxe • durchblutungsfördernde Maßnahmen für die Hand wie Wechselbäder, Bewegungsbad • Elektrotherapie: Reizstromtherapie • Gebrauchsbewegungen schulen
Motivation	• Anleiten zum Eigentraining, Gebrauch von Hilfsmitteln bei Läsion des N. radialis in Kooperation mit den Ergotherapeuten

7.8 Olekranonfraktur

Zu Olekranonfrakturen kommt es in der Regel durch ein direktes Trauma, z. B. einen Schlag oder einen Sturz auf den gebeugten Ellbogen. Durch den Zug des M. triceps brachii disloziert das proximale Olekranonfragment nach kranial. Als sicheres klinisches Zeichen entsteht durch den Trizepszug eine tastbare Lücke zwischen den Frakturfragmenten. Die aktive Streckung ist in ihrer Kraft stark gemindert oder nicht mehr möglich. Wie bei vielen Frakturen zeigt sich auch hier häufig sofort eine schmerzhafte Bewegungseinschränkung. Eine Röntgenaufnahme in zwei Ebenen sichert die Diagnose.

7.8.1 Begleitverletzungen

Typische Begleitverletzungen sind der Abbruch des Proc. coronoideus der Ulna oder eine Läsion des N. ulnaris.

Ärztliche Therapie

Konservative Therapie

Nur nicht dislozierte Olekranonfrakturen bei Kindern werden konservativ behandelt. Das Ellbogengelenk wird bis zu 8 Wochen in einer Gipsschiene ruhig gestellt.

Operative Therapie

Da es sich bei Olekranonfrakturen meistens um dislozierte Frakturen handelt, ist die Indikation zur Operation in der Regel gegeben. Ist das Olekranon komplett abgerissen, wird diese Verletzung mit einer Zuggurtungsosteosynthese versorgt oder das Fragment wird mit einer Schraube an der Ulna befestigt.

Um den N. ulnaris durch die Operation nicht zu irritieren oder zu verletzen, erfolgt der operative Zugang normalerweise von der radialen Seite. Bei Läsion des N. ulnaris ist eine Revision erforderlich.

7.8.2 Physiotherapeutische Untersuchung und Behandlung nach Olekranonfraktur

Nach Olekranonfrakturen steht die Funktion des humeroulnaren Gelenks im Vordergrund. Nach der operativen Versorgung ist der Arm hoch gelagert. Aufgrund des Traumas und der anschließenden Operation sind Ellbogen und Hand geschwollen. Die Haut des Ellbogens ist gespannt. Die Beuger des Ellbogens sind hyperton. Der Arm ist schmerzhaft und in Schonhaltung. Die Zuggurtung lässt eine frühfunktionelle Behandlung zu, bei der alle Bewegungen von Beginn an erlaubt sind.

Anhand des folgenden Patientenbeispiels wird ein exemplarischer Aufbau einer physiotherapeutischen Behandlung mit entsprechenden Therapieschwerpunkten am 4. postoperativen Tag und 6 Wochen nach der operativen Versorgung vorgestellt.

B

Fallbeispiel

Ein 19-jähriger Patient hat sich bei einem Sturz im Hallenbad eine einfache Olekranonfraktur zugezogen. Diese wurde vor 4 Tagen mittels einer Zuggurtungsosteosynthese operativ versorgt. Der Patient soll am nächsten Tag entlassen werden.

4. postoperativer Tag: Die Osteosynthese, die als bewegungsstabil eingestuft wird, ermöglicht eine schmerzfreie Bewegungserweiterung in alle Bewegungsrichtungen des Ellbogengelenks. Die physiotherapeutische Untersuchung zeigt, dass erfreulicherweise nur eine geringe postoperative Schwellung vorhanden ist. Im Tastbefund fällt v. a. der hypertone Biceps brachii auf. Die aktive Messung der Beweglichkeit nach der Neutral-Null-Methode ergibt folgendes Ergebnis: Extension/Flexion: 0/40/90, Pronation/Supination: 80/0/80. Den Patienten stört die eingeschränkte Flexion am meisten.

Damit der Patient möglichst schonend und schmerzfrei im Ellbogengelenk bewegen kann, wählt der Therapeut für die Behandlung zunächst die Seitlage. Der operierte Arm liegt nah am Patienten auf einem Schaumstoffblock.

Verbessern der Beweglichkeit in die Extension: In dieser Position wird der Unterarm aktiv-assistiv bis an das Bewegungsende der Extension bewegt. Um möglichst schonend vorzugehen, wählt der Therapeut für die Bewegungserweiterung das Bewegen von proximal, vom Oberarm aus. Hierzu gibt er dem Patienten einen taktilen Reiz am Handgelenk. Um die geplante Oberarmbewegung aktiv zu widerlagern und Ausweichbewegungen zu vermeiden, muss der Unterarm auf der Unterlage am Ort bleiben. Danach erhält der Patient den Auftrag, den Schultergürtel zu bewegen. Er soll den Abstand zwischen Schulter und Ohrläppchen vergrößern. Damit entfernt er den Oberarmkopf vom Handgelenk und extendiert so im Ellbogengelenk. Der Therapeut gibt einen taktilen Reiz am Akromion (▶ Abb. 7.31a–b). Das Schulterblatt bewegt sich in Richtung Depression, der Oberarm bewegt sich extensorisch im Ellbogengelenk.

Zwischen den Bewegungen des Schultergürtels in Richtung Depression soll der Patient lediglich die Spannung lösen. Dadurch finden Bewegungen mit kleinem Ausmaß am Bewegungsende der Extension statt. Der Patient wiederholt die schmerzfreien Bewegungen 15-mal bei gleich bleibender Amplitude im Sekundentakt: „anspannen – lösen". Nach einer Pause von ca. 15 Sekunden führt der Therapeut den Unterarm noch etwas weiter in Extension und lässt dann den Patienten die Schulterblattbewegung wiederholen. Dieses Vorgehen wiederholen Therapeut und Patient insgesamt 6-mal. Zwischen den letzten drei Übungsintervallen konnte der Unterarm nicht mehr weiter in Extension bewegt werden. Am Ende dieser Übung zeigt sich eine Bewegungserweiterung der Extension von insgesamt 20°. Das lässt die Hypothese zu, dass die Einschränkung lediglich muskulär bedingt war, der aktive Muskeltonus der Beuger war zu hoch.

Danach lässt der Therapeut den Patienten den Unterarm gegen leichten Führungswiderstand langsam in Flexion und in Extension bewegen. Mit jeder Wiederholung lässt der Therapeut mehr Flexion zu, achtet aber darauf, dass der Patient immer bis an das Ende der Extension bewegt.

Nachdem der Patient die momentan maximal mögliche Extension erreicht hat und keine Angst mehr vor dem Bewegen hat, wird die Ausgangsstellung gewechselt. Der Patient setzt sich neben die Behandlungsbank, der Arm wird mit 90° Abduktion im Schultergelenk auf der Bank gelagert, das Ellbogengelenk wird vom Unterarm aus in bestmöglicher Flexion eingestellt. Nun soll das Ausmaß der Flexion nach dem gleichen Übungsprinzip vergrößert werden wie bei der Extension. Der Schultergürtel muss sich in dieser Position in die Protraktion bewegen (▶ Abb. 7.32a–b). Insgesamt kann das Gesamtbewegungsausmaß um 40° erweitert werden: Extension/Flexion: 0/20/110.

Damit das Ergebnis gehalten werden kann, lernt der Patient folgende Übung für das Eigentraining:

In der gleichen Ausgangsstellung (Sitz an der Bankkante oder neben einem Tisch) soll er den Arm zunächst in der maximal möglichen Extension lagern. Da es dem Patient schwer fällt, die Schultergürtelbewegungen Pro- und Retraktion ohne Kontrolle selektiv durchzuführen, soll er über das Zurückneigen des Oberkörpers die Extension und über das Vorneigen die Flexion im Ellbogengelenk von proximal üben. Den Unterarm soll er dabei entsprechend der Zielbewegung lagern und während des Bewegens von proximal am Ort stabilisiert lassen (▶ Abb. 7.33a–b).

6. postoperative Woche: Der Patient ist sehr motiviert, die Therapie ist gut verlaufen, die Röntgenkontrolle ergibt, dass die knöcherne Heilung fortgeschritten ist. Die Ulna ist wieder belastungsstabil. Der Ellbogen ist reizfrei.

Lediglich im Funktionsbefund fällt folgende Bewegungseinschränkung auf: Extension/Flexion (aktiv): 20/20/130, Extension/Flexion (passiv): 0/10/140. Der Bewegungsstopp für die Extension ist festelastisch. Auch bei mehrmaliger Prüfung bleiben die aktiven und passiven Bewegungsmaße unverändert.

Die Nervengleitfähigkeit der Nn. radialis und medianus, beide Nerven sind bei der Extension einer Zugbelastung ausgesetzt, zeigt keine Auffälligkeiten (▶ Abb. 7.34).

Nachdem der Therapeut eine nervale Ursache durch den beschriebenen Test ausgeschlossen hat, geht er von strukturellen Verkürzungen der gelenkumgebenden Weichteile bzw. des Kapsel-Band-Apparates als Ursache der Bewegungseinschränkung aus. Bevor er das humeroulnare Gelenk manualtherapeutisch behandelt, entspannt er den hypertonen Biceps brachii mit der Funktionsmassage (▶ Abb. 7.35a–b). Manuelle Gelenktechniken zur Bewegungserweiterung verbessern die Beweglichkeit: Zunächst wird eine Traktionsbehandlung im Humeroulnargelenk durchgeführt: Traktion für ca. 10 Sekunden mit anschließend gleich langer Pause; Gesamtdauer 10 Minuten (▶ Abb. 7.36). Da mit der Extension auch eine leichte Abduktion des Unterarms verbunden ist, wählt der Therapeut nun eine Gleittechnik, welche diese Bewegungsrichtung unterstützt. Da die Incisura trochlearis für diese Bewegungsrichtung der konvexe Gelenkpartner ist, wählt der Therapeut eine Gleittechnik nach medial und führt sie mit gleicher Intensität wie die vorherige Traktion durch (▶ Abb. 7.37).

Das passive Bewegungsausmaß vergrößert sich um 5°. Um dieses Steigerung aktiv zu nutzen, übt der Therapeut nach der Mobilisation das neue Bewegungsausmaß mittels folgendem PNF-Armmuster: Extension/Abduktion/Innenrotation in die Extension im Ellbogengelenk. In der Ausgangsstellung ist das Ellbogengelenk also flektiert.

Innerhalb der nächsten 4 Behandlungstermine gelingt es, das passive und aktive Extensionsdefizit komplett zu beseitigen. Im Eigentraining macht der Patient nun auch Krafttraining und steigert „Liegestützen gegen die Wand“ in echte Liegestütze.

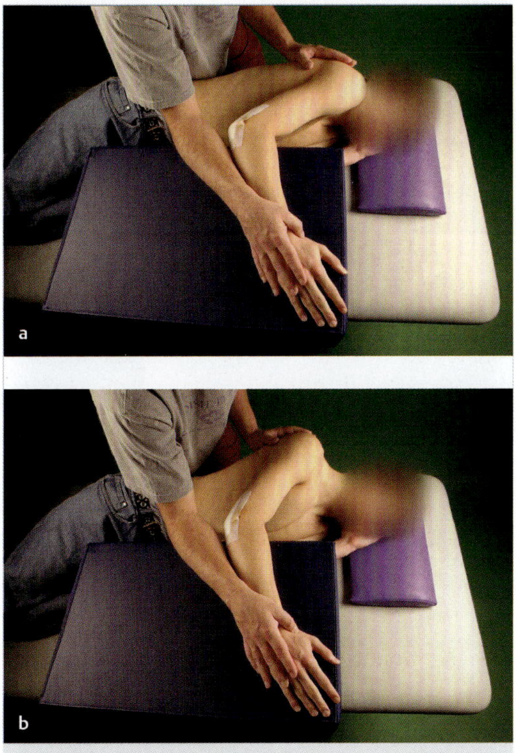

Abb. 7.31 Hubfreie Mobilisation des Ellbogengelenks von proximal in die Extension.
a ASTE: Der taktile Reiz am Handgelenk hilft dem Patienten, den Unterarm gegen die Bewegung des Oberarms zu stabilisieren.
b ESTE: Die Schulterblattbewegung führt zu einer Extension des Oberarms im Ellbogengelenk.

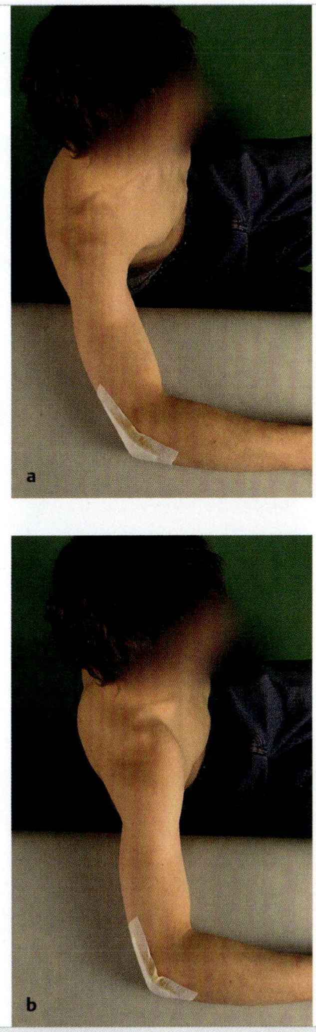

Abb. 7.32 Hubfreie Mobilisation des Ellbogengelenks von proximal in die Flexion.
a Der Schultergürtel ist noch in Retraktion.
b ESTE: Die Protraktion des Schultergürtels führt zu einer Flexion des Oberarms im Ellbogengelenk.

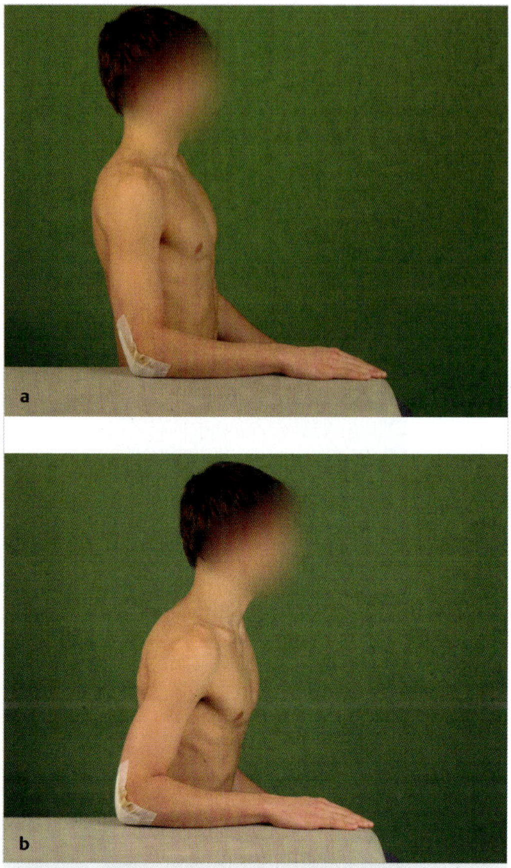

Abb. 7.33 Selbstständiges Üben der Flexion von proximal.
a ASTE.
b ESTE: Das Vorneigen des Oberkörpers führt zu einer Flexion des Oberarms im Ellbogengelenk.

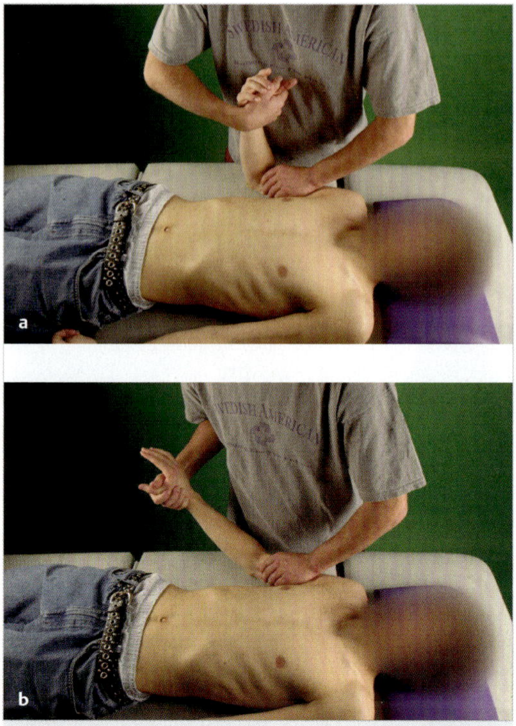

Abb. 7.35 Funktionsmassage des M. biceps brachii.
a .. Aus der Flexion/Supination wird der Unterarm
b .. in die Extension/Pronation bewegt; während der Muskel so verlängert wird, wird er längs zu seinem Faserverlauf manuell gedehnt.

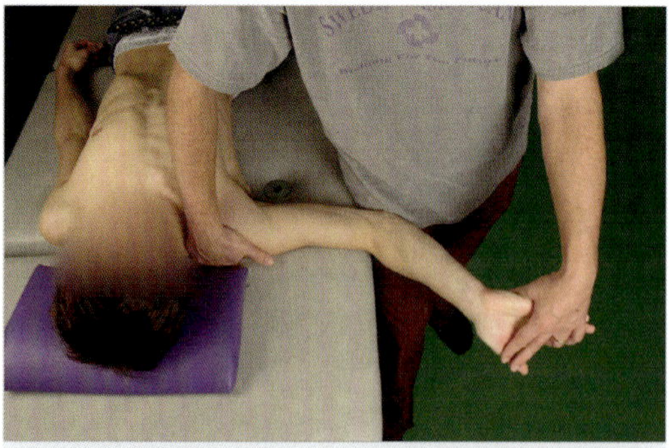

Abb. 7.34 Prüfen der Nervengleitfähigkeit des N. medianus.

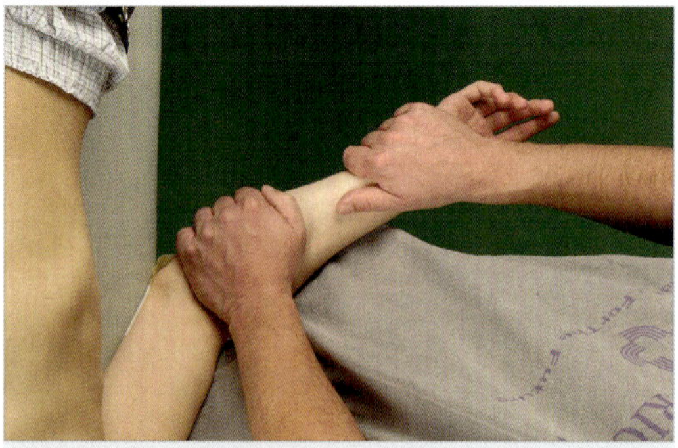

Abb. 7.36 Traktion der Ulna im proximalen Humeroulnargelenk.

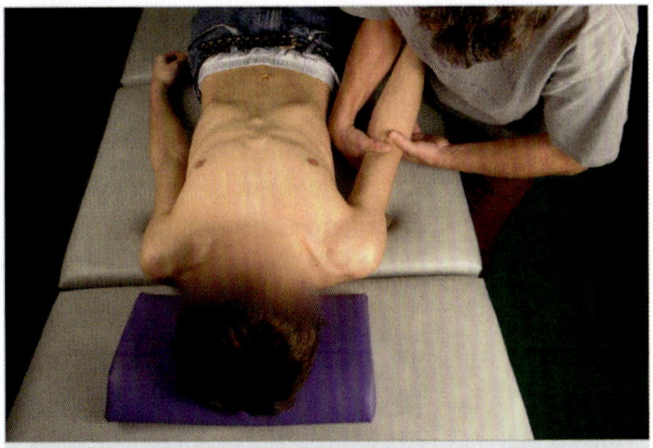

Abb. 7.37 Medialgleiten der Ulna zur Bewegungserweiterung der Ellbogenextension.

7.9 Radiusköpfchenfrakturen

Radiusköpfchenfrakturen entstehen durch Stauchung beim Sturz auf die radiale Handseite bei gestrecktem Ellbogen und proniertem Unterarm. Das Körpergewicht wird mit dem Daumenballen abgefangen, der erhöhte Druck überträgt sich über den Radiusschaft auf das Köpfchen. Es werden Stauchungs-, Trümmer- und Meißelfrakturen unterschieden.

Klinisch gibt der Patient Druckschmerz unterhalb des Epicondylus lateralis an. Pronation und Supination sind schmerzhaft eingeschränkt. Bei starken Stauchungsbrüchen kann das Ellbogengelenk instabil sein, es zeigt sich eine Verschiebung nach distal im proximalen Handgelenk.

Durch Röntgen in zwei Ebenen kann die Art der Fraktur genauer bestimmt werden. Bei Meißelfrakturen zeigt sich die typische Spaltbildung.

7.9.1 Begleitverletzungen und Komplikationen

Eine Läsion des N. radialis ist selten. Muss aufgrund einer schweren Trümmerfraktur das Radiusköpfchen resektioniert werden, verkürzt sich der Radius, im Bereich des Handgelenks kommt es zum sog. indirekten Ulnavorschub.

Bei Kindern kann aus einer Epiphysenverletzung ein Fehlwachstum folgen. Dies führt zu einer eingeschränkten Beweglichkeit.

Ärztliche Therapie

Konservative Therapie

Nur nicht dislozierte oder gut reponierbare Frakturen ohne Beteiligung des Ellbogengelenkes werden konservativ behandelt. Zur Ruhigstellung ist eine Oberarmgipsschiene für mindestens zwei Wochen erforderlich.

Operative Therapie

Frakturen des Radiusköpfchens werden je nach Frakturtyp entweder mit einer Spickdrahtosteosynthese oder kleinen Zugschrauben versorgt. Liegt eine Trümmerfraktur des Radiusköpfchens vor, ist oft eine Resektion nötig.

> M!
>
> **Merke**
>
> Die anschließende Beweglichkeit im Ellbogengelenk ist nach Resektion des Radiusköpfchens meistens zufrieden stellend. Allerdings wirkt sich das fehlende Radiusköpfchen negativ auf die Stabilität des Armes beim Stützen aus.

7.9.2 Physiotherapeutische Untersuchung und Behandlung nach Radiusköpfchenfrakturen

Das Radiusköpfchen ist im humeroradialen Gelenk an der Extension/Flexion und im radioulnaren Gelenk an der Pro- und Supination beteiligt. Die Untersuchung und die Wiederherstellung der Beweglichkeit dieser Gelenke stehen im Vordergrund der Behandlung.

Oft bereiten bei einer Radiusköpfchenfraktur die Drehbewegungen des Unterarms mehr Schwierigkeiten. In der postoperativen Phase ist es deshalb wichtig, soweit es erlaubt ist, alle vier Bewegungsrichtungen möglichst freizuhalten.

Dies ist nicht immer uneingeschränkt möglich, da je nach Frakturverlauf und einer eventuellen Begleitverletzung des Lig. anulare die Pronation und Supination zunächst für einen vom Operateur festzulegenden Zeitraum limitiert werden, um einer radioulnaren Luxation vorzubeugen.

Die Ruhigstellung und die Tatsache, dass sich im Heilungsverlauf auch Verknöcherungen zwischen Radius und Ulna bilden können, sind in seltenen Fällen die Ursache für bleibende Bewegungseinschränkungen.

Merke

Auch bei optimaler Operationstechnik und physiotherapeutischer Nachbehandlung kann es zu Störungen im Heilungsverlauf kommen. Deutet ein harter Bewegungsstopp auf ein knöchernes Bewegungshindernis hin, muss der Physiotherapeut erkennen, dass mit physiotherapeutischen Mitteln keine weitere Bewegungserweiterung mehr möglich ist.

Bei Problemen im Heilungsverlauf nach Osteosynthesen kann eine vorgezogene Metallentfernung sinnvoll sein, die in der Regel auch für weitere operative Maßnahmen, wie z. B. eine Kallusentfernung, genutzt wird.

Im folgenden Patientenbeispiel ist ein solcher Fall mit den therapeutischen Konsequenzen beschrieben.

Fallbeispiel

Eine 63-jährige Patientin hat sich bei einem Sturz auf die ausgestreckte Hand eine Meißelfraktur zugezogen. Diese wurde mittels Zugschraube von lateral refixiert und stabilisiert.

Ab dem 3. postoperativen Tag wird Physiotherapie verordnet. Die Osteosynthese ist übungsstabil, es gibt keine Bewegungslimits.

Im Verlauf der darauf folgenden Tage erreicht die Patientin eine nahezu freie Beweglichkeit der Extension/Flexion im Ellbogengelenk. Die Pro- und Supination hingegen sind auch nach drei Wochen noch deutlich beim aktiven Bewegen eingeschränkt: Pronation/Supination 40/0/40.

Nach weiteren sechs Wochen stuft der Arzt die Fraktur als belastungsstabil ein. Die Übungsbehandlung wird nun durch manuelle Gelenktechniken vom Physiotherapeuten ergänzt. In den folgenden Behandlungen zeigt sich zunächst eine Erweiterung der Bewegung in beide Richtungen: Pronation/Supination: 60/0/60 (aktiv); 70/0/70 (passiv).

Während der nächsten zwei Wochen findet kein weiterer Fortschritt mehr statt. Als ab der 12. Woche v. a. das passive Bewegungsausmaß kleiner und der passive Bewegungsstopp in beiden Richtungen immer härter wird, beschließt der Physiotherapeut Kontakt mit dem behandelnden Arzt aufzunehmen, um ihm diesen Verlauf zu schildern. Nach dem Gespräch bittet der Arzt die Patientin, erneut in seine Sprechstunde zu kommen. In der dabei durchgeführten Röntgenkontrolle zeigt sich, dass sich eine knöcherne Brücke zwischen Radius und Ulna bildet. Aufgrund dieser Tatsache einigt sich der Arzt mit der Patientin auf eine vorzeitige Entfernung der Schraube. Während dieses Eingriffs will er auch das entstehende Knochengewebe entfernen. Die Operation verläuft erfolgreich.

Nach insgesamt 9 Wochen mit regelmäßiger Physiotherapie sind nur noch minimale passive Bewegungseinschränkungen vorhanden: Pronation/Supination 80/0/80 (passiv).

7.10 Unterarmfrakturen

Unterarmfrakturen entstehen durch indirekte oder direkte Gewalteinwirkung. Bei direkter Gewalteinwirkung kann sowohl eine axiale als auch eine senkrecht (Parierfraktur) auf Knochen treffende Kraft die Ursache sein.

Isolierte Frakturen von Ulna oder Radius treten gemeinsam gezählt ebenso häufig auf wie Frakturen von Ulna und Radius. Sind beide Unterarmknochen gebrochen, spricht man von kompletten Unterarmfrakturen. Wie bei allen Frakturen von langen Knochen kann es bei Unterarmfrakturen zur Durchspießung der Weichteile durch Knochenfragmente und somit zu offenen Frakturen kommen.

Unterarmfrakturen bei Kindern, so genannte Grünholzfrakturen, sind die häufigste Frakturform (20 %). Grünholzfrakturen bzw. Wulstfrakturen sind röntgenologisch schwieriger zu diagnostizieren, weil zwar die Kontinuität des Knochens aufgehoben ist, die Kontinuität des Periosts aber bestehen bleibt (Reifferscheid, Weller 1989).

Unterarmfrakturen werden entsprechend ihrer Lokalisation bezeichnet. Man unterscheidet proximale, mittlere und distale Unterarmfraktur. Des Weiteren gibt es komplexe Kombinationsverletzungen, wie die Monteggia-Luxationsfraktur, eine proximale Fraktur der Ulna mit einer Luxation des Radiusköpfchens. Bei der Galeazzi-Luxationsfraktur ist dagegen der Radiusschaft frakturiert und das distale Radioulnargelenk zerrissen oder gesprengt (Reifferscheid u. Weller 1989).

Ist nur einer der beiden Unterarmknochen frakturiert, kann dies klinisch zunächst recht unauffällig sein, da der andere Knochen und die Membrana interossea wie eine Schiene für den gebrochenen Knochen wirken.

Normalerweise zeigt sich aber eine schmerzhafte Bewegungseinschränkung der Umwendbewegungen. Entsprechende punktuelle Druckschmerzhaftigkeit und Hämatombildung mit der einhergehenden Schwellung sind weitere Zeichen für eine mögliche Fraktur.

Um die Diagnose zu erhärten und um eventuell bestehende Begleitverletzungen zu berücksichtigen, werden Röntgenaufnahmen des Unterarms samt Hand- und Ellbogengelenk angefertigt.

7.10.1 Ärztliche Therapie

Konservative Therapie

Bei Erwachsenen werden vor allem nicht dislozierte Ulnafrakturen und distale Radiusfrakturen mittels Unterarmorthesen therapiert. Hierbei werden oftmals schmerzorientiert die Bewegungen des Unterarms und der angrenzenden Gelenke freigegeben, um Bewegungseinschränkungen zu vermeiden.

Kindliche Grünholzfrakturen werden konservativ mit Oberarmgipsschiene therapiert. Da sich bei Kindern gewöhnlich keine Kontrakturen bilden, ist durch diese gelenküberbrückende Orthese die Beweglichkeit des Ellbogengelenks nicht gefährdet.

Operative Therapie

Alle nicht reponierbaren Frakturen werden operativ versorgt, so werden z. B.

- bei Ulna- und Radiusschaftbrüchen Platten zur Refixation eingesetzt;
- bei Trümmerfrakturen und offenen Frakturen zumindest zeitweise Fixateure eingesetzt, um eine Stabilisierung zu erreichen;
- bei der Monteggia- und Galeazzi-Luxationsfraktur zusätzlich die verletzten Bandstrukturen genäht.

7.10.2 Physiotherapeutische Untersuchung und Behandlung bei Unterarmfrakturen

Die Ziele sowie die notwendigen und möglichen Maßnahmen werden im Wesentlichen durch Art und Lokalisation der Fraktur und die durchgeführte ärztliche Therapie bestimmt.

Generell besteht bei allen Frakturen im Bereich des Unterarms die Gefahr von Einschränkung der Bewegungen der Ellbogen-, Hand- und Fingergelenke. Betroffen sind meistens die Pro- und Supination. Je weiter proximal sich die Fraktur befindet, desto größer sind die Bewegungseinschränkungen im Ellbogengelenk. Je weiter distal sich die Fraktur befindet, desto stärker rückt auch die Dystrophieprophylaxe in den Vordergrund, da Patienten die Hand stärker schonen, um besonders in der Frühphase Schmerzen zu vermeiden.

Frühestens sechs Wochen nach der Operation ist die axiale Belastbarkeit des frakturierten Knochens wieder erreicht.

> **Merke** M!
>
> Die axiale Belastbarkeit der Ober- und Unterarmknochen spielt hauptsächlich beim Stützen eine Rolle. Dies hat vor allem dann Auswirkungen, wenn der Patient gleichzeitig eine Verletzung der unteren Extremität hat, welche eine teilweise oder komplette Entlastung notwendig macht. In diesem Fall kann am verletzten Arm keine Unterarmgehstütze zur Mobilisation des Patienten eingesetzt werden. Es muss auf eine Achselstütze zurückgegriffen werden, um die Fraktur nicht zu stark zu belasten.

Durch zeitweilig reduzierte Belastbarkeit und durch eventuell mit entstandene Weichteilschädigungen kommt es unweigerlich zum Kraftverlust v. a. der Finger- und Handmuskeln.

Bei ausgedehnten Weichteilschädigungen können Hauttransplantationen bzw. Muskelschwenklappen zur Defektdeckung notwendig sein. Diese zusätzlichen Operationen ziehen unweigerlich eine vorsichtigere Dosierung physiotherapeutischer Maßnahmen nach sich, damit die Wundränder des Transplantats geschont werden. Da verheilte Schwenklappen und Spalthaut nicht so elastisch und gut verschieblich gegenüber den darunter liegenden Weichteilen sind, kommt es im weiteren Verlauf teilweise zu deutlichen Bewegungseinschränkungen der angrenzenden Gelenke.

Im folgenden Fallbeispiel werden anhand einer kompletten, zweitgradigen offenen Unterarmschaftfraktur Konsequenzen beschrieben, welche sich aus einer relativ leichten Weichteilschädigung für die physiotherapeutische Nachbehandlung ergeben können.

Übungen beginnen, z. B. eine Phantasiereise durch den Körper.

7. Woche: Da die Schwellung deutlich zurückgegangen ist, wird vom Arzt die Dosierung der Analgetika kontinuierlich reduziert. Die Lagerungsschiene muss die Patientin nur noch nachts anlegen. Es gelingt ihr, Ellbogen und Hand immer weiter und leichter zu bewegen.

8. Woche: Die Patientin braucht keine intravenösen Schmerzmittel mehr und kann entlassen werden. Sie weiß, dass sie zu Hause feste Ruhe- und Entspannungszeiten einhalten soll. Sie geht zweimal in der Woche zur ambulanten Physiotherapie zur komplexen Entstauungstherapie. Hand und Ellbogengelenk sind inzwischen wieder schmerzfrei im vollen Bewegungsausmaß beweglich. Eine weitere Mobilisationsbehandlung ist deshalb nicht notwendig.

13. Woche: Da keinerlei Schmerzen und keinerlei Schwellungen mehr vorliegen, erlaubt der Hausarzt der Patientin, ihre gewohnte Sportart wieder aufzunehmen.

7.12 Kahnbeinfraktur

Das Kahnbein (Os scaphoideum) ist der Handwurzelknochen, der am häufigsten von Frakturen betroffen ist. Frakturen anderer Handwurzelknochen sind sehr selten. Gelegentlich kommt es zu Abrissfrakturen am Os triquetrum (Dreiecksbein). Durch chronische Belastungen (typisch: Pressluftwerkzeuge) kann es im Bereich des Os lunatum (Mondbein) zu Frakturen mit nachfolgender Nekrose kommen. Ursache ist meist ein Sturz auf die dorsalextendierte Hand.

Meist liegt eine Querfraktur vor. Geht die Fraktur mit einer Luxation des Os lunatum einher, spricht man von einer De-Quervain-(Luxations-) Fraktur (perilunäre, transskaphoidale Luxationsfraktur).

Druckschmerz und Schwellung in der Tabatire gelten als spezifische Hinweise auf eine Kahnbeinfraktur. Weitere Untersuchungen von Seiten des Arztes sind notwendig. Der Nachweis einer Fraktur mittels bildgebender Verfahren gelingt nicht immer. Oft lässt sich die Verletzung erst 10–14 Tage nach dem Trauma röntgenologisch nachweisen (Resorptionszone am Frakturspalt).

Merke M!

Frakturen der Mittelhandknochen können leicht übersehen werden. Ist unmittelbar nach einem typischen Trauma der Handwurzel keine Fraktur nachweisbar, muss das verletzte Handgelenk nach 10–14 Tagen erneut geröntgt werden. Eine übersehene Fraktur des Kahnbeins oder anderer Handwurzelknochen (insbes. des Os naviculare) verursacht wegen der Nekrose von Knochenfragmenten oder der Entstehung einer Pseudarthrose oft dauerhaft Beschwerden.

7.12.1 Ärztliche Therapie

Konservative Therapie

Unterarmgips mit Einschluss der Grundgelenke von Daumen und Zeigefinger (Böhler-Gips). Da kurze Knochen langsam heilen, muss der Gips bis zu 12 Wochen getragen werden. Dennoch heilt nicht jede ruhig gestellte Kahnbeinfraktur knöchern aus.

Operative Therapie

Bei entsprechender Indikation wird so früh wie möglich eine offene Reposition mit anschließender Zugschraubenosteosynthese durchgeführt. Postoperativ wird das Handgelenk mit einem Unterarmgips mit Daumeneinschluss für ca. 4 bis 6 Wochen ruhig gestellt. Wichtige Gründe für ein operatives Vorgehen können sein:

- dislozierte Fragmente,
- Komplikationen bei konservativer Behandlung (Gefahr der Pseudarthrosebildung, Durchblutungsstörung des proximalen Fragments),
- Einklemmung von Weichteilen (Kapsel, Bänder) zwischen den Knochenfragmenten (Interposition),
- Nachteile einer langen Ruhigstellung.

7.12.2 Physiotherapeutische Untersuchung und Behandlung nach Kahnbeinfraktur

Folgen der langen Immobilisation beseitigen

Die Behandlung beginnt nach der Gipsabnahme. Die lange Ruhigstellung führt häufig zu trophischen Störungen der Hand. Sie neigt zu Schwellungen, die Haut ist verfärbt. Nach einer operativen Versorgung ist die Narbe häufig verwachsen, die Haut im OP-Gebiet lässt sich nur schwer verschieben. Aufgrund der langen Ruhigstellung ist die Muskulatur der Hand und häufig auch des gesamten Armes atrophiert und sehr kraftlos.

Verkürzungen und Schrumpfungen von Kapsel-Band-Strukturen reduzieren die Beweglichkeit. Betroffen sind in erster Linie das proximale Handgelenk, das Daumengrund- und -sattelgelenk und das Grundgelenk des Zeigefingers.

Arthrokinematik: Schon eine geringe Formveränderung, welche durch die Fraktur und deren knöcherne Heilung verursacht wird, kann eine empfindliche Störung der Arthrokinematik der Handwurzel hervorrufen. Die strukturellen Veränderungen der umgebenden Weichteile und der Kraftverlust der Muskulatur verstärken diesen Effekt.

Im Mittelpunkt der Behandlung steht die Verbesserung der Gelenkbeweglichkeit. Insbesondere Maßnahmen der manuellen Therapie kommen zum Einsatz:

- Traktionen,
- spezifische Mobilisationen einzelner Karpalknochen.
  - Bei Dorsalextension des Handgelenks gleitet das Os scaphoideum nach volar, die Ossa trapezii nach dorsal.
  - Durch die Spannung der palmaren Bänder kommt das Os scaphoideum zwischen dem Radius und den Ossa trapezii unter Druck.
  - Ist die Gleitbewegung des Kahnbeins nach volar gestört, wirkt sich die Spannung der palmaren Bänder noch deutlicher aus und der Druck wird noch stärker.
  - Dies kann zur Folge haben, dass die Dorsalextension eingeschränkt ist bzw. der Patient am Bewegungsende Schmerzen hat;
- Weichteiltechniken (Muskeldehntechniken).

Im Anschluss an die passive Mobilisation muss das Ergebnis durch die aktive Übung isolierter und komplexer Bewegungen der Hand, der Finger und des Armes (z. B. PNF) gefestigt werden. Schwächen oder Verkürzungen einzelner Muskeln (muskuläre Dysbalancen) gefährden den Behandlungserfolg.

Bei starker Narbenbildung ist ggf. eine vorsichtige Behandlung der Narbe erforderlich.

M!

Merke

Da bei den Techniken der Manuellen Therapie sehr punktuell gegriffen und fixiert werden muss, ist es wichtig, dass der Grad der Knochenheilung vom Arzt abgeklärt ist, auch wenn die Fraktur bereits belastungsstabil ist. Gibt der Patient Schmerzen an, muss die Griffanlage modifiziert werden.

B

Fallbeispiel

Ein 22-jähriger Student zieht sich eine Fraktur des Os scaphoideum der linken Hand durch einen Sturz beim Skateboard fahren zu. Konservative Behandlung mit Böhler-Gips für 6 Wochen. Anschließend Unterarmgipsschiene, die zur Therapie abgenommen werden darf.

Das Handgelenk ist bewegungsstabil, die Prüfung der Beweglichkeit zeigt folgende Einschränkungen: Handgelenk (aktiv, passiv nicht geprüft) Dorsalextension/Palmarflexion 20/0/50, ulnare/radiale Abduktion 10/0/20; Daumensattelgelenk (aktiv und passiv) gering im Muster Abduktion > Flexion > Extension, Extension leicht schmerzhaft (VAS 1), Endgefühl fest-elastisch; Daumengrundgelenk Flexion endgradig, Endgefühl fest-elastisch; Grund- und Mittelgelenk des Zeigefingers (aktiv und passiv) endgradig, Endgefühl fest-elastisch.

Behandlungsziel ist das Wiederherstellen der Beweglichkeit der betroffenen Gelenke.

Anmerkung: Exemplarisch wird die Mobilisation des Zeigefingergrundgelenks dargestellt.

Der Patient beugt und streckt die Langfinger beider Hände wiederholt in allen Gelenken wiederholt im aktuellen Bewegungsausmaß (2 Serien 15 Wiederholungen). Anschließend erfolgt die Mobilisation durch mehrfaches Dehnen (Hold-relax) der Extensoren und Flexoren nacheinander. Danach unspezifische Traktion des Grundgelenks in Längsrichtung des Zeigefingers (▶ Abb. 7.39). Mit einer Gleitmobilisation (Traktion Stufe 3) der Grundphalanx des Zeigefingers gegenüber dem 2. Mittelhandknochen nach volar wird das Grundgelenk in die Flexion mobilisiert. Die Endposition wird über einen Zeitraum von ca. 5 Minuten für jeweils 10 Sekunden gehalten, unterbrochen von gleich langen Pausen. Um die Streckung im Grundgelenk zu verbessern, wird eine Gleitmobilisation nach dorsal durchgeführt. Abschließend bewegt der Patient wieder alle Langfinger mit Betonung der Flexion im vollen Bewegungsausmaß. Diese Reihenfolge von aktivem Bewegen, Hold-relax, Traktion, Gleittechnik und abschließender aktiver Einbindung des neuen Bewegungsausmaßes in die Gesamtbewegung wiederholt der Therapeut bei den anderen eingeschränkten Fingergelenken.

Um die Bewegungseinschränkungen des Handgelenks zu behandeln, werden die Handwurzelreihen manualtherapeutisch gegeneinander bewegt, ebenso die proximale Reihe gegen den Unterarm (▶ Abb. 7.40).

Zusätzlich erhält der Patient ein Programm zum Eigentraining. Hierbei soll er die Schwerkraft als therapeutischen Widerstand nutzen, um über antagonistische Hemmung die Bewegungen zu erweitern. Dieser Zyklus wird so oft wiederholt, bis sich das maximal zu erreichende Bewegungsausmaß einstellt. Dort wird der Zyklus noch dreimal wiederholt.

12. posttraumatische Woche: Die Belastungsstabilität ist erreicht. Dank der Physiotherapie ist von den oben genannten Bewegungseinschränkungen nur noch im Handgelenk ein Defizit in die Dorsalextension messbar (30/0/60). Es fällt auf, dass der Patient am Ende der passiven Bewegung Schmerzen angibt und eine muskuläre Schutzspannung aufbaut. Der Befund ergibt eine eingeschränkte Gleitfähigkeit des Os scaphoideum nach volar. Bereits die Probebehandlung mit Traktion im Radiokarpalgelenk und Volargleiten des Os scaphoideum lindert die Beschwerden. Innerhalb der nächsten drei Behandlungen gelingt es, die Schmerzen und das Bewegungsdefizit zu beseitigen.

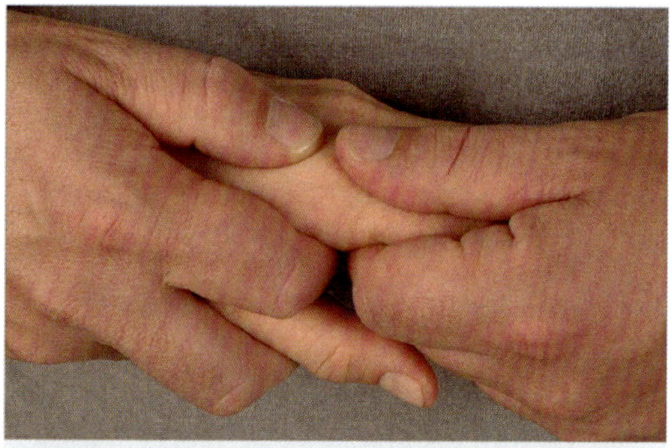

Abb. 7.39 Traktion im Grundgelenk des Zeigefingers.

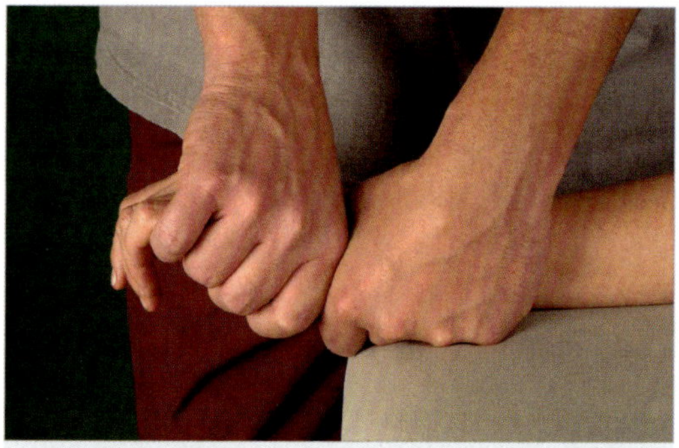

Abb. 7.40 Gleiten der proximalen Handwurzelreihe gegen den Unterarm.

7.13 Sehnenverletzungen

Man unterscheidet Verletzungen der Streck- und Beugesehnen. Verletzungen der Beugesehnen sind häufiger. Oft vorkommende Ursachen sind:

- Äußere Gewalt, bei der ein Finger passiv in eine extreme Position gezwungen wird,
- direkte Gewalteinwirkung durch scharfe Gegenstände (Messer, Scherben),
- als Begleitverletzungen von Frakturen und Luxationen,
- bei Vorschäden und degenerativen Veränderungen auch bei alltäglichen Beanspruchungen (Betten machen).

Klinisch fällt der entsprechende Funktionsverlust auf, bei Verletzungen der Beugesehnen mehr als bei Verletzungen der Strecksehnen (weil bei Letzteren Mittel- und Seitenzügel der Sehnen isoliert verletzt sein können). Wird z. B. die oberflächliche Beugesehne eines Fingers durchtrennt, ist an diesem keine aktive Beugung im proximalen Interphalangealgelenk mehr möglich. Reißt allein der Mittelzügel einer Strecksehne eines Langfingers im Bereich des Mittelglieds, kann der passiv in Streckung gebrachte Finger über die Anspannung der Seitenzügel gehalten werden, die Verletzung ist nicht sofort erkennbar (Trentz, Bührig 2001). Um knöcherne Ausrisse auszuschließen, muss eine Röntgenkontrolle erfolgen.

7.13.1 Ärztliche Therapie

Konservative Therapie

Konservativ werden nur noch Sehnenverletzungen behandelt, welche mit einem knöchernen Ausriss einhergehen. Hierzu werden spezielle Schienen zur sechswöchigen Ruhigstellung verwendet.

Operative Therapie

Die Sehnenstümpfe werden über aufwändige Nahttechniken (z. B. Kirchmayr-Kessler-Naht, Pulvertaft-Naht) wieder zusammengefügt. Dynamische Orthesen verhindern eine Überlastung der Sehnennaht, die unmittelbar postoperativ dem Zug der Muskulatur noch nicht standhält. Nach einer Beugesehnennaht wird für drei bis sechs Wochen eine Kleinert-Schiene angepasst. Diese zieht über einen Gummizügel den betroffenen Finger passiv in Beugung, um die Aktivität der Flexoren zu unterbinden. Da die Strecksehnen nicht verletzt sind, kann der Patient seinen Finger aktiv gegen den Zug des Gummizügels extendieren.

7.13.2 Physiotherapie nach Sehnenverletzungen

Gleitfähigkeit der Sehnen erhalten

Neben der Wiederherstellung der Handfunktionen ist es besonders wichtig, ein Verkleben der Sehnen während des limitierten Bewegens zu verhindern.

B

Fallbeispiel

Eine 29-jährige Patientin durchtrennte sich durch einen Sturz auf eine Glasscherbe die oberflächliche und tiefe Beugesehne des rechten Mittelfingers knapp unterhalb des Fingermittelgelenks. Handchirurgisch gelingt dank der glatten Sehnenstümpfe eine gute Sehnennaht ohne Längenverlust. Die anschließende Therapie mittels dynamischer Kleinert-Schiene verläuft unproblematisch, die Schiene wird nach 4 Wochen entfernt. Die Wunde ist gut zu einer leicht rötlichen Narbe verheilt. Es zeigt sich noch eine leichte Schwellung um die Narbe. Die Patientin kann das Mittel- und Endgelenk des Zeigefingers endgradig strecken, fühlt sich aber durch einen Widerstand, der von der Narbe ausgeht, deutlich behindert.

Um diese Einschränkung zu beseitigen und einer Bewegungseinschränkung vorzubeugen, wird in der Physiotherapie mit der Narbenbehandlung begonnen. Die Patientin lernt auch Maßnahmen, die sie selbstständig ausführen kann.

Narbenpflege durch die Patientin: Sie massiert zweimal täglich eine fetthaltige Creme (z. B. Panthenolsalbe) in die Haut des Fingers, Mit dem Zeigefinger der nicht betroffenen Hand verschiebt sie das Narbengewebe quer und längs zum Verlauf des Narbenzugs. Dann streckt sie die Finger wiederholt bei in Nullstellung eingestelltem Handgelenk, danach bei in Dorsalextension eingestelltem Handgelenk.

Narbenpflege durch die Physiotherapeutin: Vor der Physiotherapie bewegt die Patientin die Hand ca. 30 Minuten in einem Kamillenhandbad. Da Narben auch kleine Lymphbahnen unterbrechen, wird das Gewebe kreisförmig um das Narbengewebe bewegt. Dann wird die Narbe behandelt, während die Patientin die Finger bewegt. Das Gewebe wird in Quer- und Längsrichtung verschoben. Während die Narbe z. B. nach distal verschoben wird, streckt die Patientin die Finger.

Da die Sehnen sehr schnell ihre Gleitfähigkeit im Sehnenlager bzw. in den Sehnenscheiden verlieren, beginnt die frühfunktionelle Behandlung wenn möglich schon am ersten postoperativen Tag.

Trotz der postoperativen Versorgung mit dynamischen Schienen können Beugesehnenverletzungen starke Einschränkungen der passiven Beweglichkeit nach sich ziehen. Dies geschieht v. a. dann, wenn es im Verlauf der Wundheilung zu einer raumgreifenden Narbenbildung im Schädigungsgebiet kommt. In der Tiefe kann eine solche Narbe dafür sorgen, dass die Sehne gegenüber ihrer Umgebung (z. B. den Ringbändern) nicht gut gleiten kann.

Oberflächlich kann eine überschießende Hornhautbildung im Wundgebiet zur Narbenkontraktur führen. Verursacht eine Narbe an der Sehne über einen längeren Zeitraum große Bewegungsdefizite, muss sie operativ revidiert werden.

7.14 Komplexe Verletzungen der Hand

Verletzungen durch Industriemaschinen, Motorsägen, Sprengstoff und Haushaltsgeräte können gleichzeitig Haut, Muskeln, Gefäße, Nerven und Knochen betreffen. Einzelne oder mehrere Finger können amputiert sein. Häufig sind die Wunden z. B. durch Schmiermittel stark verschmutzt.

7.14.1 Ärztliche Therapie

Komplexe Handverletzungen müssen so schnell wie möglich operiert werden, um die Folgeschäden möglichst gering zu halten. Hierbei versucht der Arzt entsprechend den Schädigungen mehrere Ziele zu erreichen:

- Stabilisation der Knochen: Da komplexe Handverletzungen immer mit einem massiven Weichteilschaden einhergehen, muss minimal invasiv stabilisiert werden, um die Heilung nicht zu gefährden und nicht noch mehr Strukturen zu schädigen. Die Spickdrahtosteosynthese ist die Methode der Wahl.
- Amputation und Stumpfbildung: Wenn durch einen großen Weichteildefekt die Durchblutung nicht mehr gewährleistet ist und Gefäße nicht rekonstruiert werden können, müssen Finger bzw. Fingerglieder amputiert werden, da sie nicht mehr heilen werden. Ziel ist die Wiederherstellung der bestmöglichen Funktionalität, auch im Hinblick auf eine spätere prothetische Versorgung (Trentz, Bühren 2001).
- Sanierung der verletzten Gefäße: Um eine Revaskularisierung zu erreichen, versucht der Chirurg möglichst alle verletzten Gefäße wiederherzustellen.
- Readaptation verletzter Nerven: Mittels Nervennaht wird versucht die Kontinuität von verletzten Nerven wiederherzustellen.

Antibiotika verhindern nach der Operation die Ausbreitung von Infekten. Um Nekrosen zu verhindern, werden zusätzlich Medikamente gegeben, welche die Durchblutung steigern.

Auch wenn die oben genannten Ziele in der ersten Operation erreicht werden, sind meist Folgeoperationen notwendig, um Weichteile zu sanieren, auf stabilere Osteosyntheseverfahren umzusteigen, oder um Narben zu revidieren. Entsprechend lang kann der gesamte Heilungsprozess dauern, oft bis zu einem Jahr und länger. Es ist sehr wichtig, dass der Arzt den Patienten immer über den nächsten notwendigen Schritt aufklärt.

7.14.2 Physiotherapie nach komplexen Handverletzungen

Durch die vielen unterschiedlichen Kombinationen von Schädigungen, welche komplexe Handverletzungen aufweisen können, gibt es keinen allgemein gültigen Behandlungsplan. Orientiert an den einzelnen Schädigungen, muss der Physiotherapeut mit dem Arzt fortlaufend die jeweils erlaubten und sinnvollen Ziele und Maßnahmen immer wieder neu bestimmen. Im Hinblick auf eine bestmögliche Wiederherstellung der Funktion und eine optimale Versorgung mit Hilfsmitteln und eventuell erforderlichen Prothesen ist die Zusammenarbeit des gesamten therapeutischen Teams gefordert (Ergo- und Physiotherapeuten, Orthopädiemechaniker).

Für den Patienten stellt eine massive plötzliche Verletzung der Hand immer eine drastische Veränderung der Lebensumstände dar. Ist die dominante Hand betroffen und/oder übt der Patient beruflich eine überwiegend handwerkliche Tätigkeit aus, verschärft sich diese Situation. Der Patient hat, auch wenn die Verletzung nicht lebensgefährlich ist, eine schwere und langwierige Rehabilitation vor sich, welche sich nicht nur auf bewegungstherapeutische Aspekte beschränkt. Häufig ist psychologische Betreuung notwendig, um dem Patienten bei der Traumaverarbeitung zu helfen (siehe Kap. 1.5).

Um den Patienten wieder in das Arbeitsleben zu integrieren (berufliche Rehabilitation), kann eine Umschulung auf einen anderen Beruf erforderlich sein. Im Patientenbeispiel wird ein Verlauf bis hin zur beruflichen Reintegration dargestellt.

B

Fallbeispiel

Ein 25-jähriger Waldarbeiter zieht sich bei der Reparatur eines Holzhäckslers schwere Verletzungen an der rechten Hand zu: Mehrfragmentschaftfrakturen der Ossa metacarpalia II–V, subtotale Amputation unterhalb der Mittelgelenke von Zeigefinger und Mittelfinger mit Trümmerfrakturen der Grund-, Mittel- und Endphalangen, Ring- und Kleinfinger haben massive Weichteilschädigungen v. a. auf der volaren Seite mit starker Verschmutzung im Wundgebiet durch Holzspäne. Die Beugesehnen von Ring- und Kleinfinger sind komplett durchtrennt, durch den großen Weichteilschaden sind auf der volaren Seite arterielle und venöse Gefäße mitverletzt, einige davon so stark, dass sie operativ nicht rekonstruiert werden können, im volaren Bereich der großen Weichteildefekte sind die Nervenäste an den Strahlen IV und V stark geschädigt und durchtrennt.

Das handchirurgische Operationsteam kann wegen der großen Weichteildefekte und der teilweise sehr kleinen Knochenfragmente den Klein- und den Ringfinger nicht erhalten. Durch die Verschmutzung und die schlechte Durchblutungssituation besteht keine Hoffnung, dass die Finger heilen. Deshalb entschließen sich die Operateure beide Finger auf Höhe der Grundgelenke zu amputieren. Die Frakturen der Ossa metacarpalia III–V werden mittels Spickdrahtosteosynthese stabilisiert. Die physiotherapeutische Behandlung beginnt am 1. postoperativen Tag:

1. postoperativer Tag: Handgelenk und Mittelhand sind in einer Unterarmgipsschiene ruhig gestellt, um die Weichteil- und Knochenheilung nicht zu gefährden. Mit der abklingenden Narkose stellen sich Phantomschmerzen ein. Diese werden zunächst medikamentös behandelt. Zusätzlich bekommt der Patient Antibiotika, um einem Infekt vorzubeugen. Um die Wundheilung zu unterstützen und einer Schwellung im Operationsgebiet vorzubeugen, wird eine manuelle Lymphdrainage proximal der Verletzung durchgeführt.

2. postoperativer Tag: Der Physiotherapeut beginnt mit der komplexen physikalischen Entstauungstherapie. Er erklärt dem Patienten, wie er den Unterarm und die Hand lagern muss, damit die Schwellung nicht zunimmt. Die Behandlung wird auch in den nächsten Tagen fortgesetzt.

18. postoperativer Tag: Die Operationswunden im Bereich der vorgenommenen Exartikulationen sind gut verheilt, die Fäden werden entfernt. Die Phantomschmerzen sind schwächer geworden. Trotzdem wacht der Patient manchmal nachts davon auf. Um die medikamentöse Therapie zu unterstützen, bekommt der Patient ein TENS-Gerät. Der Therapeut unterweist den Patienten im Umgang mit dem Gerät. Aufgrund der Frakturen der Ossa metacarpalia III–V muss die Abhärtung der Weichteile sehr vorsichtig begonnen werden (siehe Kap. Pflege des Stumpfes). Diese erfolgt zunächst nur durch Streichungen über Frotteehandtücher und Zellstoff. Klopfungen können erst durchgeführt werden, wenn die knöcherne Heilung weiter fortgeschritten ist. Die manuelle Lymphdrainage darf nun auch an der Hand durchgeführt werden. Um Bewegungseinschränkungen von Daumen, Zeige- und Mittelfinger zu verhindern, beginnt die Mobilisation. Der Patient darf nun, mit vom Physiotherapeuten stabilisierter Mittelhand, die Finger I–III assistiv schmerzfrei bewegen.

7. postoperative Woche: Die Spickdrähte wurden vor einer Woche entfernt. Das Mittelfingergrund- und -endgelenk der rechten Hand weisen deutliche Bewegungseinschränkungen in Flexion und Extension auf. Mit manuellen Techniken wird die Beweglichkeit verbessert. Die Phantomschmerzen haben sich weiter verbessert. Die Abhärtung darf nun auch mittels Klopfungen und Vibrationen durchgeführt werden. Um Funktionsgriffe und Kompensationen zu üben, erhält der Patient zusätzlich Ergotherapie.

9. postoperative Woche: Die Phantomschmerzen treten nicht mehr auf. Die Verletzungen sind inzwischen gut verheilt. Die Beweglichkeit des Mittelfingers hat sich deutlich verbessert. Durch die Ergotherapie gelingen dem Patienten wieder viele Präzisions- und Funktionsgriffe. Lediglich das kraftvolle Zugreifen bereitet dem Patienten anhaltend Probleme. Dieser Umstand macht ihm psychisch zunehmend zu schaffen, da er die Fortführung seines Berufes gefährdet sieht.

10. postoperative Woche: Der Patient hat zum zweiten Mal innerhalb kurzer Zeit seine Therapietermine nicht wahrgenommen, ohne sich zu entschuldigen. Der Physiotherapeut erkundigt sich telefonisch nach dem Grund. Der Patient wirkt resigniert und ist enttäuscht, weil er nie mehr als Waldarbeiter beschäftigt sein kann. Nach diesem Gespräch nimmt der Physiotherapeut Kontakt zum Arzt auf und schildert ihm die Situation. Der Arzt bestellt daraufhin den Patienten zu sich in die Sprechstunde. In einem längeren Gespräch stellt der Arzt fest, dass

sich der Patient in einer ernsthaften psychischen Krise befindet. Er überzeugt den Patienten von der Notwendigkeit einer psychologischen Betreuung und überweist ihn an eine Psychologin.

13. postoperative Woche: Die behandelnde Psychologin findet in den mit dem Patienten geführten Gesprächen heraus, dass er weniger Angst davor hat, nicht mehr in seinem alten Beruf arbeiten zu können. Es trifft sogar das Gegenteil zu. Durch das traumatische Erlebnis der Verletzung durch die Holzhäckselmaschine hat er in Wirklichkeit große Probleme sich vorzustellen, wieder mit solchen Geräten arbeiten zu müssen. Nachdem dies dem Patienten selbst bewusst wird, erkennt er, dass die Ursache für seine Probleme das Festhalten an seinem alten Beruf ist. Er ist bereit, sich mit Alternativen zu befassen.

15. postoperative Woche: Der bisherige Arbeitgeber hat sich dazu bereit erklärt dem Patienten die Möglichkeit zu bieten, sich in seinem Betrieb zum Bürokaufmann umschulen zu lassen. Da es sich um einen Arbeitsunfall handelte, wird die berufsgenossenschaftliche Unfallversicherung für die entsprechenden Rahmenbedingungen und den finanziellen Ausgleich für den Patienten während der Umschulungszeit sorgen.

Literatur und weiterführende Literatur

Habermeyer P, Schweiberer L. Schulterchirurgie. München: Urban u. Fischer; 2002.

Hauser-Bischoff C. Schulterrehabilitation in Orthopädie und Traumatologie. Stuttgart: Thieme; 2002.

Hochschild J. Strukturen und Funktionen begreifen. Funktionelle Anatomie – Therapierelevante Details. Band 1. Stuttgart: Thieme; 2002.

Klein-Vogelbach S. Funktionelle Bewegungslehre. 5. Auflage. Berlin: Springer; 2000.

Klein-Vogelbach S. Funktionelle Bewegungslehre, Behandlungstechniken. Berlin: Springer; 2003.

Krischak G. Traumatologie für Physiotherapeuten. Stuttgart: Thieme; 2005.

Kromer T. Das Ellenbogengelenk. Berlin: Springer; 2004.

Reifferscheid M, Weller S. Chirurgie. Stuttgart: Thieme; 1989.

Schomacher J. Biomechanik der Körperstrukturen. In: Hüter-Becker A, Dölken M (Hrsg.). physiolehrbuch Biomechanik, Bewegungslehre, Leistungsphysiologie, Trainingslehre. Stuttgart: Thieme; 2004.

Schröder B. Handtherapie. Stuttgart: Thieme; 1999.

Trentz O, Bühren V. Checkliste Traumatologie. Stuttgart: Thieme; 2001.

van den Berg F. Angewandte Physiologie: Band 1. Das Bindegewebe des Bewegungsapparates verstehen und beeinflussen. Stuttgart: Thieme; 1999.

van den Berg F. Angewandte Physiologie: Band 3. Therapie, Training, Tests. Stuttgart: Thieme; 2001.

Kapitel 8

Verletzungen der Wirbelsäule, des Kopfes und des Brustkorbs

8.1	Verletzungsarten	*292*
8.2	Anatomische Grundlagen	*297*
8.3	Prinzipien der Physiotherapie bei Verletzungen der Wirbelsäule	*306*
8.4	Frakturen der Brust- und Lendenwirbelsäule	*323*
8.5	Frakturen der Halswirbelsäule	*331*
8.6	HWS-Beschleunigungsverletzung (Schleudertrauma)	*338*
8.7	Verletzungen des Brustkorbs	*347*
8.8	Rippenserienfraktur	*351*

8 Verletzungen der Wirbelsäule, des Kopfes und des Brustkorbs

Florian Schneider

8.1 Verletzungsarten

Verletzungen der Wirbelsäule, des Brustkorbs und des Kopfes können wegen der engen Beziehung zu lebenswichtigen Organen schwerwiegende Folgen haben. Hauptursache solcher Verletzungen sind schwere Unfälle mit großer Krafteinwirkung. Bei Wirbelsäulenverletzungen findet die Krafteinwirkung meist indirekt statt und kann neben den Knochen auch die Bandstrukturen und Bandscheiben verletzen. Im schlimmsten Fall kann das Rückenmark geschädigt werden.

Brustkorbverletzungen entstehen meist durch direkte Gewalteinwirkung. Ausgeprägte Traumen können zu Schäden an Herz und Lungen führen. Kopfverletzungen entstehen ebenso durch eine direkte Gewalteinwirkung. In schwerwiegenden Fällen kann das Gehirn geschädigt werden.

8.1.1 Verletzungen der Wirbelsäule

Verletzungen der Wirbelsäule können Knochen, Bandscheiben, Bänder, das Rückenmark und austretende Spinalnerven schädigen. Häufig treten Kombinationsverletzungen auf, wobei Frakturen die größte klinische Relevanz besitzen.

- Isolierte Bandscheibenschäden sind eher die Folgen chronischer Fehlbelastung und werden in dem physiolehrbuch „Physiotherapie in der Orthopädie" beschrieben (Dölken 2005).
- Rückenmarksverletzungen werden eingehend im Physiolehrbuch „Physiotherapie in der Neurologie" (Pape u. a. 2004) besprochen.

M!

Merke

Reine Weichteilverletzungen wie Prellungen und Distorsionen kommen häufig vor. Aus unfallmedizinischer Sicht sind sie, abgesehen von Beschleunigungsverletzungen der HWS, aber kaum von Bedeutung, da es nicht zu gravierenden strukturellen Schäden kommt. Unbenommen davon können solche Verletzungen sehr schmerzhaft sein und für Betroffene langfristige Folgen haben. Zum Beispiel können degenerative Veränderungen durch relativ unbedeutende Verletzungen (Mikrotraumen) ausgelöst werden. Ein Nachweis zwischen dem Auftreten solcher Verletzungen und dem Auftreten von Symptomen ist im Nachhinein meist nicht mehr möglich.

Wirbelfrakturen

Klassifikation

Frakturen der Wirbelsäule werden neben der Lokalisation nach dem Verletzungsmechanismus und der Stabilität klassifiziert. Einengungen des Spinalkanals spielen bei der Beurteilung ebenfalls eine Rolle. Die Klassifikation von Wirbelfrakturen ist für Physiotherapeuten interessant, da sie Aufschluss darüber geben kann,

- ob und in welchem Umfang im Bereich der Verletzung bewegt werden darf und
- welche Funktionsausfälle zu erwarten sind.

Verletzungsmechanismus

Nach dem Verletzungsmechanismus unterscheidet man:

- Kompressionsfrakturen,
- Distraktionsverletzungen,
- Rotationsverletzungen.

Pathologische Frakturen der Wirbelsäule treten im Zusammenhang mit Erkrankungen wie Osteoporose oder Tumoren auf.

Stabilität

Die Stabilität wird nach einem Drei-Säulen-Modell beurteilt (siehe ► Abb. 8.1):

- vordere Säule (A) : vordere Hälfte des Wirbelkörpers, vorderer Anteil des Anulus fibrosus, Lig. longitudinale anterius;
- mittlere Säule (B): hintere Wirbelkörperhälfte, hinterer Anteil des Anulus fibrosus, Lig. longitudinale posterius und vorderer Anteil der Wirbelbögen;

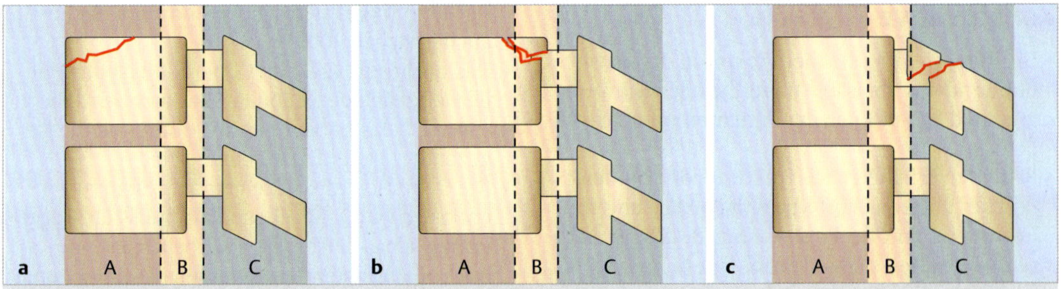

Abb. 8.1 Schematische Darstellung verschiedener Wirbelsäulenverletzungen und ihre Klassifikation nach dem Drei-Säulen-Modell.
a A-Verletzung: Vorderkantenabsprengung.
b AB1-Verletzung: Absprengung der Hinterkante eines Wirbelkörpers mit Einengung des Wirbelkanals um ein Drittel.
c C-Fraktur mit Einengung des Spinalkanals um zwei Drittel.

- hintere Säule (C): hinterer Anteil der Wirbelbögen, Facettengelenke, Lig. flavum, Ligg. interspinalia und supraspinalia.
- Typ A (Wirbelkörperkompressionsfrakturen): betreffen nur die vordere Säule, die hintere Säule ist intakt;
- Typ B (Distraktionsverletzungen): vordere und hintere Wirbelelemente sind geschädigt, es handelt sich um charakteristische Flexions-Distraktions- bzw. Hyperextensionsverletzungen.
- Typ C (Rotationsverletzungen): beide Säulen sind betroffen, alle Bandstrukturen sind zerrissen, es besteht eine Instabilität gegen axiale Drehung und Translation; oft in Verbindung mit Frakturen von Querfortsätzen oder Rippen.

Zurück zum Drei-Säulen-Modell: Abhängig davon, welche der drei Säulen betroffen sind, lassen sich Aussagen in Bezug auf die Stabilität treffen:

- Frakturen einer Säule können stabil sein.
- Brechen zwei oder drei Säulen, ist der betroffene Abschnitt meist instabil.
- Isolierte Verletzungen von Quer- und Dornfortsätzen sind in Bezug auf die Belastbarkeit und die Prognose eher harmlos.
- Die Auswirkung auf die axiale Belastbarkeit ist bei Verletzungen der hinteren Säule meist nicht so einschneidend wie bei Verletzungen der vorderen, weil die Druckbelastung hauptsächlich vorn auf dem Wirbelkörper liegt. In Bezug auf Bewegungen ist die Beeinträchtigung jedoch stark, da die Facettengelenke mit betroffen sind.

Einengung des Spinalkanals

Die Einengung des Spinalkanals wird unabhängig von den Auswirkungen auf die darin befindlichen Strukturen (Meningen und Rückenmark) beurteilt. Man unterscheidet:

- Grad 0: keine Einengung des Spinalkanals,
- Grad 1: Einengung um bis zu einem Drittel,
- Grad 2: Einengung um bis zu zwei Drittel,
- Grad 3: Einengung um mehr als zwei Drittel.

Kombiniert man die zwei Kriterien „Stabilität" und „Grad der Einengung" kann man Wirbelfrakturen sowohl topografisch als auch funktionell sehr gut klassifizieren (▶ Abb. 8.1a–c). Nervenschädigungen werden separat in einem neurologischen Status erfasst und ergänzen den Befund. Sie sind wichtig für die ärztliche Therapie und die Prognose der Verletzung (Störmer 2004).

8.1.2 Ärztliche Therapie

Die ärztliche Therapie richtet sich nach der Stabilität und der Mitbeteiligung neuraler Strukturen. Instabile Frakturen und begleitende neurologische Ausfälle sind fast immer eine zwingende Operationsindikation. Stabile Verletzungen mit guter Prognose werden konservativ behandelt. Daneben spielen das Alter, der Allgemeinzustand, begleitende Verletzungen von Organen oder Extremitäten und die Erwartungen eines Patienten eine Rolle bei der Therapieentscheidung.

Konservative Therapie

- Die Ruhigstellung stabiler Frakturen der Brust- und Lendenwirbelsäule dauert je nach Schweregrad und Symptomen des Patienten unterschiedlich lange.
- Patienten erhalten nach Frakturen der Lenden- und der unteren Brustwirbelsäule zur Ruhigstellung meist ein Drei-Punkte-Korsett, das sie während der ersten sechs Wochen nur beim Liegen ausziehen dürfen.
- Nach Frakturen von Dorn- und Querfortsätzen erfolgt in der Regel eine frühfunktionelle Behandlung.
- Im Bereich der mittleren und oberen Brustwirbelsäule kann wegen der stabilisierenden Funktion des Brustkorbs eher auf eine Operation verzichtet werden als in anderen Bereichen. Der Brustkorb ersetzt aber nicht das erforderliche Stützkorsett!

Operative Therapie

- Instabile Frakturen und Frakturen, die den Spinalkanal einengen, werden operativ versorgt.
- Je nach Lokalisation und Ausmaß der Schädigung werden Wirbelfrakturen entweder von dorsal, von ventral oder von ventral und dorsal stabilisiert.
- Eine ventrale operative Versorgung ist im Bereich der Brustwirbelsäule aufwändiger als im lumbalen Bereich. Deshalb wird häufig versucht, einen gebrochenen Wirbel nur durch eine dorsale Spondylodese wieder aufzurichten. Ventral können sich Fragmente durch den Zug der longitudinalen Bänder zumindest teilweise reponieren.
- Die Stabilisierung erfolgt mit speziellen Metallimplantaten (z. B. Fixateur interne; Titankörbchen, Platten). Bei Bedarf werden Knochendefekte mit Spongiosa oder Fremdmaterial aufgefüllt.
- Bei allen stabilisierenden Wirbelsäulenoperationen muss mindestens ein Bewegungssegment versteift werden, damit der verletzte Wirbel ausreichend fixiert wird und heilen kann (siehe auch Krischak 2005).
- Das wichtigste Ziel einer Operation ist das Wiederherstellen der Stabilität. Dadurch wird die spätere Belastbarkeit gewährleistet und die Liegezeit der Patienten verkürzt sich.
- Die Operation muss alle neuralen Strukturen entlasten (s. u.). Gegebenenfalls muss die Bogenwurzel eines betroffenen Wirbelkörpers ein- oder beidseitig entfernt werden (Laminektomie).
- Durch die Rekonstruktion der physiologischen Krümmung und der Abstände zwischen den Wirbelkörpern werden möglichst optimale Bedingungen für die späteren Belastungen der Wirbelsäule angestrebt. Abweichungen der Krümmung begünstigen das Auftreten von Folgeschäden.

Bei einer Einengung des Spinalkanals um mehr als ein Drittel, egal ob durch Fragmente oder ein Frakturhämatom, werden Patienten in den meisten Fällen operiert, unabhängig davon ob sie neurologische Ausfälle haben oder nicht.

- Die Operation sorgt dafür, dass das Rückenmark, die Meningen und Spinalnerven entlastet werden. Dadurch verbessert sich die Wahrscheinlichkeit, dass sich neurologische Symptome wieder zurückbilden. Das Risiko für das verzögerte Auftreten von neurologischen Ausfällen und Schmerzen wird reduziert.
- Eine Hämatomausräumung reduziert den Druck auf das Gewebe. Sie trägt dadurch wirksam zur Heilung bei und reduziert Schmerzen.
- Eine Operation verbessert die Prognose bei neurologischen Ausfällen, insbesondere bei Querschnittlähmungen.
- Sie verhindert, dass es im Bereich des Spinalkanals zu bleibenden Einengungen oder Narbenbildungen kommt, die auch Jahre nach dem Unfall noch Beschwerden verursachen können, z. B. durch eine gestörte Mobilität neuraler Strukturen.

Fallbeispiel

B

Eine 27 Jahre alte Mountainbikerin mit Wettkampferfahrung hat sich vor zwei Jahren bei einem Sturz im Rennen eine Fraktur des 10. Brustwirbelkörpers zugezogen. Diese wurde als AB2-Fraktur (siehe Kap. Wirbelfrakturen) klassifiziert. Da die Patientin keine neurologischen Ausfallerscheinungen hatte, wurde die Fraktur nur von dorsal stabilisiert. Die postoperative Röntgenkontrolle ergab, dass durch die operative Aufrichtung der Wirbel stabilisiert und die Verengung des Spinalkanals reduziert wurde. Die Röntgenkontrolle nach einem Jahr ergab eine stabile Situation und das Metall wurde entfernt. Vier Wochen nach der Metallentfernung war die Patientin wieder voll im Leistungstraining.

Einige Zeit nach der Metallentfernung bekam sie zunehmend Schmerzen im Bereich der unteren Brustwirbelsäule, die auch ins linke Bein ausstrahlten. Daraufhin ging die junge Frau zum Arzt, der ihr Physiotherapie verordnete. Die Physiotherapeutin konnte bei ihrer Untersuchung neben der operationsbedingten Bewegungseinschränkung keine Auffälligkeiten der Wirbelsäulenmobilität feststellen. Die Traktion der Wirbelsäule im Segment Th 11 empfand die Patientin als angenehm. Der SLR (Straight leg raise) in Rückenlage zeigt eine geringe Seitendifferenz, das linke Bein ließ sich nicht so weit anheben. Beim Slump-Test (siehe Kap. Bindegewebsstrukturen des zentralen Nervensystems), der eine deutliche Seitendifferenz zeigte, ließen sich bei der Flexion der Wirbelsäule die typischen Beschwerden provozieren. Sensibilität und Motorik waren unauffällig.

Die Therapeutin interpretierte das Untersuchungsergebnis als Beleg für eine gestörte Neurodynamik wegen der Einengung des Spinalkanals auf Höhe von Th 10. Eine Mobilisation des Nervensystems erschien ihr wegen der bestehenden Verengung des Spinalkanals jedoch nicht als geeigneter Therapieansatz, da sie eine weitere Reizung der neuralen Strukturen befürchtete. Ihr Behandlungsziel war die Aufrichtung der Brustwirbelsäule und eine Verbesserung der Stabilisationsfähigkeit. Schon nach zwei Behandlungen berichtete die Patientin von einem Nachlassen der Beschwerden.

Allerdings zeigte sich im Lauf der Behandlung, dass die Besserung nicht von Dauer war. Da die Patientin weiterhin mit dem Mountainbike trainierte, ließen die Beschwerden nicht nach und verstärkten sich nach mehreren Wochen sogar. Der M. iliopsoas zeigte eine auffällige Schwäche. Ein Verzicht auf das Training kam für die Patientin allerdings nicht in Betracht. Die Physiotherapeutin schickte sie deshalb zum Arzt, der sie an einen Neurologen überwies. Der Neurologe diagnostizierte eine beginnende neurologische Schädigung, die sich nach seiner Meinung durch die Verengung und die Belastung in Flexion beim Radfahren entwickelt haben könnte.

Da sich die Patientin noch immer nicht damit abfinden wollte, auf das Radfahren zu verzichten, ließ sie sich in eine Spezialklinik überweisen. Auch dort machte man die Spinalstenose in Kombination mit der Belastung für die Verschlechterung verantwortlich. Als Therapie schlug man der Patientin alternativ zwei Maßnahmen vor: Entweder die Fortsetzung der konservativen Behandlung bei gleichzeitigem Verzicht auf das Radfahren. Oder eine relativ riskante operative Erweiterung des Spinalkanals mit der Aussicht, dass die Patientin wieder schmerzfrei Rad fahren könne. Die Patientin entschied sich für die Operation. Sechs Wochen später war sie beschwerdefrei und konnte drei Monate später wieder auf dem Fahrrad trainieren.

Zusammenfassung

- Wirbelsäulenverletzungen treten oft als kombinierte Verletzung von Knochen, Bändern und Bandscheiben auf. Bei schweren Verletzungen kann auch das Rückenmark verletzt werden und es kommt zu neurologischen Symptomen.
- Die Klassifikation von Wirbelfrakturen richtet sich nach dem Verletzungsmechanismus, der Stabilität und dem Grad der Einengung des Spinalkanals.
- Die Stabilität von Wirbelfrakturen wird nach dem Zwei- oder Drei-Säulen-Modell beurteilt. Die Modelle erlauben Aussagen in Bezug auf die Belastbarkeit und Prognose einer Fraktur.
- Die ärztliche Therapie orientiert sich in erster Linie an der Stabilität der Wirbelsäule und möglichen neurologischen Symptomen. Wichtigste Ziele der Behandlung sind
  - Stabilisation der Fraktur,
  - Entlastung neuraler Strukturen,
  - Rekonstruktion der physiologischen Krümmungen,
  - Vermeiden von Spätschäden.

8.1.3 Verletzungen des Brustkorbs

Brustkorbverletzungen entstehen meistens durch direkte Gewalt. Man unterscheidet gedeckte (geschlossene) und offene Verletzungen. Einfache Verletzungen wie Prellungen sind meist schmerzhaft, bedürfen aber keiner besonderen Behandlung. Bei schweren Verletzungen kann es zu Frakturen von Rippen, Sternum und Brustwirbelkörpern kommen. Organverletzungen sind bei gedeckten und offenen Thoraxverletzungen möglich.

Rippenfrakturen

Zur Fraktur einzelner Rippen kann es durch ein umschriebenes, direktes Trauma (Schlag oder Stoß) kommen. Bei Osteoporose und Tumoren (Metastasen) können isolierte Rippenbrüche als pathologische Frakturen schon nach Bagatelltraumen auftreten (z. B. forciertes Husten). Bei einer großen stumpfen Gewalteinwirkung auf den Thorax können mehrere Rippen gleichzeitig brechen.

- Sind mehr als drei Rippen gebrochen spricht man von Rippenserienfrakturen.
- Bei Frakturen mehrerer Rippen kann ein elastischer Rippengürtel die Schmerzen lindern und die Atembewegungen erleichtern.
- Die Schmerzen bei der Atmung sind in der Regel größer, je mehr Rippen beteiligt sind und je weiter ventral sich die Verletzung befindet. Paravertebral schient die Rückenmuskulatur die Rippen.

Sternumfraktur

Das Brustbein kann bei einer direkten Gewalteinwirkung auf die vordere Brustkorbwand brechen. Selten kommt es im Zusammenhang mit Frakturen eines Brustwirbelkörpers durch eine Stauchung des Sternums zu einer Fraktur.

- Problematisch sind kombinierte Frakturen von Sternum und mehreren Rippen. Man spricht in einem solchen Fall von einem instabilen Thorax.
- Bei einem instabilen Thorax, bei dem die Fragmente des Sternums oder der Rippen getrennt werden, ist die Atemtätigkeit stark behindert. Die Sauerstoffversorgung des Patienten ist gefährdet.

Ärztliche Therapie

Erstes Ziel bei Thoraxverletzungen ist die Sicherung der Atmung. Bei der Verletzung lebenswichtiger Organe (s. u.) müssen auch die Vitalfunktionen gesichert werden. Frakturen heilen in den meisten Fällen ohne spezifische Repositions- und Osteosynthesetechniken komplikationslos aus.

- Einzelne Rippenfrakturen ohne weitere Verletzungen werden bei Bedarf medikamentös behandelt. Verbände sind nicht erforderlich, zirkuläre Verbände behindern die Atembewegung.
- Einfache, nicht dislozierte Sternumfrakturen werden bei Bedarf medikamentös behandelt (Analgesie). Es erfolgt keine Ruhigstellung.
- Bei einem instabilen Thorax erfolgt eine „innere Schienung“ der Frakturen durch Intubation und Überdruckbeatmung. Diese gewährleistet auch die Sauerstoffversorgung.
- Bei schweren Rippenserienfrakturen mit Hämato- oder Pneumothorax muss eine Thoraxsaugdrainage gelegt werden, um die Funktion der Lungen zu gewährleisten (s. u.).
- Eine operative Therapie (Thorakotomie) ist nur bei einer Verletzung von Gefäßen (persistierende Blutung) sowie bleibendem Hämato- oder Pneumothorax erforderlich.

Hämatothorax und Pneumothorax

Hämato- und Pneumothorax sind ernsthafte Folgen von Brustkorbverletzungen. Die Patienten befinden sich oft in einem lebensbedrohlichen Zustand.

- Sammelt sich nach einer Verletzung Blut oder Luft im Pleuraraum, entwickelt sich ein Hämato- oder Pneumothorax.
- Die Behandlung richtet sich nach der Art der Verletzung (siehe auch Krischak 2005).
- In allen Fällen muss eine Thoraxsaugdrainage (z. B. Bülau-Drainage) gelegt werden um die Atemtätigkeit zu gewährleisten. Bei schweren Verletzungen erfolgt eine Thorakotomie.

M!

Merke

Über die Bülau-Drainage erfolgt der Abtransport von Flüssigkeiten (z. B. Blut) und Luft aus dem Pleuraraum. Die Drainage erzeugt einen permanenten Unterdruck im Pleuraraum, der für die Entfaltung der Lungen bei der Inspiration unbedingt erforderlich ist.

Verletzung von Organen und Gefäßen

Schwerwiegende Verletzungen der Thoraxorgane machen eine intensivmedizinische Behandlung erforderlich. In der Regel muss der Brustkorb eröffnet werden. Die Patienten werden intubiert und bleiben einige Tage auf der Intensivstation. Betroffen sein können:

- die Lungen,
- die Luftröhre und die Bronchien,
- das Herz (Myokardverletzungen)
- der Herzbeutel (insbes. Herzbeuteltamponade),
- die großen intrathorakalen Gefäße (Aorta, Vena cava, etc.),
- die Speiseröhre (Ösophagus).

Zusammenfassung

- Thoraxverletzungen beeinträchtigen die Atmung.
- Erstes Ziel der ärztlichen Behandlung ist die Sicherung der Sauerstoffversorgung. In vielen Fällen genügt hierfür die Verabreichung schmerzlindernder Medikamente.
- Knöcherne Thoraxverletzungen ohne die Beteiligung innerer Organe werden fast immer konservativ behandelt. Schwerwiegende Verletzungen machen eine intensivmedizinische Behandlung erforderlich.
- Bei isolierten Rippenfrakturen ohne größere Gewalteinwirkung (pathologische Frakturen) müssen andere Ursachen wie Osteoporose und Tumorerkrankungen (Metastasen) ausgeschlossen werden. Eine Osteoporose manifestiert sich häufig erstmals durch eine Rippenfraktur.

8.1.4 Kopfverletzungen

- Bei oberflächlichen Kopfverletzungen kommt es zu Schädigungen der Haut. Diese heilen wie alle Hautverletzungen des Körpers (siehe Kap. 1.2.3).
- Knochenverletzungen im Bereich des Schädels sind meist die Folge direkter Gewalteinwirkung und können mit Schäden am Gehirn einhergehen.
- In 2–5 % der Fälle sind Schädel-Hirn-Traumen (SHT) mit Verletzungen der Halswirbelsäule kombiniert (Trentz, Bühren 2001).
- Bei Schädelfrakturen können sich intrakranielle Hämatome oder Ödeme entwickeln, die weitere Schäden am Gehirn verursachen. Häufig ist eine operative Entlastung oder Ausräumung erforderlich. Typische, jedoch nicht obligate Symptome weisen auf eine intrakranielle Druckerhöhung hin:
  - Veränderungen des Bewusstseins,
  - ein- oder beidseitige Pupillenerweiterung (Mydriasis),
  - Störungen der peripheren Motorik,
  - abgeschwächte Reflexe.

Ärztliche Therapie

- Oberflächliche Verletzungen der Kopfhaut („Loch im Kopf", Platzwunden) werden genäht oder zumindest geklammert. Wegen der Spannung der Kopfhaut klaffen die Wundränder oft auseinander.
- Bei leichten Verletzungen (Commotio cerebri, leichtes SHT) genügt meist eine kurze Schonung des Patienten. In manchen Fällen werden Patienten kurzzeitig ärztlich überwacht. Eine physiotherapeutische Behandlung ist nicht erforderlich.
- Schwere Kopfverletzungen müssen gegebenenfalls operativ versorgt werden.

Die physiotherapeutische Untersuchung und Behandlung von Patienten mit neurologischen Symptomen nach schweren SHT wird im physiolehrbuch „Physiotherapie in der Neurologie" (Wulf 2004) behandelt.

8.2 Anatomische Grundlagen

8.2.1 Aufbau und Funktion der Wirbelsäule

Um die funktionellen Auswirkungen von Wirbelsäulenverletzungen verstehen und einordnen zu können, muss man den komplexen Aufbau und die Aufgaben unseres zentralen Achsenorgans kennen. Im Folgenden werden Aspekte erläutert, die im Zusammenhang mit der Physiotherapie nach Wirbelsäulenverletzungen bedeutsam sind.

Funktionelle Anatomie

Gliederung

Die Wirbelsäule ist das tragende Achsenorgan. Sie ist Voraussetzung für die aufrechte Haltung, den freien Gebrauch der Hände und die Fortbewegung. Sie bildet die schützende Hülle für das Rückenmark. Funktionell unterscheidet man verschiedene Abschnitte der Wirbelsäule:

- Halswirbelsäule (HWS),
  - obere HWS: Okziput und 1. Halswirbelkörper (HWK),
  - untere HWS: 2.–7. HWK,
- Brustwirbelsäule (BWS): 1.–12. Brustwirbelkörper (BWK),
- Lendenwirbelsäule (LWS): 1.–5. Lendenwirbelkörper (LWK),
- Os sacrum (Kreuzbein),
- Os coccygis (Steißbein).

Verletzungen der Wirbelsäule werden nach dem betreffenden Abschnitt benannt (z. B. HWS-Beschleunigungsverletzungen, LWK 3-Fraktur). Verletzungen des Kreuz- und Steißbeins werden den Beckenverletzungen zugeordnet.

Die drei hier behandelten Abschnitte haben verschiedene Hauptaufgaben:

- Die Lendenwirbelsäule
  - trägt die Last des gesamten Rumpfes,
  - ist Widerlager für die Bewegungen der unteren und oberen Extremität,
  - ermöglicht in erster Linie die Flexion und Extension des Rumpfes.
- Die Brustwirbelsäule:
  - dient als Aufhängung für den gesamten Thorax (Rippen und Sternum),
  - ist Widerlager für die Bewegung der oberen, unteren Extremität und des Schultergürtels,
  - ermöglicht in erster Linie Rotation des Rumpfes.
- Die Halswirbelsäule
  - trägt den Kopf und damit die wichtigsten Sinnesorgane,
  - ermöglicht eine große Beweglichkeit des Kopfes in alle Richtungen.

Aufbau der Wirbelkörper

Damit die einzelnen Wirbelsäulenabschnitte ihren Aufgaben gerecht werden können, weisen die jeweiligen Wirbelkörper in ihrer Gestalt Unterschiede auf. Die Größe der Wirbelkörper nimmt, entsprechend der zu tragenden Last, nach kaudal zu. Während die Lendenwirbelkörper sehr groß und massiv sind, sind die Halswirbelkörper in ihrer Gestalt vergleichsweise filigran.

Bis auf den Atlas (HWK 1) bestehen alle Wirbel aus einem Wirbelkörper und einem Wirbelbogen. Diese bilden das Foramen vertebrale. Die übereinander liegenden Foramina vertebralia bilden mit den zugehörigen Bändern den Spinalkanal (Canalis vertebralis) in dem sich das Rückenmark und die Cauda equina befinden.

Wirbelkörper haben drei knöcherne Fortsätze, an denen Bänder und Muskeln inserieren (▸ Abb. 8.2a–b):

- seitlich, rechts und links die beiden Procc. transversi (Querfortsätze),
- dorsal den Proc. spinosus (Dornfortsatz).

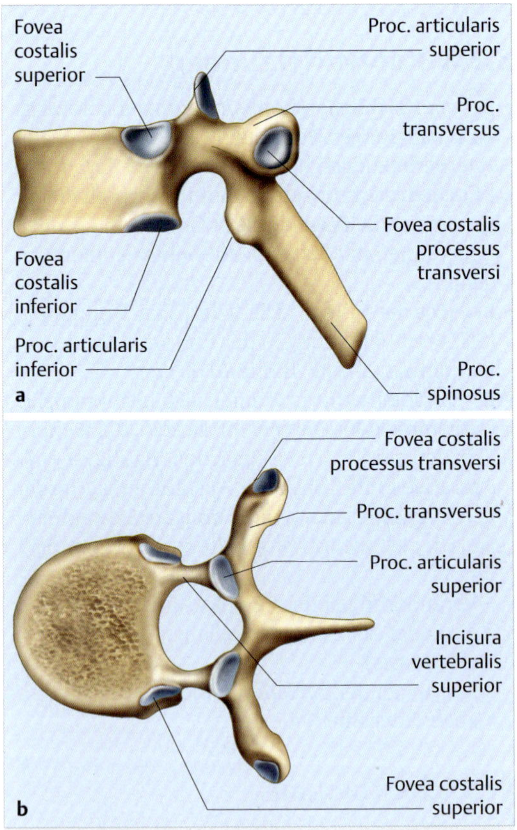

Abb. 8.2 Aufbau eines Wirbelkörpers am Beispiel des 7. Brustwirbels.
a Ansicht von lateral.
b Ansicht von kranial.

Im Bereich der Lendewirbelsäule werden die seitlichen Fortsätze auch Procc. costalis genannt, da sie Rippenrudimente enthalten.

Von der Seite betrachtet weisen die Wirbelbögen im vorderen Bereich jeweils unten und oben bogenförmige Einschnitte auf. Die übereinanderliegenden Einschnitte zweier Wirbel bilden das Foramen intervertebrale, durch den der Spinalnerv aus dem Wirbelkanal austritt.

Gelenke und Bewegungssegmente

Zwischen zwei benachbarten Wirbelkörpern gibt es gelenkige Verbindungen:

- das Intervertebralgelenk wird aus der unteren Endfläche des oberen und der oberen Endfläche des unteren Wirbelkörpers und der dazwischen liegenden Bandscheibe gebildet;
- die Facettengelenke (jeweils zwei) werden von den Gelenkfortsätzen (Proc. articularis superior und inferior) gebildet, die sich im vorderen Bereich auf beiden Seiten der Wirbelbögen befinden; dabei bilden der untere Fortsatz des oberen Wirbels und der obere Fortsatz des unteren Wirbels je ein Facettengelenk.

Die Brustwirbelkörper 1–9 haben außerdem jeweils eine Gelenkfläche seitlich am hinteren oberen und unteren Rand des Wirbelkörpers: Fovea costalis superior und Fovea costalis inferior (▶ Abb. 8.2a–b). Die Fovea costalis inferior eines Wirbels bildet mit der Fovea costalis superior des darunter liegenden Wirbels gemeinsam mit der dazwischen liegenden Bandscheibe die Gelenkpfanne für ein Rippenköpfchen (Caput costae).

An der ventralen Fläche der Proc. transversi von BWK 1 bis BWK 10 befindet sich eine kleine Gelenkfläche (Fovea costalis proc. transversus) für das Tuberculum costae der zugehörigen Rippe.

Bewegungssegment

Merke

Zwei Wirbelkörper bilden mit den Facettengelenken, den evtl. vorhandenen Wirbelrippengelenken, der dazwischen liegenden Bandscheibe (dem Intervertebralgelenk) und den zugehörigen Weichteilen (Kapsel-Band-Apparat, segmentale Muskeln, Spinalnerv) ein Bewegungssegment. Das Bewegungssegment ist die kleinste funktionelle Einheit der Wirbelsäule.

- Wird im folgenden Text ein einzelnes Bewegungssegment beschrieben, wird dieses nach dem oben liegenden Wirbelkörper benannt. Das Bewegungssegment L 2 z. B. umfasst den 2. und den 3. Lendenwirbelkörper mit der dazwischen liegenden Bandscheibe und den zugehörigen Weichteilen.
- In der Brustwirbelsäule gehören auch die Rippenwirbelgelenke zum Bewegungssegment!

In ▶ Tab. 8.1 sind die Bewegungsausschläge der einzelnen Bewegungssegmente aufgeführt. Natürlich gibt es individuelle Unterschiede in der Beweglichkeit der Wirbelsäule und in der Literatur finden sich entsprechende Angaben, die sich geringfügig unterscheiden.

Bandscheiben

Zentrale Elemente der Intervertebralgelenke sind die Bandscheiben. Die Bandscheiben sind elastische Verbindungen (Synchondrosen), die in erster Linie auf Druck beansprucht werden. Um den Anforderungen in Bezug auf Bewegung und Belastung gerecht zu werden, haben sie einen speziellen Aufbau (▶ Abb. 8.3). Zentral liegt ein Gallertkern (Nucleus pulposus), der einen sehr hohen Wasseranteil (bis zu 88 %) aufweist. Im Nucleus pulposus befinden sich neben stark wasserbindenden Molekülen ungeordnete Kollagenfibrillen und einige wenige Knorpelzellen.

Der Bandscheibenkern wird von einem Faserring (Anulus fibrosus) umschlossen, der aus mehreren Schichten besteht. Die verschiedenen Schichten haben unterschiedliche Faserverläufe. Die innen liegenden Schichten zeigen einen sehr schrägen, fast horizontalen Verlauf. Die äußeren Schichten

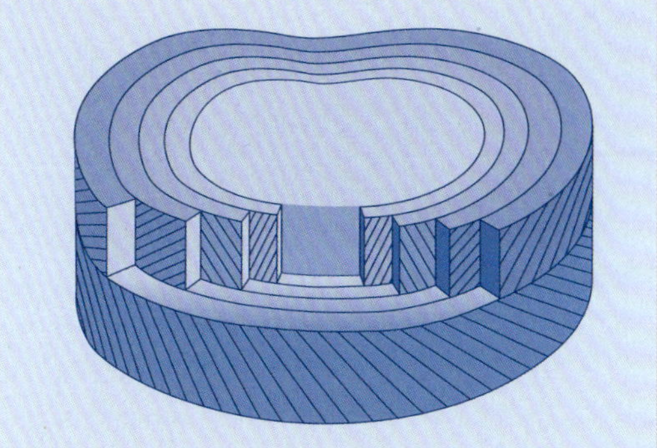

Abb. 8.3 Aufbau einer Bandscheibe.

verlaufen fast vertikal. Benachbarte Schichten sind so angeordnet, dass sich die Fasern überkreuzen.

Nach oben und unten werden die Bandscheiben von den Deck- oder Endplatten begrenzt. Ob die Deckplatten anteilig zu den Bandscheiben oder zu den Wirbelkörpern gehören, wird kontrovers diskutiert.

Bei Verletzungen zeigt sich, dass die Verbindung der Deckplatten zu den Bandscheiben fester ist als die zu den Wirbelkörpern (van den Berg 1999). Gegenüber einwirkenden Kräften bei Wirbelsäulenverletzungen erweisen sich gesunde Bandscheiben als relativ stabil. Möglicherweise kann es aber zu Mikroverletzungen kommen, die eine Bandscheibendegeneration begünstigen.

Funktionell kann man den Nucleus pulposus als Kugellagerelement betrachten, das drei Freiheitsgrade aufweist. Die Bewegungen werden vom Anulus fibrosus gebremst, indem er die Bewegung des Nukleus limitiert.

Die Druckbelastung, welche durch die Schwerkraft zustande kommt, wird vom Kern der Bandscheibe aufgenommen und an den Anulus fibrosus weitergegeben. Dabei wandeln sich die Druckkräfte in Zugkräfte um. Die Richtung der Zugkräfte ändert sich in Abhängigkeit von der Bewegung. Die Bewegungen werden von der Ausrichtung der Facettengelenke bestimmt.

Segmentale Beweglichkeit

Die Facettengelenke der verschiedenen Wirbelsäulenabschnitte unterscheiden sich hinsichtlich der Ausrichtung ihrer Gelenkflächen (▶ Abb. 8.4a–c). Die Ausrichtung der Gelenkflächen bestimmt die Bewegungsmöglichkeit und das mögliche Bewegungsausmaß (▶ Tab. 8.1). Einen weiteren Einfluss haben die Elastizität und der Verlauf der Bänder.

Tab. 8.1 Beweglichkeit einzelner Bewegungssegmente

WS Abschnitt	Bewegungssegment	Flexion und Extension gesamt. ca. in °	Einseitige Lateralflexion. ca. in °	Einseitige Rotation. ca. in °
Halswirbelsäule	C 0	25	5	5
	C 1	20	5	40
	C 2	10	10	5
	C 3	15	11	7
	C 4	20	11	7
	C 5	20	8	7
	C 6	16	7	5
	C 7	10	5	2
	C 0–C 7	136	62	78
Brustwirbelsäule	Th 1	5	5	9
	Th 2	5	6	8
	Th 3	5	5	8
	Th 4	5	6	8
	Th 5	5	6	8
	Th 6	6	6	7
	Th 7	7	6	7
	Th 8	7	6	6
	Th 9	7	6	4
	Th 10	10	7	2
	Th 11	12	10	2
	Th 12	12	8	2
	Th 1–Th 12	86	77	71

Tab. 8.1 Fortsetzung

WS Abschnitt	Bewegungssegment	Flexion und Extension gesamt. ca. in °	Einseitige Lateralflexion. ca. in °	Einseitige Rotation. ca. in °
Lendenwirbelsäule	L1	12	6	2
	L2	14	6	2
	L3	15	8	2
	L4	17	6	2
	L5	18	3	1
	L1–L5	76	29	9

In ▸ Abb. 8.4 wird die Ausrichtung der Facettengelenke vereinfacht dargestellt. Tatsächlich gibt es auch bei Wirbelkörpern des gleichen Wirbelsäulenabschnitts Unterschiede in der Gestalt und in der Beweglichkeit.

Merke

Wegen der unterschiedlichen segmentalen Beweglichkeit können die funktionellen Auswirkungen einer Verletzung von Segment zu Segment innerhalb eines Wirbelsäulenabschnittes sehr unterschiedlich sein. So hat z. B. eine Verletzung der oberen Halswirbelsäule eine ganz andere Auswirkung auf die Rotationsbeweglichkeit als eine Verletzung der unteren Halswirbelsäule.

Die Bewegungssegmente C0 und C1 haben funktionell eine große Bedeutung. Kleine Kopfbewegungen zwischen C0 und C1 (Kopfnicken) sind ohne Mitbewegung der Halswirbelsäule möglich. Das Bewegungsausmaß in der Sagittalebene (Inklination und Reklination) beträgt etwa 15–20° in beide Richtungen. Zwischen Atlas und Axis (C1/C2) ist eine Rotation zu beiden Seiten (rechts/links) von etwa 40° möglich. Dies entspricht etwa der Hälfte der gesamten Rotationsbeweglichkeit der Halswirbelsäule.

Bänder

Die Bänder der Wirbelsäule unterscheiden sich hinsichtlich ihrer Länge und ihres Verlaufs. Es gibt kurze Bänder, die von einem Wirbelkörper zum nächsten ziehen, und längere Bänder, die mehrere Segmente überbrücken (▸ Tab. 8.2).

Die Bänder sichern die Bewegungen der Wirbelsäule und gewährleisten ihre Stabilität. Unkontrollierte Bewegungen einzelner Abschnitte werden verhindert. ▸ Tab. 8.3 zeigt in einer Übersicht, bei welchen Bewegungen die verschiedenen Bänder angespannt oder entspannt sind.

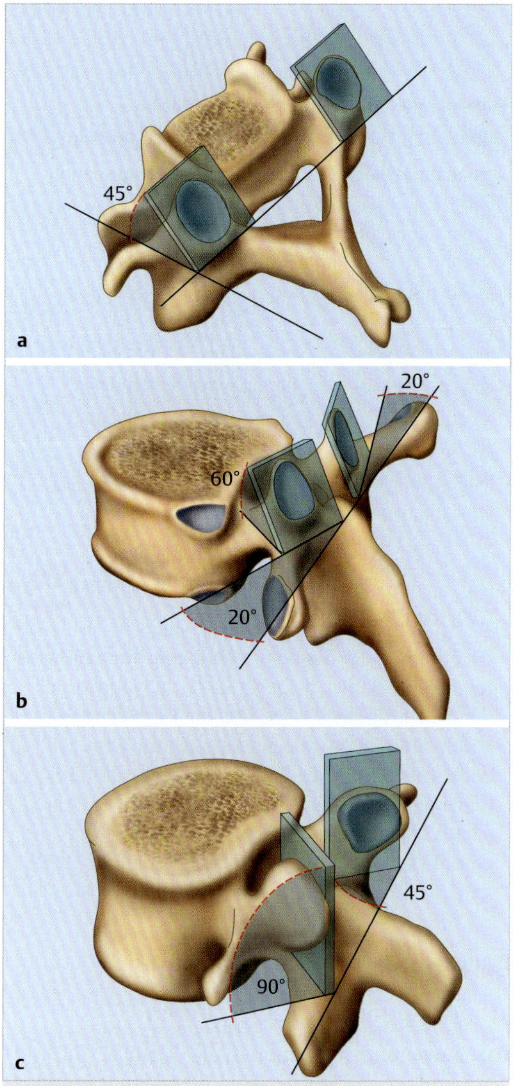

Abb. 8.4 Ausrichtung der Facettengelenksflächen in den verschiedenen Wirbelsäulenabschnitten.
a Halswirbelsäule.
b Brustwirbelsäule.
c Lendenwirbelsäule (Hochschild 1998).

Tab. 8.2 Bänder der Wirbelsäule

Bezeichnung	Verlauf
Lig. longitudinale anterius	zieht auf der Vorderseite der Wirbelsäule vom Os occipitale zum Os sacrum, hierbei hat es Verbindung zu den einzelnen Wirbelkörpern
Lig. longitudinale posterius	zieht auf der Rückseite der Wirbelkörper vom Os occipitale bis zum Os sacrum, es hat Verbindung zu den einzelnen Wirbelkörpern und zu den Zwischenwirbelscheiben
Lig. flavum	verlaufen segmental von Wirbelbogen zu Wirbelbogen
Ligg. interspinalia	verlaufen zwischen den Dornfortsätzen zweier benachbarter Wirbel
Ligg. supraspinalia	verbindet ab dem 7.Halswirbelkörper die Spitzen der Dornfortsätze bis zum Os sacrum
Lig. nuchae	verläuft von der Protuberantia occipitalis zum Dornfortsatz des 7. Halswirbels
Ligg. intertransversaria	verlaufen zwischen den Querfortsätzen zweier benachbarter Wirbel

Tab. 8.3 Spannung der Wirbelsäulenbänder

Band	Flexion	Extension	Lateralflexion rechts	Lateralflexion links
Lig. longitudinale anterius	entspannt	angespannt		
Lig. longitudinale posterius	angespannt	entspannt		
Lig. flavum	angespannt	entspannt	• linke Seite angespannt • rechte Seite entspannt	• rechte Seite angespannt • linke Seite entspannt
Ligg. interspinale	angespannt	entspannt		
Lig. supraspinale	angespannt	entspannt		
Lig. nuchae	angespannt	entspannt		
Ligg. intertrans-versaria			• linke Seite angespannt • rechte Seite entspannt	• rechte Seite angespannt • linke Seite entspannt

Merke

M!

Die Funktion der Bänder ist abhängig von der Integrität der Bandscheiben. Durch den Quelldruck des Nucleus pulposus werden die Wirbelkörper auseinander gedrückt und die Grundspannung der Bänder aufrechterhalten (diskoligamentäres Gleichgewicht). Wird dieses Verhältnis wegen einer Verletzung (oder Degeneration) gestört, erhöht sich die Gefahr, für eine Instabilität betroffener Bewegungssegmente.

Bewegungen der Wirbelsäule

Monosegmentale Bewegungen

Das Bewegungssegment ist die kleinste funktionelle Einheit der Wirbelsäule. Bewegungen innerhalb eines Bewegungssegments werden als monosegmental bezeichnet. Monosegmentale Bewegungen sind nur passiv möglich.

Polysegmentale Bewegungen

Bewegen sich mehrere Bewegungssegmente gleichzeitig, spricht man von polysegmentalen Bewegungen. Aktive Bewegungen der Wirbelsäule betreffen immer mehrere Segmente, weil alle Muskeln, auch die monosegmentalen, Bestandteil eines Muskelsystems sind, in dem immer polysegmentale Muskeln aktiviert werden.

Zur Beurteilung der Wirbelsäulenbeweglichkeit orientiert man sich wie bei anderen Gelenken am Koordinatensystem mit den üblichen Achsen und Ebenen. Diese Beschreibung wird den tatsächlichen Abläufen jedoch nicht gerecht, weil Rotation und Lateralflexion wegen der Ausrichtung der Gelenkflächen und der Bandverläufe immer kombiniert stattfinden. Im oberen Teil der Halswirbelsäule z. B. sorgen die Ligg. alaria dafür, dass die Lateralflexion des Kopfes immer mit einer Rotation vom 2. Halswirbel verbunden ist.

Bewegung der Halswirbelsäule und des Kopfes

Die Flexion der Halswirbelsäule erfolgt durch die Aktivität der ventral der Halswirbelsäule verlaufenden Muskeln. In den tiefen Schichten liegen nahe der Halswirbelsäule jeweils rechts und links der M. longus colli, M. longus capitis und M. rectus capitis anterior. Oberflächlich verlaufen beiderseits der Wirbelsäule u. a. die Mm. scalenus anterior, medius und posterior. In größerem Abstand zur Halswirbelsäule verlaufen die infra- und suprahyoidalen Muskeln, die den Hals und den Kopf flektieren können, wenn die Kaumuskulatur den Mund geschlossen hält.

Die Extension der Halswirbelsäule und des Kopfes erfolgt u. a. durch die Anspannung der paarig verlaufenden Mm. semispinalis capitis, splenius capitis, trapezius (pars descendens) und der kurzen Nackenmuskeln.

Lateralflexion der Halswirbelsäule: Werden die paarig ventral und dorsal der Halswirbelsäule verlaufenden Muskeln einseitig angespannt kommt es zur Lateralflexion der Halswirbelsäule zu dieser Seite.

Rotation der Halswirbelsäule: Der M. sternocleidomastoideus dreht den Kopf bei einseitiger Anspannung zur Gegenseite. Dabei unterstützen ihn die Mm. semispinalis capitis, longissimus capitis und splenius capitis.

Bewegungen des Rumpfes

Die Flexion gegen Widerstand/gegen die Schwerkraft erfolgt durch konzentrische Aktivität der ventralen Rumpfmuskulatur, insbesondere der Bauchmuskulatur. Der M. rectus abdominis beugt den Rumpf wegen seines geraden Verlaufs und seiner großen Entfernung zum Drehpunkt der Bewegung sehr kraftvoll. Er ist auf die Unterstützung der schrägen Bauchmuskeln angewiesen.

Wird die Wirbelsäule mit der Schwerkraft flektiert, muss die Rückenmuskulatur die Bewegung exzentrisch zulassen.

Die Extension erfolgt durch die Aktivität der autochthonen Rückenmuskulatur. Bei der kraftvollen Streckung arbeiten v. a. die langen Muskeln (M. longissimus thoracis, M. iliocostalis) des sakrospinalen Systems.

Die Lateralflexion erfolgt durch die einseitige Kontraktion der schrägen Bauchmuskeln, der autochthonen Rückenmuskeln und des M. quadratus lumborum.

Die Rumpfrotation findet im Wesentlichen in der unteren Brustwirbelsäule statt. Hierbei wirken der M. obliquus internus abdominis der einen Seite mit dem M. obliquus externus abdominis der anderen Seite zusammen. Unterstützt werden sie von den transversospinalen und spinotransversalen Anteilen der Rückenmuskulatur.

Aktive Stabilisation der Wirbelsäule

- Die aufrechte Haltung erfordert eine ständige aktiv-dynamische Stabilisation der Wirbelsäule. Die Stabilisation muss segmental, aber auch global erfolgen. Dementsprechend sind an der Stabilisation kurze, gelenknahe (insbesondere Mm. multifidi) und lange, gelenkferne Muskeln beteiligt.
- Dorsale Operationszugänge können Vernarbungen im Bereich der tiefen Rückenmuskeln verursachen und lokale Propriozeptoren zerstören (Kramer et al, 1999). Fallen die Mm. multfidii aus, müssen angrenzende Muskeln deren Ausfall kompensieren.
- Die Bauchmuskulatur spielt für die Stabilisation der Wirbelsäule eine wichtige Rolle. Dies belegen zahlreiche Untersuchungen (z. B. Hodges, Richardson und Jull 1996; O'Sullivan, Twomey 1997).
- Bei der Bauchpresse spannen die Bauchmuskeln (insbesondere der M. transversus abdominis) und das Diaphragma gleichzeitig an und erhöhen den Druck auf den Beckenboden. Dadurch erhöht sich der intraabdominelle Druck, die Wirbelsäule wird von ventral stabilisiert. Die Bauchpresse hilft auch bei der Entleerung von Blase und Darm, beim Husten und Niesen und bei der Geburt.

M!

Merke

Die Aktivität der ventralen Muskelketten ist für die Stabilisation der Wirbelsäule unerlässlich.

Zusammenfassung

- Die Wirbelsäule ist das zentrale Achsenorgan. Sie gewährleistet die aufrechte Haltung. Anatomisch und funktionell unterscheidet man Hals-, Brust- und Lendenwirbelsäule sowie Kreuz- und Steißbein.
- Die Wirbelkörper der Hals-, Brust- und Lendenwirbelsäule sind, mit Ausnahme des 1. HWK, einheitlich aufgebaut. Sie bestehen aus einem Wirbelkörper, dem Wirbelbogen und mehreren Fortsätzen. Von kranial nach kaudal nimmt die Größe der Wirbelkörper zu. Durch die Bandscheiben (Intervertebralgelenke) und die kleinen Wirbelgelenke (Facettengelenke) sind die Wirbel beweglich miteinander verbunden.
- Zwei Wirbelkörper bilden mit den gemeinsamen Intervertebral- und Facettengelenken sowie den zugehörigen Weichteilen ein Bewegungssegment. Das Bewegungssegment ist die kleinste funktionelle Einheit der Wirbelsäule. Die segmentale Beweglichkeit ist von der Stellung der Gelenkflächen und dem Verlauf der Bänder abhängig. Monosegmentale Bewegungen können nicht aktiv ausgeführt werden. Aktive Bewegungen sind immer polysegmental.
- Die aufrechte Haltung erfordert eine ständige aktiv-dynamische Stabilisation der Wirbelsäule. Die Stabilisation muss segmental, aber auch global erfolgen. An der Stabilisation sind kurze, gelenknahe und lange, gelenkferne Muskeln beteiligt. Die Bauchmuskulatur hat einen wesentlichen Anteil bei der aktiven Stabilisation des Rumpfes.
- Bei Verletzungen und Operationen der Wirbelsäule werden die gelenknahen Rückenmuskeln häufig verletzt. Den Funktionsausfall müssen gelenkferne längere Muskeln kompensieren, die diese Aufgabe oft nur unzureichend bewältigen können.

8.2.2 Aufbau und Funktion des Brustkorbs

Funktionelle Anatomie

Der knöcherne Thorax (Brustkorb) besteht aus

- den Brustwirbeln,
- den Rippen und
- dem Sternum (Brustbein).

Der knöcherne Brustkorb schützt lebenswichtige Organe wie Herz und Lungen. Kranial schließt sich der Hals mit seinen Weichteilen an, kaudal grenzt das Zwerchfell (Diaphragma) den Thorax gegen den Bauchraum (Abdomen) ab.

Brustwirbelsäule

Der Aufbau der Brustwirbelsäule ähnelt im Prinzip dem anderer Wirbelsäulenabschnitte. Besonderheiten wurden bereits im Zusammenhang mit dem Aufbau der Wirbelsäule genannt (siehe Kap. 8.2).

Rippen

Die Rippen besitzen knöcherne und knorpelige Anteile (▶ Tab. 8.4). Sie inserieren dorsal mit 2 Gelenken an der Brustwirbelsäule (Art. costotransversaria und Art. capitis costae). Die Gelenke ermöglichen die Atembewegungen. Ventral besitzen nur die ersten sieben Rippenpaare eine gelenkige Verbindung zum Brustbein (Art. costosternalis). Die Rippenpaare 7–10 besitzen einen gemeinsamen Knorpel, mit dem sie am Sternum ansetzen. Der gemeinsame Knorpel bildet den Rippenbogen (Arcus costalis). Die beiden letzten Rippenpaare haben keine Verbindung zum Sternum und enden frei an der hinteren seitlichen Flanke.

Untereinander sind die Rippen durch die Interkostalmuskulatur miteinander verbunden. Straffe Bänder stabilisieren die gelenkigen Verbindungen zur Wirbelsäule und zum Sternum. Das Rippenfell kleidet die Innenflächen des Thorax aus.

Tab. 8.4 Aufbau der Rippen

knöcherne Anteile	knorpelige Anteile
• Corpus costae, • Collum costae, • Caput costae	• Cartilago costalis • Arcus costalis

Sternum

Das Sternum besteht aus drei Anteilen, die beim Jugendlichen über Synchondrosen miteinander verbunden sind: dem Manubrium sterni, dem Corpus sterni und dem Proc. xiphoideus. Mit zunehmendem Alter verknöchern die Synchondrosen. Seitlich besitzt das Sternum Einkerbungen für die gelenkigen Verbindungen mit den Rippen 1–7. Am oberen seitlichen Ende findet sich die Incisura clavicularis, die proximale Gelenkfläche des Sternoklavikulargelenks.

Stabilität

Trotz seiner guten Beweglichkeit in Bezug auf die Atmung ist der Thorax sehr stabil. Gleichzeitig besitzen die Rippen eine große Elastizität, was das Risiko für das Auftreten von Frakturen herabsetzt.

> **M!**
>
> **Merke**
>
> Die Osteoporose manifestiert sich häufig erstmals durch Rippenfrakturen. Wegen der Demineralisierung der Rippen werden diese instabil und können schon bei geringen Krafteinwirkungen brechen. Auch die langjährige Einnahme von Kortison, z. B. bei chronischen Atemwegserkrankungen, kann wegen der damit einhergehenden Entmineralisierung der Knochen das Frakturrisiko deutlich erhöhen.

Mobilität

Die Rippen schränken die Beweglichkeit der Brustwirbelsäule in der Sagittal- und Frontalebene ein (Flexion/Extension und Lateralflexion). In der Transversalebene (Rotationen) ist der Bewegungsumfang relativ groß.

Atembewegungen

- Bei der Inspiration dehnt sich der Thorax in seitlicher und anterior-posteriorer Richtung aus. Bei der Exspiration findet eine Umkehr dieser Bewegungen statt.
- Bei der Einatmung arbeiten das Zwerchfell (Bauchatmung), die Mm. levatores costarum, intercostales externi sowie die Mm. scaleni und der M. serratus posterior superior (Brust- oder Rippenatmung) zusammen. Bei Bedarf können die Brustmuskeln (M. pectoralis major und minor), der M. serratus anterior und der M. sternocleidomastoideus als Atemhilfsmuskeln die Inspiration unterstützen.
- Die Ausatmung erfolgt durch die Wirkung der Schwerkraft und die Retraktionskraft der Lungen zum größten Teil passiv. Die Exspiration unterstützen die Bauchmuskeln (Bauchpresse, s. o.), die Mm. intercostalis interni, die Mm. subcostales, der M. transversus thoracis und der M. serratus posterior inferior.

> **Zusammenfassung**
>
> - Brustwirbelsäule, Rippen und Brustbein bilden den knöchernen Thorax. Wegen der Rippen sind die Bewegungsmöglichkeiten der Brustwirbelsäule eingeschränkt. Den größten Bewegungsspielraum hat die Brustwirbelsäule in der Transversalebene (Rotation).
> - Alle Rippen sind über zwei Gelenke mit der Brustwirbelsäule verbunden. Eine gelenkige Verbindung mit dem Sternum haben nur die ersten sieben Rippen. Die Rippen 7–10 setzen mit einem gemeinsamen Knorpel am Brustbein an. Die letzten beiden Rippen enden frei.
> - Der Brustkorb ist wegen seines Aufbaus sehr stabil. Er schützt lebenswichtige Organe.

8.2.3 Kopf

Der knöcherne Schädel besteht aus platten Knochen, die über Suturen (Knochennähte) miteinander verbunden sind. Man unterscheidet den Gesichtsschädel (Viszerokranium) und den Gehirnschädel (Neurokranium). Der Gesichtsschädel formt die Augenhöhlen, die Nase und den Mund, der Gehirnschädel trägt das Gehirn. Die Dura mater kleidet die Innenfläche des Schädels aus und verspannt ihn von innen. Sie bildet Duplikaturen (Hautfalten), welche die Groß- und Kleinhirnhemisphären trennen und das Kleinhirn zeltförmig überspannen. Nach kaudal setzt sich die Dura mater encephali in die Dura mater spinalis fort und bildet den Duralsack, der das Rückenmark umhüllt.

8.3 Prinzipien der Physiotherapie bei Verletzungen der Wirbelsäule

8.3.1 Prinzipielle physiotherapeutische Untersuchung

Die Schwerpunkte der Untersuchung werden in ▶ Tab. 8.5 zusammengefasst dargestellt.

Angaben zum Befund bei Patienten mit neurologischen Symptomen nach Rückenmarksverletzungen und schweren Kopfverletzungen finden sich auch im physiolehrbuch „Physiotherapie in der Neurologie“ (Hüter-Becker, Dölken 2004).

Tab. 8.5 Schwerpunkte der physiotherapeutischen Untersuchung

Untersuchung	Schwerpunkte
Verletzung	• Verletzungsmechanismus/Klassifikation • Lokalisation der Verletzung (betroffene Segmente) • Begleitverletzungen • ärztliche Therapie, bei OP: Zugang und Maßnahme
Schmerzen	• in Ruhe, bei Lagewechsel, bei Bewegung, bei Belastung, beim Atmen

Lagerung	• Spezialbett
	• Lagerungsmaterialien
	• Besonderheiten, z. B.
	  ◦ flache Lagerung, Seitenlage mit Unterlagerung
	  ◦ wenn das Kopfteil des Bettes wegen einer Wirbelsäulenverletzung nicht hochgestellt werden darf,
	  ◦ wenn der Handgriff über dem Patienten entfernt werden muss, damit sich der Patient nicht daran hochzieht

Stabilität	• primär stabile Fraktur/Verletzung • operative Stabilisation • mit oder ohne Korsett

Mobilität	• Bettruhe/Dauer der Immobilisation
	• Wirbelsäulenbeweglichkeit (wenn erlaubt, evtl. nur in einzelnen Abschnitten)
	• Sitzverbot
	• Transfers
	  ◦ stabiles Drehen,
	  ◦ Aufstehen über die Seite,
	  ◦ Bücken
	  ◦ Hinlegen auf den Boden, Aufstehen vom Boden
	• Gehen mit oder ohne Hilfsmittel, Sicherheit beim Gehen
	• Gleichgewicht

Muskulatur	• Schwächen, Lähmungen • Hypertonus (z. B. nach Schleudertrauma) • Test der Rumpfmuskulatur (oft nicht möglich/erlaubt) • bei Tests der Extremitätenmuskulatur weiterlaufende Bewegungen und Belastungen beachten, keine langen Hebel bei lagerungs- und bewegungsstabilen Frakturen
neurologischer Befund	• motorische und sensible Ausfälle (zu Schädigungen des Rückenmarks siehe physiolehrbuch Physiotherapie in der Neurologie, Pape 2004)

Tab. 8.5 Fortsetzung

Untersuchung	Schwerpunkte
Extremitäten	• Begleitverletzungen • erlaubte Bewegungen • nicht mögliche Bewegungen (wegen Verletzungen, Lähmungen) • verbotene Bewegungen (wegen Gefährdung der Heilung)
Angst	• vor Bewegungen, dem Aufstehen und dem Gehen
Hilfsmittel	• Hilfsmittelversorgung (Korsett, Mieder, Greifzange, Anziehhilfen, Toilettensitzerhöhung, Barhocker o. Ä.) • Geschicklichkeit im Umgang mit den Hilfen, z. B. selbstständiges Anziehen des Korsetts
häusliches Umfeld	• Was erwartet den Patienten zu Hause? ◦ Sind Transfers möglich? ◦ Kann er seinen Haushalt alleine führen? ◦ Ist die Selbstständigkeit bei alltäglichen Verrichtungen (Waschen, Toilette) gewährleistet? ◦ Gibt es Stolperfallen in seiner Wohnung (Teppiche, Läufer, etc.)? • Ist zu erwarten, dass seine Selbstständigkeit eingeschränkt ist? Müssen Angehörige angeleitet werden?
Sonstige Befunde	• begleitende Weichteil- und Organverletzungen

8.3.2 Prinzipielle physiotherapeutische Behandlung

Behandlungsphasen und Schwerpunkte

Die Physiotherapie hängt in erster Linie von der Stabilität der verletzten Strukturen ab. Je nach Operationsergebnis oder je nach Heilungsfortschritt sind unterschiedliche Schwerpunkte zu setzen. Im Folgenden wird in Akut-, Früh- und Spätphase der Behandlung eingeteilt (in Anlehnung an Haarer-Becker, Schoer 1998). Ziel dieser Einteilung ist es, die Schwerpunkte einzelner Behandlungsphasen herauszuarbeiten. Die Übergänge sind fließend und die Dauer der Phasen variiert von Fall zu Fall.

Akutphase (Phase der Ruhigstellung)

Die Akutphase beginnt unmittelbar nach der Verletzung und der ärztlichen Intervention. Kennzeichen der Akutphase sind vor allem Schmerzen und eine deutlich eingeschränkte Funktion. Patienten befinden sich nach schwereren Wirbelsäulenverletzungen oft noch auf der Intensiv- oder Wachstation.

Frühphase (Phase der steigenden Belastbarkeit)

Die Frühphase folgt der Akutphase. Meist haben die Patienten noch erhebliche Schmerzen und können sich nur eingeschränkt bewegen. Die Verletzung macht eine Änderung des Bewegungsverhaltens erforderlich. Der Bereich um die Verletzung (Wirbelsäulenabschnitt) bleibt ruhig gestellt. Anmerkung: Nicht immer bleibt der ganze Wirbelsäulenabschitt (LWS, BWS, HWS) ruhig gestellt!

Spätphase (Reha-Phase)

In der Spätphase dürfen Patienten den verletzten Wirbelsäulenabschnitt wieder bewegen – vorausgesetzt, er wurde nicht operativ versteift. Die Therapie kann bis zur Alltagsbelastung, z. T. auch darüber hinaus, gesteigert werden. Bei dauerhaften Bewegungseinschränkungen werden, evtl. mit Hilfsmitteln, Bewegungsmöglichkeiten erprobt, die den Betroffenen Selbstständigkeit garantieren.

Die Spätphase strebt eine vollständige Wiederherstellung der Funktion im Sinne der ICF (Internationale Klassifikation der Funktionsfähigkeit, Behinderung und Gesundheit der Weltgesundheitsorganisation, WHO) an (Schuntermann 2003):

M!

Merke

„Eine Person gilt nach ICF als funktional gesund, wenn – vor ihrem gesamten Lebenshintergrund (Konzept der Kontextfaktoren) –

1. ihre körperlichen Funktionen (einschließlich des geistigen und seelischen Bereichs) und ihre Körperstrukturen allgemein anerkannten (statistischen) Normen entsprechen (Konzepte der Körperfunktionen und -strukturen),
2. sie all das tut oder tun kann, was von einem Menschen ohne Gesundheitsproblem (Gesundheitsproblem im Sinne der ICD) erwartet wird (Konzept der Aktivitäten), und
3. sie zu allen Lebensbereichen, die ihr wichtig sind, Zugang hat und sich in diesen Lebensbereichen in der Weise und dem Umfang entfalten kann, wie es von einem Menschen ohne Beeinträchtigung der Körperfunktionen oder -strukturen oder der Aktivitäten erwartet wird (Konzept der Teilhabe an Lebensbereichen)."

Schwerpunkte in der Akutphase

Schmerzen lindern

- In der Akutphase haben Patienten häufig Wundschmerzen.
- Schmerzen können die Heilung verzögern. Wenn sich die Schmerzen trotz der Einnahme von Medikamenten und schmerzlindernden Maßnahmen nicht bessern, müssen Physiotherapeuten prüfen, ob sich die Belastung während der Übungsbehandlung verringern lässt und ob die Patienten bei Lagewechseln ihre Wirbelsäule ausreichend stabilisieren.

Fördern der Wundheilung

- Ausstreichungen des Rückens, der Hals- und der Nackenregion sowie milde Wärmeanwendungen fördern den Stoffwechsel und den Lymphabfluss. Das Verletzungsgebiet muss dabei ausgespart werden!
- Sind Bewegungen erlaubt, können diese, mit geringer Frequenz und Amplitude hubfrei ausgeführt, zur Wundheilung beitragen.
- Spannungsübungen tragen ebenfalls zur Wundheilung bei.

Vermeiden von Immobilisationsschäden

- Die Behandlung der Extremitäten ist meist nicht erforderlich. Immobilisationsschäden sind bei kurzen Liegezeiten nicht zu befürchten.
- Bei Patienten auf der Intensivstation verhindern Prophylaxen, dass es zu Immobilisationsschäden kommt.
- Bei bettlägerigen Patienten tragen neben den Prophylaxen auch die Stabilisations- und Kräftigungsübungen dazu bei, das Auftreten von Immobilisationsschäden zu verhindern.

Lagern

- Die Lagerung ist ein wichtiger Bestandteil der Therapie, der die Wundheilung unterstützt und helfen kann, Schmerzen zu vermeiden.
- Physiotherapeuten kontrollieren die Lagerung unter dem Gesichtspunkt der Entlastung und Stabilität. Sie arbeiten dabei eng mit dem Pflegepersonal zusammen, um ein einheitliches Vorgehen zu gewährleisten.

Bewegungsverhalten

- In der Akutphase dürfen Patienten ihre Wirbelsäule meistens nicht bewegen. Physiotherapeuten müssen zusammen mit dem Pflegepersonal die Patienten instruieren und gegebenenfalls Maßnahmen ergreifen, die unbeabsichtigte Bewegungen vermeiden.
- Physiotherapeuten müssen den Patienten beibringen, wie sie sich mit stabilisierter Wirbelsäule im Bett drehen können.

Stabilisation

- Bereits in der Akutphase können die meisten Patienten die Grundspannung (Ganzkörperanspannung) erlernen.
- In Abhängigkeit vom Allgemeinzustand und Begleitverletzungen können ausgehend von der Grundspannung Kräftigungsübungen mit verschiedenen Schwerpunkten durchgeführt werden.

Schwerpunkte in der Frühphase

Prophylaxen sind weiterhin erforderlich, wenn Patienten operiert wurden oder das Bett noch nicht verlassen dürfen.

Bewegungsverhalten

Bei stabilen Verhältnissen dürfen Patienten in der Frühphase das Bett verlassen. Dabei müssen sie selbst darauf achten, dass im Verletzungsgebiet keine Bewegung stattfindet.

- Physiotherapeuten üben mit Patienten den Transfer vom Bett in den Stand (Aufstehen).
- Sie geben Hinweise für das der Verletzung angepasstes, rückengerechtes Verhalten.

Haltungsschulung

In der Frühphase geht es in erster Linie darum, Wissen zu vermitteln und einfache Situationen wiederholt zu üben:

- Patienten lernen, welche Bewegungen und Körperhaltungen sich nachteilig auf die verletzten Strukturen auswirken.
- Physiotherapeuten erklären die Folgen einer schlechten Haltung und falschen Verhaltens am Modell, mit Skizzen, durch Vormachen o. Ä.
- Patienten lernen, ihre Haltung selbstständig zu korrigieren. Dies beinhaltet:
  - die Wahrnehmung einer schlechten Haltung,
  - die Kenntnis von besseren Alternativen,
  - das Lernen der Korrektur.
- Sie lernen, ihre Wirbelsäule in verschiedenen Alltagssituationen zu stabilisieren und zu entlasten.

Stabilisation und Kräftigung

Stabilisationsübungensind ein wesentlicher Bestandteil der Behandlung. In der Frühphase wählen Physiotherapeuten sichere Ausgangsstellungen, v. a. die Rückenlage, um eine Gefährdung der Heilung auszuschließen.

- Neben der Grundspannung und ihren Variationen sind auch die Transfers und Alltagsbewegungen (Haltungsschulung, Bücktraining) geeignet, die Stabilisationsfähigkeit von Patienten zu verbessern.
- Die genaue Anleitung und Kontrolle sichert den Behandlungserfolg. Mit externen Widerständen können Physiotherapeuten die Intensität steigern und Schwerpunkte setzen.
- Arme und Beine sind geeignete Hebel, über die Physiotherapeuten Widerstände für die Kräftigung der Bauch- und Rückenmuskulatur geben können. So verhindern sie außerdem die Atrophie der Arm- und Beinmuskulatur.

Mobilisation

- Rotatorischer Widerstand stimuliert die schrägen Anteile der Bauch- und Rückenmuskulatur. Weil dies im Verletzungsgebiet eine lokale Muskelaktivität zur Folge hat, sind in den betroffenen Wirbelsäulenabschnitten Bewegungseinschränkungen nicht zu erwarten.
- Mobilisieren Physiotherapeuten nicht betroffene Wirbelsäulenabschnitte, müssen sie darauf achten, dass es nicht zu weiterlaufenden Bewegungen kommt. Im Zweifel verzichten sie in dieser Phase auf die Mobilisation.
- Sind Bewegungen in der Frühphase erlaubt, müssen diese weitgehend schmerzfrei (aktiv oder assistiv) vom Patienten ausgeführt werden können.
- Bewegungseinschränkungen dürfen in der Frühphase nicht mit forcierten Techniken behandelt werden, da diese weitgehend die Wundheilung gefährden.
- Die Bewegungen von Armen und Beinen dürfen keine unbeabsichtigten weiterlaufenden Bewegungen der Wirbelsäule verursachen (s. o.). Operativ versorgte Frakturen allerdings sind in der Regel stabil genug für hubfreie und hubarme Bewegungen, die weiterlaufend oder während den Alltagsbewegungen (Essen, Betten machen usw.) entstehen. Kleine unbelastende Bewegungen fördern die Heilung (siehe Kap. Bewegung/Aktivität).

Schwerpunkte in der Spätphase

Bewegungsverhalten

In der Spätphase sollten Patienten das rückengerechte Verhalten weiter üben, um es zu automatisieren.

- Vorausgesetzt, der Rücken wird ausreichend muskulär stabilisiert, können jetzt auch solche Bewegungsabläufe geübt werden, die bis zu diesem Zeitpunkt aus medizinischen Gründen noch verboten waren.
- Beim Heben und Tragen kann die Belastung gesteigert werden, insbesondere wenn Patienten aus beruflichen Gründen schwere Lasten tragen müssen.

Stabilisation und Kräftigung

Patienten müssen ihre Wirbelsäule in allen Lebenslagen stabilisieren können. Um dies zu erreichen, muss das Training gesteigert werden. Folgende Möglichkeiten stehen zur Verfügung:

- Verkleinerung der Unterstützungsfläche,
- erhöhte Anforderungen an die Koordination, z. B. labile Unterstützungsflächen wie Therapieball, Schaukelbrett, etc.,
- Erhöhen der Übungsintensität durch Veränderung von Trainingsparametern, z. B. Anzahl der Wiederholungen, Frequenz, Pausen, etc.,
- zunehmender Einsatz medizinischer Trainingsgeräte, z. B. Seilzug.

Mobilisation

Sind in der Spätphase noch Bewegungseinschränkungen vorhanden, dürfen diese jetzt mit gezielten Techniken behandelt werden. Dabei dürfen keine Schmerzen ausgelöst werden. Die Mobilisation hat das Ziel, eine physiologische Beweglichkeit der Wirbelsäule wieder herzustellen und funktionelle Probleme zu beseitigen.

- Geeignete Behandlungstechniken sind:
  - therapeutische Übungen aus der Funktionellen Bewegungslehre,
  - verschiedene Techniken der PNF
  - Weichteiltechniken und mobilisierende Massagen,
  - Muskeldehnungen,
  - manuelle Techniken.
- Physiotherapeuten sollten bei der Mobilisation daran denken, dass instabile Segmente häufig mehr Beschwerden verursachen als hypomobile. Im Zweifel ist es für Patienten besser, eine verminderte Beweglichkeit zu belassen, als das Entstehen einer chronischen Instabilität zu riskieren. Sind Physiotherapeuten sich nicht sicher, welches Bewegungsausmaß sie erwarten oder erreichen können, sollten sie immer mit dem behandelnden Arzt Rücksprache halten.

Merke M!

Operativ versteifte Wirbelsäulenabschnitte dürfen nicht mobilisiert werden.

Maßnahmen

► Tab. 8.6 gibt einen Überblick über die wichtigsten Maßnahmen nach Verletzungen der Wirbelsäule.

Tab. 8.6 Physiotherapeutische Ziele und Maßnahmen bei Wirbelsäulenverletzungen

Ziele	Maßnahmen
Schmerzen lindern	• Lagerung • Entlastungsstellungen • wenn möglich vorsichtige Mobilisation
Fördern der Wundheilung	• passive Maßnahmen • Ruhigstellung • Stabilisation • gegebenenfalls dosierte Mobilisation
Vermeiden von Immobilisationsschäden	• Prophylaxen
Bewegungsverhalten	• Transfers • Haltungsschulung • Bücktraining • Entwöhnung
Stabilisation, Kräftigung	• Isometrie • Kräftigung mit Kleingeräten, medizinische Trainingstherapie • Verhaltenstraining
Mobilisation	• hubfreie/hubarme Mobilisation • ADL-Training • manuelle Mobilisationstechniken • andere mobilisierende Maßnahmen und therapeutische Übungen

Prophylaxen

Prophylaxen sind nach Verletzungen der Wirbelsäule nur in der Ruhigstellungsphase (Akutphase und evtl. Beginn der Frühphase) erforderlich. Sobald Patienten selbstständig das Bett verlassen können sollten Physiotherapeuten sie dazu anhalten dies zu tun. Dabei ist es immer besser umherzugehen als stehen zu bleiben (Nachemson, Wilke 1970).

Wichtig sind bei Bettlägerigkeit Thrombose- und Pneumonieprophylaxe.

Kontrakturprophylaxe

Kommt es wegen der Schwere der Verletzungen oder wegen der ärztlichen Therapie zu einer länger dauernden Immobilisation, verhindert passives Bewegen Kontrakturen.

Schmerzen lindern

Schmerzen nach Verletzungen der Wirbelsäule können unterschiedliche Ursachen haben. Die Schmerzbehandlung richtet sich nach der Ursache.

Wundschmerzen

- Ist Bewegung erlaubt, bessern sich Wundschmerzen häufig durch vorsichtiges Bewegen; ist keine Bewegung erlaubt, helfen entstauende Maßnahmen, die Schmerzen zu reduzieren.
- Schmerzen in Ruhe können durch eine Veränderung der Liegeposition beeinflusst werden. Müssen Patienten längere Zeit auf dem Rücken liegen, können einfache Stabilisationsübungen schmerzlindernd wirken.
- Kälteanwendungen im Wundgebiet zur Schmerzlinderung müssen gut überlegt sein und vorsichtig dosiert werden. In der Akutphase müssen die Vorteile der Kryotherapie (Analgesie, Muskeldetonisierung, Entzündungshemmung) gegenüber den Nachteilen (Ödembildung, Gewebsspannung erhöhend) gegeneinander abgewogen werden. Für die Eisanwendung wird man sich entscheiden, wenn sich damit die Einnahme von Medikamenten reduzieren lässt.
- Wenn möglich, können vorsichtige Ausstreichungen im Bereich der Brustwirbelsäule helfen, die sympathische Reflexaktivität zu senken. Dies kann die Schmerzwahrnehmung günstig beeinflussen und die Wundheilung fördern.

Andere Schmerzursachen

- Haben Patienten Schmerzen beim Lagewechsel oder beim Aufstehen, müssen Physiotherapeuten den Bewegungsablauf so lange üben, bis die Transfers schmerzfrei möglich sind. Meist sind die fehlende muskuläre Stabilisation oder unerwünschte weiterlaufende Bewegungen für die Schmerzentstehung verantwortlich.
- Schmerzen können auch ein Zeichen zu hoher Belastung sein. Physiotherapeuten müssen das Übungsprogramm an die Belastbarkeit der verletzten Strukturen anpassen.
- Patienten müssen ihr Verhalten der reduzierten Belastbarkeit anpassen, sich mehr Ruhepausen gönnen und wenn möglich Entlastungsstellungen einnehmen.

Lagern

- In der Akutphase müssen Patienten in der Regel flach im Bett liegen. Optimal ist eine feste Matratze, bei Bedarf kann ein Brett unter die Matratze gelegt werden, um ein Einsinken und somit ungewollte Biegebeanspruchungen der Wirbelsäule zu verhindern (Rücksprache mit dem Arzt und der Pflege!).
- Bei ausgeprägter Lendenlordose kann die LWS in Rückenlage unterlagert werden.
- Für Patienten, die längere Zeit liegen müssen, gibt es Spezialbetten, die das Auftreten von Druckgeschwüren verhindern.
- Die Kniegelenke sollten nur vorübergehend mit flachen Kissen unterlagert werden. Damit sich der Druck auf die Ferse nicht erhöht ist es besser, den gesamten Unterschenkel zu unterlagern, damit die Ferse frei bleibt. Dies gilt v. a. für Patienten mit Sensibilitätsstörungen und für bewusstlose Patienten.
- Manche Patienten empfinden die Stufenlagerung als Entlastung. Die Stufenlagerung ist aber nur möglich, wenn durch die Position der Beine die Heilung der Verletzungen nicht gefährdet wird.
- Patienten, die auf der Seite liegen dürfen, müssen das Drehen en bloc üben (s. u.). In der Seitenlage muss je nach Konstitution die Taille unterlagert werden. Ein Kissen zwischen den Beinen verhindert Druckstellen.

> **Merke** M!
>
> Auch in Seitenlage dürfen die Beine nicht beliebig angebeugt werden. Wird das oben liegende Bein im Hüft- und Kniegelenk etwas angebeugt, muss es mit Kissen unterlagert werden, damit es nicht zu einer transversalen Adduktion im Hüftgelenk und weiterlaufend zu einem Drehen des Beckens in der Wirbelsäule kommt.

Bewegungsverhalten

Nach Verletzungen der Wirbelsäule, und insbesondere nach Spondylodesen, besteht in angrenzenden Segmenten die Gefahr, dass es kompensatorisch zu Fehlbelastungen kommt. Vor allem bei fehlender muskulärer Kontrolle und nicht rückengerechtem Verhalten können die Nachbarsegmente langfristig hypermobil werden. In vielen Fällen treten wegen der mechanischen Überbeanspruchung degenerative Veränderungen auf (Spondylarthrose, Bandscheibenschäden), die häufig mehr Probleme verursachen als die fehlende Beweglichkeit der versteiften Segmente.

Im Rahmen der Physiotherapie müssen Patienten über dieses Risiko aufgeklärt werden. Bewegungen und Aktivitäten des täglichen Lebens müssen unter dem Aspekt der Schonung der Wirbelsäule eingeübt und automatisiert werden. Der Schwerpunkt liegt dabei

- auf der Vermeidung von Bewegungen, die die Wundheilung gefährden,
- auf solchen Aktivitäten, bei denen die verloren gegangene Mobilität ein wesentlicher Bestandteil des Bewegungsablaufs war,
- auf Bewegungen, die sich häufig wiederholen,
- Bewegungsabläufen, die für ein selbstständiges Handeln und Verhalten im Alltag wichtig sind.

Bewegungen der Beine

Bewegungen der Beine können unerwünschte Muskelaktivitäten und weiterlaufende Bewegungen in der Wirbelsäule verursachen. Dies kann die Heilung gefährden. Deshalb müssen Patienten darauf achten, dass sie ihre Beine

- nie gestreckt anheben,
- immer nacheinander anstellen.

Für das erlaubte Bewegungsausmaß der Hüftgelenksflexion und -extension bei unterschiedlichen Läsionshöhen gibt es keine Normwerte! Ob es zu weiterlaufenden Bewegungen kommt, hängt im Einzelfall von der Beweglichkeit der Hüftgelenke und dem Dehnungszustand der Muskulatur ab. Physiotherapeuten müssen Bewegungsabläufe genau beobachten, um feststellen zu können, wann weiterlaufende Bewegungen beginnen. So können sie den Patienten individuell die Limitierungen der Bewegungen nennen.

Anlegen des Korsetts

Patienten, die mit einem Korsett (z. B. Drei-Punkte-Korsett) versorgt werden, müssen über die Notwendigkeit der Versorgung aufgeklärt und bezüglich des richtigen Anlegens angeleitet werden. Üblicherweise können sie das Korsett in Rückenlage anziehen, indem sie

- das Becken anheben (s. u.),
- das Korsett unter dem Becken durchführen, richtig positionieren
- und schließen.

Nach dem Aufstehen kann es erforderlich sein, den Verschluss des Korsetts nachzuziehen.

Patienten sollten so früh wie möglich lernen, das Korsett selbstständig an- und auszuziehen. So werden sie unabhängig von fremder Hilfe und können das Bett alleine verlassen.

Anheben des Beckens

Beim Anheben des Beckens ist zu beachten:

- Die Beine werden nacheinander angestellt.
- Vor dem Anheben stabilisieren Patienten ihre Wirbelsäule.
- Das Becken wird ohne Bewegung in der LWS angehoben; die Bewegungen in der Wirbelsäule finden in der oberen BWS und HWS statt.

M!

Merke

Bei Frakturen der Halswirbelsäule und der oberen Brustwirbelsäule kann das Anheben des Beckens kontraindiziert sein.

Drehen en bloc

Patienten dürfen oft schon in der Akutphase auf die Seite drehen. Anfangs helfen ihnen dabei die Pflegekräfte, die wissen, was dabei zu beachten ist. Physiotherapeuten haben die Aufgabe, den Patienten beizubringen, wie sie selbstständig auf die Seite drehen können. Das wichtigste Kriterium dabei ist, dass die Drehung en bloc erfolgt. Becken und Brustkorb dürfen sich nicht gegeneinander verdrehen. Im Beispiel (▸ Abb. 8.5a–b) wird das Drehen auf die rechte Seite beschrieben:

- Ausgangsstellung ist die Rückenlage. Das linke Bein ist angestellt. Den linken Arm hält die Patientin wie in ▸ Abb. 8.5a vor dem Körper. Den rechten Arm legt sie ausgestreckt neben den Kopf. Das rechte Bein bleibt gestreckt liegen.
- Das Drehen leitet die Patientin ein, indem sie gleichzeitig den Druck der linken Ferse in die Unterlage erhöht und mit der Handwurzel der linken Hand gegen einen gedachten Widerstand ohne Bewegung des Arms nach rechts schiebt.
- Durch den Druck der Ferse hebt sich das linke Gesäß. Gleichzeitig hebt sich durch den Spannungsaufbau im linken Arm die linke Schulter, die Patientin beginnt sich en bloc zu drehen.
- Die Patientin erreicht stabil die Seitenlage.

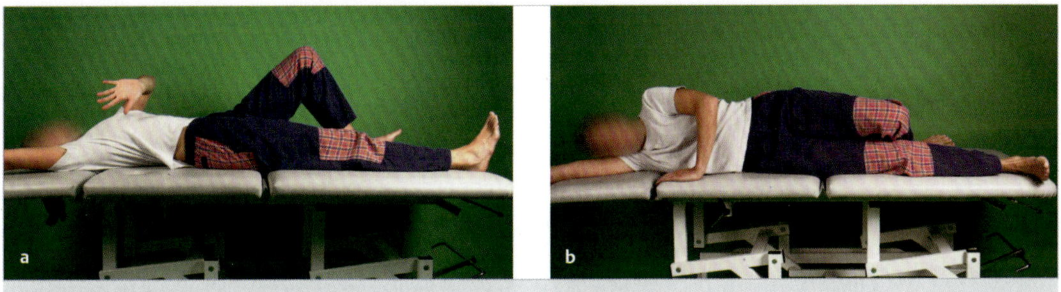

Abb. 8.5 Stabiles Drehen auf die Seite.
a Ausgangsstellung Rückenlage.
b Endstellung Seitenlage.

Patienten müssen lernen, ohne Hilfe auf beide Seiten zu drehen. Begleitverletzungen können es erforderlich machen, dass Physiotherapeuten nach Alternativen zu dem beschriebenen Bewegungsablauf suchen müssen.

Aufstehen

Damit es nicht zu Immobilisationsschäden kommt, sollen Patienten so früh wie möglich alleine aufstehen und umhergehen. Längeres Stehen sollten sie vermeiden. Vor dem Aufstehen müssen Patienten gegebenenfalls das Korsett anziehen (s. o.). Das Aufstehen erfolgt entsprechend den ärztlichen Vorgaben über die Seite oder die Bauchlage. Patienten, die nicht sitzen dürfen, stehen in der Regel über die Bauchlage auf.

- Vor dem Aufstehen muss das Bett entsprechend der Größe des Patienten höher oder tiefer gestellt werden.
- Bei ängstlichen Patienten und nach längerer Immobilisation kann zur Sicherheit beim ersten Aufstehen eine zweite Person helfen. Ein Gehwagen kann anfangs als Hilfsmittel eingesetzt werden, sollte aber nicht auf Dauer verwendet werden.
- Physiotherapeuten müssen Patienten nicht spazieren führen. Sie müssen sich aber davon überzeugen, dass ihre Patienten alleine aufstehen und gehen können und sie dazu ermutigen, dies mehrmals täglich zu tun.

M!

Merke

Das Korsett ersetzt nicht das rückengerechte Verhalten. Auch mit dem Korsett müssen Patienten stabil auf die Seite drehen und entsprechend den ärztlichen Vorgaben über die Seit- oder Bauchlage aufstehen.

► **Aufstehen über die Bauchlage.** Patienten, die nicht oder nur kurz sitzen dürfen, müssen über die Bauchlage aufstehen. Aber auch Patienten, denen das Aufstehen über die Seite erlaubt ist, können vom Aufstehen über die Bauchlage profitieren, da es hierbei zu weniger Belastungen der Wirbelsäule kommt als beim Aufstehen über die Seite.

In der Klinik können Patienten meistens problemlos über die Bauchlage aufstehen, da Klinikbetten höhenverstellbar sind. Zu Hause haben sie das Problem, dass ihr Bett für diesen Transfer zu niedrig ist. Sie müssen dann entweder zunächst vor ihrem Bett knien und anschließend aufstehen – oder sie entscheiden sich für das Aufstehen über die Seite, was in der Reha-Phase fast immer möglich ist.

- Voraussetzung für das Aufstehen über die Bauchlage ist das stabile Drehen auf die Seite, ein hohes Bett und ausreichend Platz. Wenn Patienten weit weg von der Bettkante liegen, über die sie aufstehen möchten, genügt der Platz in der Regel.
- Patienten mit Wirbelfrakturen dürfen in der Regel nur mit Korsett in die Bauchlage drehen und oft dürfen sie diese Position auch nur so kurz einnehmen, wie es für den Transfer erforderlich ist.

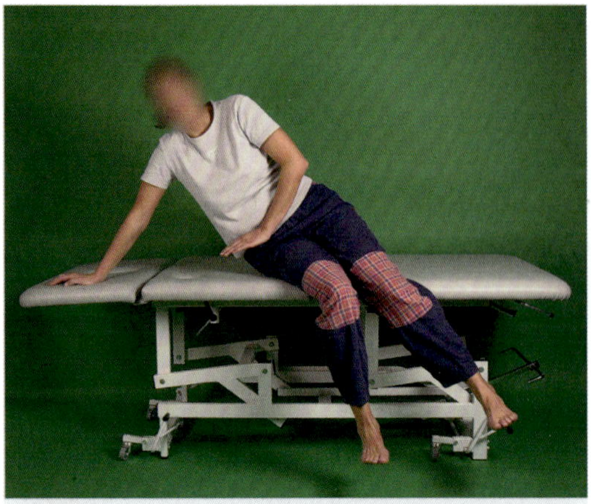

Abb. 8.6 Transfer Seitenlage-Sitz über seitlichen Stütz.

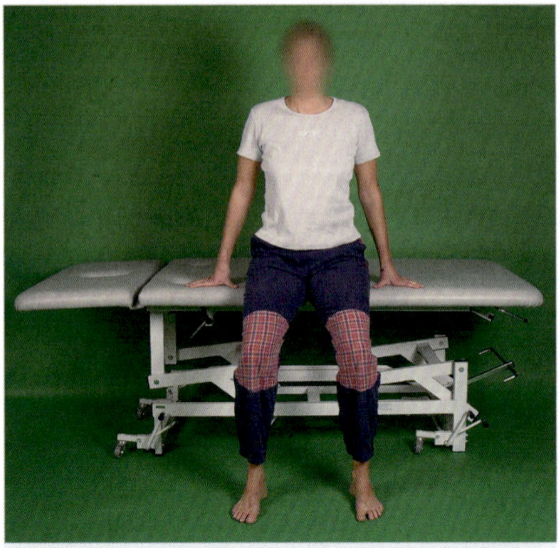

Abb. 8.7 Im Sitz können die Arme den Rumpf entlasten, wenn die Hände neben dem Körper aufgestützt werden.

- Das Drehen in die Bauchlage ist eine Fortsetzung des stabilen Drehens in die Seitenlage. Dabei bremst der oben liegende (linke) Arm die Bewegung ab. Die Hand wandert mit zunehmender Drehung kopfwärts, bis beide Arme gestreckt neben dem Kopf liegen. Dann werden beide Arme angebeugt, sodass die Hände den Oberkörper unter den Schultern nach oben drücken können.
- Der Patient wird darauf hingewiesen, den Kopf nicht zu drehen. So werden unerwünschte weiterlaufende Bewegungen verhindert.
- Das oben liegende (linke) Bein kommt zuerst mit dem Knie auf die Unterlage und wird ganz gestreckt. Beim Erreichen der Bauchlage wird es über die Bettkante hinaus bewegt und auf den Boden gestellt (erst Abduktion, dann Flexion im Hüftgelenk).
- Während das Bein den Boden erreicht drückt sich der Patient mit den Händen ab und hebt den Oberkörper an. Das zweite Bein (im Beispiel das rechte) verlässt das Bett und sucht Bodenkontakt, während der Oberkörper vollständig vertikalisiert wird.
- Der Patient steht bäuchlings vor dem Bett.

► **Aufstehen über die Seite.** Früher wurde der Weg über die Bauchlage bevorzugt, da intradiskale Druckmessungen (Nachemson 1970) ergeben hatten, dass im Sitz die Belastung der Lendewirbelsäule ungünstig erhöht ist. Neuere Messungen (Wilke 1998) konnten diese Mehrbelastung nicht in diesem Maße bestätigen. Deshalb wird der Weg über die Seitenlage und den Sitz inzwischen weniger kritisch gesehen. Die meisten Patienten empfinden diesen Transfer als angenehmer, da er ihrem Bewegungsverhalten vor dem Unfall mehr ähnelt als das Aufstehen über die Bauchlage.

Die Patientin dreht auf die rechte Seite (► Abb. 8.5a–b).

In Seitenlage drückt sie sich zunächst mit der linken Hand, dann mit dem rechten Arm von der Unterlage ab. Der Rücken bleibt dabei gerade (► Abb. 8.6).

In der Endstellung (Sitz) können beide Hände neben dem Körper den Rumpf abstützen (► Abb. 8.7).

M!

Merke

Der Abdruck der oben liegenden Hand beim Aufsitzen darf nicht zu lange dauern, weil es sonst zu unerwünschten Bewegungen der Wirbelsäule kommt.

Fallbeispiel B

Eine 27-jährige Patientin zieht sich bei einem Skiunfall eine Fraktur des 3. Lendenwirbels zu. Anhand der Röntgen- und CT-Bilder diagnostiziert der Arzt eine AB0-Fraktur (siehe Kap. Wirbelfrakturen) mit deutlicher Höhenminderung der Wirbelkörpervorderkante. Aus der neurologischen Untersuchung ergeben sich keine Hinweise für eine Verletzung des Rückenmarks. Um den Wirbelkörper wieder aufzurichten und zu stabilisieren wird eine dorsale Spondylodese durchgeführt. Das Bewegungssegment L 3 wird versteift. Im Operationsbericht werden folgende Vorgaben für das physiotherapeutische Vorgehen gemacht: muskuläre Stabilisationsübungen für den Rumpf, nach Entfernen der Redon-Drainage Aufstehen und Gehen mit stabilisiertem Rumpf.

Am 1. postoperativen Tag übt der Physiotherapeut mit der Patientin die Grundspannung in Rückenlage. Zur Vorbereitung erarbeitet er mit ihr die Anspannung des M. transversus abdominis. Hierzu fordert er sie auf, den Bauch unterhalb des Nabels etwa einzuziehen. Diese Anspannung soll sie unter Beibehalten der Atmung für ca. 6–8 Sekunden halten. Zur Kontrolle der Anspannung legt die Patientin ihre Hände auf ihren Unterbauch.

Weil die Patientin es nicht gewohnt ist, lange auf dem Rücken zu liegen, möchte sie lernen, sich stabil vom Rücken auf die Seite und wieder zurück zu drehen. Deshalb übt der Physiotherapeut mit der Patientin das Drehen en bloc. Nach mehreren Wiederholungen gelingt es der Patientin, sich ohne Hilfe des Therapeuten stabil von der Rückenlage auf die Seite und wieder zurück zu drehen. Als Übungsprogramm soll die Patientin mehrmals täglich für ca. 8–10 Sekunden die Grundspannung in Rückenlage und das Drehen üben.

2. postoperativer Tag: Morgens zieht der Arzt die Redon-Drainage. Die Behandlung findet am Nachmittag statt. Ziel der Behandlung ist es, mit der Patientin aufzustehen. Ein Kollege unterstützt den Therapeuten. Vorbereitend aktiviert der Physiotherapeut das Herz-Kreislauf-System der Patientin. Anschließend dreht sich die Patientin auf die linke Seite und setzt sich nach einer kurzen Pause auf. Dabei kontrolliert der Kollege die Rumpfstabilisation, während der Therapeut die Beine unterstützt. Bevor sich die Patientin hinstellt, kontrolliert der Physiotherapeut den Puls.

Das eigentliche Aufstehen erfolgt durch die Belastung der Beine und die Vorneigung der Oberkörperlängsachse. Da der Kreislauf der Patientin stabil ist, kann sie, begleitet von den beiden Therapeuten, vorsichtig die ersten Schritte machen. Der Rückweg ins Bett und in die Rückenlage findet in der umgekehrten Reihenfolge statt. Auch hier achtet der Physiotherapeut beim Übergang vom Sitz in Seitenlage darauf, dass durch das angehängte Gewicht der Beine keine zu starke Lateralflexion stattfindet.

Haltungsschulung

Die Haltungsschulung hat das Ziel, Patienten über die Vorteile einer rückengerechten Haltung zu informieren, ihnen die Nachteile zu erklären, die sich aus einem Nichtbeachten einfacher Verhaltensregeln ergeben und die rückengerechte Haltung einzuüben.

Auch wenn Physiotherapeuten eine idealisierte aufrechte Haltung und rückengerechtes Verhalten als Referenz nutzen, müssen sie ihre Behandlung immer an den gegebenen Bedingungen orientieren. Nicht jeder Mensch kann das Ideal erreichen, und das optimale Verhalten wird durch die Verletzung, konstitutionelle Faktoren (z. B. die Längenverhältnisse von Rumpf und Beinen, die Gewichtsverteilung) und nicht zuletzt durch die konkreten Anforderungen im Alltag bestimmt.

Rückenschonendes Sitzen

Nach einer Verletzung der Wirbelsäule müssen die meisten Patienten das rückenschonende Sitzen lernen. Dabei sind verschiedene Aspekte zu beachten:

- Patienten dürfen nach Verletzungen der Wirbelsäule häufig nicht oder nur erhöht sitzen. Geeignet für das kurzzeitige Sitzen sind:
  - bei höhenverstellbaren Betten die Bettkanten, wenn das Bett deutlich höher ist als die Unterschenkellänge des Patienten,
  - hohe Stühle, deren Sitzfläche höher ist als die Unterschenkellänge des Patienten (z. B. Höhe eines Barhockers).
- Entlastetes Sitzen ist auch möglich:
  - auf Keilkissen oder Stühlen mit nach vorne geneigter Sitzfläche,

  - umgekehrt auf dem Stuhl, wobei die Arme auf der Lehne oder dem Tisch abgelegt werden können und der Rumpf eventuell zusätzlich vorne angelehnt wird,
  - auf Stühlen mit Armlehne,
  - auf dem Gymnastikball (dieser sollte etwas höher als die Unterschenkellänge des Patienten sein).
- Schlechte Sitzmöbel sind:
  - alle, die zu lange benutzt werden,
  - weiche Sessel und Sofas, bei denen das Becken einsinkt und nach dorsal rotiert,
  - solche mit zu tiefer Sitzfläche, sodass das Anlehnen nicht möglich ist,
  - die meisten Autositze, v. a. wenn die Lehne nicht nahezu senkrecht eingestellt ist.
- Für die Toilette gibt es Sitzerhöhungen. Für Hilfsmittel holt man sich Rat bei Ergotherapeuten.
- Patienten, die beruflich lange sitzen müssen, sollten „dynamisch" sitzen lernen: unterschiedliche Sitzpositionen und verstellbare Stühle.
- Mit dem Autofahren, v. a. von längeren Strecken, sollten sich Patienten nach Wirbelsäulenverletzungen Zeit lassen. Wenn Sie vom Arzt die Erlaubnis haben, sollten sie folgende Regeln beachten:
  - Beim Einsteigen ins Fahrzeug erst rückwärts hinsetzen, dann auf dem Autositz drehen und die Beine nacheinander ins Fahrzeug stellen,
  - Rückenlehne senkrecht stellen, eventuell zusätzlich ein kleines Lordosekissen oder ein gefaltetes Handtuch in Höhe der Lendenwirbelsäule zwischen Rücken und Lehne platzieren.
  - Nicht zu lange Strecken fahren, Pausen machen.
  - Rückspiegel benutzen statt Schulterblick.

Bücktraining

Beim Bücktraining sollen Patienten lernen, wie sie sich rückenschonend bücken und Gegenstände aufheben oder erreichen können. Ziel ist es, die Wirbelsäule während des gesamten Bewegungsablaufs aktiv zu stabilisieren. Je nach Konstitution, Kraft und Beweglichkeit muss der ideale Bewegungsablauf individuell erarbeitet werden. Dabei orientiert man sich an zwei unterschiedlichen Bücktypen (siehe ▶ Abb. 8.8).

Das Bücktraining beginnt in der Frühphase als Einzeltraining. In Abhängigkeit von der Verletzung üben Patienten zunächst mit dem Korsett. Später kann das Training auch in einer kleinen Gruppe erfolgen. Das Bückverhalten wird nur internalisiert, wenn Patienten den Sinn verstanden haben und der Bewegungsablauf sehr oft wiederholt wird. Ein möglicher Ablauf für das Bücktraining kann sein:

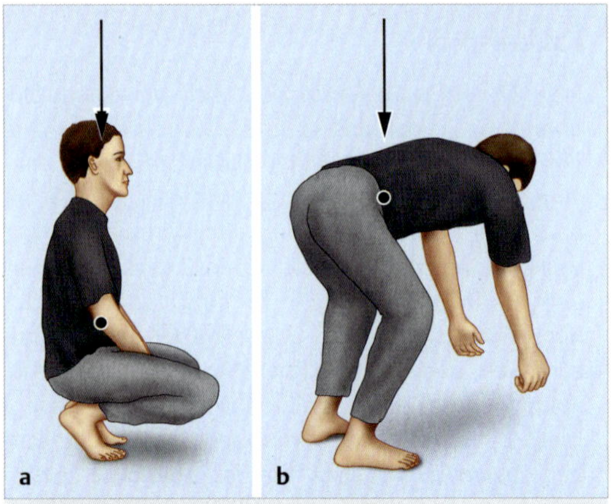

Abb. 8.8 Verschiedene Bücktypen.
a Vertikaler Bücktyp.
b Horizontaler Bücktyp.

- Bücktyp festlegen,
- Bewegungsablauf erklären und wiederholt üben,
- Hilfen zur Eigenkontrolle geben,
- Übertragen des Bewegungsablaufs auf verschiedene Situationen,
- Heben und Tragen.

Bücktypen

Der horizontale Bücktyp (▶ Abb. 8.8a) bückt sich mit nahezu waagerecht eingestelltem Oberkörper. Dabei müssen die Rückenstrecker viel Kraft aufbringen, die Hüftgelenke müssen ausreichend Bewegungstoleranz haben. Geeignet ist der horizontale Bücktyp für Menschen mit:
- kurzem Oberkörper,
- mehr Gewichten im Bereich des Beckens,
- Knieproblemen,
- Schwächen der Beinmuskeln, v. a. des M. quadriceps femoris.

Der vertikale Bücktyp (▶ Abb. 8.8b) bückt sich mit nahezu senkrechtem Oberkörper. Dabei werden die Kniegelenke stark belastet, v. a. wenn die Fersen wegen mangelnder Beweglichkeit der Sprunggelenke oder Verkürzungen der Wadenmuskulatur nicht am Boden bleiben können. Geeignet ist der vertikale Bücktyp für Menschen mit:
- langem Oberkörper,
- viel Gewichten im Bereich des Schultergürtels,
- ausreichender Kraft in den Beinen,

- schlechtem Haltungs- und Bewegungsempfinden, weil das „in die Hocke gehen" besser vorstellbar und umzusetzen ist.

Entlastungsstellungen

Patienten sind nach Verletzungen der Wirbelsäule längere Zeit nicht voll belastbar. Dies betrifft insbesondere die Strukturen des Bewegungsapparates, v. a. die Muskulatur. Deshalb ist es für Betroffene wichtig, Entlastungsstellungen kennen zu lernen.

Die Ziele dabei sind:

- Fehlbelastungen der verletzten Strukturen zu vermeiden,
- der Muskulatur die für die Haltearbeit erforderlichen Pausen gewähren,
- Schmerzen zu reduzieren oder zu vermeiden.

Als Maßnahmen sind geeignet:

- Unterbrechungen der Arbeit, v. a. wenn diese vorwiegend statische Beanspruchungen erfordert (z. B. Umhergehen nach langem Sitzen)
- Einnehmen entlastender Körperpositionen wie
  - Hinlegen (Vergrößern der Unterstützungsfläche),
- Ablegen der Arme (▸ Abb. 8.9a),
- Aufstützen des Kopfes mit einer Hand beim Sitzen (▸ Abb. 8.9b),
- Aufstellen eines Fußes beim Stehen (▸ Abb. 8.9c),
- ventrales Abstützen des Rumpfes beim Sitzen (▸ Abb. 8.9d).

Aktivitäten des täglichen Lebens

Aktivitäten des täglichen Lebens (engl.: activities of daily living = ADL) üben Patienten unter Anleitung von Physio- oder Ergotherapeuten. Im Mittelpunkt steht die Vermittlung rückenschonender Verhaltensweisen bei alltäglichen Tätigkeiten in Haushalt und Beruf. Dem ADL-Training sollten Maßnahmen der Haltungsschulung und das Bücktraining vorausgegangen sein, damit Patienten den Sinn der Maßnahmen verstehen und die Anleitungen schneller umsetzen können.

Ziele und Maßnahmen des ADL-Trainings sind:

- Informationssuche bezüglich:
  - belastender Tätigkeiten,
  - erschwerender Faktoren und
  - möglicher Lösungsansätze.
- Übertragen des gelernten Bewegungsverhaltens in den Alltag.
- Gestalten der Rahmenbedingungen wie:
  - Veränderungen am Arbeitsplatz und zu Hause (Ergonomie),
  - Verwenden von Hilfsmitteln, z. B. beim An- und Ausziehen,
  - konkrete Tipps, z. B. Anlehnen an der Wand beim An- und Ausziehen der Hose.

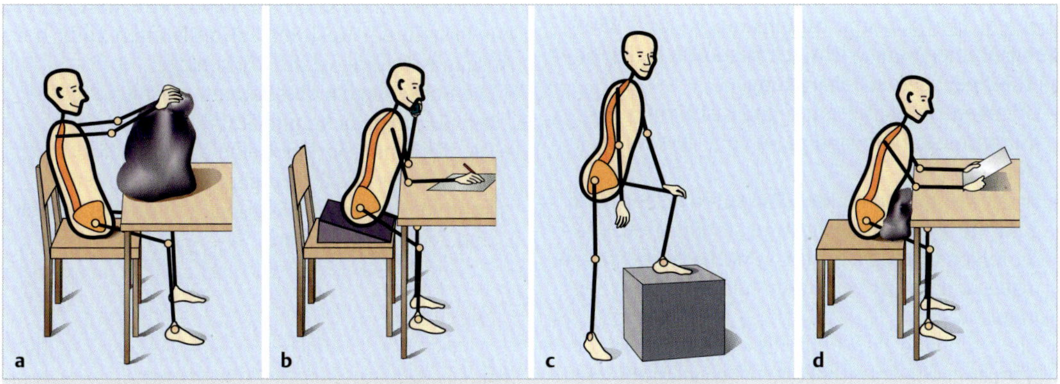

Abb. 8.9 Entlastungsstellungen.
a .. Entlastung der Hals- und Brustwirbelsäule vom Gewicht der Arme und des Schultergürtels.
b .. Entlastung der Halswirbelsäule vom Gewicht des Kopfes.
c .. Entlasten der Lendenwirbelsäule, Vergrößerung der Unterstützungsfläche und Änderung der Gelenkstellung.
d .. Entlastung der Lendenwirbelsäule vom Bauchgewicht.

Entwöhnen vom Korsett

Patienten, die ein stützendes Korsett tragen, müssen langsam vom Korsett entwöhnt werden. Dabei ist Folgendes zu beachten:

- Die Entwöhnung beginnt mit kurzen, belastungsarmen Phasen, in denen auf das Korsett verzichtet wird. Wenn keine Schmerzen auftreten werden die Phasen von Tag zu Tag verlängert.
- Bei der Physiotherapie wird das Korsett in der Regel abgelegt.
- Patienten machen unter therapeutischer Aufsicht ein ADL-Training ohne Korsett, wobei der Schwierigkeitsgrad kontinuierlich zunimmt.

Die Entscheidung bezüglich der Entwöhnung von anderen Hilfsmitteln muss individuell getroffen werden. Dabei ist neben dem Heilungsverlauf, der Verletzung und dem Allgemeinzustand auch zu beachten, wie gut sich Patienten unter Eigenkontrolle rückengerecht verhalten können.

Der richtige Gebrauch von Hilfsmitteln fördert die Heilung, während der zu frühe Verzicht darauf die Heilung verzögern oder zu Fehlbelastungen führen kann.

Stabilisieren und Kräftigen

Verletzungen der Wirbelsäule haben oft eine Instabilität zur Folge. Diese wird durch die Ruhigstellung und gegebenenfalls mit operativen Maßnahmen behoben. Patienten müssen darüber hinaus lernen, ihre Wirbelsäule aktiv zu stabilisieren, um die Heilung zu sichern und Folgeschäden zu vermeiden. Deshalb sind Stabilisations- und Kräftigungsübungen ein wichtiger Bestandteil der physiotherapeutischen Behandlung.

- Übungen zur Stabilisation und Kräftigung der Rumpfmuskulatur sind nicht voneinander zu trennen.
- In der Frühphase müssen Patienten lernen, ihre gesamte Wirbelsäule aktiv zu stabilisieren. Später folgen Übungen für die selektive Stabilisation, insbesondere der verletzten und instabilen Segmente.
- Die gelungene aktive Stabilisation reduziert das Auftreten von Folgeschäden. Nach versteifenden Operationen sind die angrenzenden Segmente besonders anfällig für eine sekundäre Instabilität.
- Die effektivste Methode besteht darin, gleichzeitig die Agonisten und Antagonisten einer Bewegung anzuspannen (Ko-Kontraktion). Für die Bewegungen der Wirbelsäule sind das in erster Linie die Bauch- und Rückenmuskeln.
- Voraussetzung für eine optimale aktive Stabilisation der Wirbelsäule ist eine intakte Muskulatur und ein stabiler Kapsel-Band-Apparat. Fallen wegen der Verletzung Anteile der Muskulatur aus und ist der Kapsel-Band-Apparat beschädigt, beeinträchtigt dies die selektive Stabilisationsfähigkeit.
- Um die verloren gegangene lokale Stabilisationsfähigkeit zu kompensieren, ist es erforderlich, die globalen Rückenmuskeln zu aktivieren. Dies sollte zunächst mit fein dosierten Widerständen geschehen.
- Bei Bewegungen der Arme und Beine darf es nicht zu weiterlaufenden Bewegungen der Wirbelsäule kommen.

M!

Merke

Das Korsett stellt keine Konkurrenz zum Muskeltraining dar. Es soll die Kräftigung der Muskulatur nicht ersetzen und das Tragen eines Korsetts führt nicht zwangsläufig zu Atrophien der Muskulatur.

Grundspannung

Die Grundspannung strebt eine Stabilisation der gesamten Wirbelsäule an. Sie vermittelt Patienten ein Gefühl dafür, wie sie mithilfe ihrer Muskulatur den Rumpf stabilisieren können und hilft ihnen, das Prinzip der Ko-Kontraktion kennen zu lernen. Ausgangsstellung ist die Rückenlage.

- Die Rückenlage bietet Patienten die größte Unterstützungsfläche und Stabilität.
- Die Rückenlage erlaubt eine optimale Kontrolle der Haltung des Patienten. Physiotherapeuten können Ausweichbewegungen schnell erkennen und Fehler korrigieren.

M!

Merke

Die Grundspannung soll jeder Patient beherrschen. Sie ist Voraussetzung für alle weiteren Stabilisationsübungen, für sichere Transfers und für rückengerechtes Verhalten!

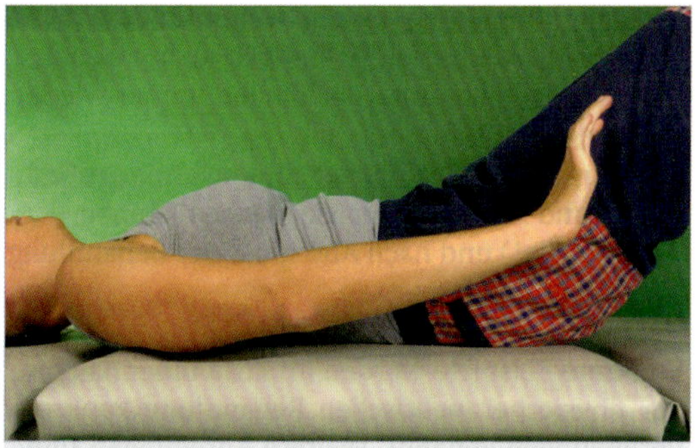

Abb. 8.10 Bei der Grundspannung stabilisiert die Patientin ihre Wirbelsäule durch die gleichzeitige Anspannung von Bauch- und Rückenmuskulatur. Die Spannung wird hier im Sinne der Stemmführung von distal eingeleitet.

Ausführung (▶ Abb. 8.10): Die Beine sind angestellt. Sie können je nach Verletzungshöhe aber auch gestreckt oder weniger stark flektiert sein. Arme und Kopf bleiben auf der (möglichst festen) Unterlage liegen. Die Wirbelsäule liegt flach auf der Unterlage. Diese Position halten die Patienten, indem sie gleichzeitig Bauch und Rückenmuskeln anspannen und die Extremitäten und den Kopf in die Unterlage drücken. Physiotherapeuten kontrollieren die Spannung diagonal an Schulter und Becken. Dabei darf keine Bewegung stattfinden.

Die Arme sind in ▶ Abb. 8.10 etwas angehoben. Dies ist eine Variation der Grundspannung, bei der die Hände gegen einen gedachten Widerstand drücken. Grundsätzlich können alle Variationen geübt werden, bei denen gewährleistet ist, dass die Wirbelsäule in einer neutralen Position aktiv stabilisiert wird. Am Anfang werden nur kurze Hebel eingesetzt, damit es nicht zu Fehlbelastungen im Verletzungsgebiet kommt.

Haben Patienten beim Aufbau der Grundspannung Schmerzen, müssen Physiotherapeuten die Ursache herausfinden. Oft genügt schon eine kleine Veränderung der Arm- oder Beinstellung oder eine geringere Intensität der Muskelspannung, um die Übung schmerzfrei zu ermöglichen.

Stabilisationsübungen in verschiedenen Ausgangsstellungen

Stabilisationsübungen sind in allen Ausgangsstellungen möglich. Die Fähigkeit, die Wirbelsäule in allen Körperpositionen zu stabilisieren, ist Voraussetzung für rückengerechtes Verhalten.

- Alle Stabilisationsübungen setzen die Beherrschung der Grundspannung voraus.
- Mit zunehmender Verkleinerung der Unterstützungsfläche steigen die Anforderungen an Gleichgewicht, Koordination und Kraft.
- Die Auswahl der Ausgangsstellung hat einen Einfluss darauf, welche Muskeln bevorzugt anspannen.
- Kleingeräte wie z. B. Therabänder und Kurzhanteln können eingesetzt werden, damit Patienten schon in der Frühphase nach der Verletzung selbstständig ihre Muskulatur kräftigen.

Die Rückenlage ist die einfachste Ausgangsstellung. Ausgehend von der Grundspannung können Physiotherapeuten durch Widerstand an den Extremitäten gezielt verschiedene Anteile der Rumpfmuskulatur stärken. Die Variationsmöglichkeiten sind vielfältig. Übungsbeispiele werden in den Kap. Stabilisations- und Kräftigungsübungen und Kap. Stabilisation und Kräftigung genannt.

Die Seitenlage bietet eine geringere Unterstützungsfläche. Durch Widerstände und das Anheben eines Armes oder Beines können Physiotherapeuten die Intensität beliebig steigern und verschiedene Anteile der Muskulatur kräftigen.

Die Bauchlage fördert die Anspannung dorsaler Muskelgruppen, insbesondere der autochthonen Rückenmuskulatur. Patienten, die auf dem Bauch liegen dürfen, können in dieser stabilen Ausgangsstellung aktiv gegen die Schwerkraft arbeiten. Das Gewicht des Kopfes, der Arme oder der Beine kann als wirksamer Hebel eingesetzt werden. Physiotherapeuten können außerdem Widerstand am Kopf, an den Armen und an den Beinen geben.

Vierfüßlerstand Der Vierfüßlerstand ist eine Ausgangsstellung, die sich hervorragend für die Kräftigung nach Wirbelfrakturen eignet. Er bietet unzählige Variationsmöglichkeiten und ist bei der Behandlung von Patienten mit Wirbelfrakturen unverzichtbar.

- Patienten können den Vierfüßlerstand gegen die Schwerkraft halten (▶ Abb. 8.11).
- Physiotherapeuten können verschiedene Muskelgruppen durch manuelle Widerstände gezielt ansprechen.
- Durch das Anheben eines Armes oder eines Beines steigt die Anforderung an die stabilisierende Muskulatur.
- Eine labile Unterlage erhöht die Intensität der Übungen.

  - verursachen permanent Schmerzen,
  - können nur durch konsequente aktive Stabilisation und andauerndes rückenschonendes Verhalten gebessert werden.
- posttraumatische Wirbelsäulensyndrome können sich mittel- und langfristig auf der Basis einer Verletzung und deren Folgen entwickeln. Wesentliche Merkmale sind:
  - starke Schmerzen, oft mit Ausstrahlung in die Arme (BWS), die Beine (LWS) oder den Kopf (HWS),
  - reduzierte Belastbarkeit mit unwillkürlicher Schonhaltung oder Ausweichbewegungen,
  - muskuläre Dysbalancen mit meist lokal ausgeprägten Hypertonien und schwacher Rumpfmuskulatur,
  - Nebeneinander von hyper- und hypomobilen Segmenten oder Wirbelsäulenabschnitten.

B

Fallbeispiel

Ein 42-jähriger Mann war bei einer Wanderung ausgerutscht und gestürzt. Dabei hatte er sich eine Fraktur des 4. Lendenwirbelkörpers mit einer leichten Einengung des Wirbelkanals zugezogen (AB1, siehe Kap. Klassifikation). Um den Wirbelkörper zu stabilisieren und um die Einengung des Spinalkanals zu beseitigen, wurde die Fraktur von dorsal und ventral operiert. Der Wirbelkörper wurde mit Spongiosa sowie dorsaler und ventraler Instrumentierung wieder aufgebaut. Die Bewegungssegmente L 3 und L 4 mussten versteift werden. Der postoperative Verlauf war unkompliziert. Nach 12 Wochen konnte der Patient seine Tätigkeit als Koch wieder aufnehmen. Nach Abschluss der Behandlung begann er ein Trainingsprogramm in einem Fitnessstudio, das er bis zum Zeitpunkt des Auftretens von Beschwerden fortgeführt hat. Die Beschwerden begannen nach ungefähr zwei Jahren und traten anfangs v. a. unter Belastung auf.

Der Orthopäde kann aktuell keine erneute Verletzung der Wirbelsäule feststellen und überweist den Patienten zur Physiotherapie. Der physiotherapeutische Befund ergibt folgende Auffälligkeiten:

Über den Dornfortsätzen L 2–L 4 befindet sich eine schlecht verschiebliche, aber sonst reizlose Narbe.

In diesem Bereich liegt eine sichtbare Atrophie der Rückenmuskulatur vor (trotz Krafttraining und der beruflichen Belastung!), die Muskulatur im Narbengebiet ist verhärtet.

Bei der Flexion und Extension stellt der Physiotherapeut eine Hypermobilität der Segmente Th 12, L 1 und L 5 fest, Schmerzen treten in den betroffenen Segmenten bei der Flexion und bei der Extension auf.

Beim Anheben der Arme gegen Widerstand (3 kg-Hantel) kann der Patient die Wirbelsäule nicht ausreichend stabilisieren, es findet eine Ausweichbewegung in die Flexion oberhalb der stabilisierten Segmente statt.

Auf der Basis seines Befundes stellt der Physiotherapeut eine Hypothese auf: Durch die Operation sind Narben im Bereich der medialen Rückenstrecker entstanden. Die Muskelfunktion ist hier und in den angrenzenden Segmenten beeinträchtigt. In den Segmenten Th 12, L 1 und L 5 besteht eine strukturelle Instabilität, die der Patient nicht kompensieren kann. Bei der Arbeit traten Fehlbelastungen in den betroffenen Segmenten auf, die zu den Schmerzen geführt haben.

Die Behandlung plant der Physiotherapeut folgendermaßen:

Mit Weichteiltechniken möchte er die Narbenverschieblichkeit verbessern, davon erhofft er sich auch eine Verbesserung der Muskelfunktion.

Mit der Kräftigung der Bauchmuskulatur (insbesondere des M. transversus abdominis), des Beckenbodens und des Zwerchfells möchte er die verloren gegangene Funktion der Mm. multifidi kompensieren.

In verschiedenen Ausgangsstellungen soll der Patient lernen, seine Wirbelsäule aktiv zu stabilisieren, die Belastung soll so weit gesteigert werden, bis die Ausübung der beruflichen Tätigkeit schmerzfrei möglich ist.

Exemplarisch wird der Ablauf der zweiten Therapieeinheit dargestellt: Einleitend macht der Physiotherapeut eine Quermassage im Narbengebiet. Dadurch kommt es zwar nicht unmittelbar zu einer Verbesserung der Narbenverschieblichkeit. Aber reflektorisch nimmt der Muskeltonus im Narbengebiet ab, was der Patient als wohltuend empfindet. In Rückenlage lernt der Patient, die Bauchmuskulatur, den Beckenboden und das Zwerchfell für die Stabilisation der Lendenwirbelsäule einzusetzen. Der Therapeut gibt hierzu verbale Anweisungen und taktile Hilfen. Zur Steigerung soll der Patient anschließend unter Beibehaltung der erlernten Stabilisation seine Beine im Wechsel mit schleifender Ferse anziehen.

Nachdem dies gelingt, übt der Therapeut mit dem Patienten die Stabilisation im Vierfüßlerstand, zunächst ohne weitere Bewegungsaufträge, dann mit dem Auftrag, im Wechsel ein Bein auszustrecken. Der Therapeut nimmt die erforderlichen Korrekturen vor. Eine schwierigere Ausführung (diagonales Anheben eines Beines und eines Armes) gelingt dem Patienten nicht. Zuletzt soll der Patient versuchen, seine Körperlängsachse im Sitz dynamisch zu stabilisieren (► Abb. 8.15a–c). Beim Anheben der Arme mit vorgeneigter Körperlängsachse kann der Patient die Wirbelsäule kaum noch stabilisieren. Als Heimübung soll der Patient die Stabilisation der Lendenwirbelsäule in Rückenlage mit dem wechselseitigen schleifenden Heranziehen der Fersen üben. Der langsame Wechsel soll pro Serie zehnmal erfolgen, die tägliche Übungseinheit besteht aus fünf Serien.

Die Hypothesen des Therapeuten erweisen sich als richtig. Im Verlauf der Therapie gelingt es dem Patienten immer besser, seine Wirbelsäule auch unter Belastung zu stabilisieren. Nach der Behandlungsserie kann er seiner Arbeit wieder schmerzfrei nachgehen.

Zusammenfassung

Bei der Behandlung von Wirbelsäulenverletzungen unterscheidet man drei Phasen:

- Die Akutphase ist die Phase der Ruhigstellung. Im Mittelpunkt der Behandlung stehen die Schmerzlinderung, die Förderung der Wundheilung und die Vermeidung von Immobilisationsschäden. Bereits in der Akutphase lernen Patienten, ihre Wirbelsäule aktiv zu stabilisieren und stabil im Bett zu drehen.
- Die Frühphase ist die Phase der steigenden Belastbarkeit. In der Frühphase lernen Patienten, wie sie sich rückenschonend bewegen können, ohne den betroffenen Abschnitt zu gefährden. Stabilisationsübungen gewährleisten die Kräftigung der Bauch- und Rückenmuskulatur. Variable Ausgangsstellungen schulen die Wahrnehmung und erhöhen die Anforderung.
- Die Spätphase (Reha-Phase) strebt eine vollständige Wiederherstellung der Funktion im Sinne der ICF an. Patienten dürfen ihre Wirbelsäule im verletzten Bereich wieder bewegen – wenn sie nicht operativ versteift wurde. Sie lernen, sich im Alltag rückenschonend zu verhalten und werden an die Belastungssituationen des Alltags herangeführt.

8.4 Frakturen der Brust- und Lendenwirbelsäule

Zu einer Fraktur von Brust- oder Lendenwirbelkörpern kommt es durch die Einwirkung großer Kräfte. Typisch sind Stürze aus großer Höhe, ungebremste Stürze auf den Rücken und Verkehrsunfälle.

Die Schwere und das Ausmaß der Verletzung beeinflussen die klinischen Symptome. Hierzu gehören:

- Schmerzen (Spontan- und Bewegungsschmerz),
- Haltungsschwäche oder Schwierigkeiten, den Rücken aufzurichten,
- bei Verletzungen des Rückenmarks neurologische Ausfallerscheinungen bis hin zur Querschnittlähmung (siehe Pape 2004).

► **Klassifikation.** Zur Klassifikation siehe Kap. Klassifikation. Entscheidendes Kriterium ist die Stabilität der Wirbelsäule, weil davon das weitere Vorgehen abhängt.

Bei einer isolierten Vorderkantenabsprengung (s. ► Abb. 8.1a) sollte, solange die knöcherne Heilung noch keine Stabilität gewährleistet, möglichst wenig Druck auf die Vorderkante des Wirbelkörpers kommen. Deshalb müssen Flexionsbewegungen vermieden werden. Extension hingegen reduziert den Druck auf den verletzten vorderen Bereich des Wirbelkörpers. Aus diesem Grund kann es sein, dass der behandelnde Arzt schon recht früh erlaubt, den Patienten in Richtung Extension bewegen zu lassen. Die Flexion hingegen wird limitiert oder ganz verboten.

▶ **Diagnose.** Neben Klinik und Anamnese werden Wirbelfrakturen durch Röntgen in 2 Ebenen nachgewiesen. Die Aufmerksamkeit bei der Beurteilung der Bilder richtet sich (nach Trentz, Bühren 2001)

- bei seitlichen Aufnahmen auf:
  - Form und Kontinuität von Deck- und Grundplatten,
  - Höhe der Zwischenwirbelabstände,
  - Form und Lage von Vorder- und Hinterkante,
  - Lage der Gelenk- und Dornfortsätze,
  - Verlauf der Schwingungen.
- bei a.-p.-Aufnahmen auf:
  - Höhe und Breite der Wirbelkörper,
  - Lage der Bogenwurzelabgänge,
  - Stellung und Verbindungslinie der Dornfortsätze,
  - Verlauf der Verbindung von Wirbelkörpervorder- und -hinterkanten.
  - Bei Bedarf, insbesondere bei Verdacht auf eine Rückenmarksverletzung, werden CT oder MRT-Aufnahmen angefertigt.

▶ **Besonderheiten bei Frakturen der LWS**

- Verändert sich durch eine Fraktur die Gestalt eines Wirbelkörpers, kann es aufsteigend zu kompensatorischen (skoliotischen) Fehlhaltungen kommen.

▶ **Besonderheiten bei Frakturen der BWS**

- Wegen der Kyphose der Brustwirbelsäule besteht bei Frakturen im Bereich der A-Säule wegen des erhöhten Drucks auf die Vorderkante der Wirbelkörper die Gefahr, dass zerstörte Wirbelkörper zusammensintern (▶ Abb. 8.12).
- Sind neben Wirbeln auch Rippen oder das Sternum gebrochen, können ähnliche Komplikationen wie bei Thoraxverletzungen (siehe Kap. 8.1.3) auftreten. Die stabilisierende Funktion des Brustkorbs für die Wirbelsäule geht teilweise verloren.
- Als Folge von Wirbelbrüchen kommt es im Bereich der Brustwirbelsäule häufig zu einer verstärkten Kyphosierung. Diese kann die Atmung beeinträchtigen und so die allgemeine Belastbarkeit herabsetzen.
- Im Bereich der Brustwirbelsäule treten relativ häufig pathologische Frakturen auf. Oft werden sie durch Osteoporose verursacht, aber auch andere Erkrankungen wie Tumoren können die Stabilität von Knochen herabsetzen.

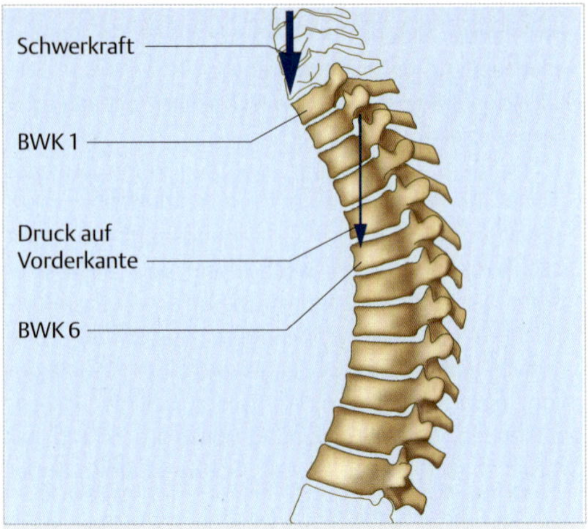

Abb. 8.12 Kyphose als Ursache für verstärkten Druck auf den vorderen Bereich von Brustwirbelkörpern.

Merke

Bei pathologischen Frakturen treten oftmals die typischen Beschwerden auf, ohne dass die Betroffenen sich an einen entsprechenden Verletzungsmechanismus erinnern können. Pathologische Veränderungen, die zu einer Fraktur eines Wirbelkörpers führen, beschränken sich meist nicht auf ein Segment. Auch in anderen Wirbelsäulenabschnitten oder den Extremitäten kann die knöcherne Stabilität herabgesetzt sein.

8.4.1 Ärztliche Therapie

Siehe Kap. 8.1.2

8.4.2 Physiotherapie nach Brust- und Lendenwirbelfrakturen

Befund

Siehe ▶ Tab. 8.5

Behandlung

Eine Übersicht über geeignete Maßnahmen bietet die ▶ Tab. 8.6. Im selben Kapitel werden auch die Behandlungsprinzipien erläutert. Hier werden konkrete Beispiele für Stabilisations- und Mobilisationsübungen gegeben.

Stabilisations- und Kräftigungsübungen

Kräftigung in Rückenlage

Kräftigungsübungen in Rückenlage sind oft schon in der Akutphase, spätestens in der Frühphase der Behandlung möglich. Voraussetzung ist, dass Patienten in der Lage sind, die Grundspannung aufzubauen und zu halten.

- Widerstand kann an Armen und Beinen gegeben werden. Dadurch lassen sich gezielt bestimmte Anteile der Bauch- und Rückenmuskulatur kräftigen.
- Bewegen Patienten ihre Extremitäten gegen den Widerstand des Therapeuten (z. B. Armpattern aus der PNF), darf es nicht zu weiterlaufenden Bewegungen in der Wirbelsäule kommen.
- Übungsbeispiele: Die beiden Beispiele zeigen, wo und in welche Richtung Widerstand gegeben werden kann, damit bestimmte Anteile der Rumpfmuskulatur gekräftigt werden. Die Auswahl geeigneter Übungen hängt von den individuellen Gegebenheiten (Verletzung, Schwächen, muskuläre Dysbalancen, Krümmungen der Wirbelsäule, etc.) ab.
- Kräftigung der langen Rückenstrecker (▶ Abb. 8.13).
- Kräftigung der schrägen Anteile der Rumpfmuskulatur (▶ Abb. 8.14).

Stabilisation im Sitz

Übungen im Sitzen sind am Ende der Früh- und in der Spätphase geeignet, Patienten auf alltägliche Belastungen vorzubereiten. Haben Patienten gelernt, rückenschonend zu sitzen, tragen Übungen im Sitzen dazu bei, dass die Kontrolle der Sitzhaltung automatisiert wird. Variationen sind durch eine Veränderung der Armhaltung oder der Rumpfneigung, durch externe Widerstände, Kleingeräte, labile Sitzgelegenheiten (Gymnastikball) etc. möglich.

- Durch die Vorneigung der Körperlängsachse wird vermehrt die Rückenmuskulatur aktiviert.
- Durch die Rückneigung der Körperlängsachse wird vermehrt die Bauchmuskulatur aktiviert.

▶ **Übungsbeispiel.** Das folgende Beispiel zeigt, wie sich die Intensität einer Übung im Sitz an der Bankkante systematisch steigern lässt.

- Durch das Anheben der Arme wird die Aufrichtung der Wirbelsäule betont (▶ Abb. 8.15a).
- Durch die Vorneigung der Körperlängsachse müssen die Rückenstrecker mehr Haltearbeit leisten (▶ Abb. 8.15b).
- Die Intensität der Übung erhöht sich, wenn in der Vorneigung die Arme angehoben werden (▶ Abb. 8.15c).
- Zur weiteren Steigerung können Kleingeräte eingesetzt werde (Kurzhanteln, Stäbe, Keulen, etc.).

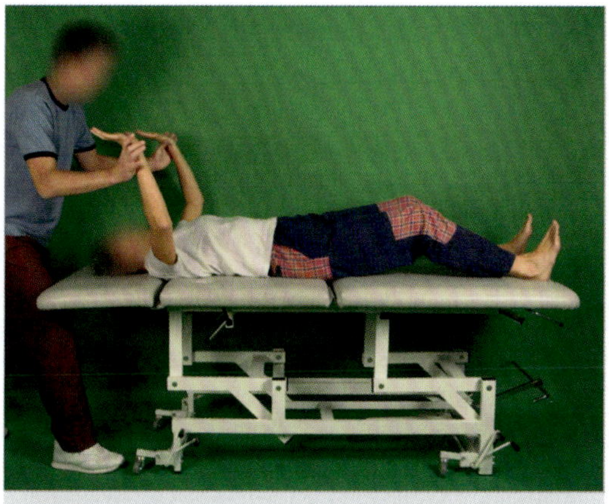

Abb. 8.13 Kräftigung der langen Rückenstrecker. Der Therapeut gibt an den Armen Widerstand in Richtung Extension. Die Patientin muss vermehrt in die Flexion anspannen. Weiterlaufend erhöht sich die Spannung der langen Rückenstrecker.

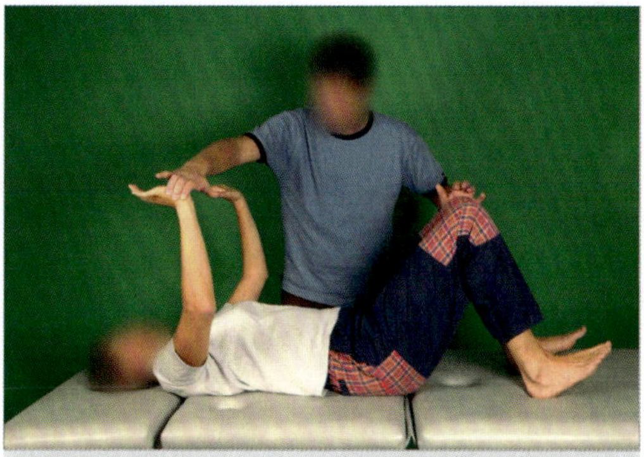

Abb. 8.14 Kräftigung der schrägen Anteile der Rumpfmuskulatur. Der Therapeut gibt Widerstand seitlich an der rechten Hand und am linken Knie.

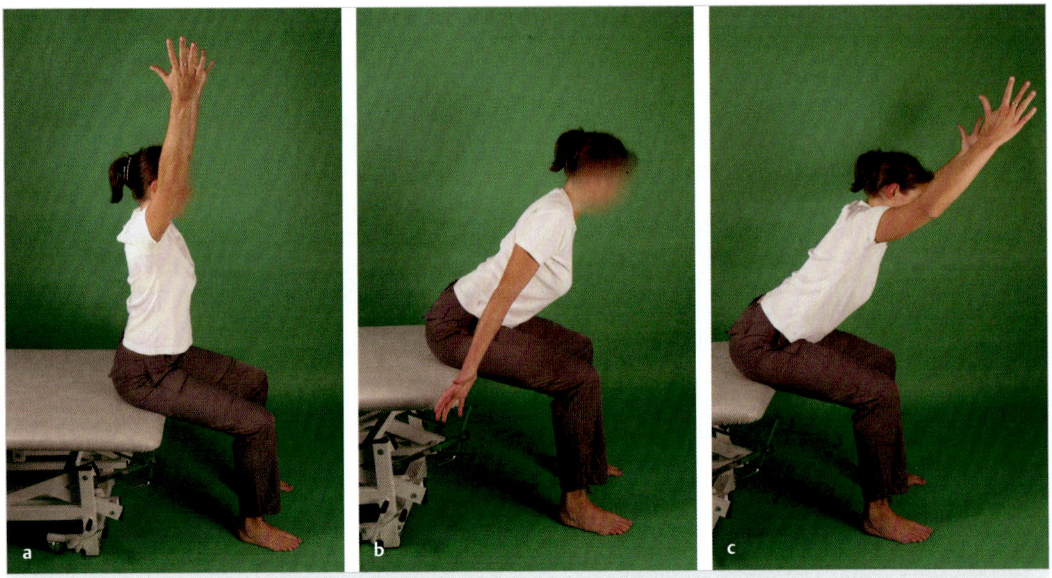

Abb. 8.15 Variationen einer Stabilisationsübung im Sitzen.
a Das Anheben der Arme fördert die Aufrichtung und erhöht die Intensität der muskulären Aktivität.
b Das Vorneigen der Körperlängsachse erfordert eine erhöhte Aktivität der dorsalen Muskelgruppen.
c Die Kombination von Vorneigung und Anheben der Arme erfordert eine maximale Anspannung der Rücken- und Gesäß- und dorsalen Oberschenkelmuskeln.

Selektive Stabilisation

Selektive Stabilisationsübungen sollen Patienten helfen, verletzte oder instabile Bewegungssegmente aktiv zu stabilisieren. Physiotherapeuten wählen hierzu, angepasst an die Heilung und den muskulären Zustand von Patienten, geeignete Ausgangsstellungen.

▶ **Übungsbeispiel.** Das Beispiel zeigt, wie durch die Wahl der Ausgangsstellung und den gezielten Widerstand des Therapeuten selektiv bestimmte Wirbelsäulenabschnitte stabilisiert werden können.

- Stabilisation der unteren BWS in Seitlage (▶ Abb. 8.16a–b).

Stabilisation

Bei der dynamischen Stabilisation, die in der Spätphase der Behandlung möglich ist, bewegen Patienten ihre Wirbelsäule gegen Widerstand. Dies setzt eine volle Belastbarkeit verletzter Wirbelsäulenabschnitte voraus.

- Bei dynamischen Kräftigungsübungen wirken z. T. große Kräfte auf die Wirbelsäule. Physiotherapeuten müssen wissen, welchen Belastungen sie ihre Patienten aussetzen und einschätzen, ob einzelne Patienten diese Belastungen aushalten.
- Dynamische Kräftigungsübungen lassen sich mit einfachen Mitteln ohne großen Aufwand an Geräten machen. Für viele Patienten genügt es, wenn sie Bewegungen aus geeigneten Ausgangsstellungen gegen die Schwerkraft machen (s. u.).
- Bevor Patienten dynamische Übungen an Krafttrainingsgeräten machen, sollten Physiotherapeuten prüfen, ob sie die entsprechende Bewegung gegen die Schwerkraft oder den Widerstand des Therapeuten korrekt ausführen können!
- Übungsbeispiele: Die Beispiele sind nur für Patienten in der Spätphase der Behandlung geeignet.
- Extension der Brustwirbelsäule gegen die Schwerkraft, Kräftigung der langen Rückenstrecker (▶ Abb. 8.17a–b).
- Extension der LWS gegen Widerstand, Kräftigung der lumbalen Anteile der Rückenstrecker (▶ Abb. 8.18a–d). Diese Übung eignet sich nur für kräftige Patienten mit einer stabil verheilten Wirbelfraktur in der Spätphase der Behandlung.

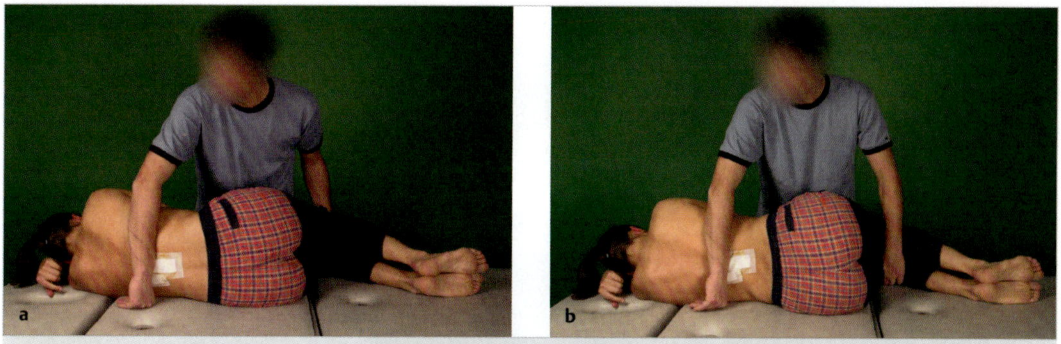

Abb. 8.16 Selektive Stabilisation der unteren BWS. Der Therapeut gibt an den gebeugten Beinen Widerstand für die Flexion und Extension der Lendenwirbelsäule. Mit der anderen Hand verhindert er, dass die Bewegung nach kranial weiterläuft.

a Kräftigung der ventralen Kette. Die Patientin spannt gegen den Widerstand des Therapeuten in die Flexion.

b Kräftigung der dorsalen Muskelkette. Die Patientin spannt gegen den Widerstand des Therapeuten in die Extension.

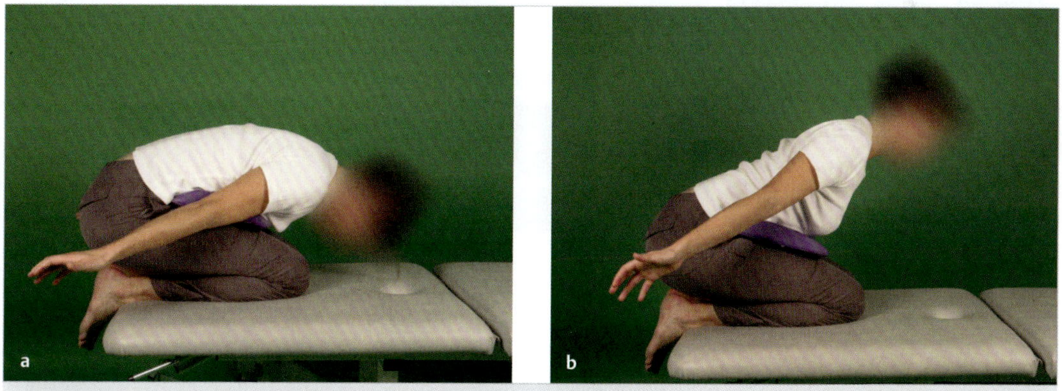

Abb. 8.17 Aufrichtung der Brustwirbelsäule gegen die Schwerkraft.

a Die Patientin sitzt im Fersensitz. Der Oberkörper liegt auf einem Kissen.

b Die Patientin richtet sich auf. Das Kissen dient als Hypomochlion, die Abduktion und Extension der Arme im Schultergelenk erhöht die Intensität.

Mobilisation

Bei der Mobilisation der Wirbelsäule haben die Maßnahmen verschiedene Schwerpunkte und stellen unterschiedliche Anforderungen an Patienten und Therapeuten (s. Kap. Mobilisation). Die weiter unten beschriebenen Übungen sind Beispiele aus unterschiedlichen Behandlungsansätzen. Welchen Behandlungsansatz Physiotherapeuten im Einzelfall verfolgen, welche Übungen sie auswählen, hängt von der Heilungsphase, den Möglichkeiten eines Patienten, sowie den Kenntnissen des Therapeuten ab. Wichtig ist, dass die Therapeuten für eine korrekte Ausführung der Übungen sorgen und Kontraindikationen beachten.

> **Merke**
>
> Die beste Mobilisationsbehandlung bringt nichts, wenn sie nicht korrekt ausgeführt wird und die Bewegung im falschen Segment ankommt.

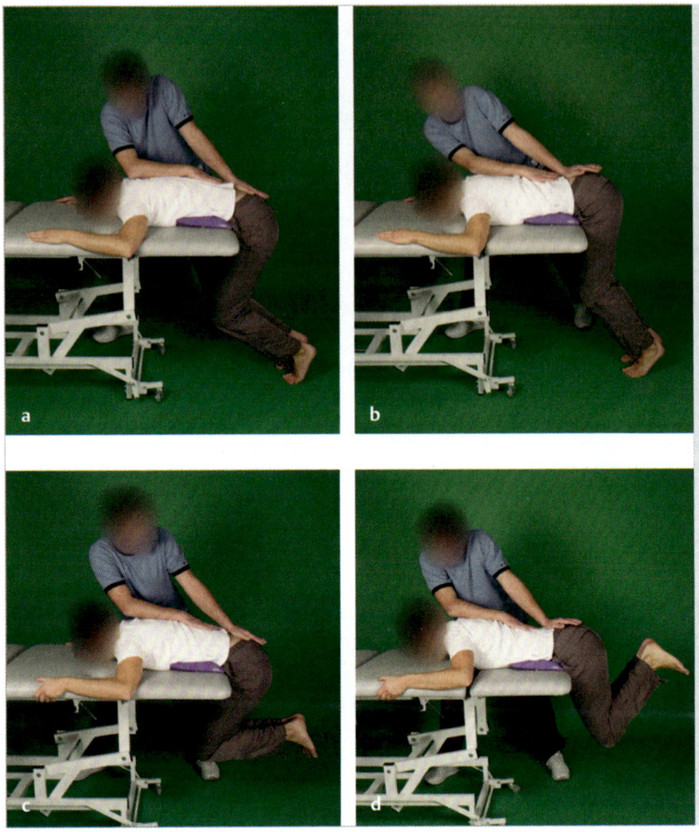

Abb. 8.18 Kräftigung der LWS-Extensoren im Beckenüberhang an der Bankkante.
a In der Ausgangsstellung gibt der Therapeut Widerstand gegen die Extension der LWS (ASTE). Die Füße der Patientin bleiben auf dem Boden.
b Die Patientin extendiert ihre LWS gegen den Widerstand des Therapeuten (ESTE).
c Die Patientin hebt ihre Beine an (ASTE). Das zusätzlich gehaltene Gewicht der Beine erhöht die Intensität der Übung. Dem Patienten ist es unmöglich, über die aktive Streckung der Kniegelenke die Bewegung zu unterstützen.
d Der Therapeut gibt erneut Widerstand, während die Patientin ihre LWS extendiert (ASTE). Die Muskulatur spannt maximal an.

Hinweise zur Mobilisation bei Frakturen der Brustwirbelsäule

- Bei Frakturen der Brustwirbelsäule müssen Physiotherapeuten auf die Thoraxmobilität achten. Die Thoraxbeweglichkeit ist für die Atmung wichtig (siehe Kap. 8.7.2).
- Die Beweglichkeit der Rippengelenke spielt für die Atmung und die Bewegungen der Brustwirbelsäule eine wichtige Rolle. Ist die Beweglichkeit der Rippenwirbelgelenke eingeschränkt, können diese mit manuellen Techniken mobilisiert werden, wenn keine pathologischen Veränderungen den Einsatz solcher Techniken verbieten.
- Übungen zur Aufrichtung der Brustwirbelsäule können gut mit der Einatmung kombiniert werden.
- In der Brustwirbelsäule ist die Rotationsmobilität besonders groß. Für die Atemfunktion und die Aufrichtung muss die Rotation geübt werden.

Hinweise zur Mobilisation der Lendenwirbelsäule

- Hauptbewegungsrichtungen der Lendenwirbelsäule sind die Flexion und Extension sowie die Lateralflexion. Die Rotation spielt eine untergeordnete Rolle.
- Eine freie Beweglichkeit der Lendenwirbelsäule setzt eine freie Hüftgelenksextension und eine ausreichende Hüftgelenksflexion voraus.
- Physiotherapeuten müssen darauf achten, dass bei der Mobilisation der Lendenwirbelsäule Bewegungen nicht ungewollt in die Brustwirbelsäule weiterlaufen. Viele Patienten sind im thorakolumbalen Übergang hypermobil. Andere neigen dazu, eine Hypermobilität zu entwickeln, v. a. wenn die Mobilität der Lendenwirbelsäule in der Sagittalebene eingeschränkt ist.

Hubfreie/hubarme Mobilisation

Bei hubfreien Bewegungen steht die Bewegungsachse vertikal. Bei hubarmen Bewegungen werden die bewegten Körperteile so wenig wie möglich gegen die Schwerkraft angehoben. Daher belasten hubfreie und hubarme Mobilisationen der Wirbelsäule die betroffenen Segmente kaum. Die erforderliche Muskelarbeit ist gering, die Muskulatur spannt nicht mehr als nötig an. Wiederholtes Üben automatisiert und ökonomisiert diese Bewegungen.

Die hubfreie und hubarme Mobilisation wird auf einen festgelegten Wirbelsäulenabschnitt durch Widerlagerung begrenzt. Auf diese Weise ist eine gezielte Mobilisationsbehandlung möglich. Die ersten Bewegungen macht der Patient assistiv (gelegentlich führen Physiotherapeuten die Bewegungen auch passiv). Dabei wird seine Aufmerksamkeit auf die Wahrnehmung der Bewegung gelenkt. Die therapeutischen Hilfen werden nach und nach abgebaut, bis der Patient die gewünschte Bewegung aktiv ausführen kann.

► **Übungsbeispiel.** Die Beispiele zeigen, wie in unterschiedlichen Ausgangsstellungen verschiedene Wirbelsäulenabschnitte mobilisiert werden können.

- Hubarme Mobilisation der Lendenwirbelsäule im Stand (► Abb. 8.19a–b).
- Hubarme Mobilisation der Lendenwirbelsäule im Sitz (► Abb. 8.20a–b). Die Patientin sitzt an der Bankkante und stützt sich mit ihren Armen ab. Durch die Stützaktivität reduziert sie die Belastung der Wirbelsäule. Gleichzeitig begrenzt sie den möglichen Bewegungsausschlag und aktiviert die dorsale Muskelkette.

Mobilisation mit dem großen Gymnastikball

Der große Gymnastikball lässt sich bei der Mobilisation der Wirbelsäule vielseitig verwenden.

Zwei Beispiele sollen dies verdeutlichen:

- Als labile Unterlage im Sitz folgt der Ball den Bewegungen der Patientin und begrenzt diese (► Abb. 8.21).
- Als Widerlager ermöglicht er die gezielte schonende Mobilisation einzelner Wirbelsäulenabschnitte (► Abb. 8.22).

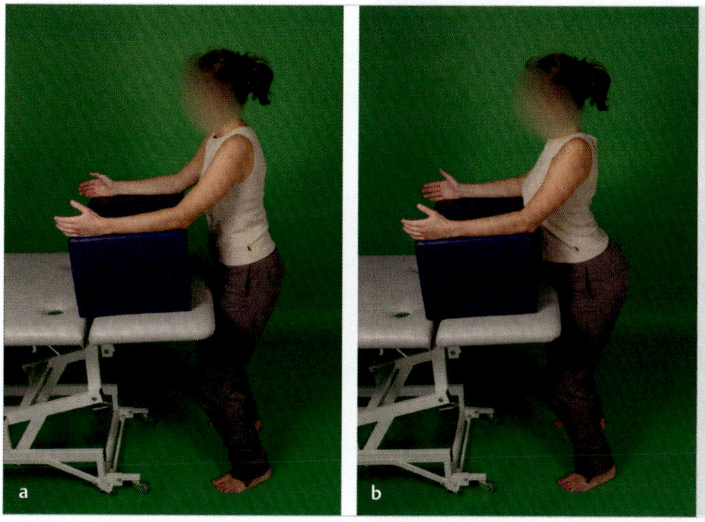

Abb. 8.19 Mobilisation der Lendenwirbelsäule im Stand mit Abnahme des Armgewichts.
a Neutralstellung.
b Extension.

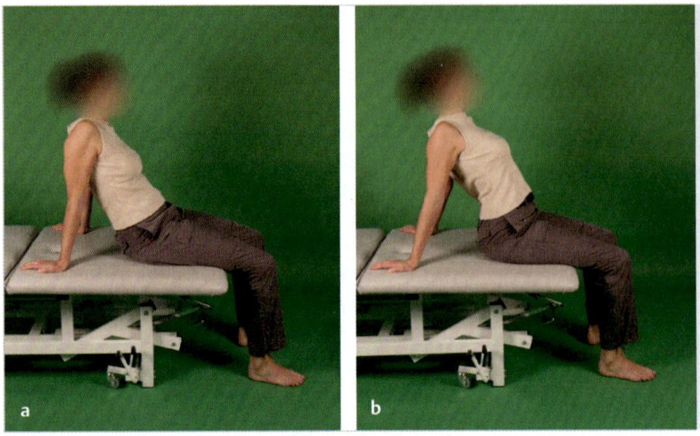

Abb. 8.20 Mobilisation im Sitz mit abgestützten Armen.
a Neutralstellung.
b Extension.

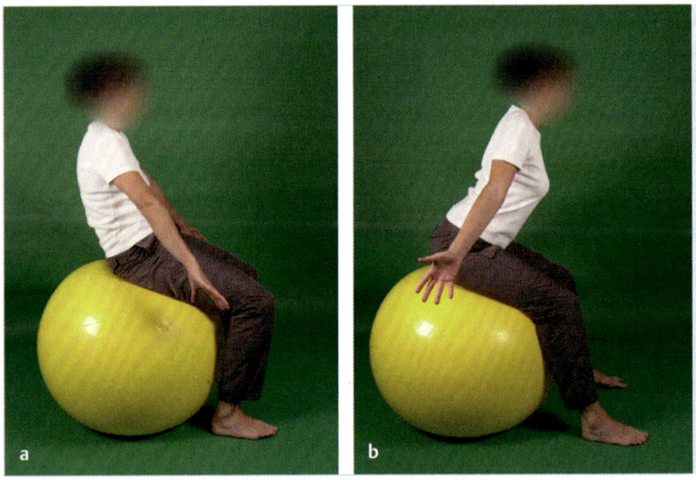

Abb. 8.21 Mobilisation der Flexion und Extension auf dem Gymnastikball.
a Der Ball kann nicht mehr weiter nach vorn rollen.
b Der Ball kann nicht mehr weiter nach hinten rollen.

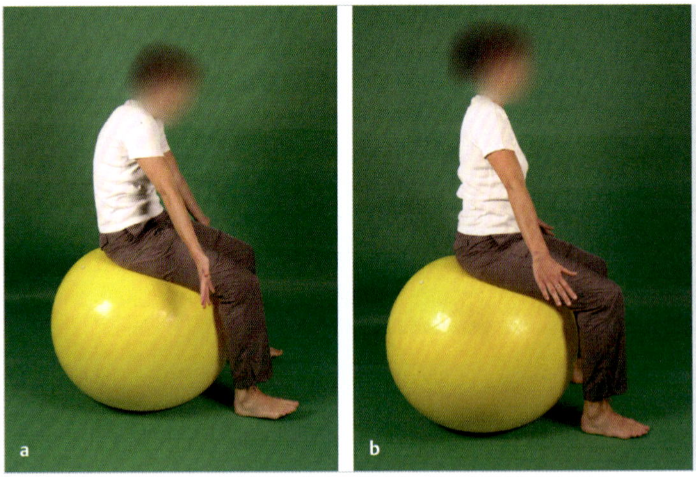

Abb. 8.22 Die Rollbewegung des Balls ist gering. Die gegenläufigen Arm- und Schultergürtelbewegungen begrenzen das Rollen.
a Außenrotation der Arme während der Flexion der Wirbelsäule.
b Innenrotation während der Extension.

Zusammenfassung

- Im Mittelpunkt der Behandlung steht die aktive Stabilisation der Wirbelsäule.
- Zunächst müssen Patienten die Grundspannung erlernen. Auf der Grundspannung bauen sämtliche Transfers und globale Stabilisationsübungen auf.
- Prophylaxen sind nur erforderlich, wenn Patienten längere Zeit liegen müssen. Die Gefahr für das Entstehen von Kontrakturen ist gering.
- In Abhängigkeit von der Lokalisation und Stabilität der Fraktur sind auch in der Frühphase schon Bewegungen betroffener Segmente erlaubt.
- Der Brustkorb stabilisiert die Brustwirbelsäule. Bei einer Sternumfraktur, geht diese Wirkung verloren.
- Frakturen von Brustwirbelkörpern erhöhen die Gefahr einer Kyphosierung der Brustwirbelsäule. Die verstärkte Kyphose kann die Atmung beeinträchtigen.
- Frakturen von Lendenwirbelkörpern begünstigen die Entstehung von skoliotischen Fehlhaltungen.
- Grundsätzlich ist die Stabilität der Brustwirbelsäule wegen der stabilisierenden Wirkung des Brustkorbs größer als die der Lendenwirbelsäule.

8.5 Frakturen der Halswirbelsäule

Typische Verletzungsmechanismen, die zu einer Fraktur der Halswirbelsäule führen, sind Stürze auf den Kopf (Hyperkompression) oder extreme Überstreckbewegungen (Hyperextensionstrauma), wie sie bei Verkehrs- und Badeunfällen auftreten können. Besonders tückisch sind Kopfsprünge in unbekannte oder flache Gewässer, v. a. wenn sich unter der Wasseroberfläche ein Hindernis befindet.

Die klinischen Symptome sind abhängig von der Höhe und dem Ausmaß der Verletzung. Typische Beschwerden sind

- Spontanschmerzen im Nacken oder Hals,
- Bewegungsschmerzen,
- Schwierigkeiten bei der Stabilisation der HWS (Kopfhaltungsschwäche),
- schmerzhafter Muskelhartspann, der oft spontan auftritt,
- neurologische Ausfallerscheinungen (siehe Pape 2004).

Die Kopfverletzungen können von Hautabschürfungen bis zu schweren Schädel-Hirn-Verletzungen reichen. In manchen Fällen sind die Patienten bewusstlos.

Merke

Besteht auch nur der geringste Verdacht auf eine schwerwiegende Wirbelsäulenverletzung dürfen keine unkontrollierten Kopfbewegungen erfolgen.

▶ **Klassifikation.** Zur Klassifikation siehe Kap. Klassifikation. Die Einteilung von Frakturen der Halswirbelsäule erfolgt:

- nach anatomischen Gesichtspunkten:
  - Frakturen der oberen HWS,
  - Frakturen der unteren HWS.
- Bei Frakturen der oberen Halswirbelsäule unterscheidet man:
  - Frakturen der Okzipitalkondylen,
  - Atlasfrakturen,
  - Frakturen des Axis und des Dens axis.
- nach der Stellung der angrenzenden Wirbel:
  - Dislokationen,
  - Subluxationen,
  - Luxationen.

Daneben gibt es eine Reihe spezieller Klassifikationen, die sich auf einzelne Abschnitte, Kombinationsverletzungen und Verletzungen des Rückenmarks beziehen (Trentz, Bühren 2001). Als Beispiel sei hier die Klassifikation von Dens-Frakturen nach Anderson und d'Alonzo (1974) genannt (▶ Tab. 8.7).

Tab. 8.7 Klassifikation von Densfrakturen nach Anderson und d'Alonzo (1974)

Einteilung	Kriterien
Typ I	Fraktur der Densspitze
Typ II	Fraktur der Densbasis
Typ III	Fraktur des Dens einschließlich des Axiskörpers (hanged man's fracture)

► **Diagnose.** Neben der Anamnese und der klinischen Untersuchung muss die HWS mindestens in 2 Ebenen geröntgt werden. Transorale Aufnahmen (bei geöffnetem Mund) geben Hinweise auf eine Verletzung im kraniozervikalen Übergang (Segmente C 0, C 1). CT und MRT sind erforderlich, wenn das Röntgen keinen eindeutigen Befund liefert und der Verdacht auf Verletzungen der Weichteile, von Gefäßen und des Rückenmarks besteht. Sie zeigen mehr Details und ermöglichen eine Beurteilung des Spinalkanals.

M!

Merke

Die Diagnose einer Dens-axis-Fraktur ist relativ schwierig, da sie nur mit Spezialaufnahmen nachgewiesen werden kann. Bleibt sie unerkannt, kann sich eine Pseudarthrose entwickeln. Dann kann ein vergleichsweise kleines erneutes Trauma schwerwiegende Verletzungen verursachen.

► **Besonderheiten bei Frakturen der HWS**

- Die Behandlung von Frakturen der oberen HWS muss, v. a. bei einer konservativen ärztlichen Therapie, wesentlich vorsichtiger erfolgen als bei Frakturen der unteren HWS. Die Gefahr, dass Verletzungen der Bandstrukturen und daraus resultierende Instabilitäten übersehen werden, ist bei Frakturen der oberen HWS größer.
- Besonders gefährlich sind Verletzungen, bei denen es zu einer transversalen Instabilität zwischen Atlas und Axis kommt. Diese tritt dann ein, wenn die Ligg. alaria und das Lig. transversum atlantis oder der Dens axis verletzt bzw. frakturiert werden. Im schlimmsten Fall disloziert der Dens axis und dringt in die Medulla oblongata ein. Verletzt er dabei das Atemzentrum, führt die Verletzung unweigerlich zum Tod („Genickbruch").
- Die Fraktur der beiden Bogenwurzeln von C 2 mit einer Luxation des Wirbelkörpers nach ventral („hanged man's fracture") endet fast immer tödlich.

8.5.1 Ärztliche Therapie

Die ärztliche Therapie richtet sich nach dem Ausmaß der Verletzungen. Sie muss immer mit dem Ziel erfolgen, die Stabilität der Halswirbelsäule zu erreichen und (weitere) Schäden des Rückenmarks zu verhindern. Dabei muss unter Umständen das Ziel, die Mobilität der betroffenen Segmente zu erhalten, zurückgestellt werden.

Konservative Therapie

Eine konservative Therapie ist bei stabilen Verhältnissen und dem Ausschluss neurologischer Symptome möglich (siehe Krischak 2005). Allgemeine Kontraindikationen können die Durchführung einer Operation verhindern. Bei Bedarf erfolgt eine manuelle Reposition und Extensionsbehandlung. Anschließend erfolgt die Ruhigstellung entsprechend der Schwere der Verletzung:

- bei leichten Verletzungen (geringe Instabilität, keine Gefahr einer Dislokation) mit einer weichen Zervikalstütze, z. B. eine Schanz-Krawatte (► Abb. 8.23);
- bei schwereren Verletzungen mit einer harten Zervikalstütze, z. B. Stiff-Neck;
- ist eine absolute Ruhigstellung der HWS erforderlich, muss ein Halo-Fixateur angelegt werden.

Vorteile der konservativen Therapie:

- keine weiteren Gewebeschäden,
- frühfunktionelle Behandlung (mit Einschränkungen je nach Schweregrad der Verletzung).

Nachteile der konservativen Therapie:

- die Muskeln der Halswirbelsäule atrophieren, beim Entwöhnen vom stützenden Verband können Patienten Schwierigkeiten haben, ihren Kopf aktiv zu stabilisieren,
- lange Behandlungsdauer,
- Gefahr von Pseudarthrosenbildung und Bandinstabilitäten,
- Bewegungseinschränkung von benachbarten Segmenten,
- Achsfehlstellung bei der knöchernen Ausheilung.

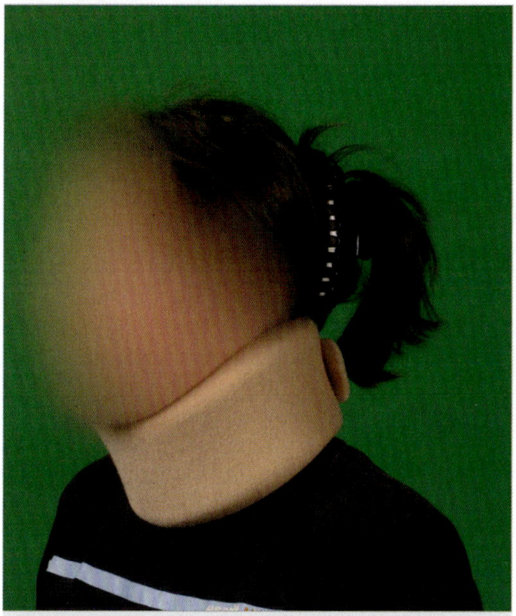

Abb. 8.23 Stabilisation der HWS mit einer Schanz-Krawatte.

Operative Therapie

Alle Frakturen der Halswirbelsäule, bei denen neurologische Ausfälle festgestellt werden, müssen operiert werden. Instabile, dislozierte und nicht reponierbare Frakturen sowie Einengungen des Spinalkanals ohne neurologische Symptome sind weitere OP-Indikationen. Selbst wenn es keine zwingende OP-Indikation gibt, tendiert man heute dazu, Verletzungen der oberen Halswirbelsäule zu operieren. Von der sofortigen Stabilisation erhofft man sich langfristig ein funktionell besseres Ergebnis. Außerdem verkürzt sich durch die Operation die Behandlungsdauer.

Die gewählten operativen Verfahren richten sich nach der Verletzung. Im Prinzip geht es immer darum,

- das Rückenmark oder Nervenwurzeln zu entlasten,
- dislozierte Wirbel oder Fragmente zu reponieren,
- eine größtmögliche Stabilität bei einem möglichst geringen Verlust von Mobilität zu erreichen.

Zum Einsatz kommen Zugschrauben, Antigleitplatten, Hakenplättchen, Platten und Cages, bei Bedarf in Verbindung mit autogener Knochentransplantation (siehe Krischak 2005). Bei schweren Verletzungen muss die HWS in der Frühphase nach der Operation mit einer Zervikalstütze oder einem Halo-Fixateur ruhig gestellt werden.

Vorteile der operativen Therapie:

- meist sofortige Stabilität,
- frühe Mobilisation des Patienten und der angrenzenden Segmente möglich,
- weniger Immobilisationsschäden der Muskulatur.

Nachteile der operativen Therapie

- weitere Gewebeschäden, v. a. der Muskulatur
- relativ hohes OP-Risiko.

8.5.2 Physiotherapie nach Halswirbelsäulenfrakturen

Befund

Siehe ▶ Tab. 8.5.

Behandlung

Prinzipiell gelten für Frakturen der Halswirbelsäule die in ▶ Tab. 8.6 genannten Grundsätze. Bei den einzelnen Maßnahmen sind z. T. Modifikationen erforderlich, die im Folgenden genannt werden.

Schmerzen lindern

- Massagen sind bei konservativ versorgten Frakturen der Halswirbelsäule in der Frühphase der Behandlung kontraindiziert. Sanfte Ausstreichungen im Bereich der Brustwirbelsäule senken die sympathische Reflexaktivität und können dazu beitragen, dass sich Verspannungen lösen.
- Schmerzlindernd wirken Wärme- oder Kälteanwendungen und manuelle Lymphdrainage.
- Elektrotherapeutische Verfahren wie TENS u. Ä. können zur Schmerzlinderung beitragen. Dabei müssen Kontraindikationen beachtet werden.

Lagern

- Patienten müssen in der Akutphase flach liegen. Unter Umständen darf das Kopfteil ein wenig hochgestellt werden. Ein kleines flaches Kissen unter dem Hals hilft Patienten, die Nackenmuskeln zu entspannen.

- In Seitenlage muss der Hals und der Kopf unterlagert werden, damit es weder in der Halswirbelsäule noch in den Kopfgelenken zu Bewegungen kommt.

Bewegungsverhalten

- Patienten sind oft ängstlich. Physiotherapeuten müssen diese Ängste ernst nehmen und Patienten helfen, Vertrauen und Sicherheit zurückzugewinnen.
- Patienten tragen Zervikalstützen in der Frühphase Tag und Nacht. Während der Physiotherapie dürfen die Orthesen in Absprache mit dem behandelnden Arzt meist abgenommen werden.

Transfers

- Alle Transfers müssen rückenschonend mit aktiv stabilisierter Halswirbelsäule stattfinden. Beim Drehen en bloc (siehe Kap. Drehen en bloc) achten Physiotherapeuten darauf, dass der Kopf in Verlängerung der Wirbelsäule eingestellt bleibt.
- Patienten mit Verletzungen der oberen Halswirbelsäule stehen über die Seite auf. Gegebenenfalls helfen Therapeuten, indem sie den Kopf beim Transfer führen.
- Auch mit dem Halo-Fixateur müssen die Transfers stabil erfolgen.

Haltungsschulung

- Wegen der Belastung der Halswirbelsäule bei einer schlechten Körperhaltung verhalten sich Patienten oft unwillkürlich rückengerecht. Physiotherapeuten sollten Patienten darauf aufmerksam machen und das Bewusstsein für rückengerechtes Verhalten fördern.
- Patienten, die sich nicht rückengerecht verhalten, müssen korrigiert und entsprechend angeleitet werden.

Entlastungsstellungen

Hilfreich sind Entlastungsstellungen, bei denen das Gewicht des Kopfes von den Händen abgenommen wird, z. B. Sitzen mit auf die Hände gestütztem Kopf (siehe ► Abb. 8.9b).

Aktivitäten des täglichen Lebens

- Betroffene haben bei Hausarbeiten, die eine gleichzeitige Aktivität beider Arme erfordert, häufig Beschwerden. Physiotherapeuten sollten solche Tätigkeiten mit den Patienten üben. Oft sind längere Pausen erforderlich.
- Physiotherapeuten sollten Patienten auf den Gebrauch von Hilfsmitteln hinweisen, z. B. einen zusätzlichen Rückspiegel im Auto. Ergotherapeuten kennen häufig noch mehr Hilfsmittel und Tricks.

Stabilisation und Kräftigung

- Isometrische Spannungsübungen helfen, dem Kraftverlust der Hals- und Nackenmuskulatur teilweise vorzubeugen. Dabei gilt: je instabiler die verletzte Region, umso feiner muss der Widerstand für die Spannungsübung dosiert werden. Neben der Stärke des manuellen Widerstands spielt dabei auch die Position der Therapeutenhände (Länge des wirksamen Hebels) und der Übungsauftrag an den Patienten eine wichtige Rolle.
- Es ist sinnvoll, den Widerstand nicht nur eindimensional zu geben (in Flexion/Extension, Lateralflexion oder Rotation). Funktioneller sind Spannungsübungen mit Widerstand in kombinierten Bewegungsrichtungen.
- Viele Stabilisationsübungen eignen sich gut für das Eigentraining und können von Patienten mehrmals am Tag wiederholt werden.
- Die Kräftigung erfolgt anfangs in stabilen Ausgangsstellungen mit geringem Widerstand. Bei komplikationslosem Verlauf kann die Übungsintensität durch die Wahl labiler Ausgangsstellungen und größere Widerstände verhältnismäßig schnell gesteigert werden.

Die nachfolgenden Übungen stellen eine Auswahl dar, die sich in der Praxis bewährt hat. Die Mehrzahl der Übungen eignet sich für die Akut- und Frühphase nach Verletzungen der Halswirbelsäule.

In der Spätphase stehen Medizinische Trainingstherapie und Haltungsschulung im Vordergrund der Behandlung.

Globale Stabilisationsübungen

- Da im Bereich der Halswirbelsäule die Bewegungssegmente sehr dicht beieinander liegen, kann es bei zu starken isometrischen Widerständen am Kopf zu einer ungewollten Mitbewegung in instabilen Segmenten kommen. Dies kann die Heilung verletzter Strukturen gefährden. Um dem vorzubeugen, sollte der Widerstand sehr gering sein und nahe an der Bewegungsachse

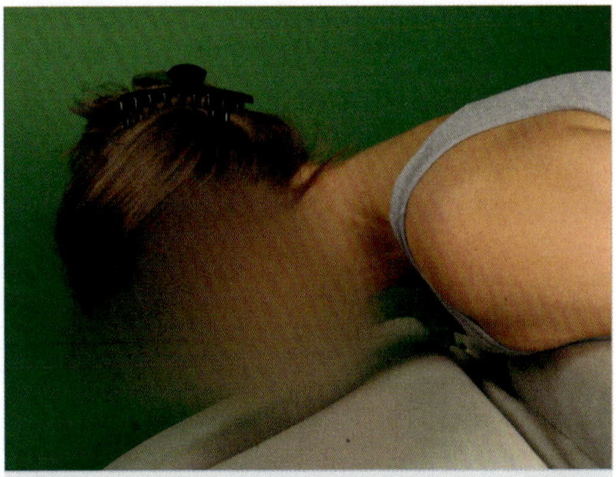

Abb. 8.24 Halten des Kopfes gegen die Schwerkraft in Bauchlage.

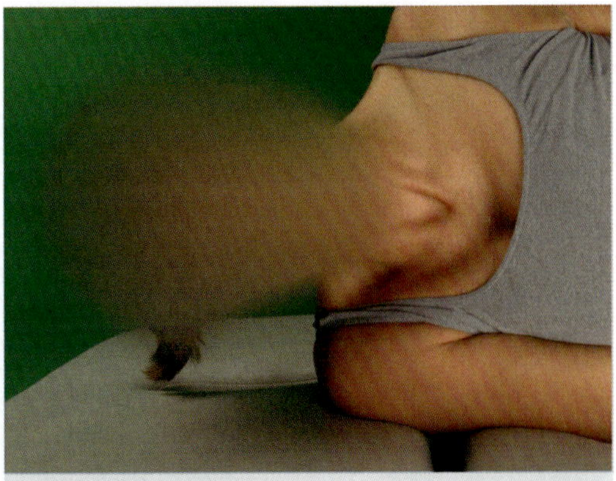

Abb. 8.25 Halten des Kopfes gegen die Schwerkraft in Seitenlage.

des betroffenen Segments gegeben werden, um das wirksame Drehmoment so gering wie möglich zu halten.

- Übungen für die Stabilisation der Halswirbelsäule können Patienten nach Anleitung durch Physiotherapeuten selbst durchführen.

► **Halten gegen die Schwerkraft.** Heben Patienten den Kopf in Bauchlage gegen die Schwerkraft an, arbeiten die Extensoren der Halswirbelsäule (► Abb. 8.24); in Rückenlage werden beim Anheben des Kopfes die Flexoren gekräftigt; in Seitenlage müssen die Hals- und Nackenmuskeln der oben liegenden Seite den Kopf gegen die Schwerkraft stabilisieren (► Abb. 8.25).

M!

Merke

Der menschliche Kopf stellt mit einem Eigengewicht von ca. 3–4 kg ein stattliches Übungsgewicht für die Halsmuskulatur dar. Deshalb ist die Wahrscheinlichkeit groß, dass Patienten schnell ermüden. Zusätzlicher Widerstand ist nicht notwendig.

► **Anspannung über Veränderung der Rumpfposition.** Eine weitere Möglichkeit eine reflektorische Anspannung der Hals- und Nackenmuskeln zu provozieren besteht in der Veränderung der Rumpfposition. Dabei wird der Patient angeleitet, keine Veränderungen der Kopf- zur Rumpfposition zuzulassen. Zur Kontrolle können Patienten die Stellung unterschiedlicher Distanzpunkte zueinander kontrollieren, während sie den Rumpf bewegen (z. B. Abstand Kinnspitze – Incisura jugularis). In aufrechter Position reicht schon eine leichte Oberkörpervorneigung (► Abb. 8.26) damit die

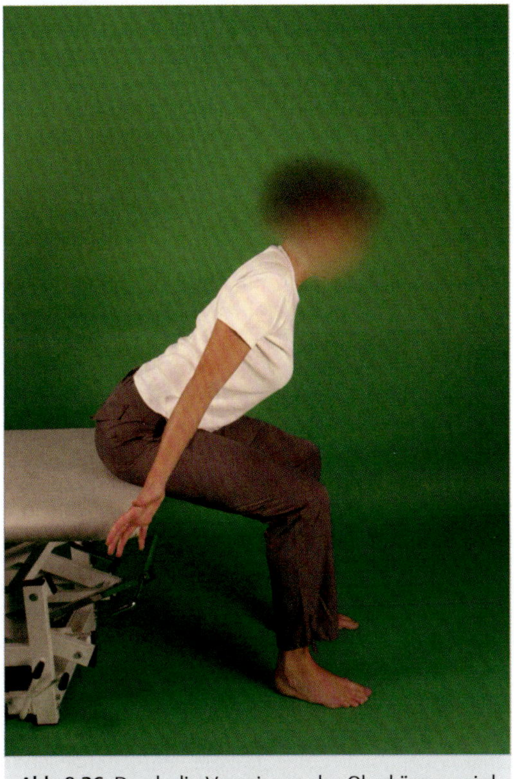

Abb. 8.26 Durch die Vorneigung des Oberkörpers wird die dorsale Muskelkette von der Lendenwirbelsäule bis zum Nacken aktiviert, um die Stellung der Wirbelsäule und des Kopfes zu halten.

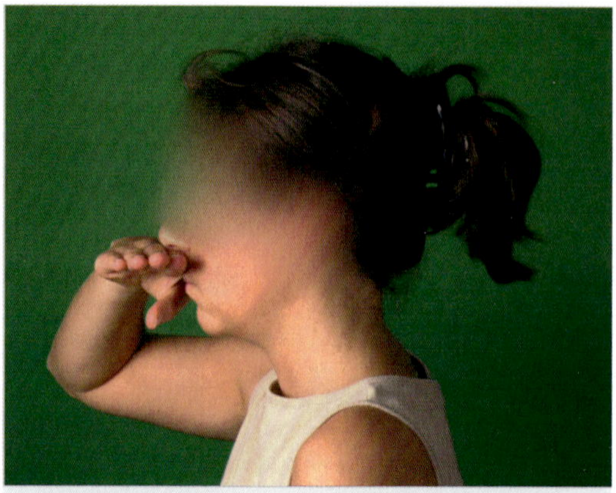

Abb. 8.27 Übung für die ventrale Stabilisation der Halswirbelsäule. Die Patientin spannt gegen den Widerstand der Hand in die Inklination.

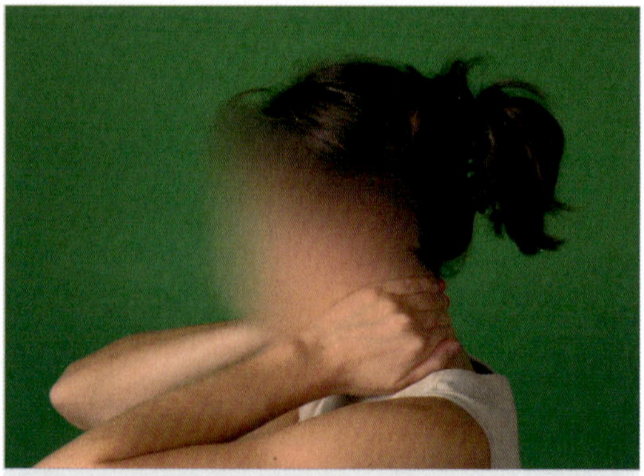

Abb. 8.28 Übung für die dorsale Stabilisation der Halswirbelsäule. Die Patientin gibt sich mit der Kleinfingerkante beider Hände Widerstand gegen die Reklination, während sie die darunter liegenden Segmente mit ihren gefalteten Händen stabilisiert.

wirkende Schwerkraft für eine Anspannung der dorsalen Nackenmuskeln sorgt.

► **Anspannung gegen eigenen manuellen Widerstand.** Übungen gegen eigenen manuellen Widerstand sollten Patienten zunächst unter strenger Therapeutenkontrolle durchführen. Der Widerstand am Kopf kann für alle Bewegungsrichtungen gegeben werden (► Abb. 8.27–► Abb. 8.29). Dabei dürfen die Bewegungssegmente in der entsprechenden Bewegungsebene keine Instabilität aufweisen. Hilfreich empfinden viele Betroffene die optische Kontrolle, z. B. indem sie vor einem Spiegel üben.

Segmentale Stabilisation

Der Patient befindet sich in Rückenlage. Mit dem Daumen und Zeigefinger einer Hand fixiert man den kaudalen Wirbelkörper des betroffenen Segments und gibt unter leichter Traktion (Stufe I) einen geringen rotatorischen Widerstand. Der Patient wird aufgefordert, seine Muskulatur durch eine Augenbewegung in die entgegengesetzte Richtung anzuspannen. Mit der freien Hand kann man am Kopf zusätzlichen Widerstand gegen die Rotation geben und Bewegung verhindern.

Für die Lateralflexion, die Flexion und die Extension erfolgt die segmentale Stabilisation genauso. Kombinationsrichtungen sind möglich, wenn Patienten in der Lage sind, den Widerstand des Therapeuten zu spüren und adäquat dagegen anzuspannen (► Abb. 8.30). Mit etwas Übung können Patienten diese Spannungsübungen gefahrlos selbst durchführen. Diese Form der Spannungsübungen spricht v. a. die tiefliegenden kurzen Hals- und Nackenmuskeln an.

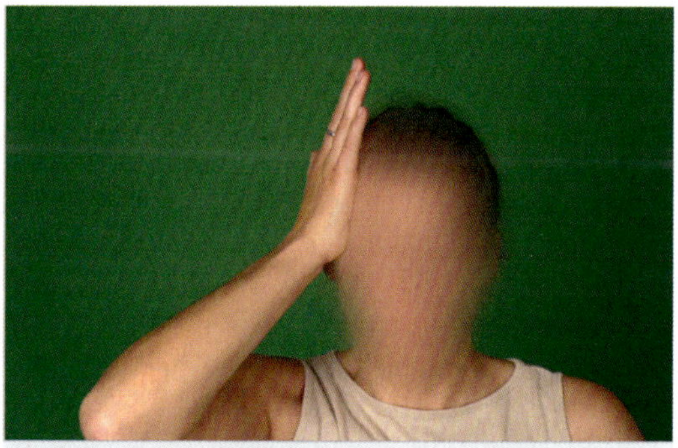

Abb. 8.29 Übung für die seitliche Stabilisation der Halswirbelsäule. Mit der rechten Hand gibt sich die Patientin am Kopf Widerstand gegen die Lateralflexion nach rechts.

Mobilisation

- Stellt sich nach der Ruhigstellungsphase heraus, dass Bewegungseinschränkungen bestehen, müssen Physiotherapeuten klären, ob diese von der Verletzung bzw. Operation verursacht wurden, oder sekundär durch die Ruhigstellung entstanden sind.

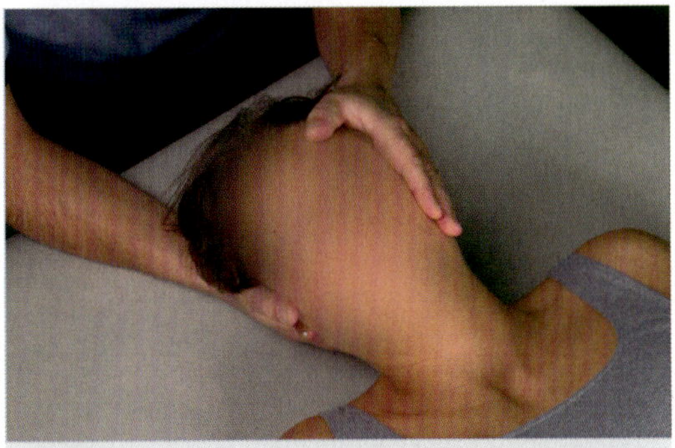

Abb. 8.30 Anspannung der tiefen Nackenmuskeln durch Augenbewegung nach links hinten oben bei vom Therapeuten fixierten Kopf.

- Die Mobilisationsbehandlung beginnt mit aktiven Bewegungen bis zur Schmerzgrenze. Passive Maßnahmen sind erst möglich, wenn die Fraktur voll belastbar ist, und müssen auch dann noch sehr vorsichtig erfolgen.
- Bestehen in Segmenten, die nicht von der Verletzung betroffen waren, aufgrund der Ruhigstellung Bewegungseinschränkungen, können diese mit segmentaler Traktion und manuellen Mobilisationstechniken behandelt werden. Hierzu ist jedoch eine fundierte Ausbildung in manueller Therapie, viel Erfahrung und Fingerspitzengefühl erforderlich.
- Wurde das Segment C 1 versteift, müssen Patienten lernen, die fehlende Rotation der Halswirbelsäule durch Drehungen des ganzen Körpers zu kompensieren.

Merke

Haben Physiotherapeuten zu wenige Informationen über die Verletzung bzw. Operation, dürfen sie auf keinen Fall manuelle Gelenktechniken und passive Dehntechniken einsetzen.

Zusammenfassung

- Frakturen der Halswirbelsäule kann man nach anatomischen Gesichtspunkten unterscheiden in:
  - Frakturen der oberen HWS,
  - Frakturen der unteren HWS.
- Die Behandlung von Frakturen der oberen HWS muss, v. a. bei einer konservativen ärztlichen Therapie, wesentlich vorsichtiger erfolgen als bei Frakturen der unteren HWS. Die Gefahr, dass Verletzungen der Bandstrukturen und daraus resultierende Instabilitäten übersehen werden, ist bei Frakturen der oberen HWS größer.
- Massagen zur Muskellockerung im Nackenbereich sind in der Frühphase nach Frakturen der Halswirbelsäule kontraindiziert.
- Für Patienten mit Frakturen der Halswirbelsäule gelten die gleichen Verhaltensregeln wie für Patienten mit Frakturen der Brust- oder Lendenwirbelsäule.
- Stabilisationsübungen sollten zunächst auf die globale Stabilisation der Wirbelsäule abzielen. Segmentale Stabilisationsübungen sind erst möglich, wenn die Fraktur voll belastbar ist.
- Bewegungseinschränkungen müssen sehr vorsichtig behandelt werden. Die Mobilisation erfolgt zunächst aktiv bis zur Schmerzgrenze.

8.6 HWS-Beschleunigungsverletzung (Schleudertrauma)

Die Bezeichnung „Schleudertrauma“ ist ein Sammelbegriff für alle Verletzungen, die durch die ruckartige Beschleunigung des Kopfes gegenüber dem Rumpf entstehen. Ein typisches Beispiel sind Auffahrunfälle im Straßenverkehr. Dabei wird der Kopf ähnlich einer Peitschenbewegung (engl. whiplash) nach vorne beschleunigt, um dann ruckartig zurückzuschlagen.

HWS-Beschleunigungsverletzungen weisen viele unterschiedliche Symptome auf. Grund dafür ist

- die enge räumliche Nachbarschaft verschiedener Strukturen, die bei einem Schleudertrauma verletzt oder irritiert werden können,
- die Stellung der Halswirbelsäule vor dem Einwirken der beschleunigenden Kraft.

Eine Rolle spielt auch, ob Betroffene kurz vor dem Unfall auf die bevorstehende Gewalteinwirkung vorbereitet waren. Ist dies der Fall, wird die Halswirbelsäule reflektorisch muskulär stabilisiert, der Kopf wird dadurch nicht so stark beschleunigt und das Trauma fällt geringer aus.

Merke M!

Bei Auffahrunfällen haben die Fahrzeuginsassen des vorderen Autos oft die schwerwiegenderen Halswirbelsäulenverletzungen.

▶ Tab. 8.8 gibt einen Überblick über mögliche Verletzungen und deren Auswirkungen.

Tab. 8.8 Pathologie des Schleudertraumas

Verletzung	Pathomechanismem	Mögliche Symptome
Distorsion: Überdehnung von • Gelenkkapseln • Bändern • Muskeln	• durch Ödembildung vermehrte Nozizeption und Irritation der Propriozeptoren (u. a. Vestibulariskerne) • Verminderung der mechanischen Führung • Druck- und Zugschädigung im Kehlkopfbereich und der ventralen Muskulatur	• Schmerzen, Störung von Stell- und Haltereflexen, Gleichgewichtsprobleme • Unsicherheitsgefühl, kompensatorischer muskulärer Hypertonus • Schluckbeschwerden
Ruptur: Zerreißung von • kapsulären Anteilen • Bändern • Muskelfasern	• mechanische Instabilität, • Druck auf radikuläre Strukturen	• globaler muskulärer Hypertonus und daraus resultierende starke Bewegungseinschränkung in alle Richtungen • Steilstellung der HWS • radikuläre Symptomatik mit sensiblen und evtl. motorischen Auswirkungen entsprechend dem geschädigten Segment (z. B. ausstrahlende Schmerzen in den Arm)
Schädigung von zervikalen Bandscheiben	• Druck auf radikuläre Strukturen	• deutlichere radikuläre Symptomatik mit sensiblen und evtl. motorischen Auswirkungen entsprechend dem geschädigten Segment
Fraktur	• Stabilitätsverlust	• Schmerzen, • Instabilität
dislozierte Fraktur mit Einengung des Spinalkanals	• Schädigung des Rückenmarks	• inkomplette oder komplette Querschnittsymptomatik bis hin zum Tod durch Atemstillstand

8.6.1 Pathophysiologie

Hypertonie der Nackenmuskulatur: Beim Schleudertrauma kommt es durch die ruckartige Belastung zu einer Schädigung von Weichteilgewebe im Bereich der Halswirbelsäule. Die Stabilität des verletzten Bereichs nimmt ab, es entsteht eine strukturelle Hypermobilität. Der Körper beantwortet die Verletzung mit einer reflektorischen Tonuserhöhung der längeren Hals- und Nackenmuskeln, was zu einer tonischen Hypomobilität führt.

Eine Studie konnte diesen Zusammenhang z. B. für den M. semispinalis nachweisen (Kramer et al 1999). Bei diesen Messungen zeigte sich, dass zur Verhinderung bestimmter Bewegungen die Agonisten gehemmt werden, während die Antagonisten eine Schutzspannung aufbauen.

Der reflektorische Hypertonus ist eine physiologische Reaktion mit dem Ziel, die Heilung der verletzten Strukturen (v. a. Bänder, Kapseln und Muskeln) zu fördern. Gleichzeitig bietet er eine Erklärung dafür, warum einige Patienten im längeren Verlauf nach HWS-Beschleunigungsverletzungen chronische Beschwerden bekommen:

- Der Schutz reicht nicht aus um die kollagene Heilung in dem Maß ablaufen zu lassen, dass wieder genügend Stabilität entsteht. Es bleibt eine strukturelle Hypermobilität als Auslöser für eine andauernde Schmerzsymptomatik bestehen.
- Die Anspannung sorgt für eine so starke Immobilisierung, dass es wegen der fehlenden Bewegung zu einer Degeneration noch nicht geschädigter Gelenkstrukturen kommen kann.
- Durch die andauernde Anspannung wird die Durchblutung und somit der Stoffwechsel der hypertonen Muskulatur herabgesetzt.

> **Merke** M!
>
> Wird der Heilungsprozess in der Akutphase nach der Verletzung durch mobilisierende oder Tonus reduzierende Maßnahmen (z. B. Massagen, Muskeldehnungen, manuelle Mobilisation) zu früh gestört, erhöht sich die Gefahr für eine Chronifizierung der Beschwerden!

In den ▶ Abb. 8.31a–c sind mögliche Heilungsverläufe von HWS-Beschleunigungsverletzungen dargestellt.

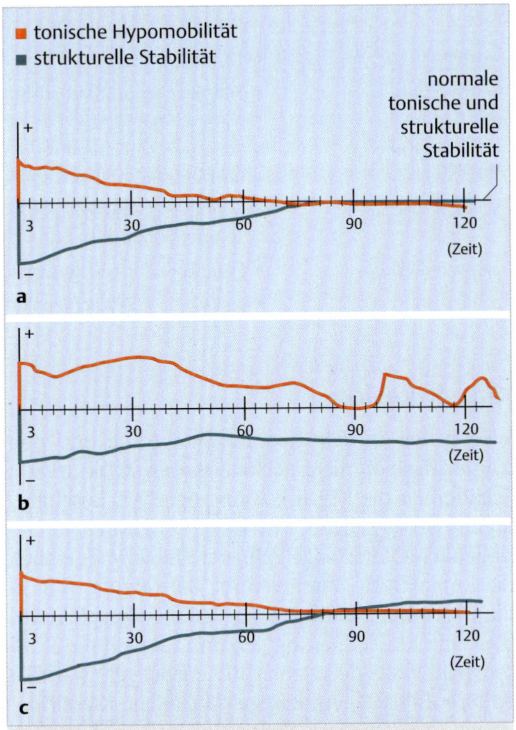

Abb. 8.31 Heilungsverläufe von HWS-Beschleunigungsverletzungen.

a Restitutio ad integrum: die Halswirbelsäule des Patienten hat nach zehn Wochen eine fast normale strukturelle Stabilität erreicht, der Muskeltonus ist fast normal. Wenn keine anderen Schäden vorliegen ist der Patient beschwerdefrei.

b Entstehung einer Instabilität: auch nach über 120 Tagen ist die strukturelle Stabilität noch nicht erreicht. Bei erhöhter Beanspruchung kommt es immer wieder zu Irritationen der Halswirbelsäule, die tonische Reaktionen der Muskulatur zur Folge haben.

c Entstehung einer strukturellen Hypomobilität: durch eine zu lange Ruhigstellung hat sich eine gering ausgeprägte strukturelle Hypomobilität entwickelt. Dies bedeutet, dass der Patient den Kopf nicht mehr uneingeschränkt bewegen kann.

Tab. 8.9 Klassifizierung von HWS-Beschleunigungsverletzungen (modifiziert von U. Moorahrend)

Schweregrad	Symptome
Schweregrad I	• Schmerzsymptomatik nicht über 72–96 Stunden • keine erfassbaren Veränderungen durch diagnostische Verfahren
Schweregrad II	• Symptomdauer bis zu drei Wochen nach Schädigungsereignis • objektive Feststellung des muskulären Hartspanns und „pain release“ unter Physiotherapie
Schweregrad III	• radiologisch objektivierbare Fehlstellung bis hin zur Subluxation eines Bewegungssegments mit oder ohne neurologische Störungen
Schweregrad IVa	• Luxation oder Luxationsfraktur der HWS, ggf. kombiniert mit neurologischen Störungen
Schweregrad IVb	• tödliche HWS-Beschleunigungsverletzungen

Klassifikation

Wegen der Komplexität der Symptome und den diagnostisch oft nicht nachweisbaren strukturellen Schäden ist die Klassifikation von HWS-Beschleunigungsverletzungen schwierig. Es wurden unterschiedliche Vorschläge gemacht, die zum Teil auch die subjektiven Beschwerden Betroffener mit in die Beurteilung einfließen lassen. Als Beispiel wird hier eine Klassifizierung genannt, die auf ein Konsenspapier aus dem Jahr 1991 zurückgeht (Griffka 1998, ▸ Tab. 8.9). Andere gebräuchliche Klassifikationen (z. B. Quebeck Task Force I–V) sind ähnlich aufgebaut und berücksichtigen je nach Grad mehr oder weniger klinische und apparative Zeichen.

Diagnose

Die Diagnostik ist sehr aufwändig. Trotzdem lassen sich nur stärkere Schädigungen (ab Schweregrad III) bildlich darstellen. Neben Röntgenaufnahmen in verschiedenen Ebenen werden hierzu auch CT und MRT herangezogen. Bei Verletzungen Grad I und II spielen die klinischen Zeichen eine größere Rolle.

Neben der mechanischen Stabilität sind bei der Diagnose einer HWS-Beschleunigungsverletzung auch andere Faktoren zu berücksichtigen. Durch die Schädigung der Weichteile entstehen v. a. im akuten Stadium Ödeme, die negativen Einfluss auf die Propriozeption, das Schmerzempfinden und das Vegetativum haben. Günther (2000) hat in einer prospektiven Studie nachgewiesen, dass bei Patienten nach HWS-Beschleunigungsverletzungen Grad I–II im akuten Stadium ein Ödem im Halsbereich entsteht, welches mit gezielter manueller Lymphdrainage positiv beeinflussbar ist.

Versicherungsrelevante Probleme

Die Schwere einer HWS-Beschleunigungsverletzung hat maßgebliche Auswirkungen auf die Krankheitsdauer, die damit verbundene Arbeitsunfähigkeit und möglicherweise auch auf die Minderung der Erwerbsfähigkeit. Ereignet sich ein Schleudertrauma bei einem Verkehrsunfall, spielen außerdem die Schuldfrage und damit in Zusammenhang stehende versicherungsrechtliche Fragen (z. B. Schmerzensgeld) eine wichtige Rolle. Weil der volkswirtschaftliche Schaden durch HWS-Beschleunigungsverletzungen groß ist, werden die möglichen Folgen solcher Verletzungen widersprüchlich diskutiert, insbesondere wenn bei einem geringen Schweregrad bildgebende Verfahren keinen „harten“ Beweis für die Verletzung liefern (▸ Abb. 8.32).

8.6.2 Ärztliche Therapie

Konservative Therapie

Bei geringerer Ausprägung (Grad I und II) erfolgt die Therapie immer konservativ. Gegen die akuten Symptome wie Schmerzen und Muskelsteifigkeit werden Medikamente (Analgetika, Antiphlogistika, Muskelrelaxanzien) verordnet. Zur Schonung der verletzten Strukturen wird die Halswirbelsäule vorübergehend ruhig gestellt.

Bei schweren Schleudertraumen (Grad III) ist das ärztliche Vorgehen einheitlicher. Die Halswirbelsäule muss mehrere Tage konsequent ruhig gestellt werden. Dabei kommen steife Orthesen, in manchen Fällen auch Halo-Fixateure zum Einsatz.

In Bezug auf die Art und Dauer der Ruhigstellung sind die Vorgehensweisen einzelner Ärzte und Kliniken bei den leichteren Fällen sehr unterschiedlich. Sie reichen von sehr kurzen Immobilisationszeiten (wenige Stunden mit einer weichen

Unfallgeschädigter:
- „Warum wird mir vom Sanitäter eine Halskrause angelegt, es wird doch nichts Ernsthaftes passiert sein?"
- „Ich habe doch hoffentlich kein Schleudertrauma?"
- „Wie lange ich wohl Beschwerden habe, ob ich je wieder schmerzfrei bin? Wann kann ich meinen Kopf wieder normal bewegen?"

Unfallverursacher:
- „Oh, sie legen dem Fahrer eine Halskrause an. Hoffentlich ist nichts Ernsthaftes passiert. Ob ich wohl mit einer Anzeige rechnen muss?"

Untersuchender Arzt:
- „Die Röntgenkontrolle ergibt keinerlei knöcherne Schädigung. Die klinischen Symptome deuten auch auf keine Verletzungen der Bandscheiben hin. Der Patient hat aber Schmerzen! Soll ich noch weitere Untersuchungen machen?"
- „Wie genau stimmt das Schmerzempfinden des Patienten mit dem Ausmaß der Schädigung überein? Ist der Patient hart im Nehmen oder täuscht er die Beschwerden nur vor?"
- „Für welchen Zeitraum muss die Halswirbelsäule ruhig gestellt werden? Soll ich dem Patienten Physiotherapie verordnen?"

Sachbearbeiter bei der Haftpflichtversicherung des Unfallverursachers:
- „Schon wieder ein Schleudertrauma? Ich bin mal gespannt, was dem Geschädigten alles einfällt! Ob wir nicht besser gleich ein zweites Gutachten einholen?"
- „Ob sich der Geschädigte wohl mit einer einmaligen Schmerzensgeldzahlung abspeisen lässt?"

Physiotherapeut:
- „Der Patient gibt Schmerzen, Schwindel und leichte Sehstörungen an, obwohl der Unfall schon einige Tage her ist. Kann er schon auf die Schanz-Krawatte verzichten?"
- „Wie kann ich dem Patienten die Notwendigkeit der Ruhigstellung vermitteln?"
- „Was kann ich außer Haltungsschulung und vorsichtiger Massage zwischen den Schulterblättern und im Schulterbereich tun?"

Abb. 8.32 Offene Fragen aus unterschiedlichen Perspektiven beim Schleudertrauma.

Halskrause (Schanz-Krawatte) bis hin zu einer konsequenten länger dauernden Ruhigstellung der Halswirbelsäule mit einer steifen Orthese (z. B. „Stiff-Neck" für ca. drei Wochen). Inzwischen belegen mehrere klinische Therapiestudien (u. a. Kramer et al 1999), dass eine Ruhigstellung zumindest während der Akutphase der Wundheilung (zwischen zwei und 12 Tagen posttraumatisch) sinnvoll ist. Wie und wann die Tragezeit der Orthese reduziert wird, richtet sich nach den Beschwerden des Patienten.

M!

Merke

Für beide Vorgehensweisen – die konsequente Ruhigstellung und die frühe Mobilisation – gibt es gute Gründe. Die konsequente Ruhigstellung fördert die Heilung der verletzten Strukturen und hilft, Schmerzen zu reduzieren. Die frühe Mobilisation verhindert Immobilisationsschäden und hilft, Schonhaltungen zu vermeiden. Letztlich muss sich die Behandlung am individuellen Befund und der Patientenpersönlichkeit orientieren. Die Notwendigkeit der Ruhigstellung während der Nacht ist unbestritten, da es während des Schlafens wegen unkontrollierter Bewegungen und Liegepositionen des Kopfes zu schädlichen Belastungen der verletzten Strukturen kommen kann.

Operative Therapie

Bei sehr schweren Schleudertraumen (Grad IVa, gelegentlich auch Grad III) ist eine Operation erforderlich, damit es nicht zu weiteren Nervenschädigungen kommt. Das Vorgehen orientiert sich an der Art der knöchernen Verletzung und dem Ausmaß der Einengung des Spinalkanals oder des Foramen intervertebrale. Die Therapie entspricht der von Frakturen der Halswirbelsäule (siehe Kap. 8.5).

Zusammenfassung

- Das Schleudertrauma verursacht eine strukturelle Schädigung der zervikalen Weichteile, die nicht immer diagnostisch nachweisbar ist! Diese führt zu einer strukturellen Hypermobilität, in deren Folge wegen der reflektorischen Tonuserhöhung der Hals- und Nackenmuskulatur eine tonische Hypomobilität entsteht. Sowohl die Hypermobilität als auch die Hypomobilität kann für die lang anhaltenden Beschwerden der Patienten verantwortlich sein.
- Die Therapie richtet sich nach dem Schweregrad der Verletzung. Über die erforderliche Dauer der Ruhigstellung herrscht bei leichteren Formen keine Einigkeit. Meist orientiert sich der behandelnde Arzt an den Symptomen. Nachts sollte die Halswirbelsäule mit einer Zervikalstütze für mindestens zwei Wochen ruhig gestellt werden.

8.6.3 Physiotherapie nach Beschleunigungsverletzung (Schleudertrauma)

Befund

Die Schwerpunkte der physiotherapeutischen Untersuchung sind in ▶ Tab. 8.10 aufgelistet.

Tab. 8.10 Physiotherapeutische Untersuchung nach Beschleunigungsverletzung

Untersuchung	Schwerpunkt
Sicht- und Tastbefund	• Schonhaltung des Kopfes • Ausweichbewegungen • tastbare Muskelverspannungen
Schmerzen	• im Bereich der Halswirbelsäule • Schmerzprovokation in Ruhe, bei Bewegung • ausstrahlende Schmerzen in Kopf, Schulter und Arme
Muskulatur	• Tonus • Kraft • in der Spätphase Dehnfähigkeit
Beweglichkeit	• aktiv (wenn erlaubt) • passiv (wenn erlaubt)
Neurologie	• sensible und motorische Störungen • Schwindel • Gleichgewichtsstörungen
Sonstiges	• subjektive Beschwerden, „Krankheitsempfinden" • möglicher sekundärer Krankheitsgewinn

Behandlung

Ziele und Maßnahmen der physiotherapeutischen Behandlung nach Bechleunigungsverletzungen sind in ▶ Tab. 8.11 aufgelistet.

Tab. 8.11 Physiotherapeutische Ziele und Maßnahmen nach Beschleunigungsverletzungen

Ziele	Maßnahmen
Schmerzen lindern	• Lagerung • Förderung der Ödemresorption • vorsichtige Mobilisation • Elektrotherapie
Sichern der Wundheilung	• entstauende Maßnahmen • Lagerung • Stabilisation
Fördern der Ödemresorption	• manuelle Lymphdrainage • vorsichtige Mobilisation
Fördern der Durchblutung	• Wärmeanwendungen • vorsichtige Mobilisation
Dämpfung der sympathischen Reflexaktivität	• Mobilisationen im Bereich der oberen Brustwirbelsäule • Wärmeanwendungen im Bereich der oberen Brustwirbelsäule
Stabilisation	• Isometrie • Autostabilisation
Mobilisation	• hubfreie und hubarme Mobilisation
Verhalten	• Haltungsschulung • Entlastungsstellungen • Angstabbau

Schwerpunkte in den verschiedenen Behandlungsphasen

- Die Behandlung von Patienten richtet sich nach den Heilungsphasen. Da nicht immer endgültig festgestellt werden kann, welche Strukturen in welchem Ausmaß geschädigt wurden, müssen Physiotherapeuten sich nach den aktuellen Beschwerden und den ärztlichen Vorgaben richten.
- Die in den verschiedenen Physiologiebüchern beschriebenen Zeiträume für die Wundheilungsphasen orientieren sich meist am idealen Ablauf. Viele Faktoren können die einzelnen Phasen und somit die gesamte Wundheilung verlängern. So kann z. B. eine durch mangelnde Ruhigstellung verursachte Retraumatisierung dafür verantwortlich sein, dass Entzündungen erneut aufflammen. Physiotherapeuten müssen ihre Behandlung daher nach den Symptomen richten und sich im Zweifelsfall an den behandelnden Arzt wenden.
- Die Psyche spielt im Zusammenhang mit der Heilung von Beschleunigungsverletzungen der Halswirbelsäule eine große Rolle. Physiotherapeuten müssen die Ängste der Patienten ernst nehmen und versuchen, ihnen bei der Bewältigung des Traumas zu helfen. Allerdings kann zu viel Vorsicht auch schaden und ängstliches Verhalten verstärken.

Akutphase

- Die verletzten Strukturen brauchen Ruhe. In den ersten Tagen sind Stabilisationsübungen indiziert. Mobilisation ist in der Akutphase kontraindiziert.
- Manuelle Lymphdrainage fördert die Ödemresorption.
- Patienten müssen angeleitet werden, wie sie die HWS entlasten und schonen können:
  - Instruktion von Entlastungsstellungen (siehe Kap. Entlastungsstellungen),
  - Haltungsschulung (siehe Kap. Haltungsschulung).
- Detonisierende Massagen und Muskeldehnungen im Verletzungsgebiet sind in der Akut- und Frühphase der Heilung kontraindiziert.
- Wärmeanwendungen und leichte Mobilisationen im Bereich der oberen Brustwirbelsäule senken die sympathische Reflexaktivität und fördern die Heilung.

Frühphase

- In der Frühphase der Heilung können die Beschwerden relativ schnell abklingen. Physiotherapeuten müssen Patienten darauf hinweisen, dass die Heilung trotz der initialen Besserung noch lange nicht abgeschlossen ist und eine gewisse Schonung die Prognose verbessert.
- Intermittierende Traktionen können in der Frühphase die Symptome verstärken (Haarer-Becker, Schoer 1998).
- Patienten legen die Zervikalstütze zur Therapie immer ab. Im Verlauf der Proliferationsphase können Patienten tagsüber vorübergehend auf die Orthese verzichten. Nachts muss die Zervikalstütze weiterhin getragen werden.
- In der Frühphase dürfen kleine aktive und passive Bewegungen (s. u.) ausgeführt werden, die das Ziel haben
  - Schmerzen zu lindern,
  - den Stoffwechsel anzuregen,
  - die Weichteilheilung zu fördern,
  - die Narbenbildung zu vermindern.
- Im weiteren Verlauf der Behandlung kann das Bewegungsausmaß vergrößert werden. Bereitet es dem Patienten keine Mühe und Beschwerden, das Gewicht des Kopfes in der Senkrechten zu halten, können Stabilisationsübungen auch im Sitz und im Stand durchgeführt werden (siehe Kap. Stabilisation und Kräftigung). Dabei kann die Schwerkraft sehr fein dosiert für die isometrische Stimulation der Halsmuskulatur eingesetzt werden, indem man den Patienten auffordert seinen stabilisierten Rumpf leicht nach vorn, nach hinten oder zur Seite zu neigen.
- Leichte detonisierende Massagen und Wärmeanwendungen können helfen, die Schmerzen zu lindern. Im Verletzungsgebiet müssen Physiotherapeuten sehr vorsichtig arbeiten.
- Bewegungseinschränkungen dürfen noch nicht mit forcierten Techniken behandelt werden.

> **M!**
>
> **Merke**
>
> Der Zeitpunkt, ab dem die Tragezeit einer verordneten Orthese reduziert werden kann, richtet sich zum einen nach der Verordnung des Arztes, zum anderen nach dem Empfinden des Patienten. Patienten, die Angst haben auf die Halskrause zu verzichten, müssen schrittweise entwöhnt werden. Konkrete Verhaltenshinweise geben dem Patienten Sicherheit und helfen ihm, ohne die Orthese zurechtzukommen.

Spätphase

- Tagsüber können sich Patienten ohne die Zervikalstütze bewegen. Bei belastenden Tätigkeiten (z. B. Schreibtischarbeit) und Schmerzen sollten sie die Halskrause anbehalten. Beim Schlafen kann sie je nach Schwere der Verletzung etwa ab der 3. bis 4. Woche weggelassen werden.
- In der Spätphase können die Anforderungen weiter gesteigert werden. Hierfür eignen sich labile Unterlagen (z. B. Schaukelbrett, Posturomed, Therapiekreisel) die helfen, Gleichgewichtsreaktionen zu provozieren und zu automatisieren.
- Stellt sich in der Spätphase heraus, dass die Beweglichkeit einzelner Segmente der Halswirbelsäule reduziert ist, können Physiotherapeuten etwa ab der 8. Woche nach der Verletzung mit manuellen Gelenktechniken die Hypomobilität behandeln.

Maßnahmen

Lagern

- Nach einem Schleudertrauma sollten Patienten versuchen, ihren Kopf nachts flach abzulegen. Die Zervikalstütze sichert die HWS vor ungewollten Bewegungen. Kleine Kissen können

Höhenunterschiede zwischen Hals und Unterlage ausgleichen.
- Die Bauchlage in der Frühphase nach der Verletzung verschlechtert die Symptome und gefährdet die Wundheilung.
- Bei Bedarf kann das gesamte Kopfteil des Bettes erhöht werden – nicht nur der Kopf!

Manuelle Lymphdrainage

- Die manuelle Lymphdrainage verbessert die Ödemresorption, regt die Durchblutung an und verbessert die Wundheilung. Günther (2000) hat in einer prospektiven Studie nachgewiesen, dass die manuelle Lymphdrainage in der Akutphase nach der Verletzung (Grad I –II) die Ödemresorption im Halsbereich positiv beeinflusst und so Beschwerden lindert.

Wärmeanwendungen

- Wärmeanwendungen senken die sympathische Reflexaktivität und fördern die Heilung. Sie verbessern die Durchblutung und senken den Muskeltonus.
- Die Anwendung erfolgt im Bereich der Brustwirbelsäule, nicht unmittelbar in der Hals- und Nackenregion.
- Geeignet sind heiße Rollen, Peloide (z. B. Fango), wärmende Kompressen (z. B. Dinkel- oder Kirschkernkissen) und Wärmflaschen.

Stabilisation, Kräftigung

- Stabilisationsübungen sind bereits in der Akutphase möglich und reduzieren das Risiko für das Auftreten von Muskelatrophien (siehe Kap. Stabilisation und Kräftigung).
- Stabilisationsübungen geben Patienten Sicherheit.
- Patienten können Stabilisationsübungen mehrmals täglich mit der Zervikalstütze selbstständig durchführen.

Mobilisation

- In der Frühphase nach der Verletzung unterstützt die vorsichtige Mobilisation die Wundheilung und hilft Schmerzen zu lindern.
- Bewegungen unter leichtem axialen Druck (s. u.) werden von Patienten in der Frühphase nach der Verletzung oft besser toleriert.
- Bewegungseinschränkungen dürfen erst nach Abklingen der akuten Symptome behandelt werden. Geeignete Techniken sind
  - aktive und passive Bewegungen,
  - Muskeldehnungen in der Spätphase,
  - manuelle Mobilisationstechniken bei strukturellen Bewegungseinschränkungen in der Spätphase.

Mobilisation in der Frühphase: Die ersten Bewegungen erfolgen achsengerecht unter Abnahme der Eigenschwere des Kopfes. Die Rückenlage eignet sich für alle Bewegungsrichtungen, wenn der Kopf während der Bewegung vom Therapeuten gehalten oder abgelegt wird. Die Lateralflexion kann z. B. durch Bewegungen des Brustkorbs von proximal eingeleitet werden. Leichter axialer Druck am Scheitelpunkt verbessert die Stabilität und Führung der Gelenke und gibt den Patienten Sicherheit (▶ Abb. 8.33).

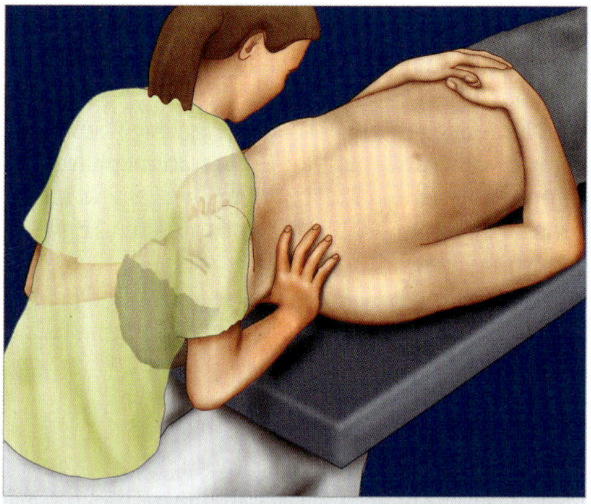

Abb. 8.33 Der Therapeut gibt leichten axialen Druck am Scheitelpunkt. Der Patient bewegt die Halswirbelsäule vom Brustkorb aus lateralflexorisch (Haarer-Becker, Schoer 1998).

B

Fallbeispiel

Herr K., 37 Jahre, ist bei Nebel auf ein stehendes Auto aufgefahren. Er hat sich eine HWS-Beschleunigungsverletzung Grad II–III zugezogen. Der Arzt in der Notaufnahme verordnet ihm eine Schanz-Krawatte für zehn Tage. Außerdem verordnet er ihm Physiotherapie und manuelle Lymphdrainage. Die Behandlung beginnt am 2. Tag nach dem Unfall.

Bei der Befundaufnahme stellt der Physiotherapeut fest, dass sich im Nackenbereich ein leichtes Ödem gebildet hat. Der Tonus der gesamten Hals- und Nackenmuskulatur ist deutlich erhöht, rechts mehr als links. Der Patient gibt seinen Ruheschmerz mit einem Wert von 7 auf der visuellen Analogskala (VAS, siehe ► Abb. 1.26) an. Für die Bewegungen kann in der Akutphase kein Schmerzwert ermittelt werden.

Die erste Behandlung beginnt der Physiotherapeut mit der Lymphdrainage, zunächst in Rücken- dann in Bauchlage. Beim Drehen unterstützt der Therapeut den Patienten. Die Behandlung des Rückens erfolgt großflächig, ohne detonisierende Maßnahmen, unmittelbar in der Halsregion. Die Schmerzen von Herrn K. nehmen ab (VAS 5).

Nach der Lymphdrainage setzt der Therapeut die Behandlung in Rückenlage mit angelegter Schanz-Krawatte fort. Herr K. soll, eingeleitet über Augenbewegungen, seine Hals- und Nackenmuskeln in verschiedene Richtungen anspannen (siehe ► Abb. 8.30). Zu Hause soll Herr K. die Übungen mit angelegter Krawatte dreimal täglich in drei Serien zehn Wiederholungen im Stand durchführen. Hierbei soll sich der Kopf nicht bewegen, und der Druck zwischen Okziput und hinterem Rand bzw. Kinn und vorderem Rand der Schanz-Krawatte darf sich nicht verändern. Beim Sitzen macht Herrn K. trotz der Schanz-Krawatte eine Translation des Kopfes nach ventral. Zum Ausgleich kyphosiert er seine Brust- und Lendenwirbelsäule. Deshalb erarbeitet der Physiotherapeut mit Herrn K. die aufrechte Körperhaltung.

Vor der nächsten Behandlung zwei Tage später gibt Herr K. an, dass sich sein Ruheschmerz gebessert hat (selten mehr als 4 auf der VAS). Der Therapeut beginnt seine Behandlung wie beim ersten Mal in Rückenlage. Die Stabilisationsübungen über die Blickbewegung lässt der Therapeut Herrn K. ohne die Orthese ausführen. Anschließend fordert er Herrn K. auf, seinen Kopf in die Blickrichtung zu drehen. Er unterstützt den Patienten und wiederholt die Bewegung bis sich eine Verbesserung der Rotation ohne Zunahme der Schmerzen einstellt. Nach rechts kann Herr K. den Kopf schließlich 30° drehen, nach links 20°. Anschließend soll Herr K. versuchen, im Sitzen seinen Kopf mit angelegter Schanz-Krawatte langsam und vorsichtig ohne Hilfe des Therapeuten im Wechsel nach rechts und links zu drehen. Dies gelingt ihm im gleichen Bewegungsumfang wie zuvor in Rückenlage, ohne dass er eine Schmerzzunahme verspürt. Zur Ergänzung des Heimübungsprogramms soll Herr K. die Rotation im Sitz üben.

In den nächsten zwei Behandlungen übt der Physiotherapeut mit Herrn K. in Rückenlage die Flexion, die Extension und die Lateralflexion auf die gleiche Art und Weise wie die Rotation. Schließlich soll Herr K. die Rotation und die Lateralflexion in der unteren HWS gekoppelt ausführen (z. B. Lateralflexion rechts bei gleichzeitiger Rotation rechts).

Die Entwöhnung von der Schanz-Krawatte beginnt am 10. posttraumatischen Tag. Nach einleitenden Übungen nimmt der Therapeut Herrn K. die Krawatte im Sitz ab. Herr K. fühlt sich lediglich etwas unsicher, verspürt aber keine Schmerzen. Unter Aufsicht und Kontrolle des Therapeuten übt Herr K. den Wechsel vom Sitz zum Stand, wobei er seine Aufmerksamkeit auf die Stabilisation der Halswirbelsäule und die Anspannung der Nackenmuskulatur richtet. Da Herr K. weder bei den Transfers noch beim Sitzen oder Stehen Schmerzen angibt, kann er die Schanz-Krawatte mehrmals täglich für eine halbe Stunde abnehmen. Da sich der Befund beim nächsten Termin nicht verschlechtert hat und Herr K. sich auch ohne die Krawatte sicher fühlt, rät ihm der Therapeut die Krawatte tagsüber auszulassen und nur noch bei Bedarf anzulegen. Nachts darf Herr K. noch nicht auf die Schanz-Krawatte verzichten.

Im weiteren Verlauf der Behandlung bessert sich die Beweglichkeit und das subjektive Befinden von Herrn K. Er kann auch nachts auf die Schanz-Krawatte verzichten und nimmt seine Arbeit wieder auf. Der Physiotherapeut kann aber noch eine Einschränkung der Lateralflexion nach links und einen erhöhten Tonus der Nackenmuskulatur, rechts mehr als links, feststellen. Da das Trauma inzwischen mehr als sechs Wochen zurückliegt kann er die verspannte Muskulatur mit Massagen behandeln. Den Schwerpunkt legt er auf die Region zwischen den Schulterblättern und die absteigenden Anteile des M. trapezius. Danach kann Herr K. den Kopf besser zur Seite neigen und spürt eine weitere Abnahme der Schmerzen (VAS 1).

In den letzten drei Behandlungen legt der Physiotherapeut Wert auf Übungen zur Verbesserung der Koordination. Er arbeitet mit labilen Unterlagen im Sitz und Stand. Zusätzlich setzt er visuelle Reize ein, indem er Herrn K. auffordert, während einer komplexen Übung (z. B. „Cocktailparty" aus der FBL) einem sich bewegenden Gegenstand hinterherzuschauen. Bei der Abschlussuntersuchung gibt Herr K. keine Beschwerden an. Der Abschlussbefund ergibt, bis auf eine etwas verminderte Lateralflexion links (die schon vor dem Unfall bestanden haben kann), keine Auffälligkeiten.

Das nächste Fallbeispiel schildert den Fall einer Frau, die erst nach einem halben Jahr zur Behandlung erschien. Trotzdem erzielte die Physiotherapeutin schnell einen Behandlungserfolg.

Fallbeispiel

B

Frau L., eine 49-jährige Hausfrau, hat vor einem halben Jahr ein Schleudertrauma Grad II erlitten. Nach der Ruhigstellung mit einer Stiff-Neck-Orthese für zwei Wochen erhielt sie für weitere zwei Wochen eine Schanz-Krawatte. Anschließend war Frau L. schmerzfrei, hatte allerdings Bewegungseinschränkungen, die sich unbehandelt nur wenig zurückbildeten. Die größten Einschränkungen hatte Frau L. beim Kopfwenden, z. B. wenn sie mit dem Auto rückwärts fuhr. Der Arzt verordnete 10-mal Physiotherapie und Manuelle Therapie.

Der Befund ergibt Einschränkungen der Rotation und Lateralflexion beidseits, wobei v. a. in den Segmenten C 2–C 5 das Gelenkspiel deutlich herabgesetzt ist. Als Hypothese nimmt die Physiotherapeutin eine strukturelle Hypomobilität der genannten Segmente an. Sie behandelt diese u. a. mit Funktionsmassagen und segmentalen manuellen Mobilisationen. Zu Hause dehnt und kräftigt Frau L. nach Anleitung durch die Therapeutin ihre Hals- und Nackenmuskulatur.

Nach 8 Behandlungen hat sich der Befund wesentlich verbessert. Frau L. hat weder Bewegungseinschränkungen noch Schmerzen. Die zwei letzten Behandlungstermine werden zur Sekundärprophylaxe genutzt.

Im abschließenden Fallbeispiel zeigt sich, welche Konsequenzen eine zu kurze Ruhigstellung in der Akutphase haben kann. Die Patientin hat Glück, denn die Symptome lassen durch die Behandlung nach.

Fallbeispiel

B

Frau K., eine 22-jährige Eventmanagerin, hat sich vor einem Jahr eine HWS-Beschleunigungsverletzung zugezogen. Die Halswirbelsäule wurde lediglich zwei Tage mit einer Schanz-Krawatte ruhig gestellt. Die verordnete Physiotherapie konnte die Patientin aus beruflichen Gründen nicht wahrnehmen. Nach vier Wochen war sie beschwerdefrei.

Acht Monate nach dem Unfall begannen die aktuellen Beschwerden. Frau K. wachte nachts wegen Schmerzen auf. Morgens klagte sie immer öfter über Taubheitsgefühle im rechten Daumen und Zeigefinger. Als die Beschwerden auch tagsüber auftraten, ging sie zum Orthopäden. Nach eingehender Untersuchung diagnostizierte der Arzt eine Instabilität der Halswirbelsäule und verordnet 10-mal Physiotherapie.

Der physiotherapeutische Befund bestätigt die ärztliche Diagnose. Die Instabilität betrifft in erster Linie das Segment C 4, aber auch die beiden nachfolgenden Segmente sind betroffen. Ziel der Behandlung ist die Stabilisation der Halswirbelsäule. Die Physiotherapeutin entscheidet sich für segmentale Stabilisationsübungen. Zu Hause soll Frau K. regelmäßig im Sitz vor dem Spiegel isometrische Spannungsübungen machen. Ihr Kopfkissen tauscht Frau K. auf Empfehlung der Physiotherapeutin gegen ein geeignetes kleineres Kissen aus. Die Beschwerden nehmen ab.

Trotz nachlassender Beschwerden sind Stabilisations- oder Kräftigungsübungen mit größerem Widerstand nicht möglich. Sie führen zu vermehrten Schmerzen. Die segmentale Instabilität kann die Therapeutin weiterhin feststellen.

Am Ende der Behandlungsserie ist Frau K. trotz der segmentalen Instabilität fast beschwerdefrei. Sie kann verschiedene stabilisierende Übungen korrekt ausführen und damit einer Verschlechterung entgegenwirken. Treten erneut stärkere Beschwerden auf, empfiehlt die Physiotherapeutin Frau K. eine weitere Behandlungsfolge.

Zusammenfassung

- Physiotherapeuten müssen bei der Behandlung von Patienten mit Schleudertrauma die Pathomechanik berücksichtigen. Anfängliche schmerzhafte Hypertonien der Hals- und Nackenmuskulatur sind Schutzreaktionen, die in der ersten Phase der Heilung normal sind und die Heilung verletzter Strukturen fördern.
- Massagen im Verletzungsgebiet sind in den ersten Wochen kontraindiziert.
- Manuelle Gelenktechniken im betroffenen Wirbelsäulenabschnitt dürfen erst nach Abschluss der Proliferationsphase (frühestens nach sechs Wochen) eingesetzt werden.
- Besonders wichtig sind in der Frühphase entstauende Maßnahmen wie manuelle Lymphdrainage, die auch gut gegen die Schmerzen wirken.
- Stabilisationsübungen sind von Beginn an ein wesentlicher Bestandteil der Behandlung. Patienten sollten diese Übungen mit der Orthese möglichst früh selbstständig durchführen.

8.7 Verletzungen des Brustkorbs

8.7.1 Physiotherapeutische Untersuchung

Die Schwerpunkte der physiotherapeutischen Untersuchung bei Verletzungen des Brustkorbs sind in ▶ Tab. 8.12 aufgelistet.

Tab. 8.12 Physiotherapeutische Untersuchung bei Verletzungen des Brustkorbs

Untersuchung	Schwerpunkt
Atmung	• Atembewegung, Atemrichtung • Schonatmung, flache Atmung • Störung der Atemmechanik („paradoxe Atmung")
Schmerzen	• in Ruhe, bei der Atmung, bei Bewegungen, beim Husten • Schmerzvermeidung
Lagerung	• evtl. hoch gestelltes Kopfteil zur Atemerleichterung im Liegen • spezielle Lagerungen zur Entlastung oder Atemlenkung
Mobilität	• Kann der Patient aufstehen? • Sind bestimmte Bewegungen verboten?
Brustwirbelsäule	• Mobilität • Schonhaltung
Muskulatur	• Atemhilfsmuskeln • Hypertonien der thorakalen und der Schultergürtelmuskulatur • Zwerchfell
Sonstiges	• Verletzung innerer Organe (Herz, Lunge etc.) • Thoraxsaugdrainage, Atemhilfsgeräte, Beatmung (siehe Kap. 9.3)

8.7.2 Physiotherapeutische Behandlung

Schwerpunkte in den verschiedenen Behandlungsphasen

Behandlungsphasen: siehe ▶ Tab. 8.6.

Schwerpunkte in der Akutphase

Vermeiden von Immobilisationsschäden

- Bei leichteren Thoraxverletzungen drohen keine Immobilisationsschäden. Bei schweren Thoraxverletzungen, insbesondere solchen, die eine Thoraxsaugdrainage oder Beatmung erforderlich machen, ist das Risiko des Auftretens von Immobilisationsschäden deutlich höher.
- Prophylaxen tragen dazu bei, das Risiko für das Auftreten von Komplikationen zu verringern.

Schmerzen lindern

- Schmerzen treten in erster Linie bei tiefer In- und Exspiration, beim Husten, Niesen und bei Bewegungen auf.
- Hilfreich ist das Erlernen einer schonenden Hustentechnik, bei der die Betroffenen mit den Händen ihre gebrochenen Rippen schienen.
- Lagerungen können dazu beitragen, Schmerzen zu lindern und die Atmung zu erleichtern.

Atemtherapie

- In der Akutphase haben Physiotherapeuten die Aufgabe, mit ihrer Behandlung die Atmung zu sichern und das Auftreten einer Pneumonie zu verhindern.
- Lagerungen sind geeignet, die Atembewegung zu lenken. Voraussetzung dabei ist, dass die Heilung nicht gefährdet wird.

In Ruhe ist die Hauptatembewegung abdominal. Dies bedeutet, dass ein Patient auch bei flacher thorakaler Atembewegung genügend Luft ein- und ausatmen kann. Manchen Patienten muss aber mit entsprechenden verbalen und taktilen Hinweisen geholfen werden, diese Atemform zu nutzen.

Schwerpunkte in der Frühphase

Atemtherapie

- Schwerpunkt ist die Atemlenkung und Atemvertiefung.

Mobilisation

Die Mobilisation der Brustwirbelsäule hilft, die Atemtätigkeit zu verbessern.

- Die Rippen dürfen nur mobilisiert werden, wenn dadurch die Heilung der Verletzung nicht gefährdet wird.

Schmerzen lindern

- Patienten mit einer Brustkorbverletzung bewegen sich oft ängstlich, weil unvermittelt Schmerzen auftreten können. Rückenschonende Transfers (siehe Kap. 8.3.2) können helfen, Bewegungsübergänge schmerzfrei zu gestalten.

Verhalten

- Schmerzen sind oft die Folge nicht angepassten Verhaltens. Je nach Schwere der Verletzung müssen Physiotherapeuten mit Patienten ein Verhaltenstraining durchführen, um Fehlbelastungen zu vermeiden.

Schwerpunkte in der Spätphase

Physiotherapeutische Ziele und Maßnahmen in der Spätphase sind in ▶ Tab. 8.13 zusammengefasst.

Atemtherapie

- Noch bestehende Asymmetrien bei der Atembewegung, eine zu flache Atmung oder Schmerzen bei der tiefen In- und Exspiration machen eine weitere Behandlung erforderlich.
- Das Ziel der Atemtherapie besteht darin, v. a. restriktive Ventilationsstörungen zu vermindern und die Atembewegungen zu normalisieren.

Mobilisation

- Neben der Brustwirbelsäule können jetzt auch die Rippen gefahrlos mobilisiert werden. Dies schließt sowohl die Mobilisation der Rippenwirbel- und Kostosternalgelenke als auch die Verbesserung der Elastizität thorakaler Weichteile mit ein.

Tab. 8.13 Physiotherapeutische Ziele und Maßnahmen in der Spätphase

Ziele	Maßnahmen
Sicherung der Atmung	• Atemtherapie • Lagerung
Förderung der Wundheilung	• Lagerung • Atemtherapie • Verhalten
Vermeiden von Immobilisationsschäden	• Prophylaxen (nur bei schweren Thoraxverletzungen)
Schmerzlinderung	• Lagerung • Atemtherapie • Mobilisation • Wärme- oder Kälteanwendungen
Mobilisation	• Atemtherapie • Manuelle Mobilisationstechniken • Dehnlagerungen

Maßnahmen

Prophylaxen

Thromboseprophylaxe und Pneumonieprophylaxe siehe Kap. 1.4.3 und Kap. Prophylaxen

Kontrakturprophylaxe

Sind wegen der Schwere der Verletzungen oder wegen der ärztlichen Therapie längere Liegezeiten erforderlich, verhindert das tägliche passive Bewegen der Extremitäten Kontrakturen der Extremitätengelenke (s. a. Kap. 9.3.3).

Atemtherapie

Kap. 9.3.4 befasst sich ausführlich mit der Beatmung und der Atemtherapie auf der Intensivstation, erklärt wird auch der Einsatz von Atemhilfsgeräten. Die dort genannten Maßnahmen sind mit wenigen Einschränkungen für Patienten mit Brustkorbverletzungen geeignet:

- Dehnlagerungen dürfen die Wundheilung nicht gefährden!
- Thoraxkompressionen zur Atemhilfe sind bei Frakturen kontraindiziert! Die Thoraxkompression zur Schienung gebrochener Rippen beim Husten (s. u.) sollten Patienten so früh wie möglich selbst erlernen. Bei schwerem Husten oder Hustenreiz helfen Medikamente.
- Vibrationen können bei Rippenserien- und Sternumfrakturen die Frakturheilung beeinträchtigen. Im Frakturbereich dürfen sie nicht angewendet werden.

Weitere Maßnahmen werden in Kap. 8.8 beschrieben. Außerdem eignen sich zur Atemverbesserung:

- Kälte- und Wärmeanwendungen am Thorax (Eisabreibungen, heiße Rolle),
- Wahrnehmungsübungen, die das Gefühl für die Atembewegungen verbessern und den Patienten helfen, Defizite der Atmung selbst zu erkennen.
- Ausstreichungen, Packegriffe und andere gewebelösende und -entspannende Techniken.

M!

Merke

Thoraxtraumen können den Tonus der interkostalen Muskulatur reflektorisch erhöhen. Dieser Hypertonus schränkt die Atembewegungen ein. Gelingt es, diesen Hypertonus etwas zu senken, kann sich die Atembewegung wieder vergrößern. Die Bewegungszunahme darf aber keine neuen Schmerzen verursachen, weil sich sonst der Hypertonus der Mm. intercostales sehr schnell wieder einstellt und die Thoraxbewegung erneut behindert wird.

Schmerzen lindern

- Im Prinzip gilt für Thoraxverletzungen das gleiche wie für Wirbelsäulenverletzungen (s. Kap. Schwerpunkte in der Akutphase).
- Wundschmerzen können durch Maßnahmen der Atemtherapie abnehmen.
- In der Akut- und Frühphase können atemabhängige Schmerzen physiotherapeutisch oft nicht wesentlich beeinflusst werden. In der Spätphase trägt die Mobilisation des Brustkorbs zur Schmerzlinderung bei.

Lagern

- Umlagerungen in der Akutphase gewährleisten eine ausreichende Ventilation, Perfusion und Diffusion der Lungen.
- Physiotherapeuten helfen Patienten, eine schmerzfreie Lage (z. B. für die Nacht) zu finden. Lagewechsel üben Patienten unter Anleitung des Physiotherapeuten, wenn möglich nach den Grundsätzen rückengerechten Verhaltens (s. Kap. 8.3.2).
- Ein erhöhtes Kopfteil kann die Atmung erleichtern.

Bewegungsverhalten

- Patienten mit Thoraxverletzungen profitieren von rückengerechtem Verhalten. Transfers, Alltagsaktivitäten (ADL) etc. sollten mit einer aktiv stabilisierten Wirbelsäule durchgeführt werden, beim Sitzen und Bücken gelten die gleichen Regeln wie für Patienten mit Verletzungen der Wirbelsäule (s. Kap. 8.3.2).
- Da es außer einem elastischen Rippengürtel oder der „inneren Schienung" keine Möglichkeit der Ruhigstellung gibt, ist es wichtig, bei Alltagsbewegungen größere Belastungen im Verletzungsgebiet zu vermeiden. Patienten sollten deshalb auch nach einem leichten Thoraxtrauma (leichter Prellung, einfacher Rippenbruch) keine schweren Lasten heben und sich rückengerecht verhalten.
- Da viele Schultergürtelmuskeln an den Rippen ansetzen, kann die Aktivität dieser Muskeln Bewegungen im Verletzungsgebiet zur Folge haben. Patienten sollten Tätigkeiten, bei denen es zu solchen unerwünschten weiterlaufenden Bewegungen kommen kann, in der Frühphase nach der Verletzung vermeiden.

Mobilisation

Die Mobilisation nach Frakturen beginnt erst, wenn die Konsolidierung abgeschlossen ist. Für Atembewegungen ist eine ausreichende Beweglichkeit der Brustwirbelsäule und der Rippenwirbelgelenke erforderlich. Schmerzhafte Blockaden schränken die Atembewegungen ein.

- Eine gute Beweglichkeit des Brustkorbs und der Brustwirbelsäule ist Voraussetzung für eine gute Atmung.
- Bewegungen des Brustkorbs und der Brustwirbelsäule können Schmerzen reduzieren. Dies setzt eine ausreichende Belastbarkeit der verletzten Strukturen voraus. Sonst können Bewegungen die Schmerzen verstärken.
- Manuelle Mobilisationstechniken sind bei einer guten knöchernen Stabilität geeignet, strukturelle Bewegungseinschränkungen zu behandeln.
- Einen hohen Stellenwert haben Weichteiltechniken, welche ebenfalls die Beweglichkeit des Thorax verbessern. Sie wirken sich günstig auf die Spannung und Elastizität des Gewebes aus und verbessern so die Compliance von Lungen und Thorax. Geeignete Maßnahmen sind:
  - Packegriffe,
  - Ausstreichungen der Interkostalräume,
  - detonisierende Massage,
  - Bindegewebstechniken.
- Dehnlagerungen und Dehnzüge über die Arme können die Beweglichkeit des Brustkorbs verbessern und die Atembewegungen lenken und vertiefen.

Zusammenfassung

- Die Behandlung von Thoraxverletzungen erfolgt in drei Phasen. In jeder Phase steht die Sicherung der Atmung im Mittelpunkt der Behandlung.
- In der Akutphase besteht ein erhöhtes Risiko für Immobilisationsschäden, v. a. in Bezug auf die Atmung und Herz-Kreislauf-Organe. Schmerzen treten v. a. im Zusammenhang mit der Atmung, beim Husten, Niesen und bei Bewegungen auf. Geeignete Hinweise und Verhaltenstipps helfen Patienten, diese Schmerzen zu verringern.
- In der Frühphase sollen Patienten wieder normal atmen lernen. Maßnahmen zur Atemlenkung und Atemvertiefung helfen, dieses Ziel zu erreichen. Die Brustwirbelsäule darf in der Frühphase nach der Verletzung vorsichtig mobilisiert werden.
- In der Spätphase müssen noch bestehende Störungen der Atemtätigkeit erkannt und behandelt werden. Die Rippen und der Thorax dürfen schmerzfrei mobilisiert werden.

8.8 Rippenserienfraktur

Rippenserienfrakturen sind Frakturen von drei oder mehr benachbarten Rippen. Sie entstehen bei massiver stumpfer Gewalteinwirkung auf den Thorax, z. B. bei schweren Stürzen, Einklemmungen bei Verkehrsunfällen oder Verschüttungen (Trentz, Bühren 2001). Mit zunehmendem Alter steigt das Risiko von Rippenfrakturen, weil die Elastizität der Rippen nachlässt.

Hauptsymptom bei Rippenserienfrakturen sind atemabhängige Schmerzen, die sich beim Husten oder Niesen verstärken. Patienten atmen zur Vermeidung von Schmerzen flacher als gewöhnlich. Die betroffene Seite kann bei der Atmung „nachhinken". Bei Serienstückfrakturen erkennt man eine paradoxe Atmung: das instabile Brustwandsegment wird bei der Inspiration eingezogen, während es sich bei der Exspiration vorwölbt („Volet mobile").

Bewegungen des Rumpfes können zu scharfen, schneidenden Schmerzen führen. Patienten versuchen, schmerzauslösende Bewegungen zu vermeiden. Krepitation und Druckschmerzhaftigkeit erlauben eine genaue Lokalisation. Oft lässt sich im Verlauf der betroffenen Rippen eine Stufe tasten.

8.8.1 Klassifikation

Unterschieden werden Rippenserienfrakturen nach

- der Zahl der gebrochenen Rippen,
- der betroffenen Seite (einseitig rechts oder links, beidseitig),
- der Lokalisation im Verlauf der Rippen.

8.8.2 Diagnose

Klinik und Röntgen-Thorax a. p. sichern die Diagnose. Befinden sich die Frakturen am Übergang vom Knochen zum Knorpel, lassen sie sich im Röntgenbild nicht immer erkennen.

Ärztliche Therapie

Die ärztliche Therapie muss die Atmung sichern. Bei weniger gravierenden Verletzungen stabilisieren elastische Rippengürtel, die zirkulär um den Thorax gelegt werden, die gebrochenen Rippen und erleichtern so die Einatmung. Alternativ kann ein dachziegelförmiger Verband mit Klebebinden angelegt werden. Ergänzend können Analgetika und hustenreizlindernde Medikamente (Antitussiva) verabreicht werden.

Bei ungenügender oder nicht möglicher Spontanatmung und bei Bewusstlosigkeit müssen Patienten beatmet werden. Die Beatmung schient außerdem die Fraktur von innen und trägt so zur Schmerzlinderung und Heilung bei.

Sammelt sich nach einer Verletzung Blut oder Luft im Pleuraraum, entwickelt sich ein Hämato- oder Pneumothorax. Dieser muss mit einer Thoraxsaugdrainage behandelt werden. Bei einem bleibendem Hämato- oder Pneumothorax muss, wie bei der Verletzung großer Gefäße oder Thoraxorgane, der Brustkorb operativ eröffnet werden (Thorakotomie).

8.8.3 Physiotherapie nach Rippenserienfraktur

Befund

Siehe ► Tab. 8.12.

Behandlung

Die Ziele und Maßnahmen bei der Behandlung von Patienten mit Rippenserienfrakturen decken sich mit denen anderer Thoraxverletzungen (siehe ► Tab. 8.13).

- Im Mittelpunkt der Behandlung steht die Sicherung und Verbesserung der Atmung. Vor allem in der Akut- und Frühphase ist die Gefahr für das Auftreten von Komplikationen (v. a. Pneumonie) groß.
- Beim Gehen kann sich der Brustkorb symmetrisch ausdehnen, die Atmung vertieft sich und alle Lungenteile werden besser belüftet. Deshalb wird eine frühe Mobilisation der Patienten angestrebt.
- Physiotherapeuten sollten Patienten dazu ermuntern, ausreichend zu trinken. Eine ausreichende Flüssigkeitsaufnahme erleichtert die Sekretlösung und das Abhusten.
- Die Behandlung sollte, gerade bei älteren Menschen, nicht zu früh abgebrochen werden. Bei einer eingeschränkten Atemtätigkeit und ungenügenden Thoraxmobilität ist die Leistungsfähigkeit von Patienten reduziert und das Risiko für das Auftreten von Komplikationen erhöht.

Maßnahmen in den verschiedenen Heilungsphasen

Ergänzend zu den in Kap. 8.7.2 genannten Maßnahmen werden hier konkrete Übungen vorgestellt.

Akutphase

- In der Akutphase braucht der Patient Ruhe. Bei der Atemtherapie darf es nicht zu unkontrollierten Bewegungen kommen. Die dosierte Lippenbremse vertieft die Atmung.
- Patienten sollen so früh wie möglich lernen, beim Husten den verletzten Bereich mit den Händen zu schienen (▶ Abb. 8.34).

Frühphase

- Basaltexte helfen Patienten, ihre Atembewegungen bewusst wahrzunehmen. Manueller Kontakt erleichtert die Wahrnehmung und Atemlenkung.
- Eine Atemvertiefung erreicht man mit Atemhilfsgeräten, wie sie in Kap. Atemhilfsgeräte genannt werden.

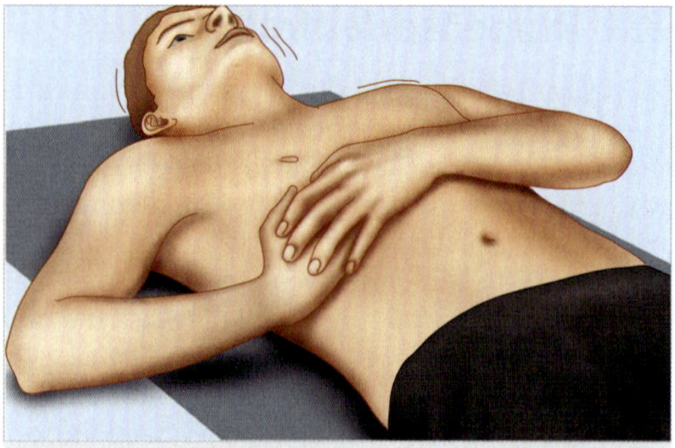

Abb. 8.34 Beim Husten können Patienten ihre Brustkorbwand mit den Händen schienen.

Spätphase

- Auffälligkeiten bei der Atmung, insbesondere asymmetrischen Atembewegungen, lassen sich jetzt mit „massiveren" Techniken behandeln. Lagerungen können mit manuellen Techniken kombiniert werden.
- Die Mobilisation der Brustwirbelsäule kann mit der Dehnung der Brustkorbwand kombiniert werden. Daneben können auch manuelle Techniken für die Mobilisation der Brustwirbelsäule und Rippenwirbelgelenke eingesetzt werden.

B

Fallbeispiel

Eine 73-jährige Patientin hat sich bei einem Sturz auf Glatteis eine stabile Fraktur des 7. Brustwirbelkörpers (A0 siehe Kap. Wirbelfrakturen) und der 7. Rippe rechts zugezogen. Das Röntgenbild zeigt, dass die Wirbelkörper entsprechend dem Alter und dem Geschlecht der Patientin osteoporotisch verändert sind. Die Patientin bekommt ein Drei-Punkt-Stützkorsett verordnet, mit dem eine frühfunktionelle Behandlung möglich ist. Das Korsett soll eine gleichmäßige Druckverteilung auf die Wirbelkörper gewährleisten. Die Rippenfraktur wird ebenfalls konservativ behandelt. Zur Behandlung wird die Patientin stationär in die Klinik aufgenommen.

Bei der Befundaufnahme im Rahmen der ersten physiotherapeutischen Behandlungseinheit klagt die Patientin über Kurzatmigkeit aufgrund der Schmerzen, welche ihr die Rippenfraktur v. a. beim Einatmen bereitet. Die Atemfrequenz ist deutlich erhöht (28/min). Aufgrund dieser Angabe misst der Physiotherapeut am Brustkorb das Ausmaß der Atembewegungen mithilfe des sich verändernden Brustumfangs bei Exspiration und Inspiration. Hierbei zeigt sich, dass diese deutlich eingeschränkt sind. Die weitere Befundaufnahme in Rückenlage ergibt keine zusätzlichen Auffälligkeiten.

Der Physiotherapeut beginnt mit dem Schulen der Wahrnehmung der Atembewegungen. Er lenkt die Aufmerksamkeit der Patientin mit Basaltexten zunächst in Richtung der abdominalen Atembewegung (Ehrenberg 2001). Diese vertieft sich dadurch ein wenig. Daraufhin fordert er die Patientin auf, ihre Hände auf die Bauchdecke zu legen und ihren Atem in Richtung der Hände strömen zu lassen. Dadurch vertieft sich die Atmung noch etwas mehr und die Atemfrequenz sinkt deutlich (20/Min).

Um die Patientin bei der Atmung noch mehr zu unterstützen, macht der Therapeut vorsichtige interkostale Ausstreichungen, zunächst auf der linken und dann auf der rechten Thoraxseite. Die Patientin empfindet dies als sehr angenehm. Nun fordert der Physiotherapeut die Patientin auf, ihre Hände seitlich an den Thorax zu legen und vorsichtig in diese

Richtung zu atmen. Auch hierbei zeigt sich eine geringfügige Vergrößerung der Atembewegung. Auf Nachfrage gibt die Patientin an, dass sie deutlich freier atmen kann. Er beauftragt die Patientin, die Atemwahrnehmungsübungen fünfmal täglich für zehn Minuten zu wiederholen.

Da das Korsett noch nicht geliefert wurde kann die Patientin noch nicht mobilisiert werden. Den Schwerpunkt der weiteren Behandlung bilden deshalb globale Spannungsübungen. Am Ende übt der Physiotherapeut mit der Patientin das Drehen en bloc. Da die Patientin sich nur nach links drehen kann, stellt der Physiotherapeut, bevor er das Zimmer verlässt, noch das Nachtkästchen der Patientin auf die linke Seite des Bettes.

Am zweiten Tag trifft das Korsett ein. Nachdem die Übungen vom Vortag in einem etwas schnelleren Durchlauf wiederholt wurden, zeigt der Physiotherapeut der Patientin, wie sie ihr neues Hilfsmittel über die Drehung auf die linke Seite und wieder zurück anziehen kann. Nachdem dies gelungen ist, hilft er der Patientin aus der Seitenlage in den Sitz. Dies ist notwendig, da sich die Patientin noch nicht schmerzfrei seitlich abstützen kann. Im Sitz stellt sich heraus, dass das Korsett unangenehm auf die Prellung am Thorax drückt. Der Physiotherapeut verzichtet deshalb auf eine weitere Mobilisation und nimmt stattdessen Kontakt zum Orthopädiemechaniker auf, damit dieser das Korsett anpasst. Bei der nächsten Behandlung gibt die Patientin zwar immer noch leichte Druckschmerzen an, die sie aber als erträglich bezeichnet. Der Physiotherapeut kann mit der Patientin aufstehen und auf dem Stationsflur eine kurze Strecke gehen.

Im Verlauf von weiteren fünf Tagen, an denen die Patientin täglich physiotherapeutisch behandelt wird, gelingt es der Patientin, selbstständig das Korsett anzuziehen und aufzustehen. Die Gehstrecke bleibt aber zunächst auf ca. 200 Meter beschränkt, da das Korsett die Atmung und somit die körperliche Leistungsfähigkeit der Patientin beeinträchtigt. Da die Patientin bei ihrer Tochter wohnt, und diese die täglichen Besorgungen erledigen kann, wird sie nach Hause entlassen. Zu Hause soll sie die physiotherapeutische Behandlung fortsetzen. Die Stabilisations- und Kräftigungsübungen soll sie ohne das Korsett machen.

Nach zwei weiteren Wochen sind die Beschwerden der Rippenfraktur so weit abgeklungen, dass das Korsett keine Druckschmerzen mehr verursacht. Die Patientin kann weitere Strecken gehen und einen Teil ihrer täglichen Besorgungen unter Zuhilfenahme ihres Trolleys wieder selbst vornehmen. Die Röntgenkontrolle nach sechs Wochen ergibt, dass die Fraktur so weit ausgeheilt ist, dass die Patientin das Korsett nicht mehr benötigt. Aufgrund der regelmäßigen Physiotherapie kann die Patientin inzwischen ihre Haltung gut kontrollieren und die Oberkörperlängsachse auch bei Lagewechseln stabilisieren.

Zusammenfassung

- Bei Rippenserienfrakturen steht die Atemtherapie im Mittelpunkt der Behandlung. Die Atemtherapie sichert die Sauerstoffversorgung und verhindert Komplikationen.
- Patienten sollen so früh wie möglich lernen, beim Husten den verletzten Bereich mit den Händen zu schienen.
- Die Behandlung sollte, gerade bei älteren Menschen, nicht zu früh abgebrochen werden. Bei einer eingeschränkten Atemtätigkeit und ungenügenden Thoraxmobilität ist die Leistungsfähigkeit von Patienten reduziert und das Risiko für das Auftreten von Komplikationen (v. a. Pneumonien) erhöht.
- Die Mobilisation der Brustwirbelsäule muss in der Frühphase schonend erfolgen. Die Rippenwirbelgelenke dürfen erst mobilisiert werden, wenn die Frakturen konsolidiert sind.

Literatur und weiterführende Literatur

Anderson LD, D'Alonzo RT. Fractures of the odontoid process of axis. J Bone Surg. 1974; 56- A: 1663–1674.

Ehrenberg H. Atemtherapie in der Physiotherapie. 2. Aufl. München: Pflaum; 2001.

Frisch H. Programmierte Untersuchung des Bewegungsapparates. 6. Auflage. Berlin: Springer; 1995.

Griffka J. Orthopädie. Berlin, Heidelberg: Springer; 1998.

Göhring H. Physiotherapie in der Inneren Medizin. In: Hüter-Becker A, Dölken M. (Hrsg.) physiolehrbuch. Stuttgart: Thieme; 2005.

Günther H. Aktuelle Beiträge zur Lymphdrainage, Band 7. Heidelberg: Karl F Haug; 2000.

Haarer-Becker R., Schoer D. Physiotherapie in Orthopädie und Traumatologie. Stuttgart: Thieme; 1998.

Hochschild J. Funktionen und Strukturen begreifen. Band 1. Stuttgart: Thieme; 1998.

Hodges PW, Richardson CA. Inefficient muscular stabilization of the lumbar spine associated with low back pain. Spine. 1996;21:2640–50. .

Hüter-Becker A, Dölken M. (Hrsg.) Physiotherapie in der Neurologie. Stuttgart: Thieme; 2004.

Kapandji IA. Funktionelle Anatomie der Gelenke. 3. Aufl. Stuttgart: Hippokrates; 2001.

Kramer M. et al. Fine wire EMG of the cervical muscles in the diagnostic of whiplash injuries. Abstract Book of the World Congress on Whiplash-Associated Disorders. Vancouver, Canada, 7.–11. 2. 1999.

Kramer M et al. Device-assisted muscle strengthening in the rehabilitation of patients after surgically stabilized vertebral fractures. Archives of physical Medicine and Rehabilitation accepted for publication. June 2004.

Krischak G. Traumatologie für Physiotherapeuten. Stuttgart: Thieme, 2005.

Nachemson A, Elfström G. Intravital dynamic pressure measurement in lumbar spine. Scand. J. Rehab. Med. (Suppl. 1) 1970; 2:1 – 40.

O'Sullivan P, Twomey L, Allison GT. Evaluation of specific stabilizing exercise in the treatment of chronic low back pain with radiologic diagnosis of spondylolysis or spondylolisthesis. Spine. 1997;24:2959–2967.

Pape A. Physiotherapie bei Querschnittlähmung. In: Hüter-Becker A, Dölken M. (Hrsg.) Physiotherapie in der Neurologie. Stuttgart: Thieme; 2004.

Schuntermann M. Einführung in die Internationale Klassifikation der Funktionsfähigkeit, Behinderung und Gesundheit (ICF) der Weltgesundheitsorganisation (WHO) unter besonderer Berücksichtigung der sozialmedizinischen Begutachtung und Rehabilitation. Ein Grundkurs auch für das Selbststudium geeignet (Version 1.0, September 2003). Frankfurt am Main: Rehabilitationswissenschaftliche Abteilung Verband Deutscher Rentenversicherungsträger. 2003. www.vdr.de

Störmer. Physiotherapie bei Querschnittlähmung. In: Hüter-Becker A., Dölken M. (Hrsg.) Physiotherapie in der Neurologie. Stuttgart: Thieme; 2004.

van den Berg F. Angewandte Physiologie, Band 1. das Bindegewebe des Bewegungsapparates verstehen und beeinflussen. Stuttgart: Thieme, 1999.

Wilke H. New in Vivo Measurements of Pressures in the Intravertebral Disc in Daily Life. Spine. 1999; April 15; 24(8): 755–762.

White A, Panjabi M. Clinical Biomechanics of the Spine. Sec. Ed. Philadelphia: Williams u. Wilkins; 1990.

Wulf D. Physiotherapie In: Hüter-Becker A, Dölken M. (Hrsg.) Physiotherapie in der Neurologie. Stuttgart: Thieme; 2004.

Kapitel 9

Physiotherapie auf der chirurgischen Intensivstation

9.1 Charakteristika der Physiotherapie im Arbeitsfeld Intensivstation 356

9.2 Psychosoziale Situation des Patienten 367

9.3 Prinzipien der Physiotherapie 369

9.4 Operationen am Herzen 382

9.5 Operationen an der Lunge 387

9.6 Operationen am Bauch 391

9 Physiotherapie auf der chirurgischen Intensivstation

Stephanie Fresenius, Bärbel Trinkle

9.1 Charakteristika der Physiotherapie im Arbeitsfeld Intensivstation

9.1.1 Das Team auf einer Intensivstation

Wo Menschen produktiv für ein gemeinsames Ziel zusammenarbeiten sollen, muss ein offener Informationsfluss herrschen. Dies gilt insbesondere für das Team auf einer Intensivstation. Das Hauptziel auf einer solchen Station ist es, die lebenswichtigen Körperfunktionen eines Patienten zu erhalten oder wiederherzustellen, um ihn in stabilem Grundzustand dem weiteren Gesundungsprozess zuzuführen.

Die oft schwierigen Arbeitsbedingungen und die gleichzeitig starken emotionalen Belastungen erfordern maximale Konzentration, Kompetenz und Kooperationsfähigkeit. Sie stellen somit hohe Anforderungen an jedes Mitglied des Intensivteams.

Die enge Zusammenarbeit des Teams bietet aber auch die Chance, die in der ständigen Konfrontation mit schwerstkranken Patienten auftretenden Stresssituationen gemeinsam zu verarbeiten.

Eine Intensivstation schafft sich ihre eigene Welt und grenzt sich nach außen ab – nicht nur räumlich. Für eine Physiotherapeutin, die meist noch andere Stationen zu betreuen hat, bedeutet die Integration in ein derart festgefügtes Team oft einen schwierigen und langwierigen Prozess.

Die für die Intensivstation charakteristische hohe Personalfluktuation bringt für die Physiotherapeutin eine ständig neue Definition ihrer Rolle und ihres Stellenwertes mit sich.

Die Physiotherapeutin ist zudem ebenso belastenden emotionalen Einflüssen ausgesetzt wie das Pflegepersonal. Allerdings verbringt sie ihre Arbeitszeit nicht bei einem Patienten, sondern hat in der Regel alle zu behandeln.

Zeitlich sind dies pro Patient zwar „nur" zweimal täglich 30 Minuten, jedoch fordert diese halbe Stunde Therapie – bei ständig wechselnden Patienten – jeweils die volle physische und psychische Kraft.

9.1.2 Stellenwert der Physiotherapie auf einer Intensivstation

Der akute Pflegenotstand und die für eine Intensivstation charakteristische hohe Personalfluktuation bedeuten für die Physiotherapeutin eine ständig neue Definition ihrer Rolle und ihres Stellenwertes.

Die Physiotherapeutin ist keine Hilfskraft der Pflege!!!

Physiotherapie und Pflege haben vielmehr ihre eigenen Kompetenzbereiche, wobei die Grenzen nicht immer eindeutig definierbar sind. Ein miteinander Arbeiten auf Augenhöhe ist unbedingt notwendig, um das gemeinsame Ziel – die optimale Behandlung des Patienten – zu erreichen.

Welche Möglichkeiten hat eine Physiotherapeutin, sich die Akzeptanz anderer Berufsgruppen zu verschaffen?

- Fachkompetenz
- Kommunikationsfähigkeit
- Teilnahme an Visiten und Übergaben der Pflege
- Bereitschaft zum ständigen Austausch
- kontinuierliche Präsenz und Ansprechbarkeit
- Aufzeigen des Leistungsspektrums der Physiotherapie (z. B. anbieten von Fortbildungen, …)

Um die die oben genannten Aspekte erfolgreich umsetzen zu können, ist ein hohes Maß an Geduld und Beharrlichkeit erforderlich.

9.1.3 Aufgaben der Physiotherapeutin

Durch die Physiotherapie werden alle Strukturen des Bewegungssystems und die Atmung positiv beeinflusst. Vorhandene Fähigkeiten werden erhalten, Komplikationen vermieden und die Eigenwahrnehmung geschult. Mit zunehmender Stabilisierung des Allgemeinzustandes wird der Patient zur Selbstständigkeit angeleitet.

Kontinuierlicher Austausch und tägliche Präsenz erleichtern die Integration der Physiotherapeutin in das Team einer Intensivstation. Dies ist unerlässlich, um optimale Behandlungsergebnisse zu erzielen.

Hilfsmittel

Folgende Hilfsmittel können auf einer Intensivstation zur Anwendung kommen:

- heiße Rolle
- Eis
- Bettfahrrad
- Therapieball
- Theraband, Hanteln
- Handtrainer
- Lehnstuhl
- Steh- und Gehhilfen
- Atemhilfsgeräte (siehe Kap. Atemhilfsgeräte)
- Vibrax.

9.1.4 Arbeitskleidung und Hygiene

Intensivpatienten sind häufig durch ihre eingeschränkte oder fehlende Immunabwehr infektgefährdeter als andere Patienten. Das Einhalten von Hygienevorschriften schützt jedoch nicht nur die Patienten, sondern auch das Personal.

Neben den individuellen Besonderheiten jeder Intensivstation sind folgende allgemeine Verhaltensregeln zu beachten:

- Vor Betreten der Intensivstation: normale Klinikkleidung gegen spezielle Hose und OP-Hemd austauschen (stationsspezifische Kleidung).
- Vor Beginn der Therapie: Haare zusammenbinden, Schmuck und Uhren ablegen, Hände waschen und desinfizieren, Handschuhe, Schürze oder Überkittel anziehen, die nur bei ein und demselben Patienten getragen werden sollten.
- Grundsätzlich: Atemtherapiegeräte nur mit desinfizierten Händen zusammenbauen.
- In Ausnahmefällen (z. B. Immunsuppression, Zustand nach Organtransplantation, Methicillin-Resistenz etc.): zusätzlich Mundschutz und Haube tragen!

Merke

M!

Lagerungsmaterialien und Sekretsammelsysteme (Blasenkatheter, Redon-Flaschen etc.) dürfen nicht auf den Fußboden gelangen!

9.1.5 Monitoring und therapeutische Hilfen

Mithilfe des erweiterten Monitorings (Überwachung) werden lebenswichtige Organfunktionen registriert und Störungen frühzeitig erkannt (▶ Abb. 9.1). Das Monitoring erfasst vor allem folgende Funktionen:

- Herz und Kreislauf (kontinuierliche EKG- und Blutdrucküberwachung)
- Atmung (Pulsoxymetrie)
- Säure-Basen-Haushalt, Elektrolyte (Blutgasanalyse)
- Stoffwechsel (Labor)
- Nierenfunktion (Blutuntersuchung; Urinsammelanalyse)
- Blutgerinnung (Blutuntersuchung)
- Leberfunktion (Blutuntersuchung)
- Magen-Darm-Funktion (Stuhluntersuchung etc.)
- Temperatur (Sonde)

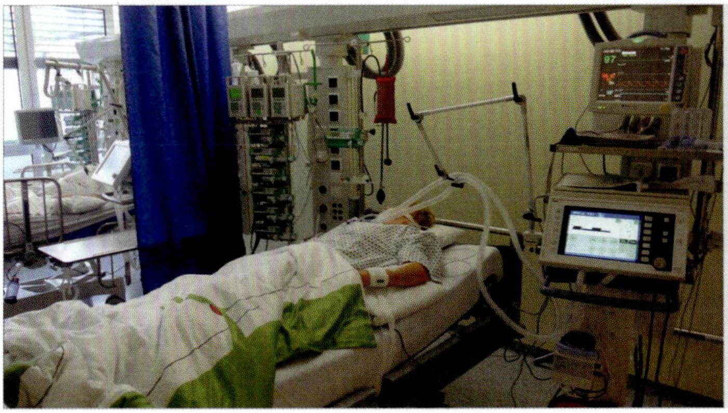

Abb. 9.1 Monitoring eines Intensivpatienten mit Beatmungsgerät, Beatmungsschlauch, Perfusorenbaum, Monitor (EKG, Blutdruck, Sauerstoffsättigung).

Beatmungsgerät

Das Beatmungsgerät unterstützt die Ventilation vorübergehend oder übernimmt sie sogar vollständig. Auf diese Weise wird in kritischen Phasen eine adäquate Oxygenierung (Sauerstoffversorgung) des Patienten sichergestellt (▶ Abb. 9.2).

▶ **Indikationen**
- respiratorische Insuffizienz mit einer Atemfrequenz > 35 Atemzüge pro Minute
- sichtbare Zyanose
- Aspirationsrisiko bei bewusstseinseingeschränkten Patienten
- schweres Thoraxtrauma
- länger andauernde operative Eingriffe
- Ausfall des Schluckreflexes
- drohender oder eingetretener Atemstillstand
- schwere Myokardinsuffizienz

▶ **Tubusposition.** Orotracheal, nasotracheal, via Tracheostoma (Luftröhrenschnitt) (▶ Abb. 9.3a–b).

Sauerstoffsonde

▶ **Funktion.** Anreichern der Atemluft des spontan atmenden Patienten mit Sauerstoff.

▶ **Indikation.** Eingeschränkte Sauerstoffsättigung des Blutes.

▶ **Position.** Nasenloch.

▶ **Nebenwirkung.** Starkes Austrocknen der Nasenschleimhäute und Sekreteindickung.

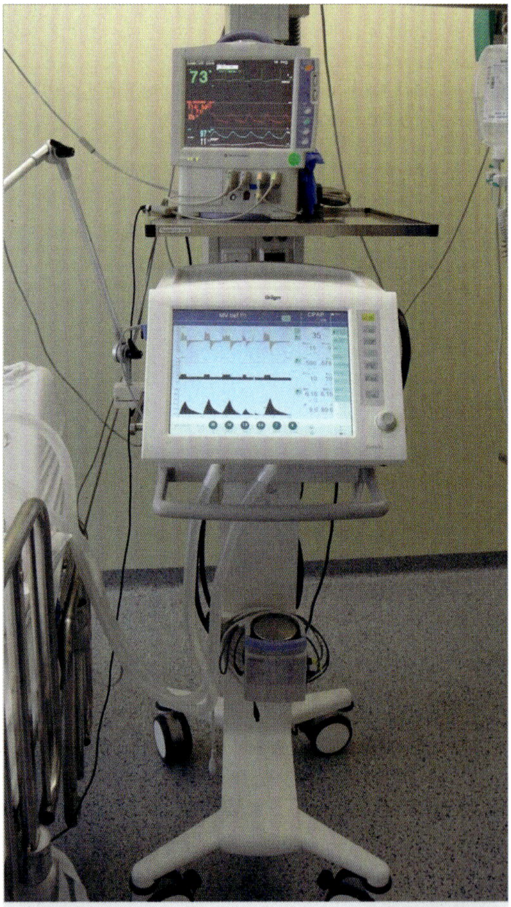

Abb. 9.2 Beatmungsgerät. Bedienungsfeld der Steuereinheit, Beatmungsschlauch, Heizung, Befeuchter.

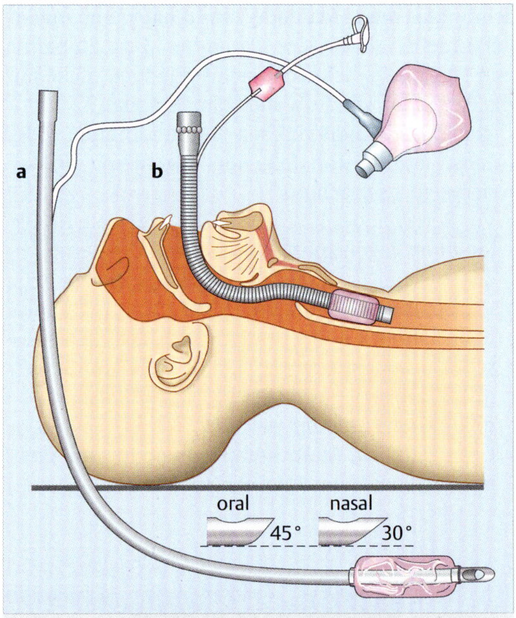

Abb. 9.3 Orotracheale Intubation. **a** Endotrachealtubus mit Blockermanschette und unterschiedlicher Anschrägung zur oralen oder nasalen Intubation, **b** Regelrechte Tubuslage.

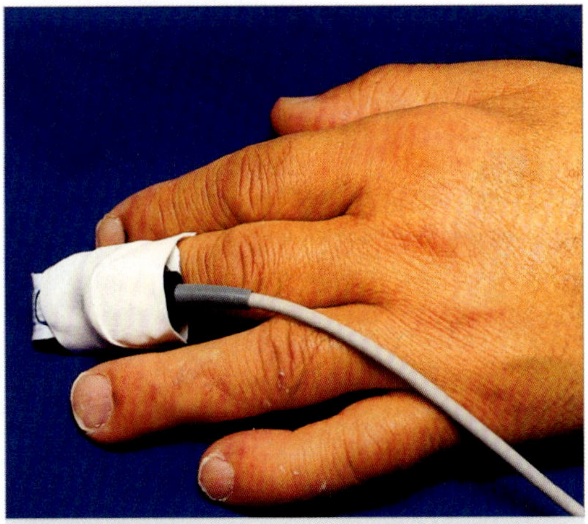

Abb. 9.4 Sensor Pulsoxymeter.

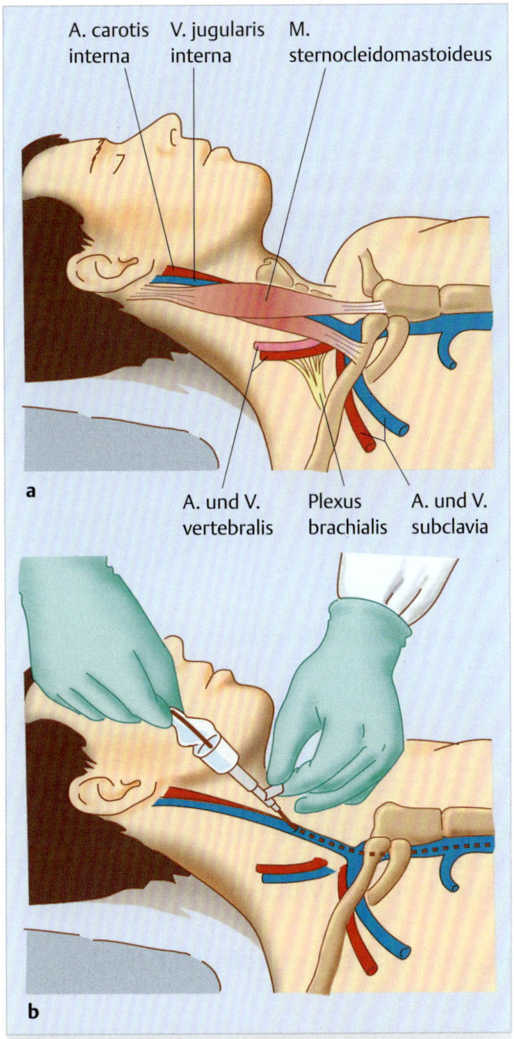

Abb. 9.5 Zentraler Venenkatheter. **a** Verlauf der Venen. **b** Über die V. jugularis interna wird der Katheter in die V.cava superior (obere Hohlvene) vorgeschoben.

Merke

M!

Eine Sauerstoffzufuhr von mehr als sechs Litern pro Minute führt zu keiner weiteren Erhöhung der Sauerstoffkonzentration in der Einatemluft. Bei gesteigertem Sauerstoffbedarf des Patienten sollte dann eine Sauerstoffmaske, ggf. mit Beutel, eingesetzt werden.

Pulsoxymetrie

(▶ Abb. 9.4)

▶ **Funktion.** Nicht invasive Überwachung der arteriellen Sauerstoffsättigung.

▶ **Indikation.** Respiratorische Insuffizienz, Beatmung.

▶ **Position.** Peripher, z. B. Finger, Zeh oder Ohrläppchen.

▶ **Besonderheiten.** Kurzzeitiges Entfernen des Pulsoxymeters zur besseren endgradigen Bewegung der Extremität ist möglich (nach Absprache mit dem Pflegepersonal und Ausschalten der Alarmfunktion!).

Übrigens: Am Pulsoxymeter lässt sich der Erfolg einer Atemtherapie unmittelbar ablesen!

Zentraler Venenkatheter (ZVK)

(▶ Abb. 9.5a–b)

▶ **Funktion.** Wichtiges Hilfsmittel zur Diagnostik und Therapie.

▶ **Indikation.** Zufuhr hochwirksamer Medikamente, Messung des zentralen Venendrucks (ZVD), langfristige parenterale Ernährung, Sicherung eines kontinuierlichen venösen Zugangs.

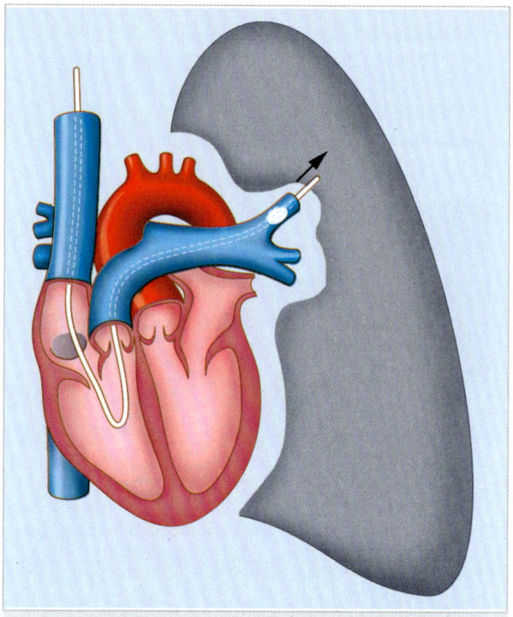

Abb. 9.6 Pulmonalarterienkatheter. Verlauf des Katheters durch die rechte Herzkammer zur Pulmonalarterie.

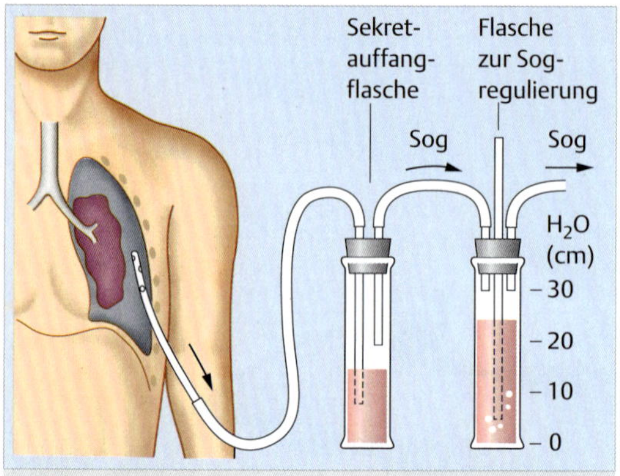

Abb. 9.7 Thoraxdrainage (Bülau).

Merke

Bei liegendem Pulmonaliskatheter (Eintrittsstelle und sichtbarer Katheterabschnitt) darf es auf keinen Fall zu Manipulationen von außen während der Therapie kommen (z. B. Vibrax oder manuelle Vibrationen)!

▸ **Lokalisation.** Vena cava superior.

▸ **Zugangsweg.** Lateraler Hals (V. jugularis externa oder interna), unterhalb der Klavikula (V. subclavia), Armbeuge (V. basilica).

Pulmonalarterienkatheter (PAK)

(▸ Abb. 9.6)

▸ **Funktion.** Direkte Einschätzung der kardiovaskulären Situation.

▸ **Indikation.** Schwere koronare Herzkrankheit, Linksherzinsuffizienz, pulmonale Hypertonie, schwerer Schock, Lungenembolie.

▸ **Position.** A. pulmonalis (durch rechten Vorhof und rechten Ventrikel).

▸ **Zugangsweg.** Lateraler Hals, unterhalb der Klavikula.

Thoraxdrainagen

Bülau-Drainage

(▸ Abb. 9.7)

▸ **Funktion.** Absaugen von intrapleuraler Luft. Ziel ist die Wiederentfaltung der verletzten oder erkrankten Lunge.

▸ **Indikation.** Hämato-Pneumothorax, intrapleuraler Erguss, Spannungspneumothorax.

▸ **Position.** Zweiter Interkostalraum in der Medioklavikularlinie, fünfter Interkostalraum in der Axillarlinie.

Substernale Drainage

▸ **Funktion.** Drainage von Wundsekret aus dem perikardialen Raum.

▸ **Indikation.** Prophylaxe/Entlastung einer Perikardtamponade.

▸ **Position.** Xyphoidaler Raum (Sternumspitze).

Bauchdrainagen

► **Funktion.** Drainage von Wundsekret aus der Bauchhöhle.

► **Indikation.** Vermeiden von Flüssigkeitsansammlungen im Bauchraum, z. B. postoperativ.

► **Position.** Je nach Operationsgebiet.

Arterielle Gefäßzugänge

(► Abb. 9.8a–b)

► **Funktion.** Entnahme von arteriellem Blut zur Blutgasanalyse, kontinuierliche invasive Blutdruckmessung.

► **Indikation.** Z. B. instabiles Herz-Kreislauf-System, gestörter Sauerstoffaustausch (pulmonale oder extrapulmonale Ursache).

► **Position.** A. radialis (Handgelenk), A. femoralis (Leiste), A. dorsalis pedis (Fuß).

Der Vorteil eines kontinuierlichen arteriellen Zugangs liegt vor allem darin, dass der Patient nicht immer aufs Neue punktiert werden muss.

Merke

Keine Mobilisation am betroffenen Gelenk!

Kontrakturprophylaxe an den Fingergelenken und am Ellbogengelenk sind möglich, ebenso eine Mobilisation der Handwurzelknochen.

Shaldon-Katheter

► **Funktion.** Großer, zweilumiger venöser Zugang.

► **Indikation.** Verschiedene Blutreinigungsverfahren (z. B. Hämodialyse).

► **Position.** Häufig in der V. femoralis (bis V. cava inferior vorgeschoben), ggf auch V. jugularis interna.

Merke

Keine Mobilisation des betroffenen Hüftgelenks!

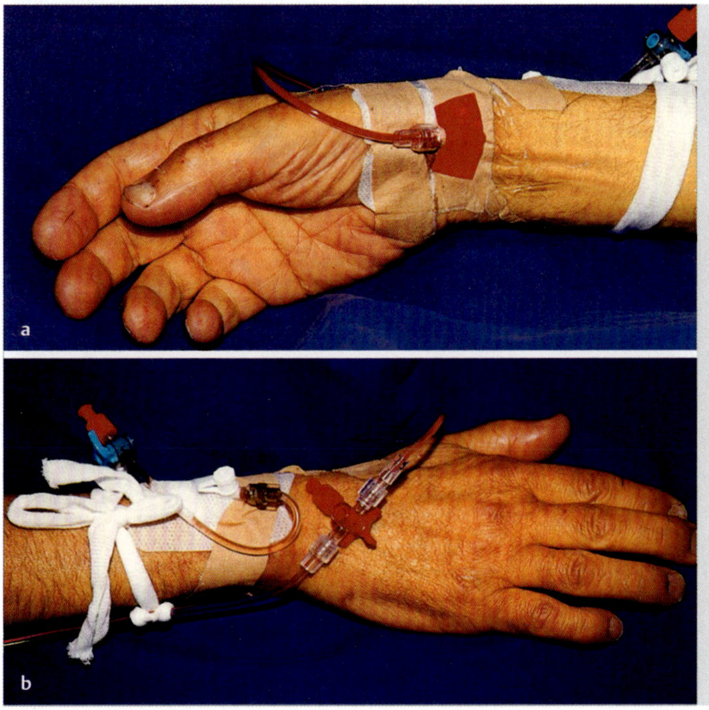

Abb. 9.8 Zugang A. radialis.
a Von ventral.
b Von dorsal.

Magensonde

(▸ Abb. 9.9a–d)

▸ **Funktion.** Drainage des Mageninhalts, Entlastung nach Operationen, enterale Ernährung.

▸ **Indikation.** Luftansammlung im Magen, Magenatonie, gastroösophageale Blutung, Pankreatitis und Peritonitis.

▸ **Position.** Magen (via Nasenloch und Ösophagus).

Merke

Bei der Therapie sollten Dislokation und Abknicken der Magensonde vermieden werden!

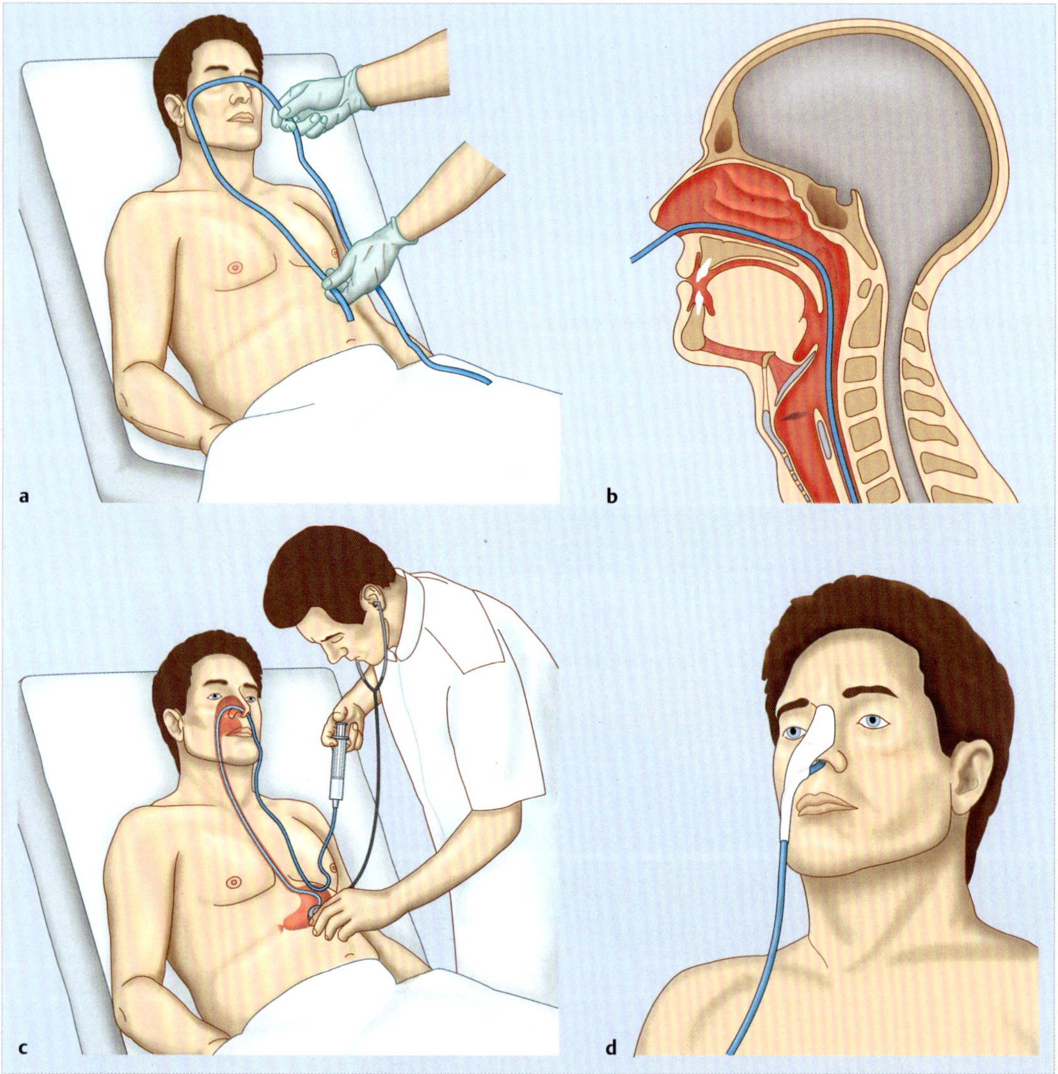

Abb. 9.9 Magensonde. **a** Abschätzen der Einführtiefe vom Naseneingang bis zur Magengegend. **b** Passage der Sonde durch den unteren Nasengang in den Rachen und Ösophagus. **c** Lagekontrolle: Insufflation von 10–20 ml Luft über die Sonde, Lokalisierung des Geräusches mit Stethoskop über dem Magen. Im Zweifel: Röntgenkontrolle. **d** Die Sonde wird mit Pflaster auf dem Nasenrücken fixiert.

Blasenkatheter

(► Abb. 9.10a–b)

► **Funktion.** Geschlossene Urinableitung und -sammlung.

► **Indikation.** Bilanzierung und Funktionsüberwachung der Niere, Blasenfunktionsstörung.

► **Position.** transurethral, suprapubisch.

Merke M!

Während der Therapie und Mobilisation sollte ein Zug am Blasenkatheter möglichst vermieden werden.

Temperatursonde

► **Funktion.** Temperaturmessung.

► **Indikation.** Fieberhafte Zustände unterschiedlicher Ursache, Zustand nach Großeingriff (Gefahr des Auskühlens!).

► **Position.** Rektal.

9.1.6 Medikamente auf der Intensivstation

Michael Fresenius

Das nachfolgende Kapitel gibt der auf Intensivstationen tätigen Physiotherapeutin einen kurzen Überblick über in diesem Bereich häufig verwendete Medikamente. Die Medikamente sind nach Hauptwirkgruppen geordnet. In Deutschland werden zunehmend die Wirkstoffe und immer weniger die Handelsnamen auf den Therapiekurven und auf den Perfusorspritzen angegeben. Dennoch werden in der vorliegenden Auflage die gängigsten Handelsnamen häufig verordneter Präparate in Klammern wiedergegeben.

Analgetika

Analgetika sind Substanzen, die die Schmerzwahrnehmung reduzieren oder ganz unterdrücken. Sie werden eingeteilt in Nichtopioidanalgetika wie Metamizol (Novalgin), Paracetamol (Perfalgan, Parcaetamol Kabi), Parecoxib (Dynastat) und Opioidanalgetika. Letztere gliedern sich auf in schwach wirksame Substanzen wie Tramadol (Tramal), Pethidin (Dolantin) oder Piritramid (Dipidolor) und stark wirksame, intravenös verabreichte Opioide wie Morphin (MSI), Oxycodon (Oxygesic Injekt), Fentanyl (Fentanyl Janssen), Sufentanil (Sufenta), Remifentanil (Ultiva) sowie in *oral einzunehmende Opioide* wie Oxycodon, Oxycodon/Naloxon (Targin) oder Hydromorphon (Palladon). Opioide haben neben ihrer analgetischen auch eine unterschiedlich ausgeprägte sedierende und eine antitussive

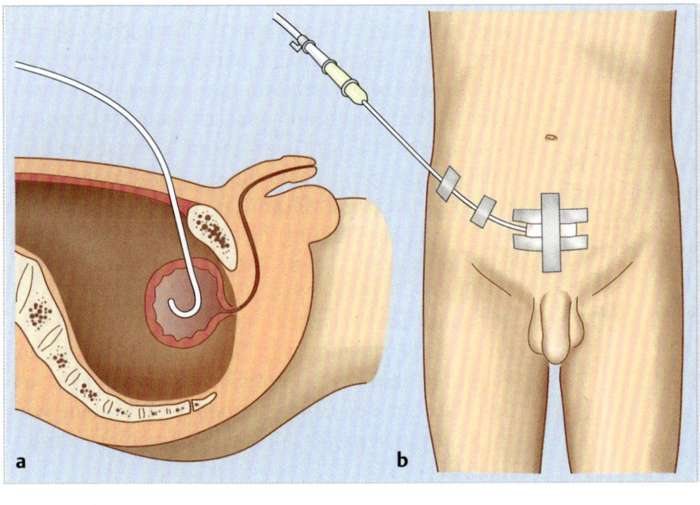

Abb. 9.10 Suprapubischer Blasenkatheter. **a** Lage des Katheters. **b** Fixierter Blasenkatheter.

(hustendämpfende) Komponente. Diese wird z. B. beim wachen oder leicht sedierten, intubierten Patienten ausgenutzt, der so den orotrachealen Beatmungstubus besser toleriert.

Basispräparat ist das besonders beim Myokardinfarktschmerz bevorzugt eingesetzte Morphin. Die stärker wirksamen und auch intraoperativ eingesetzten synthetisch hergestellten Opioide wie Sufentanil, Fentanyl, Alfentanil (Rapifen) oder das sehr kurz wirksame Remifentanil haben auch eine ausgeprägte atemdepressive Wirkung. Sie erfordern deshalb bei höherer Dosierung eine künstliche Beatmung. Die schwächer wirksamen Opioide haben dagegen für den spontan atmenden, wachen Patienten eine große Sicherheitsbreite, da sie Atmung und Vigilanz kaum beeinflussen.

Neben den zentral wirksamen, stark schmerzlindernden Opioiden werden bei leichten Schmerzzuständen und besonders bei Knochenschmerzen die sogenannten nichtsteroidalen Analgetika bzw. Antiphlogistika (NSAR) aus der Gruppe der Nichtopioidanalgetika eingesetzt. Sie weisen neben dem analgetischen auch einen entzündungshemmenden Effekt auf. Zu dieser Substanzklasse gehören beispielsweise Diclofenac (Voltaren dispers/resinat), Ibuprofen (Ibu Hexal).

Analgetika sollten möglichst in festgelegten Zeitintervallen – z. B. vier- bis sechsmal pro Tag – intravenös, subkutan oder, falls möglich, oral verabreicht werden, um einen effektiven Wirkspiegel aufrechtzuerhalten. Alternativ können auf der Intensivstation einige der Substanzen, wie z. B. Piritramid (Dipidolor) oder Oxycodon (Oxygesic Injekt), über kleine Infusionspumpen kontinuierlich appliziert werden. Eine Sonderform stellt die patientenkontrollierte Analgesie (PCA) dar: Hierbei kann sich der Patient über einen peripheren Gefäßzugang über Knopfdruck in bestimmten Zeitintervallen eine vorgegebene Analgetikamenge selbstständig intravenös injizieren.

Bei invasiven maschinellen Beatmungsformen und zur besseren Tolerierung schmerzhafter Therapiemaßnahmen werden dem Patienten häufig stark wirksame Analgetika in Kombination mit Sedativa (s. u.) kontinuierlich über zwei getrennte Perfusoren infundiert. Gebräuchliche Präparate sind Propofol (Propofol Fresenius/Braun), Midazolam (Dormicum), Lormetazepam (Sedalam) oder Ketamin (Ketanest S) und neuerdings Dexmedetomidin (Dexdor).

Lokalanästhetika

Im Rahmen der postoperativen Schmerztherapie werden über lumbal oder thorakal platzierte Periduralkatheter kontinuierlich niedrigprozentige (0,2–0,375 %) und lang wirksame Lokalanästhetika wie Ropivacain (Naropin) oder Bupivacain (Carbostesin) mittels elektronischen Pumpen verabreicht. Optimale Schmerzreduktion bzw. -freiheit, gerade nach Thorax- und Oberbaucheingriffen, ermöglicht eine Frühmobilisation des operierten Patienten. Das Ergebnis ist eine deutlich verbesserte Lungenfunktion, geringere Pneumonieraten aufgrund eines verbesserten Abhustens von Sekret und eine verbesserte Darmfunktion.

Sedativa und Hypnotika

Bei spontan atmenden, agitierten (unruhigen) Patienten werden zur Sedierung bolusweise Neuroleptika wie Haloperidol (Haldol), Promethazin (Atosil) oder geringe Dosen von sedierenden und/oder anxiolytisch wirkenden Benzodiazepinen wie Lorazepam (Tavor) oder Dikaliumclorazepat (Tranxilium) gegeben. Für Patienten mit akutem Delir und postoperativem Durchgangssyndrom stehen sedierende und zum Teil analgetisch wirksame Substanzen wie Clonidin (Catapresan/Paracefan) oder die neue Substanz Dexmetedomidin (Dexdor) zur Verfügung.

Katecholamine

Katecholamine sind hoch potente Substanzen, die bei kontinuierlicher Applikation die Kontraktionskraft des Herzens steigern und den Gefäßtonus verändern. Die im Handel befindlichen Substanzen wie Adrenalin (Suprarenin), Dobutamin (Dobutrex) oder Noradrenalin (Arterenol) zeigen aufgrund ihrer selektiven Stimulation der verschiedenen Adrenozeptoren (Katecholaminrezeptoren) am Herzen und im Gefäßsystem unterschiedliche Wirkprofile. So steigen unter Dobutamin meist Herzfrequenz und Blutdruck und es kommt zu einer Nachlastsenkung für das linke Herz (daher besonders geeignet zur Therapie der akuten Herzinsuffizienz). Unter Noradrenalin hingegen steigen Blutdruck und Nachlast infolge einer generalisierten Gefäßverengung an (Einsatz beim septischen Patienten oder Patienten im hämorrhagischen Schock oder bei Lungenembolie). Adrenalin wird milligrammweise als Bolus im Rahmen der kardiopulmonalen Reanimation oder beim allergischen Schock gegeben.

Die Katecholamine werden auf der Intensivstation routinemäßig kontinuierlich mittels einer Spritzenpumpe über einen zentralen Venenkatheter (ZVK) verabreicht, dessen Spitze in der oberen Hohlvene liegen sollte.

M!

Merke

Bei in der Armbeuge liegendem zentralem Venenkatheter (Basilica-Katheter) besteht bei aktiver oder passiver Bewegung die Gefahr extremer Blutdruckschwankungen und Tachykardien bzw. Arrhythmien. Die Ursache: Die Katecholamine werden nicht kontinuierlich, sondern bolusweise (Einschwemmphänomen) ins Gefäßsystem abgegeben, da der Katheter beim Bewegen abknicken kann.

Antiarrhythmika

Die zahlreich im Handel befindlichen Antiarrhythmika dienen zur Normalisierung des Herzrhythmus. Je nach Art der Rhythmusstörung werden verschiedene Medikamente eingesetzt. Bei vom Vorhof ausgehenden Störungen werden eher Antiarrhythmika wie Verapamil (Isoptin), Propafenon (Rytmonorm) oder Ajmalin (Gilurytmal) verwendet, bei Kammerarrhythmien Amiodaron (Cordarex).

Koronarmittel

Koronarmittel sind Substanzen, die die peripher venösen und arteriellen Körpergefäße, aber auch die Koronargefäße weit stellen. Zu dieser Gruppe zählen die Nitropräparate, z. B. Nitroglycerin (Nitrolingual) oder Isosorbitdi- und -mononitrate (Isoket).

Bronchosekretolytika

Bei ausgeprägter Sekretbildung werden Muko- oder Sekretolytika wie N-Acetylcystein (Fluimucil, ACC ratiopharm) eingesetzt, um die Viskosität des Schleims herabzusetzen.

Substanzen wie Bromhexin (Bisolvon) bzw. dessen Metabolit Ambroxol (Mucosolvan, Ambrohexal, Mucobroxol, Ambril etc.) unterstützen die Produktion eines dünnflüssigen Sekrets.

Ätherische Öle wie Transpulmin oder Pulmotin steigern die Bronchialsekretion direkt und regen die Zilientätigkeit an.

Die Substanz Carbocistein (Transbronchin, Mucopront) beeinflusst die intrazelluläre Schleimsynthese: Es führt zur Bildung von gut lösbarem Sekret in reduzierter Menge.

Um das Sekret insgesamt besser zu mobilisieren, können auch Broncholytika eingesetzt werden. Sie erhöhen den Durchmesser der Bronchien und aktivieren die Zilientätigkeit. Zu diesen Substanzen zählen Bronchodilatatoren und Asthmamittel wie Fenoterol (Berotec) Salmeterol (Serevent) und Formeterol (Foradil, Oxis), meist in Kombination mit einem inhalativen Kortikoid: Butenosid (Symbicort). Des Weiteren kommen bronchodilatorisch wirksame Theophyllinderivate (Euphylong, Euphyllin) zum Einsatz.

Diuretika

Diuretika fördern die Ausscheidung von Wasser und meist auch von Kalium und Kalzium. Indiziert sind sie bei intravasaler Hypervolämie, Niereninsuffizienz oder drohendem Nierenversagen, bei kardial oder nicht kardial bedingtem Lungenödem, bei Hirnödem oder zur Vermeidung von Wassereinlagerungen während der mechanischen Beatmung. Schleifendiuretika wie Furosemid (Lasix) fördern die Wasserausscheidung, indem sie die Natriumrückresorption in der Niere hemmen. Osmodiuretika wie Osmofundin (Mannitol) erhöhen dagegen die Osmolarität. So wird Wasser aus dem Gewebe mobilisiert und die Wasserausscheidung erhöht.

Antihypertensiva/Vasodilatanzien

Bei erhöhtem systolischem Blutdruck werden nach erfolgreicher Bolusgabe (intravenöse Schnellinjektion) kontinuierlich entweder Nitropräparate (Nitrolingual) oder β-Blocker wie z. B. Esmolol (Brevibloc) oder Metoprolol (Beloc) eingesetzt. Weitere gebräuchliche Präparate sind Clonidin (Catapresan) und Urapidil (Ebrantil).

Antibiotika

Antibiotika sind Substanzen, die entweder die Vermehrung von bakteriellen Mikroorganismen verhindern (bakteriostatischer Effekt) oder diese im Gewebe direkt abtöten (bakterizider Effekt).

Durch den unkontrollierten und breiten Einsatz von Antibiotika ist es zunehmend zur Ausbildung antibiotikaresistenter Keime gekommen. Beispiel hierfür sind der oxacillin- und methicillinresistente Staphylococcus aureus (MRSA) und die vancomycinresistenten Enterokokken (VRE). Durch längere Anwendung bestimmter Antibiotika im intensivmedizinischen Bereich treten zunehmend (multi- oder panresistente) resistente Hospitalkeime wie Pseudomonas aeruginosa, Acinetobacter baumannii oder Klebsiella pneumoniae auf.

Patienten mit solchen Infektionen oder Keimbesiedlungen müssen auf der Intensivstation isoliert werden. Die Ausbreitung der Keime lässt sich nur durch eine konsequente Händedesinfektion und das Tragen von Schutzkitteln und evtl. Mundschutz verhindern.

Zu den häufig eingesetzten intravenös applizierbaren Antibiotika gehören Piperacillin/Tacobactam (Tazobac), Cefuroxim (Zinacef), Ceftriaxon (Rocephin), Metronidazol (Clont) oder Meropenem (Meronem) bzw. Imipenem/Cilastatin (Zienam).

Antimykotika

Antimykotika sind Substanzen, die gegen Pilze (Spross- und Fadenpilze) gerichtet sind. Sie steigern die Durchlässigkeit der Pilzmembran oder hemmen die Pilzwandsynthese während der Vermehrung. Pilzinfektionen spielen bei Patienten mit Tumorerkrankungen, unter Immunsuppression nach Transplantation, längerer Antibiotikaeinnahme sowie bei septischen Krankheitszuständen eine Rolle. Typische Antimykotika sind Fluconazol (Diflucan), Voriconazol (VFend), das die Nieren schädigende Amphotericin B (AmBisome) oder die sogenannten Echinocandine Anidulafungin (Ecalta) oder Caspofungin (Caspofungin MSD).

Antidota

Antidota sind Medikamente, die die Wirkung bestimmter Substanzen durch deren Verdrängung vom Wirkort bzw. Wirkrezeptor teilweise oder komplett aufheben. So kann beispielsweise bei klinischem Narkoseüberhang die Opioidwirkung durch Naloxon (Narcanti) oder die Wirkung der Benzodiazepine durch Flumazenil (Anexate) antagonisiert werden. Auf diese Weise lässt sich eine drohende Reintubation abwenden.

Merke

Narcanti antagonisiert alle wesentlichen Opioidwirkungen. Das bedeutet: Beim Einsatz von Narcanti muss das schlagartige Auftreten von Schmerzen berücksichtigt werden!

Hämostyptika

Manche Patienten (z. B. Marcumar- oder blutende Zirrhosepatienten) benötigen zur Stabilisierung ihrer Blutgerinnung entweder Blutplasma – das in Form von Frischplasma (FFP) alle notwendigen Gerinnungsfaktoren enthält – oder speziell aus dem menschlichen Blut isolierte Gerinnungsfaktoren, z. B. Faktoren II, VII, IX, X (in Prothromblex) oder Faktor II (Fibrinogen).

Zusammenfassung

- Für die Arbeit auf einer Intensivstation ist die Integration der Physiotherapeutin ins Team und ihre möglichst kontinuierliche Anwesenheit bei Visiten und Übergaben unerlässlich. Die eigene Therapie muss sorgfältig dokumentiert werden.
- Die hohe Patientenfluktuation und die laufenden medizinischen Neuerungen verlangen zudem eine ständige Aktualisierung des eigenen Kenntnisstandes.
- EKG, automatische Blutdruckmessung und Beatmungsgerät sind Teil des aufwendigen Monitorings, das eine Intensivstation prägt. Die Physiotherapeutin muss mit den intensivmedizinischen Geräten wie auch der stationseigenen Dokumentation vertraut sein. Nur so kann sie ein fundiertes Therapiekonzept entwickeln und bestmögliche Behandlungsergebnisse erzielen.
- Auf der Intensivstation muss aus Hygienegründen besondere Kleidung getragen werden, bei immunsupprimierten Patienten auch Mundschutz und Haube. Lagerungsmaterialien und Sekretsammelsysteme dürfen nicht auf den Boden gelangen.
- Zu den wichtigsten eingesetzten Medikamenten gehören Analgetika, Sedativa, Katecholamine und andere herzwirksame Substanzen sowie Diuretika und Antibiotika.

9.2 Psychosoziale Situation des Patienten

Stephanie Fresenius, Bärbel Trinkle

9.2.1 Intensive-Care-Syndrom

Jede körperliche Erkrankung beeinflusst auch die psychische Verfassung. So können selbst banale Erkrankungen schwerwiegende Ängste mobilisieren. Kein Wunder also, wenn schwerstkranke Patienten einer Intensivstation, die sich ihrer lebensbedrohlichen Situation nicht selten voll bewusst sind, in eine psychische Krise geraten.

Der Intensivpatient hat keinerlei Möglichkeit, der Auseinandersetzung mit seiner Krankheit auszuweichen, da gewohnte Ablenkungen durch Arbeit oder Freizeitbeschäftigungen entfallen. Er bedarf daher in besonderem Maße neben der körperlichen auch einer psychischen Betreuung.

Sämtliche psychopathologischen Auffälligkeiten betroffener Patienten werden unter dem Fachbegriff Intensive-Care-Syndrom zusammengefasst (McKegney 1966).

Auslöser können sein:

Angst und Ausgeliefertsein

Die fremde Umgebung der Intensivstation und die vollkommene Abhängigkeit vom betreuenden Personal, sind für den Patienten oft belastend. Womöglich erlebt er gar den Tod seines Bettnachbarn mit: Gerätealarme, die Hektik einer vielleicht mehrstündigen Reanimation in unmittelbarer Nähe, das Abschiednehmen der Angehörigen, der Abtransport des Toten – all dies ist selbst für einen gesunden Menschen schwer zu verarbeiten. Umso mehr für einen Patienten, der ohnehin schon mit der eigenen Todesangst zu kämpfen hat.

Abhängigkeit von Maschinen

Die moderne Intensivmedizin ist ohne einen großen technisch-apparativen Aufwand nicht denkbar. Oft gelingt es in kritischen Phasen nur mithilfe von Geräten, die lebenswichtigen Funktionen wie Atmung oder Kreislauf zu erhalten.

Häufig wirkt die „Science-Fiction-Landschaft" aus Geräten und Monitoren zunächst beängstigend auf den Patienten. Dann setzt eine Gewöhnung ein, die eine zunehmende psychische Abhängigkeit mit sich bringen kann: Manch ein Patient reagiert auf die Beendigung der maschinellen Unterstützung mit Angst.

Bericht eines Patienten (McKegney 1966):

„Als ich vom Respirator abgenommen wurde und Sauerstoff nur noch durch eine Nasensonde erhielt, war ich völlig verstört. Ich wurde erst dann wieder ruhig, als das Beatmungsgerät mit seinen pumpenden und saugenden Geräuschen wieder lief. Es war das Gefühl der Ruhe und Sicherheit."

Hilflosigkeit

Eingeschränkte Mobilität und extreme Hilflosigkeit setzen den Patienten unter enormen Stress. Kleinste Bewegungen – etwa beim Husten, Schlucken oder Augenöffnen – können eine enorme Willens- und Kraftanstrengung bedeuten. Jeder unachtsame Handgriff, jede unphysiologische Lagerung, jede Falte im Laken kann dem Patienten zur Qual werden.

Selbst wenn er in der Lage wäre, sich selbst zu bewegen, wird der Patient oft von diversen Gefäßzugängen, Kathetern oder Beatmungsschläuchen daran gehindert. Das Fehlen jeglicher Intimität und körperlichen Abgrenzungsmöglichkeit erschweren ihm die Situation zusätzlich.

Isolation

Der Intensivpatient wurde meist plötzlich aus seinem gewohnten Leben herausgerissen. Er ist in seinen Kommunikationsmöglichkeiten stark eingeschränkt, befindet sich unter fremden Menschen, ist womöglich zeitlich und räumlich nicht orientiert, hat vielleicht kaum Informationen über seinen Gesundheitszustand und kann sich aufgrund mechanischer Hindernisse oder körperlicher Schwäche nicht schriftlich äußern. Diese Form der Isolation bedeutet Einsamkeit, Angst und Zweifel.

Stress

Auf einer Intensivstation gibt es aus organisatorischen, pflegerischen und therapeutischen Gründen meist keinen klaren Tag-Nacht-Rhythmus. Die Geräusche der technischen Hilfsmittel, das Schrillen der Alarme, lautes Reden etc. verstärken den Stress für den Patienten. Er bekommt das Gefühl, rund um die Uhr beansprucht zu sein und leidet nicht selten unter permanentem Schlafentzug.

Trotz maximaler geistiger und körperlicher Erschöpfung findet er kaum Ruhe.

Hinzu kommt die physische und psychische Abhängigkeit von Medikamenten, in die der Patient geraten kann. Bei Absetzen der Substanzen können Entzugssymptome auftreten, die wiederum mit Stress einhergehen.

Die nachfolgende Untersuchung zeigt die Stressbelastung aus Sicht der Patienten (Bunzel et al. 1982).

Folgenden Fragen wurde auf drei Intensivstationen verschiedener Krankenhäuser nachgegangen:

- Gibt es psychische Belastungen, die von den befragten Patienten als sehr groß, andere, die als gering bewertet werden? Wenn ja, welche Belastungen sind dies im Speziellen?
- Gibt es Stressfaktoren, die in ihrem Belastungsgrad von der Mehrheit der Patienten einheitlich bewertet werden – und andere, die in besonderem Maße den individuellen Ängsten, Problemen und Befürchtungen unterliegen? Wenn ja, welche sind dies?

▶ **Studienaufbau.** In einer Vorerhebung wurden 52 Stressfaktoren festgelegt, die sich im Wesentlichen auf drei Problemkreise bezogen: Umgebung, Krankenhauspersonal, Außenwelt und Familie. 50 Patienten wurden am Tag ihrer Entlassung von der Intensivstation gebeten, die auf Kärtchen gedruckten Faktoren in vier Kategorien von „hat mich sehr stark belastet" bis hin zu „hat mich nicht belastet" einzuordnen.

▶ **Ergebnisse.** ▶ Tab. 9.1 zeigt die fünf Stressfaktoren, die von allen Patienten – unabhängig von Geschlecht, Diagnose und Art der Intensivstation – als psychische Maximalbelastung beurteilt wurden. Dabei liegen Informations- und Kommunikationsmangel auf den ersten Rängen. ▶ Tab. 9.2 zeigt die „Schlusslichter" der Liste. Hierzu gehören jene Aussagen, die mit Scham zu tun haben. Eine schwere körperliche Krise scheint das Schamgefühl der betroffenen Patienten aufzuheben. Einzige Variable mit Einfluss auf die Bewertung ist das Alter. In der genannten Untersuchung war die Hälfte der Befragten unter 50, die andere Hälfte über 50 Jahre alt. ▶ Tab. 9.3 zeigt die Rangfolge der fünf erstgenannten Stressbelastungen für die über 50-jährigen Patienten (Anm.: Die Jüngeren unterschieden sich kaum von der Gesamtgruppe). Die Ergebnisse zeigen deutlich, dass Lärmbelastung für ältere Patienten einen signifikant größeren Stressfaktor darstellt als für jüngere. Fallen Faktoren wie „dass draußen vor dem Krankenzimmer so viel Lärm ist" bei jüngeren Patienten auf Platz 24 der Belastungsskala, so heben ihn ältere Patienten auf Platz 4.

Tab. 9.1 Rangliste der 5 erstgenannten Faktoren der Gesamtstichprobe

Rang	Faktor	Häufigkeit der Nennung
1	• „... dass ich nicht weiß, wie lange ich im Krankenhaus liegen muss."	130
2	• „... dass ich immer Angst habe, es könnten medizinische Maßnahmen eingesetzt werden, die mir sehr weh tun." • „... dass ich ständig vom Personal aufgeweckt werde, wenn ich gerade eingeschlafen bin."	115
3	• „... dass ich einen Blasenkatheter habe und nicht selbst auf die Toilette gehen kann."	114
4	• „... dass ich oft nicht weiß, was ich mit mir anfangen soll."	111
5	• „... dass mir zu meinem Gesundheitszustand nur oberflächliche Informationen gegeben werden."	110

Tab. 9.2 Rangliste der 3 letztgenannten Faktoren der Gesamtstichprobe

Rang	Faktor	Häufigkeit der Nennung
33	• „... dass ich mit Männern und Frauen gemeinsam in einem Raum liegen muss."	64
34	• „... dass ich mich von jungen Schwestern und Pflegern überall waschen lassen muss und mich dabei geniere." • „... dass ich nackt im Bett liegen muss."	62
35	• „... dass mich etliche Personen im Spital per Du anreden."	58

Tab. 9.3 Rangliste der 5 erstgenannten Faktoren bei den über 50-Jährigen

Rang	Faktor	Häufigkeit der Nennung
1	„... dass ständig störende Geräusche um mich sind."	34
2	„... dass ich mein Wärmebedürfnis nicht selbst regulieren kann (zudecken, Fenster öffnen bzw. schließen).	33
3	„... dass ich immer Angst habe, es könnten medizinische Maßnahmen eingesetzt werden, die mir sehr weh tun."	32
4	„... dass draußen so viel Lärm ist, der mich im Zimmer stört (Lachen, Rufen, laute Diskussion)." „... dass ich wegen der Unruhe auf Station nachts nicht schlafen kann." „... dass neben mir bewusstlose oder schwerkranke Patienten liegen." „... dass ich mir Sorgen um meine Lieben daheim mache."	31
5	„... dass ich manchmal fürchte, die vielen Medikamente könnten mir eher schaden als nutzen." „... dass ich das Gefühl habe, seit meinem Aufenthalt im Krankenhaus psychisch verändert zu sein." „... dass ich nicht weiß, wie lange ich im Krankenhaus liegen muss." „... dass das Pflegepersonal seine Arbeit so lautstark verrichtet (Lachen, Poltern, Rufen)."	30

Merke

M!

Zu den Aufgaben der Mitarbeiter einer Intensivstation gehört es, die psychische Belastung für die Patienten auf ein unumgängliches Mindestmaß zu reduzieren.

► **Kommunikation mit dem Patienten**

- Alle Möglichkeiten der Kommunikation und individuellen Kontaktaufnahme sollten ausgeschöpft werden (z. B. schriftliche Verständigung, Gestik oder Ablesen von den Lippen).
- Der Patient wird persönlich und mit Namen angesprochen, selbst wenn noch keine Reaktionen zu erwarten sind.
- Es werden örtliche und zeitliche Orientierungshilfen angeboten, z. B. Nennen der Uhrzeit und des Datums und des momentanen Aufenthaltsortes.
- Jede therapeutische Maßnahme wird dem Patienten angekündigt und erklärt.
- Die Therapie findet *mit* dem Patienten statt; er wird zur Mitarbeit angeleitet und erhält ein positives Feedback.
- Unnötige Lärmquellen sind auszuschalten.
- Der Intimbereich ist zu schützen: Der Patient sollte nicht für alle sichtbar nackt im Bett liegen.
- Das Aufarbeiten und Rekonstruieren des unterbewusst oder bewusst Erlebten während des Aufenthaltes auf einer Intensivstation, ist mithilfe eines Intensivtagebuches (Nydahl, Knück 2008) möglich.
- Der Patient kann später durch das Lesen der Aufzeichnungen seine Erinnerungen bestätigen, besser verstehen und ordnen.

9.3 Prinzipien der Physiotherapie

9.3.1 Einholen von Informationen

Die Teilnahme der Physiotherapeutin an Besprechungen, Übergaben und Visiten ist absolut notwendig, um genaue Informationen über den Patienten zu erhalten, denn sein Allgemeinzustand kann sich ständig verändern. Therapeutische Ziele und Maßnahmen, Indikationen und Kontraindikationen müssen aus dem aktuellen Wissen über den Zustand des Patienten abgeleitet und laufend angepasst werden.

► Tab. 9.4 stellt Fragen an die einzelnen Teammitglieder vor, die helfen, möglichst viele Informationen zu bekommen:

Tab. 9.4 Fragen an Mitglieder des therapeutischen Teams

Teammitglieder	Fragen
Pflegepersonal	• Wie ist der aktuelle Zustand des Patienten? • Wie hat der Patient die Nacht verbracht? • Gibt es Veränderungen seit der letzten physiotherapeutischen Behandlung? • Wie sind Bewusstseinslage und Kooperationsfähigkeit? • Wie ist der Zustand der Haut (Durchblutung, gefährdete Stellen)? • Wurde der Patient schon mobilisiert? • Wie ist die Sekretsituation?
Intensivmediziner	• Welche lebenswichtigen Funktionen (Kreislauf, Beatmung, Ernährung, Darmfunktion) müssen medikamentös oder maschinell unterstützt oder übernommen werden? • Beeinflusst die Medikation die Physiotherapie?
Radiologe	• Gibt es minderbelüftete Lungenareale? • Sind pneumonische Herde vorhanden?
Operateur	• Wie ist die Stabilität der versorgten Frakturen? • Liegen Wundheilungsstörungen vor? • Kam es zu Komplikationen während der Operation?

Wie in anderen Bereichen ist auch auf einer Intensivstation die genaue physiotherapeutische Untersuchung Basis der abzuleitenden therapeutischen Maßnahmen.

Dazu sollten Grundkenntnisse über die wichtigsten Geräte und gängigsten Medikamente (siehe Kap. 9.1.6) vorhanden sein, um die Situation des Patienten richtig einschätzen zu können.

9.3.2 Physiotherapeutische Untersuchung

Einholen mündlicher und schriftlicher Informationen

- Grund des Aufenthalts (Unfall, prä-/postoperativ, Überwachung)
- Datum und Uhrzeit der Aufnahme
- Vorgeschichte zur aktuellen Erkrankung
- Vorerkrankungen und Nebendiagnosen
- aktueller Zustand:
  - Gesamtzustand
  - Bewusstseinslage (Sedierung)
  - Vitalfunktionen nach Monitoring
  - Beatmungssituation
  - Schmerzstatus und -medikamente
  - Kooperation
- Röntgenbilder
- CT-Befunde
- Zusatzinformationen aus Patientenkurve

Trotz der Vielzahl der Informationen ergibt sich nur ein ungefähres Bild der Patientensituation. Die Daten müssen in Beziehung zu den eigenen Untersuchungen gestellt werden, um Fehlinterpretationen zu vermeiden.

Eigene Untersuchung

In ▶ Tab. 9.5 sind die Schwerpunkte der physiotherapeutischen Untersuchung auf der chirurgischen Intensivstation zusammengestellt.

Tab. 9.5 Physiotherapeutische Untersuchung auf der chirurgischen Intensivstation

Untersuchung	Schwerpunkt
Lagerung	Besonderheiten
invasive Zugänge	Zentralvenöse oder arterielle Katheter Drainagen
Beatmungssituation	Beatmungsform (Hüter-Becker et al. 1996); Beatmungstoleranz
Haut/Unterhaut	Trophik, Turgor, Farbe, Temperatur, Ödeme, Emphyseme, Wunden, Entzündungen, Narben, Narbenverschieblichkeit
Muskulatur	Muskelrelief, Tonus
Gelenke	Form, Bewegungsausmaß, Qualität der Bewegungsstopps, Krepitationen
Schmerzen	Lokalisation, Qualität, Intensität

Tab. 9.5 Fortsetzung

Untersuchung	Schwerpunkt
Atemstatus	• Viskosität und Farbe des abgesaugten Sekretes • Gewebeverschieblichkeit und -widerstand • Beweglichkeit der Rippen • Thoraxform und -beweglichkeit • Einziehungen der Interkostalräume bei gelähmter Muskulatur • Atemhilfsmuskulatur • Atemrichtung • Atemform • Atemfrequenz bei Spontanatmung

Merke

Eventuell auftretende Schmerzen während der Behandlung sind manchmal schwer zu interpretieren. Werden Schmerzreaktionen vermutet, sollte das Pflegepersonal informiert werden.

9.3.3 Präventive physiotherapeutische Behandlung

Prophylaxen

Die Immobilität des Patienten beinhaltet einige Risiken, die durch prophylaktische Maßnahmen deutlich gesenkt werden können. Dabei wird ganzheitlich auf alle Organsysteme eingewirkt.

Pneumonieprophylaxe

Siehe Kap. 1.4.3.

Thrombosephrophylaxe

Von ärztlicher Seite bekommt der Patient Medikamente, die die Blutgerinnung hemmen (Heparin, Liquemin etc.). Die Indikationen für eine Heparinisierung werden unter dem Fachausdruck „MOIST" (Malignoma, Orthopedic finding, Immobilization, Surgery, Trauma) zusammengefasst.

Von pflegerischer Seite erhält der Patient Kompressionsverbände oder Antithrombose-Strümpfe.

Zur Unterstützung dieser Maßnahmen ist es die Aufgabe der Physiotherapeutin, die Extremitäten des Patienten durchzubewegen – zunächst passiv, später aktiv. Die beste Thromboseprophylaxe ist jedoch eine frühzeitige Mobilisierung (z. B. Lehnstuhl, Stehbrett, etc.) (► Abb. 9.11).

Kontrakturprophylaxe

Frühzeitiges und konsequentes Durchbewegen der Gelenke ist die wirkungsvollste Kontrakturprophylaxe. Zu Beginn muss es darum gehen, die passive Beweglichkeit in allen Ebenen (ein- und mehrdimensional) in vollem Umfang auszuschöpfen. Geeignet sind Techniken aus der Funktionellen Be-

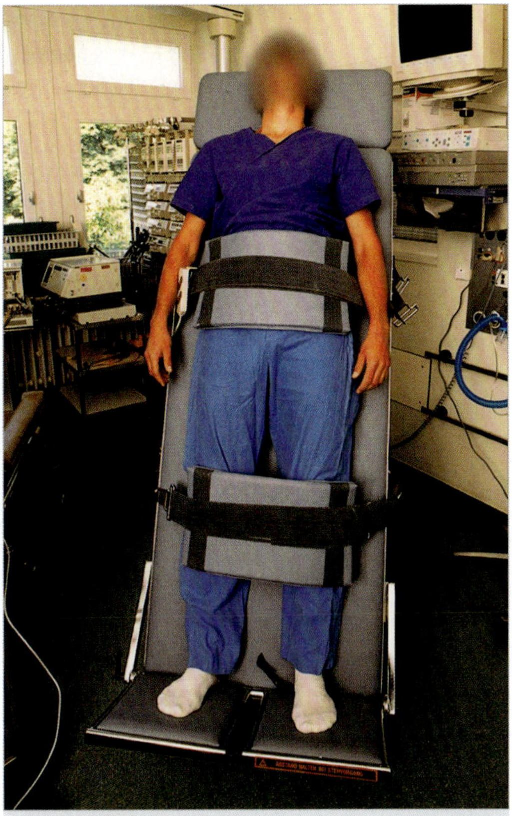

Abb. 9.11 Stehbrett.

wegungslehre (FBL) und der ***propriozeptiven neuromuskulären Faszilitation (PNF)***, dabei sollten weiterlaufende Bewegungen auf die Wirbelsäule zugelassen werden. Da die Finger-, Daumen-, Fuß- und Zehengelenke verstärkt zu Kontrakturen neigen, ist die endgradige Mobilisation dieser Gelenke besonders zu betonen. Eine selektive Mobilisation der Halswirbelsäule ist dagegen nicht notwendig.

Der Patient sollte von Anfang an zur Mitarbeit angehalten werden, um die Körperwahrnehmung zu schulen.

M!

Merke

Bei schlaffem Muskeltonus oder dem mittlerweile eher seltenen Einsatz von Muskelrelaxanzien, sollte die Therapeutin auf vorsichtiges Durchbewegen ohne Druck und Zug achten, denn: Aufgrund des geringen Muskeltonus fehlt der physiologische Gelenkschutz. Es besteht die Gefahr der Traumatisierung von Muskeln, Sehnen und Kapsel-Band-Apparat!

Bei erhöhtem Muskeltonus – etwa nach schwerem Schädel-Hirn-Trauma oder bei apallischem Syndrom – empfiehlt sich wegen der Gefahr der Mikrotraumatisierung von Muskelfasern ein schonendes, langsames Bewegen. Schmerzhafte Mobilisierung kann zudem zur Verstärkung der Spastizität führen.

Beim Mobilisieren müssen die diversen Gefäßkatheter und Drainagen beachtet werden.

M!

Merke

Bei schon bestehender Thrombose, unklarer Polytraumatisierung, hämodynamischer Instabilität oder einem Quick-Wert unter 15 % (intraartikuläre Einblutungsgefahr) ist jede Mobilisation kontraindiziert!

Spitzfußprophylaxe

Endgradiges passives Bewegen – wenn möglich zweimal täglich – ist die wichtigste Maßnahme zur Spitzfußprophylaxe.

Bei extrem hypertoner Muskulatur ist die Seitenlage am günstigsten. Der Fuß wird in leichter Mittelstellung gehalten. Um die Strecktendenz nicht zu verstärken, können dem Patienten gut gepolsterte hohe Turnschuhe angezogen werden, die gleichmäßigen Druck auf Unterschenkel und Fuß ausüben. Die Lagerung mit einem sogenannten Spitzfußkasten sollte nur dann erfolgen, wenn dadurch der Tonus der Wadenmuskulatur nicht erhöht wird.

Prophylaxe von Druckläsionen und Dekubitus

Wesentliche Voraussetzungen für die Kontraktur- und Dekubitusprophylaxe sind das richtige Lagern der Gelenke in Ruhestellung und ein häufiger Lagewechsel.

Häufiges kontrolliertes Umlagern des Patienten hat positiven Einfluss auf Gelenkbeweglichkeit, Atmung, Muskeltonus und Hauttrophik. Außerdem wirkt ein Lagewechsel stimulierend auf den Patienten. Die Umlagerung sollte alle zwei Stunden durchgeführt werden. Sie fällt meist in den Kompetenzbereich des Pflegepersonals.

Einige Körperstellen sind bei langen Liegezeiten für Druckläsionen an Nerven und Gewebe prädestiniert – sie sollten deshalb entweder gut unterpolstert oder frei gelagert werden.

Dazu gehören:

- Schulterblatt
- Dornfortsätze (kaudaler Brustwirbelbereich)
- Außen- und Innenseiten der Oberarme
- Ellenbogen (N. ulnaris)
- Trochanter major
- Spina iliaca anterior superior
- Fibulaköpfchen (N. peronaeus)
- Ferse
- Innen- und Außenknöchel
- Kreuzbein
- Steißbein

Lagern

Vor allen Dingen gilt: Die Patienten müssen möglichst bequem, jedoch ihrer Situation angepasst gelagert werden.

In ▸ Tab. 9.6 sind einige typische Lagerungsformen aufgeführt.

Tab. 9.6 Lagerungsformen

Krankheitsbild	Lagerung
Schädel-Hirn-Trauma	30° Kopfhochlage
orthostatische Kreislaufstörungen	Flachlagerung
Herzinsuffizienz, Lungenödem, Bauchschnitt	leichte Oberkörper-Hochlagerung
Hypovolämie	Kopftieflage

Insuffizienzen der passiven Strukturen des Bewegungsapparates werden durch exaktes Lagern in folgenden Ausgangsstellungen vermieden:

Rückenlage

- leichte Abduktion im Schultergelenk
- leichte Flexion im Ellenbogengelenk
- Hände in Funktionsstellung (Dorsalextension im Handgelenk, leichte Flexion und Abduktion aller Fingergelenke, Daumen in Abduktion)
- Beine in leichter Außenrotation
- Fersen frei gelagert
- Füße in Nullstellung

Seitenlage

- unten liegenden Arm möglichst intermittierend im Schultergelenk in Außenrotation/Abduktion und Innenrotation/Abduktion lagern (Patient darf nicht direkt auf dem Schultergelenk liegen)
- oberen Arm in Flexion vor dem Körper
- unteres Bein in leichter Flexion
- oberes Bein in 90 °-Flexion zur Unterstützung von Hüft- und Kniegelenk

Bauchlage

- Kopf in Rotation, Gesicht unbedingt frei lagern
- Arme entweder über dem Kopf oder am Körper lagern, Ellenbogen in leichter Flexion
- Sprunggelenke unterlagern (Spitzfuß!)

M!

Merke

Lagerungsmaßnahmen müssen die besonderen Bedingungen des Patienten berücksichtigen (z. B. Shaldon-Katheter in der Leiste, Bülau-Drainage seitlich im Thorax etc.). Spezielle Betten (z. B. Rotationsbett) können die Lagerung optimieren.

9.3.4 Atemtherapie

Bei Intensivpatienten zählt die atemtherapeutische Behandlung zu den Hauptaufgaben der Physiotherapeutin. Dies gilt insbesondere für Patienten mit obstruktiven Atemwegserkrankungen oder operativ bzw. traumatisch bedingter Ateminsuffizienz. Atemtherapie nimmt zudem eine zentrale Stellung in der Vorbeugung von Komplikationen während der maschinellen Beatmung, bei der Entwöhnung vom Respirator (Weaning) und bei der Betreuung frisch extubierter Patienten ein. Typische Komplikationen sind Pneumonie, Atelektasen und Schocklunge (Acute Respiratory Distress Syndrome = ARDS).

Maschinelle Beatmung

Indikationen

- globale respiratorische Insuffizienz
- kardiopulmonale Instabilität
- postoperative Erholung nach Großeingriff

Stadien der maschinellen Beatmung

Um die Prinzipien der maschinellen Beatmung zu verstehen, sind Kenntnisse in der Atemphysiologie Grundvoraussetzung.

Die voll kontrollierte Beatmung (IPPV = intermittend positive pressure ventilation)

Zu Beginn seines Aufenthaltes auf der Intensivstation ist der Patient oft druckkontrolliert beatmet und analgosediert.

Physiotherapeutische Ziele und Maßnahmen bei Patienten mit voll kontrollierter Beatmung sind in ▶ Tab. 9.7 zusammengestellt.

Tab. 9.7 Physiotherapeutische Ziele und Maßnahmen in der Atemtherapie

Ziele	Maßnahmen
Senken von Gewebewiderständen und Hyperämisierung des Gewebes	Heiße Rolle, Eisabreibungen, Ausstreichen der Interkostalmuskulatur, Packegriffe, Gewebsrollen, Schulterblattmobilisation
Erhalten und Verbessern der Thoraxbeweglichkeit	Ausstreichen der Interkostalmuskulatur, Dehnlagerungen, passives Bewegen der Arme (cave: Bei Muskelrelaxation entfällt der physiologische Gelenkschutz!)
Lösen und Abtransportieren des Bronchialsekrets	manuelle Vibrationen, Lagerungsdrainagen (▶ Abb. 9.12), Dehnlagerungen

Merke

Da der voll kontrolliert beatmete Patient oft keine Reaktionen zeigt, sind nur passive Maßnahmen möglich.

Bei intensivpflichtigen Patienten sollte jedoch beachtet werden, dass einige der Lagerungen nicht ganz ungefährlich sind (Einfluss auf Kreislauf, Hirndruck etc.) (▶ Abb. 9.12a–i).

Nach Absprache mit dem Arzt sollte der Patient während der gesamten therapeutischen Maßnahme genau beobachtet werden.

Je nach Bedarf wird das Bronchialsekret vor oder nach der Maßnahme abgesaugt.

Die assistierte Beatmung (BIPAP = Biphasic Positive Airway Pressure)

Diese Form der Beatmung ermöglicht dem zunehmend wacher werdenden Patienten, die einzelnen Beatmungszyklen durch aktive Inspiration selbst auszulösen.

Dabei wird durch die individuelle Einstellung der Respiratorhilfe (Druckunterstützung) die Atemmuskulatur trainiert.

Der Hintergrund: Bei einem Inspirationsversuch des Patienten senkt sich der Druck im Beatmungssystem. Dadurch öffnet sich ein Ventil am Beatmungsgerät und die dem eingestellten Druckniveau entsprechende Luft wird vom Respirator abgegeben.

Die Zwerchfellkontraktion endet jedoch nicht nach Auslösen des Maschinenhubs, denn N. phrenicus und Interkostalmuskulatur werden durch das Atemzentrum weiter erregt: Die Neurone im Hirnstamm erzeugen kontinuierliche Aktionspotenziale. Denn sie „wissen nicht", dass der Patient nicht selbstständig atmet.

Ziel der BIPAP-Beatmung ist es, den Patienten vom Respirator zu entwöhnen (Weaning) (▶ Tab. 9.8).

Für die Physiotherapeutin bedeutet dies: Zu den passiven Maßnahmen der Atemtherapie kommen aktive Atemübungen hinzu.

Je wacher der Patient, desto mehr bzw. effektivere Atemzüge führt er selbst durch. Die Therapie wird zunehmend aktiv gestaltet.

Tab. 9.8 Maßnahmen in der Weaningphase

Ziel	Wachheitsgrad	Maßnahme
• Wahrnehmen der Atembewegung • Verbessern der Ventilation, Perfusion und Diffusion • Atemvertiefung	↓ zunehmend	• Kontaktatmung (Ehrenberg 1998) a) Therapeutenhände; b) Patientenhände • Dehnzüge oder Streckdehnung • C-Lage/Mondlage, Drehdehnlage • Koppeln von Bewegung und Atmung; a) Therapeut führt die Bewegung; b) Patient bewegt alleine

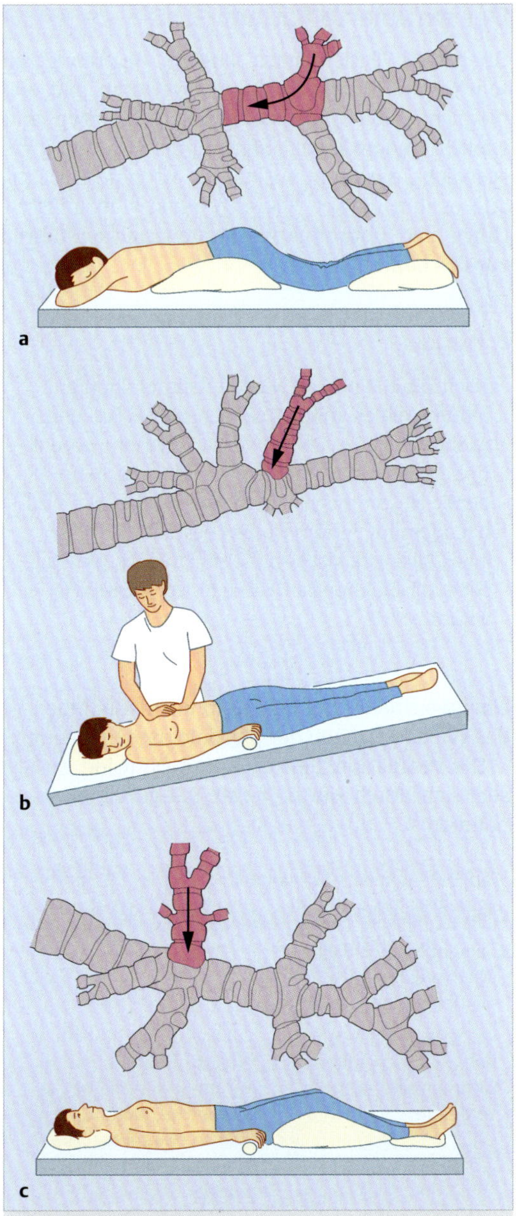

a

b

c

Abb. 9.12 a–c Lagerungsdrainagen. Ausgangsstellungen für die Drainage verschiedener Lungenabschnitte. **a** Unterlappen, apikale Segmente. **b** linke Lingula (unteres Ende des linken Oberlappens). **c** Oberlappen, anteriore Segmente.

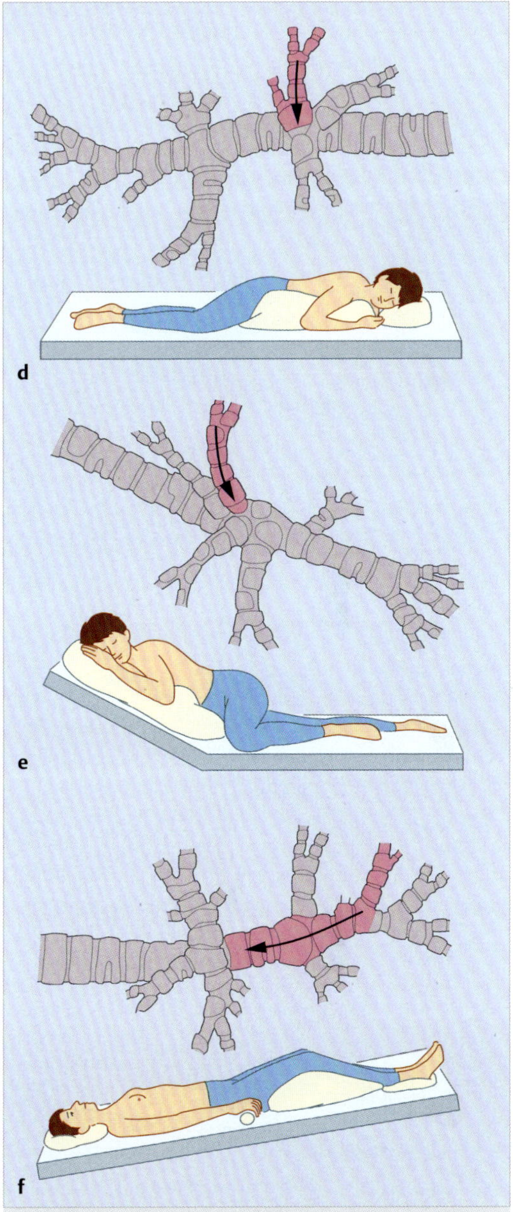

d

e

f

Abb. 9.12 d–f Lagerungsdrainagen. **d** Oberlappen, posteriores Segment und rechter posteriorer Bronchus. **e** Oberlappen, posteriores Segment und linker posteriorer Bronchus. **f** Unterlappen, anteriore basale Segmente.

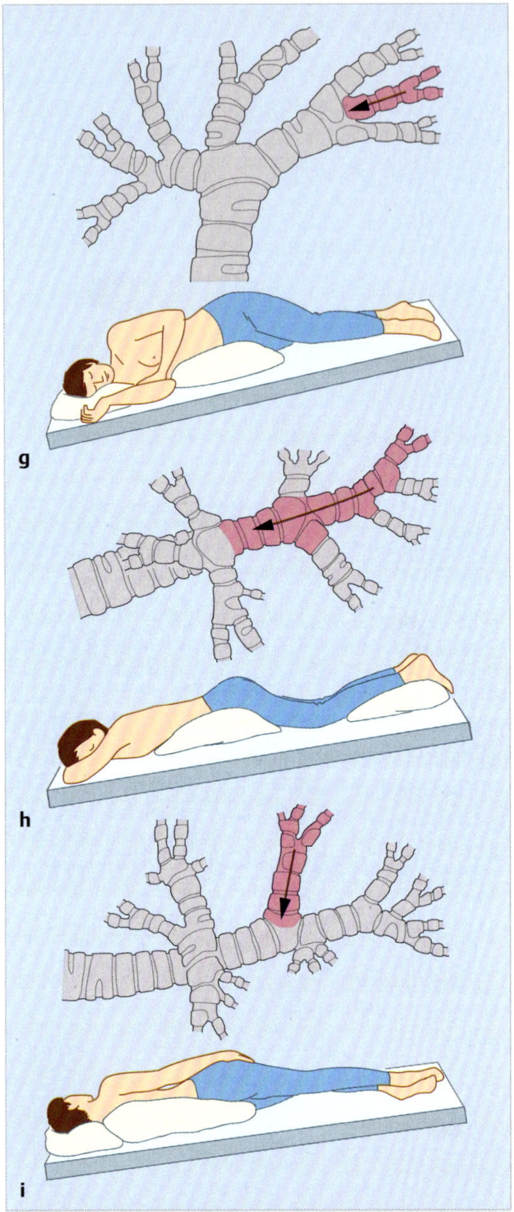

9.12 g–i. Lagerungsdrainagen. **g** Unterlappen, lateraler basaler Bronchus. **h** Unterlappen, posteriore basale Segemente. **i** Mittellappen, rechts.

Der extubierte Patient

Oft hat der Patient nach längerer Beatmungszeit sein Gefühl für die Einatmung verloren und womöglich einen unphysiologischen Atemtyp entwickelt. Zudem ist er aufgrund der Beatmung geschwächt, die Atemmuskulatur atrophiert. Häufig fällt es ihm schwer, Sekret produktiv abzuhusten. Lange und unproduktive Hustenattacken führen zur Erschöpfung.

Merke

M!

Nach Extubation und wiedererlangter Spontanatmung gilt es, mit dem Patienten das Ein- und Ausatmen zu üben. Außerdem sollte eine produktive, möglichst schmerzarme und narbenschonende Hustentechnik erarbeitet werden. Bei allzu häufigem forciertem Husten besteht die Gefahr eines Alveolarkollapses. Ein effektiver Hustenstoß setzt intrapulmonale Drücke bis zu 100 mmHg voraus.

Übergeordnetes Ziel der Atemhilfsmaßnahmen ist das Wiedererlangen der physiologischen Atmung.

Die Ventilation, Perfusion und Diffusion verbessert sich durch die in ▸ Tab. 9.9 gezeigten Maßnahmen.

Tab. 9.9 Atemhilfsmaßnahmen

Ziel	Maßnahme
übergeordnetes Ziel: Wiedererlangen der physiologischen Atmung	
Verbessern der Ventilation, Perfusion und Diffusion und Atemvertiefung	Umlagerungen; gezielte verlängerte Einatmung und Ausatmung, dosierte Lippenbremse, lange Lippenbremse (Ehrenberg 1998), Nasenstenose; Dehnlagerungen
Sekretsammeln, -lösen und -abtransport	Ausatmen mit Summen und Brummen, Lagerungsdrainagen mit oder ohne manuelle Vibrationen
Erlernen einer schonenden Hustentechnik	Huffing, Husten mit locker aufeinanderliegenden Lippen; Thoraxkompression manuell oder mit einem Tuch (Göhring 2001)
Kräftigen der Atemmuskulatur und des Zwerchfells	schnüffelndes Einatmen

Die therapeutischen Maßnahmen sind weitestgehend aktiv zu gestalten.

Der Patient sollte den Umgang mit einem auf seine Problematik abgestimmten Atemhilfsgerät erlernen und selbstständig durchführen.

Atemhilfsgeräte

Drei Faktoren sind für die Auswahl eines Atemhilfsgerätes entscheidend:

- Welches Gerät scheint uns nach genauer Untersuchung für den Patienten geeignet?
- Ist der Patient in der Lage und ausreichend kooperativ, die Anweisungen umzusetzen (Compliance)?
- Welche Geräte sind in der jeweiligen Klinik vorhanden und üblich (häufig abhängig von Verträgen mit Zulieferfirmen, ökonomischer Aspekt, Vorlieben des Personals)?

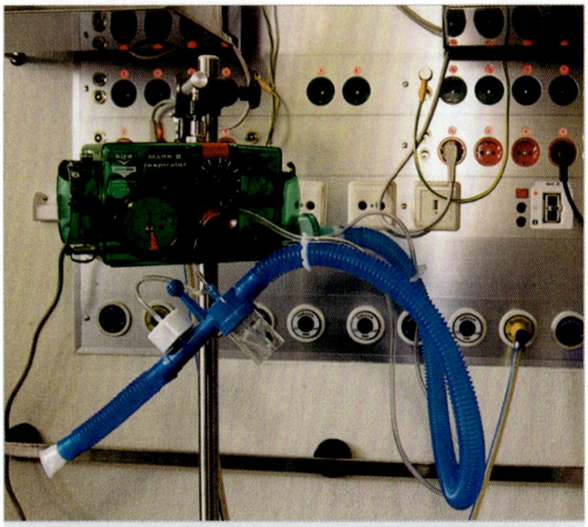

Abb. 9.13 Trigger-Bird.

CPAP-Maske (Continuous Positive Airway Pressure)

► **Ziel.** Eröffnen von Atelektasen, Schutz vor Alveolarkollaps.

► **Einsatzbereich.** Verzögern/Vermeiden einer Reintubation bei massiver Ateminsuffizienz.

► **Wirkungsweise/Anwendung.** Über eine dicht über Mund und Nase sitzende Maske wird dem Patienten ein sehr hoher Frischgasfluss angeboten. Effekt: In den Luftwegen wird über den gesamten Atemzyklus ein kontinuierlicher positiver Druck aufgebaut (CPAP). Durch Vorschalten eines veränderbaren Exspirationshindernisses wird in den Atemwegen ein ständiger Überdruck erzeugt, der einem Kollaps von Bronchiolen und Alveolen entgegenwirkt.

► **Weitere Effekte.** Beseitigen von Atelektasen, Erhöhen der funktionellen Residualkapazität, Verbessern des pulmonalen Gasaustausches.

Trigger-Bird

(► Abb. 9.13)

► **Ziel.** Erweitern der Atembewegungen, vollständige Belüftung der Lunge, Lösen und Abtransport von Bronchialsekret.

► **Einsatzbereich.** Erste postoperative Tage.

► **Kontraindikation.** Chronisch obstruktive Lungenerkrankungen.

► **Wirkweise/Anwendung.** Der Patient löst mit der Einatmung einen Impuls aus und erhält vom Trigger-Bird ein zusätzliches Einatemvolumen (Flow). Die Ausatmung wird durch negativen Druck (aktiven Sog) erleichtert. Flow, Druck, Zeit und Volumen sind variabel.

VRP1-Desitin („Flutter“)

(► Abb. 9.14a–c)

► **Ziel.** Lösen und Abtransport von Bronchialsekret, Atemvertiefung, Vorbeugung eines Alveolarkollapses.

► **Einsatzbereich.** prä- und postoperative Phase, chronisch obstruktive Lungenerkrankungen.

► **Wirkweise/Anwendung.** Durch den bei der Exspiration entstehenden positiven Druck wird die Metallkugel in der „Pfeife“ zum Schwingen gebracht. Diese Vibrationen bringen wiederum die Ausatemluft in Schwingung. Der Effekt: Das Sekret löst sich von der Bronchialwand und kann abtransportiert werden.

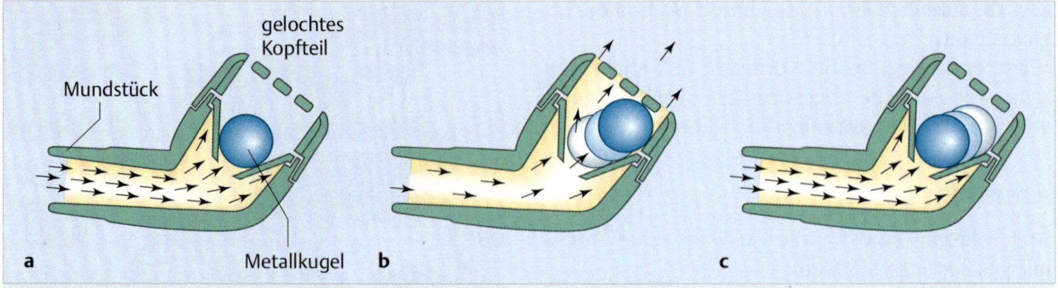

Abb. 9.14 „Flutter". Vorgänge, die sich während der gesamten Ausatemphase wiederholen.

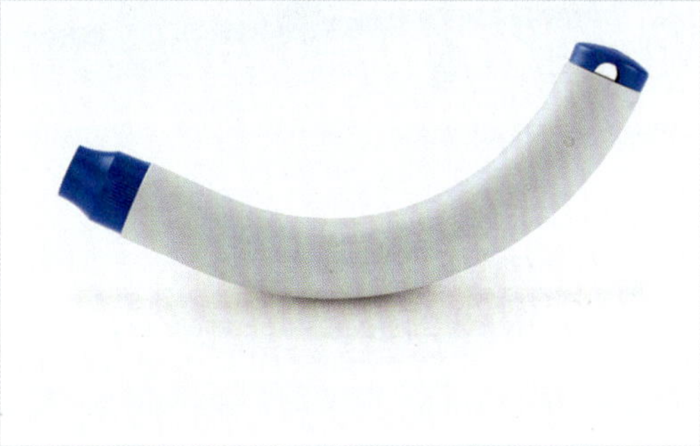

Abb. 9.15 RC-Cornet (Quelle: R. Cegla GmbH & Co. KG).

RC-Cornet

▶ Abb. 9.15

▶ **Ziel.** Lösen und Abtransport von Bronchialsekret, Vorbeugung eines Alveolarkollapses.

▶ **Einsatzbereich.** prä- und postoperative Phase, chronisch obstruktive Lungenerkrankungen.

▶ **Wirkweise/Anwendung.** Mit der Ausatmung in das RC-Cornet, wird der im Inneren des Gerätes liegende Ventilschlauch zum Schwingen gebracht. Die Schwingungen übertragen sich auf die Lunge und bewirken dort die Mobilisation und den Abtransport von festsitzendem Sekret. Das RC-Cornet kann in jeder Ausgangsstellung angewandt werden.

SMI-Trainer (sustained maximal inspiration)

Voldyne

(▶ Abb. 9.16)

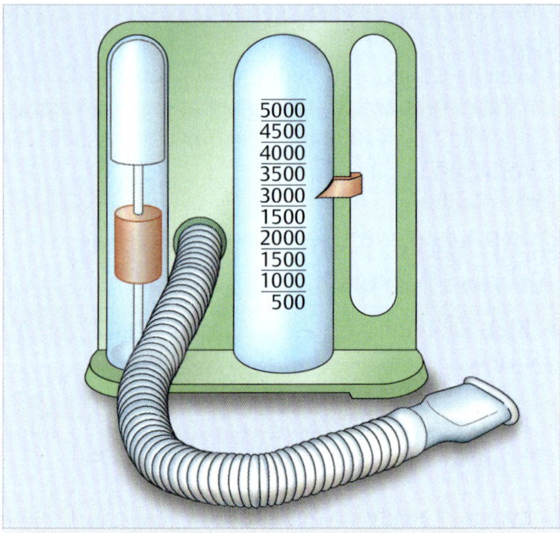

Abb. 9.16 Voldyne.

▶ **Ziel.** gleichmäßige Gasverteilung in der Lunge, Atemvertiefung.

▶ **Einsatzbereich.** Prä- und postoperative Phase.

▶ **Wirkweise/Anwendung.** Bei diesem Gerät lassen sich sowohl das Volumen als auch der Flow messen. Nach Überschreiten des Mindestflows wird das inspirierte Volumen auf einer Skala sichtbar. Der Strömungsanzeiger zur Flowkontrolle sollte im markierten Bereich gehalten werden. Die Ausatmung erfolgt nicht in das Gerät.

Mediflo

▶ **Ziel.** gleichmäßige Gasverteilung in der Lunge, Atemvertiefung.

▶ **Einsatzbereich.** prä- und postoperative Phase.

► **Wirkweise/Anwendung.** Dieses Gerät bietet die Möglichkeit, die erwünschte inspiratorische Kapazität einzustellen (Volumen × Zeit).

B

Fallbeispiel

Niedrigste Einstellung 200 ccm; der Patient hält mit der Einatmung die Kugel 4 Sekunden lang in der Schwebe. Rechnung: 200 ccm × 4 Sekunden = 800 ccm/sec bzw. 0,8 Liter. Die Flussrate (Flow) kann bis auf 1,2 Liter erhöht werden.

Triflo

(► Abb. 9.17)

► **Ziel.** Gleichmäßige Gasverteilung in der Lunge, Atemvertiefung.

► **Einsatzbereich.** Prä- und postoperative Phase.

► **Kontraindikationen.** Lungenemphysem und Asthma.

► **Wirkweise/Anwendung.** Eröffnen von Atelektasen: Der Patient atmet lange und tief ein. Zwei Bällchen sollen dabei möglichst lange in der Schwebe gehalten werden. Eine dritte, die sogenannte Kontrollkugel, die nicht zum Schweben gebracht werden soll, verhindert einen zu hohen Inspirationsflow. Die Ausatmung erfolgt nicht in das Gerät.

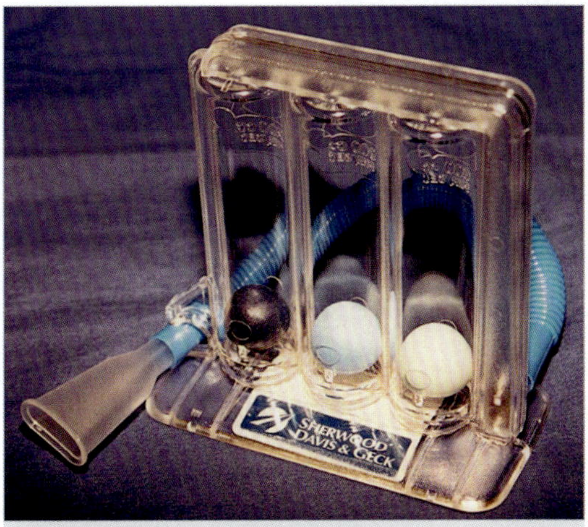

Abb. 9.17 Triflo.

PEP-Gerät (Positive-Exspiratory-Pressure-Gerät)

PEP-Maske

► **Ziel.** Vermeiden eines Tracheobronchialkollapses, Eröffnen von Atelektasen, Lösen und Abtransport von Bronchialsekret.

► **Einsatzbereich.** Chronisch obstruktive Lungenerkrankungen, starke Sekretproduktion, prä- und postoperative Phase.

► **Kontraindikationen.** Hohe intrathorakale Drücke.

► **Wirkweise/Anwendung.** Der individuelle Ausatemwiderstand wird bestimmt (definiert durch 2-minütiges müheloses Ausatmen ohne Zeichen einer Dyspnoe). Die Atmung erfolgt durch die Maske in selbstbestimmter Tiefe und Frequenz. Dabei sollte der Patient mit aufrechtem Oberkörper sitzen.

Mediflo duo (PEP- und SMI-Trainer)

(► Abb. 9.18a–b)

Durch Umstecken des Schlauches kann das Gerät sowohl als Einatem- als auch als Ausatemgerät genutzt werden.

PEP-Trainer

► **Ziel.** Lösen und Abtransport von Bronchialsekret, Vorbeugung eines Alveolarkollapses.

► **Einsatzbereich.** Chronisch obstruktive Lungenerkrankungen, starke Sekretproduktion, prä- und postoperative Phase.

► **Kontraindikation.** Hohe intrathorakale Drücke.

► **Wirkweise/Anwendung.** Der Exspirationswiderstand ist auf der gelben Skala individuell einstellbar. Je höher der Wert, desto kürzer die Ausatemzeit bei gleich bleibenden Volumina. Der rote Ball soll ständig schweben. Der Patient übt in sitzender Ausgangsstellung.

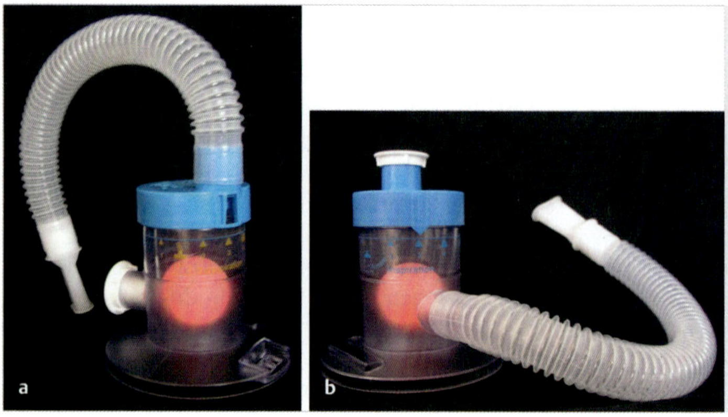

Abb. 9.18 Mediflo duo.
a PEP-Trainer.
b SMI-Trainer.

SMI-Trainer

► **Ziel.** Atemvertiefung, gleichmäßige Gasverteilung in der Lunge.

► **Einsatzbereich.** Prä- und postoperative Phase.

► **Wirkweise/Anwendung.** Der Schlauch wird umgesteckt, der Inspirationswiderstand kann auf der blauen Skala individuell eingestellt werden. Zu Beginn empfiehlt sich eine mittlere Einstellung. Der rote Ball soll für 3–5 Sekunden schweben, ohne am Deckel anzuschlagen. Die Ausatmung erfolgt nicht in das Gerät.

Mit einem Atemhilfsgerät hat der Patient die Möglichkeit, auch in Abwesenheit des Therapeuten seine Atemmuskulatur zu trainieren. Sekretlösung und Abtransport werden unterstützt, Pneumonie und Atelektasen wird vorgebeugt.

Merke

M!

Atemtrainer dienen nur als unterstützende Maßnahme und können eine kompetente physiotherapeutische Atemtherapie nicht ersetzen.

Aktivierende Behandlung

Lange Liegezeiten auf Spezialmatratzen zur Dekubitusprophylaxe beeinträchtigen Körperwahrnehmung, Tiefensensibilität und Propriozeption massiv. Eine frühzeitige aktivierende Behandlung ist daher anzustreben – etwa durch Lagewechsel, das Anbahnen von Bewegungsübergängen oder die Therapie im Sitz auf der Bettkante (Achtung: für Sohlendruck sorgen!). Die Mobilisation des Patienten auf die Bettkante oder aus dem Bett beginnt möglichst bereits auf der Intensivstation.

Die Vertikalisation im Stehbrett (siehe ► Abb. 9.11) ist ebenfalls eine wirkungsvolle Maßnahme zur Anregung von Herz und Kreislauf wie auch zur Verbesserung der Atemfunktionen. Außerdem wirkt sie der Osteoporose vor und hilft, den muskulären Tonus zu regulieren.

Dokumentation

Durch die physiotherapeutische-Dokumentation wird der aktuelle Stand der täglichen Untersuchung und Behandlung festgehalten. Auch bei der Therapie beobachtete Auffälligkeiten und Besonderheiten werden notiert.

► Tab. 9.10 zeigt das Behandlungsprotokoll eines Patienten mit Zustand nach Whipple-Operation (Pankreatikoduodenotomie + Billroth II) und Schlafapnoe-Syndrom.

Tab. 9.10 Behandlungsprotokoll

Datum	Uhrzeit	Schwerpunkt der Behandlung	Besonderheiten/ Auffälligkeiten
22.04.15	9:30	AT-passiv → Heiße Rolle; IC-Striche, Packegriffe, Kontrakturprophylaxe	
22.04.15	15:00	AT-passiv → manuelle Vibrationen, Drainagelagerung (Seitlage links, Kopftief), Packegriffe	Laut Röntgenbild zunehmende Sekretansammlung im rechten Unterlappen. Erhöhte Temperatur
23.04.15	9:00	AT-passiv → Heiße Rolle, Drainagelagerung, manuelle Vibrationen, Kontrakturprophylaxe	
23.04.15	14:30	AT-passiv → Heiße Rolle, Drainagelagerung, manuelle Vibrationen	Sekret ist gut mobilisierbar
24.04.15	9:30	AT-passiv → Heiße Rolle, Drainagelagerung, manuelle Vibrationen, Kontrakturprophylaxe, Spitzfußlagerung	Zunehmende Spitzfußtendenz beidseits!
24.04.15	15:00	AT-passiv → Drainagelagerung, manuelle Vibrationen, Spitzfußbehandlung, -lagerung	
25.04.15	10:30	AT-assistiert → Wahrnehmung der Atembewegung, Drainagelagerung, manuelle Vibrationen, Kontrakturprophylaxe, Spitzfußbehandlung	Patient ist wach und kooperativ; seit heute morgen assistiert (BIPAP) beatmet: viel Sekret abgesaugt
25.04.15	14:00	AT-assistiert → Dehnzüge der Beine zur Atemvertiefung, Kontrakturprophylaxe, Spitzfußbehandlung	Patient ist sehr unruhig und toleriert den Tubus nicht
26.04.15	9:00	AT-aktiv → Wahrnehmen der Atembewegung, Sekretlösen durch Ausatmen auf → AT in Kombination mit manuellen Vibrationen, Erarbeiten einer schonenden Hustentechnik, aktiv-assistiertes Bewegen der Extremitätengelenke	Patient ist extubiert und hat produktiv abgehustet
26.04.15	14:15	AT-aktiv → Basaltext, Abhusten des Sekretes mit Thoraxkompression, Mobilisation an die Bettkante mithilfe der Schwester	
27.04.15	8:00	AT-aktiv → Wahrnehmen der Atembewegung, Erlernen des Umgangs mit Mediflo duo	Patient wird auf Normalstation verlegt. Physiotherapeutische Dokumentation wird beigelegt

Merke

Patienten einer Intensivstation sind vielen Stressfaktoren ausgesetzt. Kompetenz und Einfühlungsvermögen des Behandlungsteams helfen, ihre psychische Belastung so weit wie irgend möglich zu senken.

Zusammenfassung

- Die fremde Umgebung der Intensivstation und die Sorge um die eigene Gesundheit bedeuten für den Patienten eine maximale psychische Belastung. Angst, Hilflosigkeit, Einsamkeit, Stress und die Abhängigkeit von Maschinen sind typische Reaktionen. Das Team einer Intensivstation hat die Aufgabe, den Patienten auch psychologisch zu begleiten und die Belastungen – etwa durch Lärm – bestmöglich zu begrenzen.
- Voraussetzung einer erfolgreichen physiotherapeutischen Behandlung ist die umfassende Information über den Patienten. Dazu gehören neben Einweisungsdiagnose und aktuellem Zustand auch Vorgeschichte, Nebendiagnosen und die Befunde aus der Patientenkurve.
- Pneumonie-, Thrombose- und Kontrakturprophylaxe beugen Risiken vor, denen der Patient aufgrund seiner Immobilität ausgesetzt ist. Dennoch gilt: Die beste Prophylaxe ist eine frühzeitige Mobilisierung – z. B. im Lehnstuhl oder Stehbrett.
- Atemtherapie zählt zu den zentralen Aufgaben der Physiotherapeutin. Bei vollkontrolliert beatmeten Patienten ohne erkennbare Reaktionen sind die Maßnahmen passiv, mit zunehmender Wachheit kommen aktive Atemübungen hinzu.
- Mit frisch extubierten Patienten muss das Ein- und Ausatmen geübt werden. Wichtig auch: das Erarbeiten schmerzarmer, narbenschonender Hustentechniken.
- Atemhilfsgeräte unterstützen die Stabilisierung der Lungenfunktion prä- wie postoperativ. Sie ersetzen jedoch nicht die physiotherapeutische Behandlung!
- Lagewechsel, das Anbahnen von Bewegungsübergängen und andere Maßnahmen der aktivierenden Behandlung fördern Körperwahrnehmung und Tiefensensibilität.

9.4 Operationen am Herzen

9.4.1 Aortokoronarer Venenbypass (ACVB): Operation und postoperative Behandlung

In ▸ Tab. 9.11 sind die wichtigsten Abkürzungen aus diesem Gebiet aufgeschlüsselt.

Der Thorax wird mittels einer Längsdurchtrennung des Brustbeins eröffnet und bleibt über die gesamte OP-Dauer aufgedehnt.

Das Herz wird vorübergehend ruhig gestellt. Die Herz-Lungen-Maschine übernimmt in dieser Zeit die Funktion von Herz und Lunge.

Bei den meisten Bypass-Operationen wird außer der oberflächlich an Unter- und Oberschenkel verlaufenden V. saphena magna zusätzlich eine Brustwandarterie (A. thoracica interna) als Bypassgefäß verwendet. Die entnommenen Gefäße werden zwischen Aorta und Koronargefäßen eingesetzt. Anschließend wird das Brustbein durch Drahtschlingen (Cerclage) geschlossen und die Wunde geklammert.

Der Patient wird beatmet und sediert auf die Intensivstation verlegt, bis die lebenswichtigen Funktionen stabilisiert sind. Auch auf der Normalstation bleibt der Patient zunächst weiter unter Monitorüberwachung (EKG, Herzfrequenz und Blutdruck), um eventuelle postoperative Komplikationen frühzeitig zu erkennen.

Tab. 9.11 Kardiologische Begriffe

Begriff	Bedeutung
ACVB	aortokoronarer Venenbypass
MCB	mammariokoronarer Bypass (Brustwandarterie)
AKE	Aortenklappenersatz
MKE	Mitralklappenersatz
TKE	Trikuspidalklappenersatz
HWI	Hinterwandinfarkt
VWI	Vorderwandinfarkt
AV	Aortenvitium
LV Fkt.	linksventrikuläre Funktion
SM	Schrittmacher
SMI	Schrittmacherimplantation
SMR	Schrittmacherrhythmus
SR	Sinusrhythmus
ASD	Atriumseptumdefekt
VSD	Ventrikelseptumdefekt
Defi	Defibrillator
ZVK	zentraler Venenkatheter
PTCA	perkutane transluminale Koronarangioplastie (Dilatation)
KHK	koronare Herzkrankheit
TEA	Thrombendarteriektomie (Ausschälung)
AV-Block	arterioventrikulärer Block
Kommissurotomie	Klappensprengung

9.4.2 Physiotherapie

In der Regel werden wegen der erforderlichen präoperativen Untersuchungen die Patienten einige Tage vor der Operation stationär aufgenommen. Diese Phase ermöglicht der Physiotherapeutin, dem Patienten die postoperativ notwendigen Maßnahmen zu erläutern und mit ihm einzuüben.

Voraussetzung für ein fundiertes, individuell angepasstes Therapiekonzept ist das Wissen um den Gesamtzustand des Patienten. Am Anfang müssen Sie also Informationen einholen – so umfassend und präzise wie irgend möglich. Hierzu gehören:

- Einweisungsdiagnose,
- Datum der Operation und Operationsverlauf
- Dauer und eventuelle Besonderheiten während des Intensivaufenthaltes
- physiotherapeutisch relevante Nebendiagnosen
- Medikamente (stark wirksame Schmerzmittel, Medikamente mit Wirkung auf die Herzfrequenz, z. B. Betablocker)
- aktueller Allgemeinzustand
- erlaubte Belastung
- Wundverhältnisse (Sternal- und Beinwunde)

Darüber hinaus muss sich die Physiotherapeutin selbst ein möglichst genaues Bild vom Zustand des Patienten machen. Dazu gehört nicht zuletzt die eingehende physiotherapeutische Untersuchung, die in ► Tab. 9.12 zusammengefasst ist.

Physiotherapeutische Behandlung

Der herzchirurgische Patient hat einerseits die Problematik des Frischoperierten (z. B. kardiale Instabilität, Anämie, operatives Trauma), andererseits liegen zusätzlich internistische Grunderkrankungen (z. B. Hypertonie, Myokardinfarkt, pulmonale Beteiligung) vor.

Aus der Kenntnis dieser Doppelbelastung leiten sich für die physiotherapeutische Behandlung folgende Prinzipien ab (► Tab. 9.13, ► Tab. 9.14).

Tab. 9.12 Physiotherapeutische Untersuchung an Patienten nach Herzoperation

Unterschung	Schwerpunkt
Eigenanamnese auch: Sozialanamnese	• Schwere Allgemeinerkrankungen? • Andere Auffälligkeiten? • Frühere Operationen? • Beruf, Familie, Lebensgewohnheiten (Alkohol etc.)
Familienanamnese	Genetische Vorbelastung?
kardiale Situation	• Frühere Herzinfarkte? • Letzter Infarkt wann? • Andere Herzerkrankungen? • Frühere Herzoperationen? • Angina pectoris vor der jetzigen Operation?
Belastbarkeit vor der Operation	Grad der Einschränkung?
Schmerzen	• Lokalisation? • Qualität (brennend, dumpf, stechend etc.)? • Intensität?
Schmerzbekämpfung	• Entlastungsstellungen? • Vermindern der Belastung? • Medikamente?
Allgemeinbefinden (subjektiv)	• Operation gut überstanden? • Ängste? • Zukunftssorgen?
Allgemeinzustand (objektiv)	• Atembefund? • Herz-Kreislauf-Situation (Monitor bzw manuelle Messung)? • Muskelfunktion? Statik und Bewegungsverhalten (Thoraxinstabilität, Schonhaltung)?

Tab. 9.13 Prinzipien der Atemtherapie

Indiziert sind	Ungünstig sind
• Atemtechniken zum Lösen, Sammeln und Abtransport des Bronchialsekrets • narbenschonende Hustentechniken (▶ Abb. 9.19) • atemvertiefende Maßnahmen	• hohe intrathorakale Drücke • lang anhaltende statische Kontraktionen • Dehnlagerungen • Dehnzüge der oberen Extremität • inspiratorischer Stretch • Klopfungen auf dem Thorax • Überforderung

Tab. 9.14 Prinzipien der Bewegungstherapie

Indiziert sind	Ungünstig sind
• Bewegungen der Extremitäten bei extensorisch stabilisierter Wirbelsäule • Techniken zum Wiedererlangen der endgradigen Beweglichkeit der operierten Extremität (Gefäßentnahme) • Wahrnehmungs- und Entspannungsübungen • Steigern der individuellen Ausdauer	• unilaterale und diagonale Armbewegungen • Armflexion über 90° in den ersten postoperativen Tagen, je nach Wundheilungs- und Konsolidierungsstadium der Sternumosteotomie • rotatorische, flexorische und lateralflexorische Bewegungen der Wirbelsäule • Seitenlage

Sämtliche Maßnahmen der Bewegungstherapie müssen für Patienten mit Sternumcerclage modifiziert werden, da sie zur Dislokation der Osteotomie bzw. zur Bildung einer Pseudarthrose führen können.

Da die Konsolidierungsphase einige Wochen andauert, ist es wichtig, sternotomierten Patienten postoperative Verhaltensregeln zu vermitteln.

- Liegen: möglichst auf dem Rücken, Seiten- und Bauchlage vermeiden.
- Aufstehen aus dem Bett: über den Langsitz bei hochgestelltem Kopfteil und symmetrischem Armstütz.
- Aufstehen aus dem Sitz: durch Vorneigen des stabilisierten Oberkörpers in den Hüftgelenken.

M!

Merke

Extreme unilaterale Armbewegungen sollten vermieden werden. Auch darf der Patient in den ersten 12 Wochen keine schweren Gegenstände heben oder tragen. Später sollte er darauf achten, Gewichte gleichmäßig auf beide Arme zu verteilen.

Je nach Herzzentrum gibt es bezüglich der Mobilisations- und Belastungseinschränkungen große Unterschiede. Allgemein gilt: Die Übungsbehandlung wird an die individuelle Belastbarkeit des Patienten angepasst. Dabei wechseln sich Belastungs- und Entspannungsphasen ab.

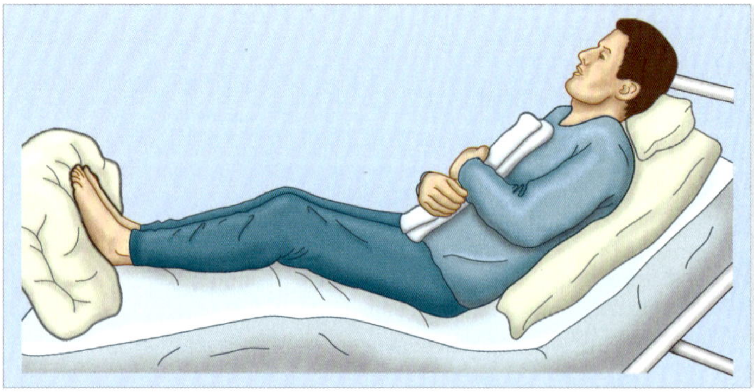

Abb. 9.19 Sternotomierter Patient fixiert während des Hustens seine Narbe.

▸ Belastungsphase. Die Dosierung richtet sich nach der erlaubten Belastung (Arzt) und den klinischen und subjektiven Zeichen des Patienten.

Als Grundlage der physiotherapeutischen Therapie (Richtlinien der Weltgesundheitsorganisation zur Infarktrehabilitation, 1968) stehen das Göteborger und das Heidelberger Modell zur Verfügung.

▸ Entspannungsphase. Atemübungen und Übungen zur Verbesserung der Eigenwahrnehmung.

Zur Durchführung der Übungen eigenen sich die Ausgangsstellungen Rückenlage, Sitz und Stand, das Gehen auf ebener Strecke, die Treppe sowie bei guter Belastbarkeit das Fahrradergometer oder das Laufband.

Merke

M!

Während der Belastungsphase sollte die Pulsfrequenz um nicht mehr als 20 Schläge/min gegenüber dem Ruhepuls steigen. Am Ende der Entspannungsphase sollte sie auf den Ausgangswert zurückgegangen sein.

Grenzen der Belastbarkeit erkennen

Zu Beginn der postoperativen Phase überwacht der Monitor die Herz-Kreislauf-Situation und signalisiert Patienten und Therapeutin, wann die Belastungsgrenze erreicht ist.

Für die Therapeutin deutlich sichtbare Zeichen der Überforderung sind Zyanose, Blässe, Anstieg oder Abfall der Herzfrequenz und eine Veränderung der Atemfrequenz.

Mit zunehmender Selbstständigkeit sollte der Patient jedoch in die Lage versetzt werden, seine Belastung eigenständig zu dosieren und zu kontrollieren. Dafür muss er auf mögliche klinische und subjektive Zeichen der Überforderung hingewiesen werden und lernen, sie zu erkennen.

▸ Klinische Zeichen der Überforderung

- erhöhte/erniedrigte Herzfrequenz
- erhöhte Atemfrequenz
- vermehrte Schweißbildung/Kaltschweißigkeit

▸ Subjektive Zeichen der Überforderung

- Atemnot
- Schwächegefühl
- Übelkeit
- Schwindel
- Schmerzen
- retrosternaler Druckschmerz
- pektanginöse Beschwerden

Um auf diese Symptome adäquat reagieren zu können, werden in der Behandlung Strategien zur Eigenkontrolle und Selbsthilfe vermittelt. Dazu gehören die eigenständige Puls- und Blutdruckkontrolle, Entspannungs- und Wahrnehmungsübungen und die selbstständige Dosierung der Belastung.

Herzgruppe

In vielen Krankenhäusern wird auch in der Phase der Frühmobilisation das Üben in der Gruppe angeboten (Rücksprache mit dem Arzt). Dafür müssen bestimmte Rahmenbedingungen vorhanden sein bzw. geschaffen werden:

- ruhiger Raum mit Fenstern (Station sollte für Notsituationen in Rufweite sein)
- Telefon im Raum mit Notfallnummer
- Sauerstoffanschluss
- Notfallkoffer und Defibrillator (aktiviert)
- Stühle mit Rückenlehne
- Gesicherter Transfer von und zu der Übungsstunde.

Das Üben in der Gruppe erfordert von der Therapeutin die Fähigkeit, die Gruppenteilnehmer gleichzeitig und doch möglichst individuell zu betreuen.

Wünschenswert wäre ein Co-Therapeut, der die Pulskontrolle, Korrekturen und die Beobachtung der Patienten übernimmt.

Behandlungsprinzipien in der Frühmobilisationsphase

- wie in der Einzeltherapie abwechselnd Belastungs- und Entspannungsphase
- kein Anheben schwerer Therapiegeräte (Pezziball, Medizinball etc.)
- sorgfältige Beobachtung des Einzelnen, um Zeichen der Dekompensation frühzeitig zu erkennen
- bei Zeichen der Überforderung: Entspannungsphase mit Pulskontrolle einschieben
- ausbleibende Erholung des Teilnehmers: Gruppenbehandlung abbrechen und Patient zurück aufs Zimmer bzw. zum Arzt begleiten
- Stühle nicht durch Teilnehmer selbst zurückstellen lassen

Die Vorteile der Gruppenbehandlung liegen im Verlassen der Krankenzimmer-Isolation, in der Ablenkung von der Ich-Bezogenheit, im Kontakt und Erfahrungsaustausch mit Gleichbetroffenen und im Perspektivenwechsel. All dies fördert die Motivation des Patienten, seinen Gesundungsprozess aktiv mitzugestalten, enorm.

9.4.3 Rehabilitation

Nach 10–14 Tagen werden die Patienten in die Anschlussheilbehandlung (AHB) entlassen. Hier werden sie nach individueller Belastbarkeit in Einzel- und Gruppenbehandlungen betreut.

Die Gruppenbehandlungen werden wie folgt unterteilt:

► **Übungsgruppe.** Belastbarkeit weniger als 75 Watt oder weniger als 1 Watt/kg Körpergewicht.

► **Trainingsgruppe.** Belastbarkeit mindestens 75 Watt oder 1 Watt/kg Körpergewicht.

► **Gemischte Gruppe.** Patienten mit unterschiedlicher Belastbarkeit werden zusammengefasst (z. B. aus personellen Gründen).

Außerdem werden die Patienten geschult, ihre Lebensgewohnheiten umzustellen. Dazu gehören Raucherentwöhnung, Diätberatung und Stressmanagement.

Nach der Anschlussheilbehandlung empfiehlt es sich für die Patienten, das Angebot der ambulanten Herzgruppe/Koronarsportgruppe vor Ort wahrzunehmen.

Informationen zur ortsansässigen Herzgruppe kann die Deutsche Herzstiftung geben:
Deutsche Herzstiftung Postfach 180 171, 60082 Frankfurt/M.

M!

Merke

Der Erfolg der Herzoperation hängt wesentlich von der Disziplin und Therapietreue des Patienten ab. Dazu gehört meist auch eine dauerhafte Veränderung des Lebensstils.

B

Fallbeispiel

71 Jahre alter Patient mit koronarer Dreigefäßerkrankung. Zustand nach einfachem MCB und zweifachem ACVB (Gefäßentnahme rechter Unterschenkel) am Vortag.

Aktueller Zustand: assistierte Beatmung (BIPAP). Der Patient wird zunehmend wacher und reagiert adäquat, ist motiviert, aber sehr erschöpft. Die Extubation steht an.

Vorerkrankungen/Nebendiagnosen: Hinterwandinfarkt vor 6 Monaten, Hyperlipidämie, arterielle Hypertonie, Adipositas, Nikotinabusus.

Physiotherapeutische Untersuchung: Der Patient ist in Rückenlage, Kopfteil leicht erhöht. Er ist orotracheal intubiert und weist folgende Zugänge auf: zentraler Venenkatheter (ZVK) am lateralen Hals, zwei substernale Drainagen unterhalb des Proc. xyphoideus, arterieller Gefäßzugang am rechten Handgelenk, transurethraler Blasenkatheter. Pulsoxymeter am linken Zeigefinger.

Wunden: ca. 10–15 cm lange geklammerte Wunde über dem Sternum, ca. 20 cm lange geklammerte Wunde medial am rechten Unterschenkel.

Die Untersuchung der Gelenke erfolgt aktiv-assistiert. Es zeigen sich eine schmerzbedingte Flexionseinschränkung des rechten Kniegelenkes ab 60°, eine schmerzbedingte Bewegungseinschränkung der Schultergelenke ab ca. 30° Flexion sowie eine Tonuserhöhung der Schultergürtel-Nackenmuskulatur und des M. pectoralis major beidseits.

Es fällt eine eingeschränkte Gewebeverschieblichkeit, besonders am lateralen, ventralen Thorax auf. Die Atemrichtung ist bevorzugt abdominal.

Schmerzen hat der Patient bei vertiefter Einatmung, bei Husten, bei Bewegungen von Oberkörper und Armen sowie im rechten Kniegelenk.

Die physiotherapeutischen Ziele und Maßnahmen sind:

1. Detonisieren der Schultergürtel–Nackenmuskulatur. Hierzu werden entspannende Massagegriffe, die heiße Rolle und die schnelle Lagerung nach Scharschuch-Haase eingesetzt.
2. Senken von Gewebswiderständen durch Packegriffe und IC-Striche.
3. Wahrnehmen der Atembewegung durch Kontaktatmung. Hierbei liegen die Therapeutinnen- bzw. Patientenhände lateral und dorsal auf dem Thorax.
4. Kontrakturprophylaxe durch schmerzfreies aktives-assistiertes Bewegen der Extremitätengelenke. Die Betonung liegt auf den Armen in den Schultergelenken und auf dem rechten Kniegelenk.

Zusammenfassung

- Der herzchirurgische Patient hat einerseits die Problematik des Frischoperierten, andererseits internistische Grunderkrankungen, die in der Therapie berücksichtigt werden müssen.
- In der postoperativen physiotherapeutischen Behandlung lernt der Patient, seine Belastungsgrenzen zu erkennen und Maßnahmen, um die körperliche Ausdauer zu trainieren. Die Physiotherapeutin muss Überforderungszeichen sicher erkennen können, um die Behandlung rechtzeitig abzubrechen.
- Bei der Atemtherapie sollten unter anderem hohe intrathorakale Drücke unbedingt vermieden werden.
- Bewegungstherapeutische Maßnahmen müssen für Patienten mit Sternumcerclage modifiziert werden. Sonst: Gefahr der Dislokation der Osteotomie!
- Bei den Übungsbehandlungen wechseln sich Belastungs- und Entspannungsphasen ab.
- Um die neu gewonnene Lebensqualität zu erhalten, muss häufig eine grundlegende Verhaltensänderung stattfinden. Angebote wie Raucherentwöhnung, Diätberatung und Stressmanagement helfen, die Basis hierfür zu schaffen.

9.5 Operationen an der Lunge

Typische Indikationen für Operationen an der Lunge sind Tumoren, Tumormetastasen und Entzündungsprozesse. ▸ Abb. 9.20a–c zeigt mögliche Schnittführungen:

Zu den gängigsten Operationen zählen

- Bronchoplastik: operativ angelegte Anastomose der Bronchialstümpfe (z. B. nach Entfernen von Tumoren des Tracheobronchialbaums).
- Segmentresektion: Entfernen eines oder zweier Lungensegmente (z. B. bei Tumoren, Metastasen, lokalen Entzündungsherden).
- Lobektomie: Lungenlappenresektion (z. B. bei Lungenkarzinom).
- Pneumonektomie: Resektion eines ganzen Lungenflügels (z. B. bei zentral sitzendem Karzinom).

Der an der Lunge operierte Patient unterliegt der Problematik des Frischoperierten. Da das Zielorgan die Lunge ist, steht die Atemtherapie jedoch im Vordergrund.

Patienten mit medianer Sternotomie müssen außerdem auf bestimmte Verhaltensrichtlinien während der ersten postoperativen Wochen hingewiesen werden (▸ Tab. 9.13, ▸ Tab. 9.14).

9.5.1 Physiotherapie

Auch beim an der Lunge operierten Patienten gilt: Voraussetzung für ein fundiertes, individuell angepasstes Therapiekonzept ist das Wissen um den Gesamtzustand des Patienten (s. Kap. 9.4).

Die Prinzipien der physiotherapeutischen Behandlung sind in ▸ Tab. 9.15 zusammengefasst:

Tab. 9.15 Physiotherapeutische Ziele und Maßnahmen bei Patienten nach Lungenoperation

Verbesserung der Lungenfunktion	• Belüftung betroffener Lungenabschnitte • Sammeln, Lösen und Abtransport von Bronchialsekret • Hustentechniken zur Prophylaxe hoher intrathorakaler Drücke bei instabilem Bronchialsystem mit Sekretstau (Hüter-Becker et al. 1996) • Atemvertiefung in Richtung des Resektionsgebietes • Kräftigung des Zwerchfells
Verbesserung des Allgemeinzustands	• Dehnung der operierten Seite • Verbesserung der Thoraxbeweglichkeit • Erarbeitung und Stabilisierung der aufrechten Körperhaltung • Verbesserung der Ausdauer

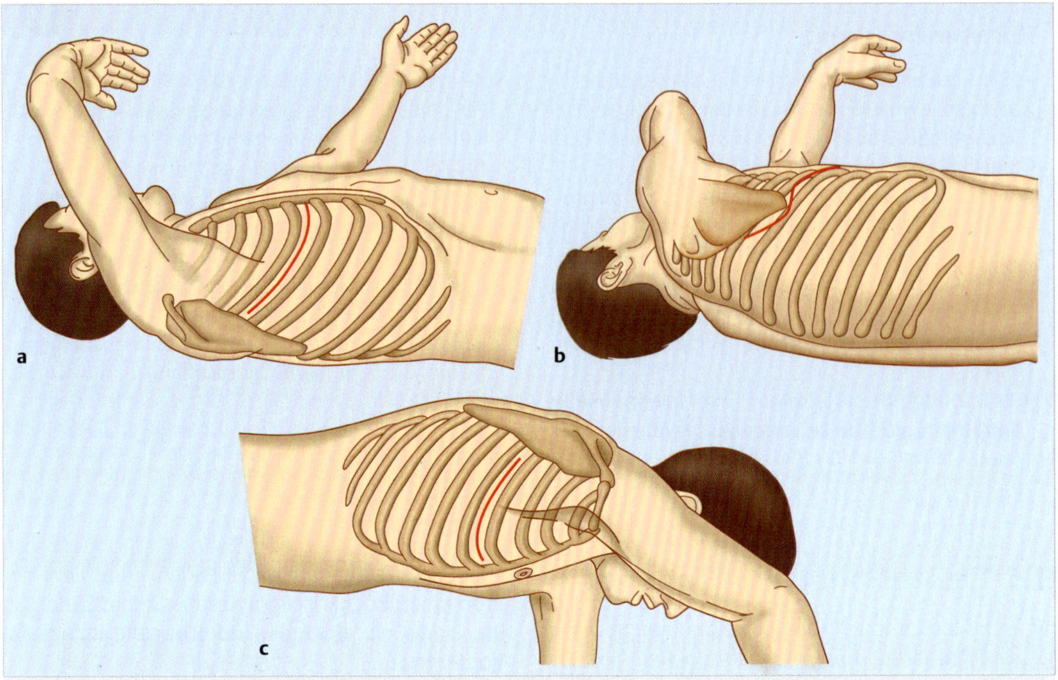

Abb. 9.20 Thorakotomie. **a** axillär. **b** posterolateral. **c** anterolateral.

Fallbeispiel

B

58 Jahre alter Patient mit Karzinom des rechten Lungenober- und -mittellappens und Zustand nach Lobektomie rechts vor 2 Tagen.

Aktueller Zustand des Patienten: komplikationsloser Verlauf (Durchtrennung der 5. u. 6. Rippe am Sternum, anschließend Refixation und Hautnaht, sofortige postoperative Extubation). Vorerkrankungen oder Nebendiagnosen sind – mit Ausnahme eines Nikotinabusus – nicht bekannt.

Röntgen- und CT-Befund des Thorax zeigen einen kleinen Mantelpneu rechts sowie einen nicht punktierungswürdigen Pleuraerguss links mit darüberliegenden Dystelektasen.

Die medikamentöse Behandlung beschränkt sich auf ein Sekretolytikum und eine intravenöse PCA-Pumpe zur Schmerztherapie.

In der physiotherapeutischen Untersuchung werden zunächst die invasiven Zugänge lokalisiert: 2 Bülau-Drainagen im rechten unteren Thoraxbereich, intravenöse PCA-Pumpe am rechten Handrücken.

Wunde: ca. 20 cm lange geklammerte Wunde im Rippenverlauf zwischen 5. u. 6. Rippe von Thoraxmitte bis Schulterblatt.

Die Untersuchung der Gelenke ergibt eine schmerzbedingte endgradige Bewegungseinschränkung des rechten Armes im Schultergelenk, eine deutliche Schonhaltung sowie eine schmerzbedingte Einschränkung der Wirbelsäulenbeweglichkeit, besonders in Extension und Lateralflexion nach links.

Atembefund: Der Patient vermeidet es weitgehend, das flüssige, rot-bräunliche Bronchialsekret abzuhusten. Auffallend ist die eingeschränkte Gewebeverschieblichkeit auf der gesamten rechten Thoraxseite. Auch die Rippenbeweglichkeit und die Atemexkursion nach rechts sind deutlich reduziert. Es überwiegt die thorakale Atembewegung auf der nicht operierten Seite bei deutlichem Einsatz der Einatemhilfsmuskulatur. Die Atemfrequenz ist erhöht (22/min).

Die physiotherapeutischen Ziele und Maßnahmen sind:

1. Verbessern der Ventilation, Perfusion und Diffusion. Hierzu dienen eine gezielt verlängerte Ein- und Ausatmung, Übungen mit dem bereits präoperativ eingesetzten Mediflo duo als Einatemtrainer (SMI) und die von den Beinen her eingeleitete C-Lage.
2. Erlernen einer schonenden Hustentechnik durch manuelle Thoraxkompression (cave: Austrittsstellen der Bülau-drainagen!) und Husten gegen die leicht aufeinanderliegenden Lippen.
3. Thromboseprophylaxe durch intensive Wadenmuskelpumpe (mindestens 10 min mit Pausen) und Mobilisation an die Bettkante mit Fußsohlenkontakt.

Sonderfall: Lungentransplantation

Die Lungentransplantation bietet eine therapeutische Möglichkeit bei Patienten im Endstadium einer chronischen Lungenerkrankung.

Dazu gehören:

- Lungenfibrose
- Lungenemphysem
- Mukoviszidose
- irreversibler Lungenhochdruck

Voraussetzung für eine Transplantation ist die Verfügbarkeit eines adäquaten Spenderorgans. Ob die Transplantation allerdings tatsächlich sinnvoll ist, hängt zusätzlich ab von einer genauen Indikationsstellung, der Motivation und Einsicht des Patienten sowie einem gesicherten sozialen und psychosozialen Umfeld.

Die Form der Transplantation orientiert sich an der Grunderkrankung. Zur Auswahl stehen die kombinierte Herz-Lungen-Transplantation (HLTx), die einseitige Lungentransplantation (SLTx) und die doppelseitige Lungentransplantation (DLTx).

Nach einer Transplantation stellen Abstoßung und Infektionsgefahr die größten Risiken dar. Gegen die Abstoßungsreaktion des Immunsystems muss der Patient lebenslang Medikamente, sogenannte Immunsuppressiva (z. B. Cyclosporin), einnehmen. Negativer Effekt dieser Medikation ist eine Schwächung der Infektabwehr. Der Transplantierte sollte daher Infektionsquellen (z. B. große Menschenansammlungen, Kontakt mit Haustieren etc.) meiden.

Nach 6–12 Monaten ist in Absprache mit dem Transplantationszentrum eine bedingte Wiedereingliederung in den Berufsalltag möglich.

Präoperative Physiotherapie

Ist die Entscheidung zur Transplantation gefallen, so muss die oft Monate dauernde Wartezeit auf die Spenderlunge genutzt werden, den Patienten optimal auf die Operation und die Zeit danach vorzubereiten.

Folgende Ziele sind präoperativ anzustreben:

- Steigern der körperlichen Leistungsfähigkeit durch individuell abgestuftes Ausdauertraining (unter Berücksichtigung der Grunderkrankung)
- Training der Atem- und Atemhilfsmuskulatur durch Einüben geeigneter Husten- und Atemtechniken
- Einsatz von und Umgang mit Atemhilfsgeräten (siehe Kap. Atemhilfsgeräte)

Postoperative Physiotherapie

Wegen der hohen Infektionsgefahr in dieser Phase muss jede Kontaktperson Haube, sterile Handschuhe und Mundschutz tragen. Auch der Patient trägt Mundschutz und Haube, liegt aber nicht unbedingt isoliert im Einzelzimmer.

Der lungentransplantierte, noch beatmete Patient erhält möglichst alle 2–3 Stunden intensive passive Atemtherapie. In der nächtlichen Ruhephase wird die Atemtherapie jedoch ausgesetzt, da der Patient die Erholung dringend benötigt.

Ist der Patient extubiert, so muss auf die spezifischen Probleme der transplantierten Lunge eingegangen werden: Im Vordergrund steht die Denervierung der Lunge und der damit verbundene fehlende Hustenreflex. Der Patient muss regelmäßig zum Husten aufgefordert und beim Abhusten unterstützt werden. Dem verminderten mukoziliaren Transport lässt sich am besten durch eine Lagerungsdrainage (▶ Abb. 9.12) aller Lobi der transplantierten Lunge und Vibrationstherapie begegnen.

Für eine erfolgreiche physiotherapeutische Behandlung sind nachstehende Maßnahmen unerlässlich:

- ca. 10 min vor jeder Atemtherapie Inhalation mit einem Bronchodilatator (z. B. Sultanol)
- Schmerzfreiheit des Patienten zu jeder Behandlung (Gabe zentral wirksamer Schmerzmittel)
- frühzeitige Mobilisation
- sorgfältiges Monitoring von Sauerstoffsättigung und Blutdruck während der Mobilisation
- konsequente sorgfältige Lagerung zur Drainage des Transplantates. Sinn: Verringerung der Ödembildung und Drainage der Luftwege
- bei Transplantation der rechten Lunge: Lagerung auf die linke Seite
- nach bilateraler Transplantation: abwechselnde Lagerung auf die rechte bzw. linke Seite

M!

Merke

Die Rückenlage sollte bei lungentransplantierten Patienten weitestgehend vermieden werden!

In den ersten 3 postoperativen Wochen erhält der Patient zusätzlich Sauerstoff, um die Sauerstoffrate (O_2-Sättigung) über 90 % zu halten.

In der Phase der Sauerstoffentwöhnung ist die Pulsoxymetrie (siehe Kap. Pulsoxymetrie) nicht nur ein wertvolles Kontrollinstrument, sondern auch geeignet, der psychischen Abhängigkeit des Patienten von der Sauerstofftherapie entgegenzusteuern: Die Sonde vermittelt ihm Sicherheit.

Da die Grunderkrankung durch die Transplantation behoben ist, muss das Ziel sein, eine physiologische Atemform wiederherzustellen. Eine weitere Herausforderung angesichts des eingeschränkten Sekrettransportes ist das Erlernen einer selbstständigen sorgfältigen Bronchialtoilette.

Sobald der Patient in der Lage ist, 400–500 Meter zu gehen, beginnt das Ausdauertraining mit einer kontinuierlich niedrigen Belastung. Hierbei darf die Herzfrequenz bis zu 75–85 % der für das Patientenalter maximal tolerierten Grenzwerte betragen.

Nach der Entlassung aus der stationären Behandlung wird die Physiotherapie für weitere 3 Monate ambulant fortgeführt.

Ein individuell erstelltes Trainingsprogramm ermöglicht es dem Patienten, auch ohne therapeutische Betreuung weiterzuüben, um das Erreichte zu erhalten.

Zusammenfassung

- Der an der Lunge operierte Patient unterliegt der Problematik des Frischoperierten. Da das betroffene Organ die Lunge ist, steht die Atemtherapie insgesamt im Vordergrund.
- Hohe intrathorakale Drücke sollten bei instabilem Bronchialsystem unbedingt vermieden werden. Besonders wichtig ist daher das Erlernen narbenschonender Hustentechniken.
- Bei einer Lungentransplantation muss die Wartezeit auf eine Spenderlunge genutzt werden, um den Patienten optimal auf die Operation und die postoperative Phase vorzubereiten. Ein individuell abgestuftes Ausdauertraining hilft, die körperliche Leistungsfähigkeit zu steigern.

9.6 Operationen am Bauch

Operationen am Bauch werden heutzutage häufig in Form minimalinvasiver laparoskopischer Eingriffe durchgeführt. Auf diese Weise lassen sich Schmerzen und postoperative Komplikationen auf ein Minimum beschränken. Laparoskopien werden sowohl zur Diagnostik als auch zur Therapie eingesetzt.

Ist eine Laparoskopie nicht möglich (z. B. bei Verwachsungsbauch mit Adhäsionen oder Blutungskomplikationen), so wird ein offenes Verfahren mit Bauchschnitt angewendet. Die Schnittführung ist dabei abhängig von der Lokalisation des erkrankten Organs (▶ Abb. 9.21).

Die Anlage einer Drainage ist indiziert, wenn postoperativ größere Wundsekretmengen erwartet werden. Darüber hinaus dient sie der Früherkennung von Nahtinsuffizienzen und Blutungen.

Mithilfe einer adäquaten Schmerztherapie können die Patienten frühzeitig mobilisiert und Ateminsuffizienzen vermieden werden.

Gängige Verfahren sind:

- die intravenöse PCA-Pumpe (patientenkontrollierte Analgesie): Der Patient kann sich die Medikation bei Bedarf selbst zuführen; Überdosierung wird durch vom Arzt am Gerät eingestellte Begrenzungen der Stunden- und Tagesdosis vorgebeugt.
- ein lumbaler oder thorakaler Periduralkatheter.

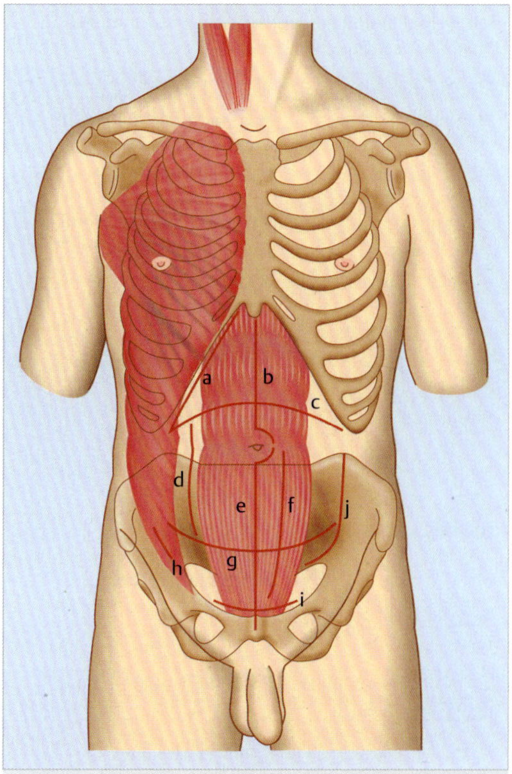

Abb. 9.21 Häufigste Schnittführungen.

9.6.1 Physiotherapie

Auch hier ist das Wissen um den Gesamtzustand des Patienten Voraussetzung für ein fundiertes, individuell angepasstes Therapiekonzept (vgl. Operationen am Herzen, Kap. 9.4.2). Zu den Basisinformationen zählen

- Einweisungsdiagnose
- Datum der Operation und Operationsverlauf
- physiotherapeutisch relevante Nebendiagnosen
- Schmerzen/Schmerzmedikation (PCA-Pumpe, Periduralkatheter)
- aktueller Allgemeinzustand
- Wundverhältnisse/Lokalisation der Drainagen
- Mobilisationsfähigkeit

Darüber hinaus muss sich die Physiotherapeutin selbst ein möglichst genaues Bild vom Zustand des Patienten machen. Dazu gehört nicht zuletzt die eingehende physiotherapeutische Untersuchung. siehe ▶ Tab. 9.16.

Tab. 9.16 Physiotherapeutische Untersuchung bei Patienten nach Bauchoperation

Zu beurteilen	Schwerpunkte
Anamnese	• Frühere Erkrankungen/ Operationen? • Familienanamnese: genetische Disposition? • Sozialanamnese: Beruf? Lebensgewohnheiten?
aktuelle Situation	• Operation gut überstanden? • Ängste, Sorgen? • Bisherige Mobilität? • Schmerzen?
Schmerzen	• Lokalisation? • Qualität (bohrend, stechend, dumpf etc.)? • Intensität?
Atemstatus	• Atemtiefe? • Atemrhythmus? • Atemgeräusche?
Herz-Kreislauf-Situation	• Stabil?
Muskulatur	• Tonus?
Statik und Bewegungsverhalten	• Schonhaltung?

Physiotherapeutische Behandlung

Beim bauchchirurgischen Patienten steht der Schmerz im Vordergrund. In den ersten postoperativen Tagen muss deshalb auch bei der Physiotherapie Wert auf Schmerzlinderung gelegt werden.

Zu den schmerzlindernden Maßnahmen zählen die Annäherung des Bauchgewebes durch entlastende Lagerung, die Wahrnehmung der Atembewegungen, das schnelle Lagern nach Scharschuch-Haase sowie die Entspannungstherapie.

Prinzipien der Atemtherapie

Indiziert sind
- Atemtechniken zum Sammeln, Lösen und Abtransportieren von Bronchialsekret,
- narbenschonende Hustentechniken und Narbenfixation,
- Atembewegungen in kostoabdominale Richtung,
- Techniken zur Thoraxmobilisation.

Prinzipien der Bewegungstherapie

Indiziert sind
- Bewegungen der proximalen Extremitätengelenke,
- Wahrnehmungs- und Entspannungsübungen,
- kreislaufanregende Maßnahmen,
- frühestmögliche Mobilisation,
- Erarbeiten einer physiologischen Haltung,
- Erarbeiten angepasster schmerzfreier Bewegungsübergänge (z. B. Transfer Rückenlage zur Seitenlage über Drehen en bloc).

M!

Merke

In der Erholungsphase nach Bauchoperationen sollten hohe intraabdominelle Drücke (Bauchpresse) und die Provokation von Schmerzen vermieden werden!

B

Fallbeispiel

67 Jahre alter Patient mit Magenkarzinom und Zustand nach Gastrektomie vor 6 Tagen.

Aktueller Zustand des Patienten: Sepsis aufgrund einer Nahtinsuffizienz (15–20 cm lange Wunde am Oberbauch). Reintubation am 5. postoperativen Tag. Analgosedierung und voll kontrollierte Beatmung. Niereninsuffizienz, Dialysepflicht. Flüssigkeitseinlagerungen im Gewebe. Nebendiagnosen und -befunde: arterielle Hypertonie, Nikotinabusus, Diabetes mellitus, Niereninsuffizienz, Untergewicht. Temperatur: 38,9 °C.

Am 5. postoperativen Tag wurde aufgrund einer akuten Ateminsuffizienz die notfallmäßige Reintubation notwendig. Der Patient ist vollständig sediert. Er kann während der Therapie nicht kooperieren und zeigt keine erkennbaren Reaktionen.

Röntgen- und CT-Befund des Thorax zeigen eine Pneumonie rechts und links basal und ein beginnendes Lungenversagen (ARDS). Der Patient wird druck- und volumenkontrolliert beatmet. Die Medikation besteht aus Sufenta/Dormicum zur Analgosedierung sowie den Katecholaminen Arterenol und Dobutrex.

In der physiotherapeutischen Untersuchung werden zunächst alle invasiven Zugänge lokalisiert: orotracheale Intubation, zentraler Venenkatheter (ZVK) am lateralen Hals, arterieller Gefäßzugang am rechten Handgelenk, Shaldon-Katheter in der linken

Leiste, suprapubischer Blasenkatheter, Temperatursonde rektal. Pulsoxymeter am linken Zeigefinger.

Die Gelenke des Patienten sind ohne Befund. Schmerzreaktionen sind nicht erkennbar.

Das Bronchialsekret ist zäh und grünlich-gelb.

Die Gewebeverschieblichkeit ist auf dem gesamten Thorax und im Bereich des Oberbauches eingeschränkt.

Der Patient befindet sich über etwa 8 Stunden in Bauchlage (aufgrund der kritischen Lungensituation), den Kopf in Rechtsrotation, die Arme neben dem Körper, Ellbogen in leichter Flexion, die Sprunggelenke unterlagert.

Die physiotherapeutischen Ziele und Maßnahmen sind:

1. Senken von Gewebewiderständen und Hyperämisierung. Dazu wird der Thorax dorsal und lateral mit Eis abgerieben (Fieber), und es werden Packegriffe gesetzt.
2. Verbessern der Thoraxbeweglichkeit durch das Ausstreichen der Interkostalräume.
3. Sammeln und Lösen von Sekret durch Drainagelagerung (Kopftief) nach Abwägen aller Risiken (Absprache mit dem Arzt), unter genauester Beobachtung. Manuelle Vibrationen auf dem Thorax.

Zur Kontrakturprophylaxe können die Sprunggelenke in Bauchlage nur bedingt endgradig bewegt werden. Beim Bewegen der Kniegelenke muss auf den Shaldon-Katheter geachtet werden; aus der Bauchlage können die Schulterblätter auf dem Thorax mobilisiert werden (z. B. in den Diagonalen der PNF Skapulapattern, cave: den Arm dabei mitführen).

Die Arme werden im Schultergelenk in Abduktion, Außenrotation und Flexion bewegt (cave: arterieller Gefäßzugang rechtes Handgelenk). Die Ellenbogengelenke werden in Flexion/Extension bei Abduktions- und Außenrotationsstellung des Armes im Schultergelenk mobilisiert.

Achtung: Das rechte Handgelenk dieses Patienten darf nicht bewegt werden, da hier der Zugang zur A.radialis liegt. Beim Bewegen der Fingergelenke muss das Pulsoxymeter am linken Zeigefinger beachtet werden.

Zusammenfassung

- Aufgrund der Zunahme der minimalinvasiven laparoskopischen Eingriffe kommt es in der Abdominalchirurgie nur noch selten zu postoperativen Komplikationen.
- Bei konventionellen Operationsverfahren spielt neben den herkömmlichen postoperativen Prophylaxen die Schmerztherapie eine große Rolle: Sie ermöglicht die frühzeitige Mobilisation der Patienten.
- Bei der Bewegungstherapie sollten Schmerzprovokationen und Bauchpresse vermieden werden.
- Auch bei Bauchoperierten hat die Atemtherapie einen hohen Stellenwert. Atemvertiefende Übungen, narbenschonende Hustentechniken und Techniken zur Thoraxmobilisation beugen Komplikationen durch Schonatmung etc. vor.

Literatur

Benzer H, Burchardi H, Larsen R, Suter PM. Intensivmedizin. Heidelberg: Springer; 1993.

Bunzel B, Venzer H, Gollner C, Pauser G. Psychische Stressfaktoren in der Intensivmedizin. Der Anästhesist 1982;31:693–698.

Cotta H, Heipertz W, Hüter-Becker A, Rompe G. Krankengymnastik. Bd.7. Stuttgart: Thieme; 1995.

Edel H, Knauth K. Atemtherapie. Berlin: Ullstein Mosby; 1993.

Ehrenberg H. Atemtherapie in der Physiotherapie. München: Pflaum; 1998.

Freivogel S. Motorische Rehabilitation nach Schädel-Hirn-Trauma. München: Pflaum; 1997.

Fresenius M, Heck M., Zink W. Repetitorium Intensivmedizin. 5. Auflage. Heidelberg: Springer; 2014.

Fresenius S. Umgang mit dem bewusstlosen Patienten. Physio Praxis 2004; 7/8: 36–38.

Gärtner U, Roth G. Physiotherapie in der Intensivmedizin. München: Pflaum; 2000.

Gestel van AIR, Tescher H. Physiotherapie bei chronischen Atemwegs- und Lungenerkrankungen. Heidelberg: Springer; 2010.

Rutte R, Sturm S. Atemtherapie. Heidelberg: Springer; 2003.

Göhring H. Atemtherapie – Therapie mit dem Atem. Stuttgart: Thieme; 2001.

Häring R, Zilch H. Chirurgie mit Repetitorium. 2. Aufl. Berlin: Walter de Gruyter; 1988.

Häring R, Zilch H. Chirurgie mit Repetitorium. Berlin: Walter de Gruyter; 1997.

Hagl S. Manual Lungentransplantation. Universität Heidelberg: Abteilung für Herzchirurgie; 1996.

Hallhuber M. Gesund leben: Ein 5-Punkte-Programm. Zeitschrift der Deutschen Herzstiftung, Sonderdruck Nr. 18. Frankfurt/Main; 1997.

Hüter-Becker A, Doelken M, (Hrsg.) Physiotherapie in der inneren Medizin. 2. Aufl. Stuttgart: Thieme; 2009.

Knück D, Nydahl P. Das Intensivtagebuch in Deutschland. Intensivpflege. 2008;16:249–255.

Larsen R. Anästhesie und Intensivmedizin. 3. Aufl. München: Urban und Schwarzenberg; 1990.

Larsen R. Anästhesie und Intensivmedizin für Schwestern und Pfleger. 4. Aufl. Heidelberg: Springer; 1997.

Lawin P. Praxis der Intensivmedizin. Stuttgart: Thieme;1998.

Mc Kegney J. Intensive Care Unit Syndrome. Comm. Med. 1966;30:633–638.

Mang H. Grundlagen der Atemtherapie. 3. Aufl. Erlangen: Copy Center 2000; 1989.

Marino P. ICU. München: Urban und Schwarzenberg; 2008.

Maurus P. Herzgruppe: Ein therapeutischer Erlebnisraum. München: Pflaum; 1998.

Mohr W, Falk V. Die Bypass-Operation – Neue Entwicklungen. Zeitschrift der Deutschen Herzstiftung, Sonderdruck Nr. 11. Frankfurt/Main; 1998.

Pschyrembel W, Zink Ch, Dornblüth O. Klinisches Wörterbuch. 265. Aufl. Berlin: Walter de Gruyter; 2013.

Robinson JS. Psychologische Auswirkung der Intensivpflege. Der Anästhesist 1975;24:416–418.

Roche Lexikon Angiologie Kardiologie. München: Urban und Schwarzenberg; 1992.

Roche Lexikon Medizin. 3. Aufl. München: Urban und Schwarzenberg; 1993.

Rost R. Sport- und Bewegungstherapie bei inneren Krankheiten. 2. Aufl. Köln: Deutscher Ärzte; 1995.

Schumpelick V, Bleese N, Mommsen U. Kurzlehrbuch Chirurgie. 8. Aufl. Stuttgart: Ferdinand Enke; 2010.

Strätling-Tölle (Hrsg.). 50 Tage Intensiv. 1. Aufl. Frankfurt a.M.: Mabuse; 2000.

van den Berg F. Angewandte Physiologie. Bd. 1. 3. Aufl. Stuttgart: Thieme; 2010.

van den Berg F. Angewandte Physiologie. Bd. 3. 2. Aufl. Stuttgart: Thieme; 2007.

Wilhelm W. Praxis der Intensivmedizin. 2. Aufl. Heidelberg: Springer; 2013

Internetadressen

http://www.icu-diary.org, Zugriff am 28.8.2014

http://www.intensivtagebuch.de/Intensivtagebuch/Professionelle.html; Zugriff am 28.8.2014

Sachverzeichnis

A

A-alpha/beta-Faser 52
A-delta-Faser 52
a-Fraktur 94
Abdomen 304
Abdominalchirurgie 393
Abhängigkeit, psychische, Intensivstation 367
Abkühlung 73
Abrissfraktur 94, 97
- Tuberculum majus 97
Abszess 113
Achselstütze 184
Achsenabweichung 158
activities of daily living (ADL) 15
- Training 317
Acute Respiratory Distress Syndrome 373
ACVB, *siehe* Venenbypass, aortokoronarer (ACVB)
Adenosintriphosphat (ATP) 28
Adhäsion 170
Adiuretin 72
ADL, *siehe* activities of daily living (ADL)
Adrenalin 54, 71, 74
Afferenz
- mechanosensitive 57
- nozizeptive 56
Agonist 55
Aircast 169
Aitken-I-Verletzung 98
Aitken-II und III-Verletzungen 99
Akromioklavikulargelenk 237
Aktinfilamente 28, 30
Aktionspotenzial 52, 56
Aktivität 49
Aldosteron 72
Algodystrophie 114
Allgöwer-Gehapparat 226
Alltagsbewegung, Wirbelsäulenverletzung 309
Alltagsfunktion, Training 250
Alpharezeptor 61
Alveolarkollaps 376
Alveole 70
Amputation 137
- Alltagsbewegungen 148
- Bewegungskontrolle 148
- Druckstellen 146
- Elektrotherapie 152
- entstauende Maßnahmen 145
- Fallbeispiel 150–151
- funktionelle Bewegungsmuster 146
- Funktionsfähigkeit erhalten 148
- Funktionstraining 149
- Gewebsschädigung 137
- Halswirbelsäule, Stabilisierung 149
- Hand 288
- Kontrakturprophylaxe 144
- Kontrakturursachen 144
- Kreislaufstabilisation 145
- obere Extremität 138, 232
- Phantomschmerzen 152
- physiotherapeutische Behandlung 143
- physiotherapeutische Untersuchung 142
- Physiotherapie 142
- psychische Betreuung 152
- radiale 138
- Rehabilitationsverlauf 153
- Schmerzreduktion 145
- Sport 151
- Stumpfabhärtung 146
- Stumpflagerung 143
- Stumpfpflege 145
- Stumpfschmerzen 151
- Stumpfwicklung 146
- transversale 138
- ulnare 138
- untere Extremität 138, 156
- Ursachen 137
- Wickeln des Stumpfes 147
- Ziele und Maßnahmen 143
Anabolismus 77
Analgesie, patientenkontrollierte (PCA) 391
Analgetika 363
Analgetika, Rippenserienfraktur 351
Analogskala, visuelle (VAS) 62
Angina pectoris 82
- Fallbeispiel 83
Angiogenese 26
Angiotensin 71–72
Angst 157, 367
Anschlussheilbehandlung (AHB) 386
Antagonisten 55
Antiarrhythmika 365
Antibiotika 365
Antidepressiva 86
Antigleitplatte 333
Antihypertensiva 365
Antimykotika 366
Antithrombosestrumpf 79
Antitussiva 351
Anulus fibrosus 299
Anxiolytika 86
Apallisches Syndrom, Muskeltonus 372
Appetitlosigkeit 78
Arachnoidea spinalis 36
Arbeitskleidung 357
Arcus costalis 304
ARDS, *siehe* Acute Respiratory Distress Syndrome
Armbewegung, Komplexität 238
Armschlinge 234
Armverletzung, Schonhaltung 250
Arteria(-ae)
- axillaris 256
- brachialis 271
- capitis costae 304
- costosternalis 304
- costotransversaria 304
- dorsalis pedis 361
- femoralis 361
- radialis 361
- thoracica interna 382
Arthrofibrose 105
Arthrokinematik 240, 285
arthrokinematische Störung 172
Articulatio(-nes)
- acromioclaviculare 237
- carpometacarpea pollicis 244
- cubiti 241
- glenohumerale 236
- humeroradialis 241
- humeroulnaris 241
- radioulnaris distalis 243
- radioulnaris proximalis 241
- sternoclaviculare 237
Aspiration 81
Aspirationsrisiko 358
Atelektase 373, 377
- Eröffnung 379
Atembewegung 68, 305
- Asymmetrie 348
Atemfrequenz 68, 74
- Senkung 69
Atemhilfsgerät 349, 352, 357, 377
Atemhilfsmaßnahmen 376
Atemkapazität, eingeschränkte 69
Atemmuskulatur, Training 374
Atemnot 68
Atemparameter 68
Atemstillstand 358
Atemtherapie 165, 348–349, 373
- Bauchoperation 392
- Herzchirurgie 384
- passive 389
- Ziele und Maßnahmen 374
Atemtrainer 380
Atemübung 70
Atemunterstützung 69
Atemvertiefung 352
Atlas 332
Atmung 66–67
- Erleichterung 70
- Mobilität 70
- paradoxe 351
- Regulation 67
- Überwachen 68
- vertiefen 69
ATP, *siehe* Adenosintriphosphat
Atrophie 116
Atropin 74
Aufstehen, Rückenlage 187
Augenhöhle 306
Außenband 207
Auslöschphänomen 63
Ausrenkung 99
Ausstreichung 349–350
AV-Knoten 72
AV-Pumpe 227
Axis 332
Axon 35
- nozizeptives 53
- präganglionäres 60
- sensorisches 53
Axonotmesis 124–125
Azetabulumfraktur 194–195
- Arthroseprävention 198
- ärztliche Therapie 195
- Beinextensionsübung 199
- Belastbarkeit 196
- Entlastungsphase, Befund 196
- Fallbeispiel 198
- Frühphase 197
- Klassifikation 194
- Komplikationen 195
- physiotherapeutische Behandlung 196
- physiotherapeutische Untersuchung 195
- postoperative Behandlung 198
- Sicht- und Tastbefund 196
- Spätphase 197
- Ziele und Maßnahmen 196
Azetylcholin 61

B

Band
- extrakapsuläres 20–21, 101
- intrakapsuläres 20, 101
- kapsuläres 21, 101
Bänderdehnung 232
Bänderriss 99
Bandersatzplastik 21, 100
Bandnaht 105
Bandplastik 105, 209
Bandruptur 101
- totale 105

Bandscheibe 299
Bandscheibenkern 299
Bandscheibenschaden, isolierter 292
Bankart-Läsion 256
Barorezeptor 71
Basaltext 352
Basilica-Katheter 365
Bauchdrainage 361
Bauchlage 373
Bauchmuskel, schräger 303
Bauchmuskulatur 303
Bauchoperation 391
- Atemtherapie 392
- Bewegungstherapie 392
- Lagerung 392
- Physiotherapie 391
- Schmerzlinderung 392
- Untersuchung 391
Bauchpresse 303, 392
Bauchraum 304
Beatmung 348
- assistierte 374
- maschinelle 373
- Rippenserienfraktur 351
- voll kontrollierte 373
Beatmungsgerät 358
Beatmungszyklus 374
Becken
- Fraktur 155
- Verletzung 155
Begriffe, kardiologische 382
Behandlung, atemtherapeutische 373
Behandlungsprinzipien, bei Bewegungseinschränkung 47
Behandlungsprotokoll 381
Bein
- Sagittalebene 160
- Traglinie 158
Beinachsen
- Achsenabweichung 160
- physiologische Norm 158
Beinachsenprüfung 158
Beinachsentraining 163, 180
- Basiskörperstellungen 181
- Liegen 180
- medialer Kollaps 182
- Sitzen 180
- Stand 181
Beinpresse 178
Belastbarkeit
- Beurteilung der 43
- Einflussfaktor 44
- Grenzen 385
- Herz-Kreislauf-System 73
- Knochen 43
- Limitierung 45
- mechanische 39
- nach Knochenbruch 43
- Parameter 74
- reduzierte 39
Belastung
- Anpassung 72
- Arbeit, körperliche 72
- axiale 45
- Druckveränderung 73
- dynamische 39
- Einflüsse, thermische 73
- statische 39
Belastungsdefinition 45
Belastungsdefinitionen 44
Belastungslimitierung 44
Belastungsstörung, posttraumatische
- Fallbeispiel 86, 88
- Hauptkriterien 84
- Psychopharmakotherapie 86
- Symptome 85
- Therapie 85
- Verhaltenstherapie 86
Belastungsübung 191
Beschleunigungsverletzung 104
- physiotherapeutische Untersuchung 342
Betablocker 82
Betarezeptor 61
Bettfahrrad 357
Beugesehne 286
Beweglichkeit 45
- obere Extremität 235
- Wiederherstellen 15
Bewegung
- hubarme 329
- hubfreie 329
- rotatorische 16
- translatorische 16
Bewegungsachse 16
Bewegungseinleitung, rhythmische 189
Bewegungseinschränkung
- Behandlungsmöglichkeiten 49
- Kalkaneusfraktur 226
- Physiotherapieprinzipien 47
- posttraumatische 100
- Ursache 48
Bewegungseinschränkungen, Therapieansätze 50
Bewegungsform 16
Bewegungslehre, funktionelle (FBL) 170
Bewegungsschiene
- aktive 173
- motorgetriebene 173
Bewegungssteuerung 21
Bewegungstherapie
- Bauchoperation 392
- Herzchirurgie 384
- Sternumcerclage 384
Biegungsfraktur 93
Bimalleoläre Fraktur 217
Bindegewebe
- Dehnfähigkeit 28
- kollagenes 24
Bindegewebsmassage 117
Bindegewebstechnik 350
BIPAP, *siehe* Biphasic positive airway pressure
Biphasic positive airway pressure (BIPAP) 374
Blasenkatheter 357, 363
- fixierter 363
- Position 363
- suprapubischer 363
Blockermanschette 358
Blutdruck 67, 71
- arterieller 74
Blutdruckabfall, traumatisch bedingter 74
Blutdrucküberwachung 357
Blutgasanalyse 357
Blutgase 68
Blutgerinnung 357, 371
Blutmenge 71
Blutstillung 26
Bluturtersuchung 357
Blutverlust 74
Blutzuckerwert 77
Bogen, schmerzhafter 263
Böhler-Gips 284
Böhler-Winkel 225, 282
Boing 252
Bone bruise, *siehe* Knochenkontusion
bone-tendon-bone-graft (BTB) 209
Bronchialsekret 374
Bronchodilatator 390
Bronchoplastik 387
Bronchosekretolytika 365
Bruchformen 92
Brustatmung 305
Brustkorb
- Aufbau und Funktion 304
- funktionelle Anatomie 304
Brustkorbverletzungen 296, 347
- Akutphase 348
- Atemtherapie 348–349
- Frühphase 348
- Kontrakturprophylaxe 349
- Lagerung 350
- Mobilisation 348, 350
- physiotherapeutische Behandlung 348
- physiotherapeutische Untersuchung 347
- Schmerzen 348
- Schmerzlinderung 348–349
- Spätphase 349
- Verhaltnstraining 348
Brustwirbel, Aufbau 298
Brustwirbelfraktur
- dynamische Stabilisation 326
- Gymnastikball 329
- hubarme/hubfreie Mobilisation 329
- Kräftigung in Rückenlage 325
- Physiotherapie 324
- selektive Stabilisation im Sitz 326
- Stabilisation im Sitz 325
- Stabilisationsübungen 325
Brustwirbelkörper 298
- Kyphose 324
Brustwirbelsäule 298, 304
- Aufrichtung 327
- Hauptaufgabe 298
Brustwirbelsäulenfraktur 323
- Besonderheiten 324
- Mobilisationshinweise 328
BTB, *siehe* bone-tendon-bone-graft
BTB-Plastik 209
- Behandlungskonzept 214
Bücktraining 309, 316
Bücktypen 316
Bülau-Drainage 296, 360
BWK, *siehe* Brustwirbelkörper
BWS, *siehe* Brustwirbelsäule
Bypass-Operation 382
Bypassgefäß 382

C

C-Faser, marklose 52
c-Fraktur 94
Capitulum humeri 241
Caput
- costae 299
- humeri 236
- laterale 242
- longum 242
- mediale 242
- radii 242
Caput-Collum-Diaphysen-Winkel (CCD) 159
Cavitas glenoidale 236, 238, 240
CCD, *siehe* Caput-Collum-Diaphysen-Winkel (CCD)
Cerclage 382
Chemorezeptor 67
Cholesterin 77
Chondrozyt 18
Circumferentia articularis radii 241
Colles-Fraktur 281
Commotio 130
Complex Regional Pain Syndrome (CRPS) 114
- auslösende Faktoren 114
- autonome/sensible Symptome 116
- Behandlungsziel 117
- Eigenübungsprogramm 120
- Elektrotherapie 120
- Entzündungsstadium 117
- Formen 114

- Maßnahmen 117
- Medikamente 117
- motorische Symptome 116
- Pathophysiologie 115
- Physiotherapie 117
- Schmerzbehandlung 120
- Spiegeltherapie 120
- Stadieneinteilung 116
- Stadium II und III 118
- symptomatische Trias 115
- Symptome 115
- trophische Störung 115
- trophische Symptome 116
- Typ I 114
- Typ II 114
- Verlauf 116
- visuelles Fedback 121

Compliance 44, 350, 377
Continuous passive motion (CPM) 26, 165, 173
Continuous positive airway pressure (CPAP) 377
Contusio 130
Corpus sterni 304
Cowboy 181
CPAP, *siehe* Continuous positive airway pressure
CPAP-Maske 377
CPM, *siehe* Continuous passive motion (CPM)
Crosslink
- pathologischer 222
- wasserlöslicher 100

CRPS, *siehe* Complex Regional Pain Syndrome (CRPS)

D

Daumen 243
- Oppositionsgriff 248

Daumenamputation 138
Daumenendgelenk 244
Daumengrundgelenk 244
Daumensattelgelenk 244
De-Quervain-(Luxations-)Fraktur 284
Deckplatte 300
Defektfraktur 93
Defibrillation 72
Dehnlagerung 349
Dekubituslagerung 372
Dekubitusprophylaxe 380
Dens-axis-Fraktur, Klassifikation 332
Dermis 24
Desault-Verband 234
Deutsche Gesellschaft für Unfallchirurgie (DGU) 44
Dialyse 76
Diaphragma 304
Diarthrose 15–16
Die Waage 175, 181
Discus
- articularis 18
- intervertebralis 36

Dislokation 97
Distorsion 99, 114
Distraktionsverletzung 292–293
Diuretika 75, 365
DLTx, *siehe* Lungentransplantation, doppelseitige (DLTx)
Dokumentation 370
- physiotherapeutische 380

Donjoiy-Schiene 169
Dopamin 54
Doppelschmerzphänomen 53
Dornfortsatz 298
Drainage, substernale 360
Drehen
- en bloc 312, 392
- stabiles 313

Drei-Punkte-Gang 191
Drei-Punkte-Korsett 294
Drei-Säulen-Modell 292
Dreigefäßerkrankung, koronare, Fallbeispiel 386
Druckbeanspruchung 41
Druckläsion 372
Druckmessung, intradiskale 42
Druckverhältnis, intradiskales 43
Duchenne-Hinken 163
Dura mater 36, 306
Duralsack 306
Durchschwingen 191
Dynamische Stabilisation 179
Dynamometer 248
Dystrophie 116
Dystrophieprophylaxe 279

E

Ebene, kortikale/subkortikale 55
Eigentraining 194
Einbeinbeuge 182
Einsamkeit 367
Eis 357
Eiseinreibung 393
EKG-Überwachung 357
Elastinfaser 24
Elastizitätstrauma 124
Elektrolyte 357
Elektrotherapie 64–65, 117, 172
- Frequenzbereich 65
- Kontraindikation 167

Ellbogen 254
Ellbogenbeweglichkeit 240
Ellbogengelenk
- Ausweichbewegung 253
- Behandlungsschwerpunkte 252
- Bewegen von distal und proximal 253
- Beweglichkeit 242, 253
- Bewegungsmöglichkeiten 240
- Flexoren 242
- hubfreie Mobilisation 274
- Kraft 252
- Mobilisation 275
- Mobilität 252
- Muskelfunktionsprüfung 243
- Reizüberdosierung 253
- Ruhigstellung 234
- Schwellungen 249
- Seitenvergleich 242
- Spannungsübung 249
- Teilgelenke 241
- Verkalkung 253
- Verletzung 243

Ellbogengelenkkomplex 240
Ellbogenverletzung, Entstauen 249
Ellenbogenexartikulation 138
Embolie
- Fallbeispiel 81
- klinische Zeichen 80
- Therapie 80
- Untersuchungsmethoden 80

Empyem 113
Endomysium 27–28
Endoneurium 35–36
Endoprothese 200
Endotenon 33
Endotrachealtubus 358
Endplatte 300
- synaptische 53

Entspannung 69
Entspannungstechnik 172
Entzündungsphase 26
Entzündungsreaktion, überschießende 63
Entzündungsstadium 116
Entzündungszeichen 62
Epicondylus
- lateralis 241–242
- medialis 241–242

Epidermis 23
Epimysium 27–28
Epineurium 35–36
Epiphysenfuge 98
Epiphysenverletzungen nach Aitken 98
Epitenon 33
EPSP, *siehe* Potenzial, exitatorisches postsynaptisches
Erguss, intrapleuraler 360
Ermüdungsbruch 92
Ernährung
- Mangel 77
- parenterale 77
- Überwachung 77

Ernährungsform 77
Ernährungsprobleme 78
Erregung 52
Erregungsübertragung 53, 58
Erregungszustand 67
Erstluxation 256
Erysipel 113
Esstraining 78
Extremität
- obere
-- Alltagsfunktionen 250
-- Amputation 232
-- Ausdauer 252
-- Ausweichbewegungen 234
-- Behandlungsziele 248
-- Beweglichkeit 235
-- chirurgische Versorgung 234
-- Immobilisationsschäden 249
-- Kapsel-Band-Verletzung 232
-- Koordination 235, 252
-- Kraft 252
-- Luxation 231
-- Muskel-Sehnen-Verletzung 232
-- neurodynamische Tests 235
-- physiotherapeutische Untersuchung **233**
-- postoperative Ruhigstellung 234
-- Prophylaxe 249
-- Resorption fördern 249
-- Schmerzen 235
-- Schonhaltungen 234
-- Stabilisationsfähigkeit 235
-- Verletzungen 230, 246
-- Verletzungsarten 230
- untere
-- Balance 180
-- Belastbarkeit 162
-- dynamische Stabilisation 179
-- entstauende Drainage 166
-- Entzündungsphase 168
-- Fördern der Wundheilung 168
-- Fraktur 155
-- Geschicklichkeit 180
-- geschlossene Kette 176
-- kinematische Kette 174
-- Kompression 166
-- Kräftigung 176
-- Kryotherapie 166
-- Lagerung 165
-- manuelle Lymphdrainage 166
-- Mobilisation 170–171
-- offene Kette 179
-- physiotherapeutische Behandlung 165
-- physiotherapeutische Untersuchung 156

-- Proliferationsphase 168
-- Stabilisation 179
-- Thromboseprophylaxe 165
-- Umbauphase 168
-- Verletzung 155
-- Wundheilung 170
Extubation 376

F

Facettengelenk 299
Facettengelenksfläche, Ausrichtung 301
Fahrradergometer 178
Faktoren, personenbezogene 50
Faserknorpelscheibe 18
Faserring 299
Faszie 27–28
Faszikel 33
Faustgriff 247
Faustschluss 246
Feedback, visuelles 121
Fersenschaukel 175, 178
Fettembolie 96
Fibrille 33
Fibroblast 26
Fibula, Bewegung 220
Fibulafraktur 215, 217
Filum terminale externus 36
Finger, Ödem 249
Fingeramputation 138
Fingergelenk 244
Fingernagel 232
Fingerprothese 140
Fixateur externe 32
Flowkontrolle 378
Fluchtreflex 53
Flüssigkeitsaufnahme 78
Flüssigkeitshaushalt 75
Flutter 377–378
Foramen(-ina)
- intervertebrale 299
- intervertebralia 36
- magnum 36
Fovea(-ae)
- articularis 241
- costalis inferior 299
- costalis processus transversus 299
- costalis superior 299
Fraktur 92, 114
- Arm 230
- bimalleoläre 217
- Brustwirbelsäule 323
- Einteilung 92
- Fibula 215
- geschlossene 94
- Halswirbelsäule 331
- Hand 230
- intraartikuläre 18
- Kinder 98
- Klassifikation 94
- Komplikationen 96
- kurzer Knochen 97
- Lendenwirbelsäule 323
- obere Extremität, Komplikationen 231
- offene 94
- Olekranon 242
- osteosynthetisch versorgte 95
- Physiotherapie 96
- proximaler Humerus 266
- Ursachen 92
Frakturformen bei Kindern 98
Frakturhämatom 109
Frakturheilung 95
- primäre 95
- sekundäre 95
Frakturversorgung
- funktionelle 95
- konservative 95
- operative 95
Frequenzbereich 65
Frischgasfluss 377
Funktionserweiterung 30
Funktionshand 131, 244, 254
- aktive 131
- Kleben und Lagern 132
- passive 131
- passives Bewegen 132
Funktionsstemme 178
Funktionsumkehr 30
Fußbelastung, funktionelle 224
Fußbewegungen 222
Fußgewölbe, destabilisiertes 164
Fußkomponente 174
Fußlängsachse
- Ausrichtung 165
- funktionelle 162
- Konvergenz 164
Fußmanschette 226

G

Galeazzi-Fraktur 282
Galeazzi-Luxationsfraktur 278–279
Gallertkern 299
Ganganalyse 160
Gangarten 45
Ganglion, parasympathisches 60
Gangparameter 161
Gangrän 113
Gangschule 221
Gangschulung 183
- Armtraining 188
- Belstungskontrolle 190
- Entlasten 183
- Gehstrecke 192
- Hilfsmittel 183
- Kadenz 192
- Laufband 186
- Richtung 192
- Schrittlänge 192
- Sekundärprävention 194
- Sicherheitstraining 192
- Tempo 192
- Transfer 186
- Treppengehen 192
- Unterarmstützen, Treppaufgehen 193
- Untergrund 192
Gangstörung 160
Gangzyklus 161
Ganzkörperanspannung, Wirbelsäulenverletzung 308
Gastrektomie, Fallbeispiel 392
Gastrostomie, perkutane endoskopische (PEG) 77
Gate-Control-Mechanismus 170
Gate-Control-Theorie 64, 168
Gefäßdilatation 71
Gefäßmuskeltonus 71
Gefäßtonus 71
Gefäßverletzung 133
- arterielle 133
-- Leitsymptome 133
- arterielle, perforierende Traumen 133
- arterielle, Schweregrade 134
- arterielle, stumpfe Traumen 133
- arterielle, Therapie 134
- venöse 134
Gefäßwand
- Permeabilität 71
- Schichten 134
Gefäßwanddefekte 134
Gefäßzugang, arterieller 361
Gehbarren 184
Gehen
- Belastung 45
- Entlastung 191
- störungsfreies 161
- Teilbelastung 191
Gehgeschwindigkeit 161
Gehhilfen 162, 183–184, 357
Gehirnschädel 306
Gehstrecke 161, 192
Gehwagen 184
Gelenk
- angrenzendes 96
- Druckbelastung 18
- Druckregulation 20
- echtes 16
- Entlastung 32
- glenohumerales 236
- Stabilisation 32
- synoviales 20
- unechtes 16
Gelenkband, Wundheilung 100
Gelenkerguss 22, 99, 170
- blutiger 100
- diskreter 157
- Schmerz 62
Gelenkflüssigkeit 22
Gelenkfraktur 93, 96
Gelenkhülle 20
Gelenkkapsel 100
- Dehnung 256
- Wundheilung 100
Gelenkknorpel 17, 23
Gelenkmechanik 172
Gelenkstoffwechsel 103
Gelenkstruktur 15
Gelenktyp 16
Genickbruch 332
Genu valgum/varum 159
Gesamteiweiß 77
Gesamtkreislauf, Regulation 71
Gesichtsschädel 306
Gesundheit, Definition 308
Gewebe, neurales, Bewegung 128
Gewebebrücke, bindegewebige 100
Gewebeschädigung 63
Gilchrist-Verband 104
Gipsschale 170
Gipstutor 170
Giving way 206
Gleitebene, skapulothorakale 238
Gleitlager, subakromiales 236
Glenohumeralgelenk 238
Glukosestoffwechsel 77
Golgi-Sehnenorgan 38
Granulationsgewebe 26
Grenzstrang 60
Großhirnhemisphäre 306
Grünholzfraktur 92, 278
- Kind 98, 279

H

Haare 25
Hakengriff 247
Hakenplättchen 333
Halo-Fixateur 332
Halswirbelsäule 298
- Extension 303
- Flexion 303
- Hauptaufgabe 298
- Lateralflexion 303
- Rotation 303
- segmentale Mobilisation 118
Halswirbelsäulenfraktur 331
- Aktivitäten des täglichen Lebens 334
- Beschwerden 331
- Besonderheiten 332
- Bewegungsverhalten 334
- Densfraktur 332

- Diagnose 332
- Entlastungsstellungen 334
- globale Stabilisationsübungen 334–335
- Haltungsschulung 334
- Klassifikation 331
- konservative Therapie 332
- Lagerung 333
- Mobilisation 336
- operative Therapie 333
- Physiotherapie 333
- Schmerzlinderung 333
- segmentale Stabilisation 336
- Stabilisation und Kräftigung 334
- Therapie 332
- Transfer 334

Haltungsschulung 309, 315
Hämarthros 102
Hämato-Pneumothorax 360
Hämatom, intrakranielles 297
Hämatothorax 296, 351
Hämofiltration 76
Hämostyptika 366
Hand
- Behandlungsschwerpunkt 254
- Beweglichkeit 244
- Biomechanik 243
- Dorsalextension 245
- funktionelle Anatomie 243
- Funktionsbefund 244
- komplexe Verletzung 288
-- Fallbeispiel 289
-- Physiotherapie 288
-- Therapie 288
- Nervenverletzungen 246
- Ödem 249
- Schienenversorgung 255
- Sensibilitätsstörungen 246
- spezielle Untersuchung 243
- Trophik 254

Handgelenk
- distales 243
- proximales 243–244
- Spannungsübung 249
- taktiler Reiz 274

Handgriffe 247
Handmuskulatur 246
Handstock 184, 191
Handtherapie, Teamarbeit 254
Handtrainer 357
Handverletzung
- chirurgische Rekonstruktion 254
- komplexe 232

Handwurzelknochen 284
Handwurzelreihe, proximale, Gleiten 286
Hantel 357
Harnstoff 77
Hauptatembewegung 348
Hauptfragment nach Neer 266
Haut 23
- Aufbau 23
- Funktionen 23
- Heilungsphasen 26
- Keimschichtverletzung 25
- Verklebungen 27

Hautanhangsgebilde 25
Hebelgesetz 30
Hemipelvektomie 138
Hemmung, supraspinale 58
Heparin 79
Heparinisierung 371
Herz-Kreislauf-Funktion 66
Herz-Kreislauf-System 70–71, 73
- Belastbarkeit 73
- instabiles 361
- Physiotherapie 75
- Regulation 75

Herz-Lungen-Maschine 382
Herz-Lungentransplantation (HLTx) 389
Herzfrequenz 72
Herzgruppe 385–386
Herzkammerflimmern 72
Herzkrankheit, koronare (KHK) 82, 360
Herzmuskelzelle, Erregung 72
Herzoperation 382
- Belastbarkeit 385
- Erfolg 386
- Fallbeispiel 386
- Frühmobilisationsphase 385
- Physiotherapie 383
-- Belastungsphase 385
-- Überforderung 385
- Rehabilitation 386
- Untersuchung 383

Herztätigkeit, Beeinträchtigung 70
Herzzeitvolumen 72
Hilflosigkeit 367
Hilfsmittel 357
Hill-Sachs-Läsion 256
Hinkmechanismen 163
Hinterhorn, Aufbau 55
Hinterhornneurone 58
His-Bündel 72
Histamin 54
HLTx, *siehe* Herz-Lungentransplantation (HLTx)
Hochvoltstrom 64
Hold-relax 285
Hopsen 181
Hüftbeugekontraktur 144
Hüftexartikulation 138
Hüftgelenk
- Belastung 42
- hubarme Mobilisation 203

Hüftgelenkendoprothese 202
Hüftgelenkprothese 202
- Stabilität 202

Hüftgelenksoperation 31
Hüftgelenksprothese, Ziele und Maßnahmen 203
Humeroradialgelenk 241
Humeroskapulargelenk 236
Humeroulnargelenk 241
- manueller Mobilitätstest 242

Humerusfraktur
- proximale 266–267
-- Begleitverletzung 266
-- Komplikationen 266
-- operative Therapie 267
-- Physiotherapie 267
-- Therapie 267
- subkapitale 237

Humeruskopf 238
- Kaudalgleiten 240
- Traktion 260

Humeruskopffraktur, proximale, Gelenkmechanik 267
Humeruskopffraktur, proximale
- Fallbeispiel 269–270
- Frühphase 268
- Maßnahmen 268
- Spätphase 268

Humeruskopfnekrose 266
Humerusschaftfraktur 271
- Begleitverletzungen 271
- Beweglichkeit 272
- Komplikationen 271
- Muskulatur 272
- Physiotherapie 271
- Therapie 271
- Ziele und Maßnahmen 272

Hustenreflex, fehlender 389
Hustentechnik, schonende 348
HWK, *siehe* Halswirbelkörper
HWS, *siehe* Halswirbelsäule
HWS-Beschleunigungsverletzung 338
- Heilungsverlauf 339
- Klassifizierung 340

Hygiene **357**
Hygienevorschrift 357
Hyperalgesie
- primäre 56–57
- sekundäre 57

Hyperextensionstrauma 331
Hyperkompression, Halswirbelsäule 331
Hypermobilität
- Lendenwirbelsäule 328
- Wirbelsäule 321

Hypertonie, pulmonale 360
Hypnotika 364
Hypodermis 25
Hypomobilität
- physiologische 222
- Wirbelsäule 321

I

IC, *siehe* integument closed (IC)
ICF, *siehe* Internationale Klassifikation der Funktionsfähigkeit (ICF)
ICF Komponente 50
ICU, *siehe* Intensive-care-unit-Syndrom
Immobilisation 170
Immobilisationsschaden 14, 18, 21, 32
- nicht verletzte Gelenke 249

Immobilität 49
Immunsuppressiva 389
Impingement 225
Impingement-Riss 262
Impingementsyndrom 34, 237
Impulsleitung 53
Incisura(-ae)
- clavicularis 305
- radialis ulnae 241
- trochlearis 241

Informationen
- einholen 369
- mündliche und schriftliche 370

Initialstretch 189
Innenband 206
Instabilität 179
Insuffizienz, respiratorische 358
Insulin 77
Insulinproduktion 77
integument closed (IC) 107
integument open (IO) 107
Intensive-Care-Syndrom 367
Intensive-care-unit-Syndrom (ICU) 85
Intensivstation 356
- Arbeitskleidung 357
- Beatmungsgerät 358
- Hilfsmittel 357
- Hygiene 357
- Isolation 367
- Medikamente 363
- Monitorings 357
- physiotherapeutische Untersuchung 370
- präventive physiotherapeutische Behandlung 371
- psychosoziale Situation 367
- Sauerstoffzufuhr 358
- Stress 367
- Team 356
- Verhaltensregeln 357

Interimsprothese 146
Internationale Klassifikation der Funktionsfähigkeit (ICF) 14, 49
Intervertebralgelenk 299
Intima 20
Intubation, orotracheale 358
Inversionstrauma 46

IO, *siehe* integument open (IO)
IPSP, *siehe* Potenzial, inhibitorisches postsynaptisches
Ischämie, warme 137
Isolation 367
Isometrie 188

K

Kadenz 161, 192
Kahnbeinfraktur 284
- ärztliche Therapie 284
- Fallbeispiel 285
- Immobilisatonsfolgen 285
- konservative Therapie 284
- operative Therapie 284
- physiotherapeutische Behandlung 285
Kalkaneus 225
Kalkaneusfraktur 46, 97, 225
- ärztliche Therapie 225
- Belastbarkeit 227
- Komplikationen 225
- physiotherapeutische Behandlung 226
- physiotherapeutische Untersuchung 226
- Resorption 226
- Ruhigstellung 227
- Spätfolgen 225
Kälteanwendung 349
Kältetherapie 63
Kalziumion 28
Kämmen, Ellenbogenbeweglichkeit 240
Kapsel-Band-Verletzungen 92, 99
- Akutstadium 102
- Behandlungsaufbau 104
- Bewegungseinschränkungen 100
- Entzündungsphase 102
- Instabilität 99
- Komplikationen 100
- obere Extremität 232
- operative Therapie 105
- Physiotherapie 102
- Proliferationsphase 103
- Umbauphase 103
- untere Extremität 156, 169
Kapseldehnung 232
Kapselverklebung 172
Kardiologie, Begriffe 382
Karpaltunnel 244–245
Katabolismus 77
Katecholamine 54, 364
Kausalgie 114
Keratinozyt 23
Kette
- geschlossene 178, 189
- kinematische 174
- offene 179, 188
Klavikula 238
Klebebinde 351
Kleinhirnhemisphäre 306
Knieexartikulation 138
Kniegelenk
- Achsenabweichung 159
- Bänder 205
- Biomechanik 205
- Gelenkerguss 167
- medialer Kollaps 164, 181
- Muskelaktivität 177
- Schlussrotation 175
- Synergismus 208
- überstrecktes 160
Kniegelenkerguss 157
Knöchel, Außenbandruptur 104
Knochen, lasttragende, Belastung 40
Knochenheilung 215
Knochenkontusion 18
Knochennaht 306
Knochenverletzung 92
- untere Extremität 169
Knorpelerweichung 196
Knorpelverletzung, untere Extremität 169
Kohlendioxidkonzentration 67
Kohlensäurebad 117
Kollagenfaser 26
Kollaps, medialer 164
Kollateralband 207
Kompartment 111
Kompartmentspaltung 109
Kompartmentsyndrom 109, 112, 225
- ärztliche Behandlung 109
- Lokalisation 109
- Physiotherapie 109
- Symptome 109
Kompetenz 356
Kompression 79
Kompressionsfraktur 292
Kompressionsstrumpf 165
Kompressionstrauma, Nerven 124
Kontraktur 170
Kontrakturprophylaxe 361, 371, 386
Kontrollsystem 179
Kontusion 99, 114
Konzentration 356
Kooperationsfähigkeit 356
Koordination, intra- und intermuskuläre 31
Kopf 306
- Halten 335
Kopfverletzung 297
Koronarmittel 365
Körperfunktion 49
Körperlängsachse, Ausrichtung 162
Körperstruktur 49
- geschädigte, Wechselwirkungen 50
Körpertemperatur 68
Korsett 307
Kortison 305
Krafteinwirkung, zentrische und exzentrische 40
Kräftigung 189
Krafttraining, Wirbelsäule 320
Kreislauf, unterstützende Maßnahme 74
Kreislaufregulation 71
- lokale 71
Kreislaufschwäche, bekannte 74
Kreuzband 207
- hinteres 206
- Spannung 101
- vorderes 21, 205
-- Knieextension 205
-- Operation 207
-- Ruptur 204, 207
Kreuzbandnaht 209
Kreuzbandplastik 209
Kreuzbandriss 206, 208
Kreuzbandruptur 178
- ärztliche Therapie 207
- Begleitverletzungen 214
- Behandlungskonzepte 214
- konservative Therapie 211
- operative Therapie 211–212
- rückverlagerter Auflagepunkt 206
- vordere
-- physiotherapeutische Behandlung 210
-- physiotherapeutische Untersuchung 209
-- postoperativer Befund 209
-- Sicht- und Tastbefund 210
- Ziele und Maßnahmen 212
Kreuzbein 298
Kryotherapie 63, 166
Kyphose 324

L

Labor 357
Labrum glenoidale 20
Lage, schmerzfreie 350
Lagerung 64, 372–373
- nach Scharschuch-Haase 386, 392
- Wirbeläulenverletzung 308
Lagerungsdrainage 375–376
Lagerungsformen, typische 372
Lagewechsel 350, 372
Langerhans-Zelle 23
Längsgewölbe, Stabilisierungsfähigkeit 226
Laparoskopie 391
Läsion, hypoxische 124
Laufband 184, 186
LCL, *siehe* Ligamentum collaterale laterale
LCM, *siehe* Ligamentum collaterale mediale
Leberfunktion 357
Lederhaut, *siehe* Dermis
Leg-Press, *siehe* Beinpresse
Lehnstuhl 357
Leitsymptome 13
- Modell 14
- Schmerz 51
Leitungsgeschwindigkeit 52
Lendenlordose, ausgeprägte 311
Lendenwirbelfraktur
- dynamische Stabilisation 326
- Gymnastikball 329
- Kräftigung in Rückenlage 325
- Physiotherapie 324
- selektive Stabilisation 326
- Stabilisation im Sitz 325
- Stabilisations- und Kräftigungsübungen 325
Lendenwirbelkörper 298
Lendenwirbelsäule 298
- Beweglichkeit 328
- Hauptaufgabe 298
- Mobilisation 329
Lendenwirbelsäulenfraktur 323
- Besonderheiten 324
- Mobilisationshinweise 328
Leukofix 132
Liegegips 191
Ligamentäres System 207
Ligamentum(-a)
- acromioclaviculare 237
- alaria 302
- anulare 241–242
- anulare radii 241–242
- capitis femoris 21
- collaterale laterale 207, 242
- collaterale mediale 206–207
- collaterale radiale 241
- collaterale ulnare 241
- conoideum 237
- coracoclaviculare 237
- costoclaviculare 238
- cruciatum anterior (LCA) 205
- cruciatum posterius (LCP 206
- flavum 302
- glenohumerale 236
- interclaviculare 238
- interspinale 302
- interspinalia 302
- intertransversaria 302
- longitudinale anterius 302
- longitudinale posterius 302
- longitudinalis posterior 36

- nuchae 302
- sternoclaviculare anterius 237
- sternoclaviculare posterius 238
- supraspinale 302
- supraspinalia 302
- trapezoideum 237
Limitierung, strukturbezogene 46
Linksherzinsuffizienz 360
Lipoprotein 77
Liquor cerebrospinalis 36
Lisfranc-Linie 138
Lobektomie 387
- Fallbeispiel 388–389
Lokalanästhetika 364
Lumbrikalgriff 247
Lungenembolie 79, 360
Lungenemphysem 389
Lungenfibrose 389
Lungenhochdruck 389
Lungenkapillare 70
Lungenödem 75
Lungenoperation 387
- Physiotherapie 387
Lungentransplantation 389
- Ausdauertraining 390
- doppelseitige (DLTx) 389
- einseitige (SLTx) 389
- Lagerung 390
- Physiotherapie 389
Lungenversagen, beginnendes (ARDS) 392
Luxation 99
- Becken 155
- habituelle 256
- obere Extremität 231
Luxationsfraktur 231
LWK, *siehe* Lendenwirbelkörper
LWS, *siehe* Lendenwirbelsäule
Lymphabfluss 308
Lymphangitis 113
Lymphdrainage, manuelle 64, 117, 165–166, 226
Lymphgefäßsystem 64
Lymphknoten 64

M

Magen-Darm-Funktion 357
Magensonde 362
Maisonneuve-Fraktur 217
Malleolengabel 221
Manubrium sterni 304
Margo medialis 238
Marknagel 169
Marknagelosteosynthese 215
Markraumödem 18
Maschinenabhängigkeit 367
Massage 172
- detonisierende 350
Massagegriff, entspannender 386
Mechanorezeptoren der Fußsohle 223
Mecronschiene 169
Medialer Kollaps 164
Mediflo 378
Mediflo duo 379, 389
Medikamente
- hustenreizlindernde 351
- Kreislauf stabilisierende 74
Medulla oblongata 332
Mehrfragmentfraktur 93, 96
Meißelfraktur 278
Meißner-Tastkörperchen 38
Melanozyt 23
Membran, postsynaptische 54
Membrana(-ae)
- fibrosa 20
- interossea 241, 243
- synovialis 20, 22
Meniscus articularis 18
Menisken 205
Meniskus 18–19
Meniskusläsion 46
Meniskusschaden 19
Meniskusverletzung 169
Merkel-Zelle 38
Metallimplantat 65
Mitochondrien 56
Mittelfuß 221
Mittelhand 244
Mittelhandknochen 284
MLD, *siehe* Lymphdrainage, manuelle
Mobilisation 119, 171
- Kostosternalgelenk 348
- manuelle 172
- Maßnahmen 173
- Pezziball 175
- Proliferationsphase 171
- Rippenwirbelgelenk 348
- Schlingentisch 175
- Thrombose 372
- Umbauphase 171
- zelluläre Phase 170
Mobilität 49–50
- eingeschränkte 14
- individuelle 51
- Verbesserung 48
MOIST 371
Monitorings 357
Monteggia-Luxationsfraktur 279
Morbus, Sudeck 114
Morbus Sudeck 114
Motoneuron 39
Motorische Einheit 39
Motorradunfall 13
MT, *siehe* =muscle/tendon (MT)
Mukoviszidose 389
muscle/tendon (MT) 107
Musculus(-i)
- anconaeus 242
- biceps brachii 238, 242, 257
-- Funktionsmassage 276
- brachialis 242
- brachioradialis 242
- deltoideus 30, 240
- deltoideus, Atrophie 257
- iliocostalis 303
- infraspinatus 262, 264
- intercostales externi 305
- intercostales, Hypertonus 349
- intercostalis interni 305
- latissimus dorsi 31
- levatores costarum 305
- longissimus thoracis 303
- longus capitis 303
- longus colli 303
- medius 303
- multifidi 303
- obliquus internus abdominis 303
- pectoralis major 257, 305
- pectoralis minor 119, 305
- popliteus 169
- posterior 303
- pronator teres 242
- quadratus lumborum 303
- quadrizeps, Fußkomponente 174
- rectus abdominis 303
- rectus capitis anterior 303
- scaleni 305
- scalenus anterior 303
- semispinalis capitis 303
- serratus anterior 238
- serratus posterior inferior 305
- serratus posterior superior 305
- splenius capitis 303
- sternocleidomastoideus 303
- subcostales 305
- subscapularis 238, 262, 264
- supinator 242
- supraspinatus 262
- teres minor 262, 264
- transversus abdominis 303
- transversus thoracis 305
- trapezius 303
- trapezius descendens, Funktionsmassage 269
- triceps brachii 189, 242
Muskel
- Dehnungszustand 30
- Haltearbeit 31
- Hebel, wirksamer 30
- Kraftentfaltung 28
Muskel- und Sehnenverletzung, untere Extremität 169
Muskel-Sehnen-Verletzung 232
- untere Extremität 156
Muskelarbeit 31
Muskelaufbau 77
Muskelbindegewebe 27–29
Muskelfaser 28–29
- Faserverlauf 28
Muskelfaserriss 169
Muskelfunktion 28
- gestörte 97
Muskelfunktionsprüfung 45, 240
Muskelfunktionstest 200
Muskelkoordination 31
Muskelkraft, Beurteilung 46
Muskelmantel 258
Muskelspindel 38
Muskeltraining, obere Extremität 252
Muskulatur, Verletzungen 28
Myofibrillen 28
Myokardinfarktschmerz 364
Myokardinsuffizienz 358
Myosinfilament 28, 30
Myosinköpfchen 28, 30
Myositis ossificans 113

N

Nackenmuskulatur, tiefe, Anspannung 337
Nagelverletzung 232
Nährstoffhaushalt 76
Nahrungsaufnahme 76
Narbengewebe 152
Narbenkontraktur 27, 288
Neer-Klassifikation 266
Nerv
- Aufbau 35
- peripherer 35
-- Bindegewebsstrukturen 35
-- Versorgungsgebiete 127
- Readaptation 288
- sensorischer 37
nerve/vessel (NV) 107
Nerven-Gefäß-Straße 118
Nervenbahnen
- afferente 37
- efferente 39
- Leitungsgeschwindigkeit 63
Nervenbindegewebe 36
Nervenendigung, freie 38
Nervenfasern 52
- sekundäre, Schichten 58
- sympathische 60
Nervenfasertypen 52–53
Nervennaht 288
Nervenschlinge 126
Nervenstruktur, Verletzung 35
Nervensystem
- Aufgaben 52
- Bindegewebsstruktur 36
- Funktionsverbesserung 118
- peripheres 37

-- Mobilität 125
- peripheres vegetatives 59
- sympathisches 59
Nervenverletzung 124–125, 128
- ärztliche Untersuchung 125
- Bewegen neuraler Strukturen 128
- Elastizitätstrauma 124
- Gelenkstellung
-- obere Extremität 129
-- untere Extremität 129
- Kompressionstrauma 124
- Kontrakturprophylaxe 128
- Lagerung 128
- Muskelfunktion, Verbesserung 128
- obere Extremität 124
- periphere 124
- Physiotherapie 128
- Therapierichtlinien 125
- untere Extremität 124
Nervus(-i)
- axillaris 124, 256
- medianus 281
-- Nervengleitfähigkeit 276
- nervorum 124
- peronaeus 200, 214
-- Lagerung 372
- phrenicus 374
- radialis 124, 271
-- Läsion 271
- tibialis 200
Neuralgie 57
Neurapraxie 124–125
Neurokranium 306
Neuromodulatoren 55
Neuron
- myelinisiertes 35
- polymodales 58
Neuropeptide 54
Neurotmesis 124
Neutral-Null-Methode 235, 240
Nierenfunktion 75, 357
- Bilanzierung 75
Nierenfunktionsstörung 76
Noradrenalin 54–55, 61, 71, 74
Nozizeption 55
Nozizeptor 51
- C-Faser 57
- polymodaler 57
Nozizeptoren 56
- Hauptgruppen 57
Nucleus(-i), pulposus 299–300
NV, *siehe* nerve/vessel (NV)

O

O2-Sättigung 390
Oberarmamputation 138
Oberarmgipsschiene 277, 279
Oberarmknochen, axiale Belastung 279
Oberarmkopfprothese 267
Oberarmprothese 141
Oberflächensensibilität 37–38
Oberschenkelamputation, transkondyläre 138
Oberschenkelprothese 140
Obstruktion der Atemwege 68
Ödem 75
- intrakranielles 297
- Lunge 75
Ödembildung 63
Olekranon 241
Olekranonfraktur 273
- Begleitverletzungen 273
- Eigentraining 274
- Fallbeispiel 273
- physiotherapeutische Behandlung 273
- Therapie 273
Operation 114
Orthese 169–170
Os(-sa)
- coccygis 298
- ilium 194
- lunatum 243
- metacarpalia 244
- sacrum 298
- scaphoideum 243, 284
- triquetrum 243
OSG, *siehe* Sprunggelenk, oberes
Osteitis 225
Osteoporose 305
Osteosynthese 32, 43, 195, 200
- Humerusfraktur 267
Osteosynthesetechnik 15, 43
Osteosyntheseverfahren 43, 233
Overflow 64
Oxygenierung 358

P

Packegriff 349–350
Packegriffe 393
PAK, *siehe* Pulmonalarterienkatheter
Panaritium 113
Pankreatikoduodenotomie 380
Parasympathikus 60
- Innervationsgebiete 61
- Wirkung 61
Paratenon 33
Parierfraktur 278, 282
Partizipation 49
Patellamobilisation 174
Patient
- bettlägeriger 308
- extubierter 376
Patientenkommunikation **369**
PCA, *siehe* Analgesie, patientenkontrollierte (PCA)
PCA-Pumpe 391
PEG, *siehe* Gastrostomie, perkutane endoskopische
PEP, *siehe* Positive-Exspiratory-Pressure-Gerät
PEP-Gerät 379
PEP-Maske 379
PEP-Trainer 379
Peptidüberträgerstoffe 54
Perfusion 69
Periduralkatheter 391
Perikardtamponade 360
Perimysium 27–28
Perineurium 35–36
Peritenon 33
Pezziball 175
Phantomschmerz 152
Phlegmone 113
Physiotherapeut, Aufgaben 356
Physiotherapie, Prinzipien 369
Physiotherapie-Dokumentation 380
Pia mater 36
Pinzettengriff 247
Plattenosteosynthese 281
Pleuraerguss 388
Plexus(-us)
- brachialis 256, 267
- lumbalis 125
Plexusstruktur 126
Pneumonektomie 387
Pneumonieprophylaxe 310, 371
Pneumothorax 296, 351
PNF 189
Polytrauma 143, 156
Positive-Exspiratory-Pressure-Gerät 379
Potenzial
- exzitatorisches postsynaptisches (EPSP) 53
- inhibitorisches postsynaptisches (IPSP) 53
Pratt, 6 \ 133
Prellung 99
Pressorezeptor 68, 71
Processus
- articularis inferior 299
- articularis superior 299
- coronoideus 273
- costalis 299
- spinosus 298
- styloideus ulnae, Abriss 281
- transversi 298
- xiphoideus 304
- xyphoideus 386
Proliferationsphase 26, 103
Prophylaxe 371
- Dekubitus 372
Propriozeptor 19
Prothese, myoelektrische 139
Prothesentraining 141–142
Prothesenversorgung 139, 142, 145
Provokationstest 62
Pulmonalarterienkatheter 360
Pulmonaliskatheter, liegender 360
Puls 74
Pulsoxymeter 393
Pulsoxymetrie 68, 357, 359, 390
Punctum fixum/mobile 31
Purkinje-Faser 72

Q

Querfortsatz 298
Querfraktur 46, 92
Querschnittlähmung 39
Querschnittverletzung, Ziele und Maßnahmen 130
Quick-Wert 372

R

Radioulnargelenk
- distales 243
- proximales 241, 243
Radius 241
Radiusfraktur
- distale 281
-- ärztliche Therapie 281
-- Begleitverletzungen 281
-- Fallbeispiel 283
-- Klassifikation 281
-- Komplikationen 281
-- konservative Therapie 281
-- operative Therapie 281
-- physiotherapeutische Untersuchung **281**
-- Ziele und Maßnahmen 282
- physiotherapeutische Behandlung 281
Radiusgelenkfläche, Fehlstellung 282
Radiusköpfchen, fehlendes 277
Radiusköpfchenfraktur 277
- Begleitverletzungen 277
- Bewegungsstopp 277
- Fallbeispiel 278
- Komplikationen 277
- Physiotherapie 277
- Therapie 277
Radiusköpfchenresektion 243
Radiusschaftbruch 279
Readaptation 288
Reanimation 72
Recessus 20
Redon-Flasche 357
Reepithelisation 27

Reflexaktivität, sympathische 170
Reflexdystrophie 58
- sympathische 96, 225, 230, 281
Rehabilitation
- älterer Patient 230
- Amputation 137
Reiz, elektrischer 64
Reizleitung 59
- Funktion 52
Reizübertragung 55
Reizverarbeitung 59
Rekonstruktion, transossäre 265
Remake-Bündel 53
Renin-Angiotensin-Aldosteron-System 72
Respiratorabhängigkeit 367
Respiratorentwöhnung 374
Respiratorhilfe 374
Restretch 189
Retinaculum(-a) 244
- extensorum 244
- flexorum 244
Revaskularisierung, Handverletzung 288
Rezeptor 37
- Alpha- 61
- Beta- 61
- muskarinerger 61
- nikotinerger 61
Rezeptorpotenzial 56
Rezidivluxation 256
Rhythmus, humeroskapularer 238, 251
Rippen 304
- Aufbau 304
- Mobilisation 119
Rippenatmung 305
Rippenbogen 304
Rippenfraktur 296, 305
Rippengelenk, Beweglichkeit 328
Rippengürtel, elastischer 351
Rippenköpfchen 299
Rippenserienfraktur 296, 351
- Akutphase 352
- Diagnose 351
- Fallbeispiel 352
- Frühphase 352
- Husten 352
- Physiotherapie 351
- Spätphase 352
- Therapie 351
Rollator 184
Rolle, heiße 357, 386
Rotationsverletzung 292–293
Rotatorenmanschette
- Läsion 256
- Ruptur 34
Rotatorenmanschettenruptur 262
- ärztliche Therapie 262
- Begleitverletzungen 262
- Fallbeispiel 265
- Klassifikation 262
- konservative Therapie 262
- Operationstechnik 264
- operative Therapie 262
- physiotherapeutische Behandlung 263
- physiotherapeutische Untersuchung 263
- Schmerzreduktion 264
- Ziele und Maßnahmen 264
Rückenlage 373
Rückenmarksebene 55
Rückenmarkshäute 36–37
Rückenmarksverletzung 306
- Physiotherapie 130
Rückenmuskel, autochthoner 303
Rückenstrecker, langer, Kräftigung 325
Rückfußamputation 138
Rückfußstellung, physiologische 225
Ruffini-Körperchen 38
Ruhe 68
Ruhigstellung, Schultergelenk 234
Rumpfbewegungen 303
Rumpfextension 303
Rumpfmuskulatur 303
- Kräftigung 325
Rumpfrotation 303

S

Sarkomer 28
Sarkoplasma 28
Sauerstoffaustausch, gestörter 361
Sauerstoffentwöhnung 390
Sauerstoffkonzentration 67
Sauerstoffsättigung, ungenügende 69
Sauerstoffsonde 358
Säure-Basen-Haushalt 357
Schädel, knöcherner 306
Schädel-Hirn-Trauma (SHT) 297
- Muskeltonus 372
Schädelfraktur 297
Schaftfraktur 96
Schanz-Krawatte 333, 341
Scharniergelenk 244
Schaukelbrett 179, 310
Schenkelhals
- Achsenabweichung 159
- Stellung 159
- valgische Stellung 159
- varische Stellung 159
Schenkelhalsfraktur 199
- physiotherapeutische Behandlung 201
- ärztliche Therapie 200
- Beweglichkeit 201
- Funktionsbefund 200
- intermediäre (intrakapsuläre) 199
- Klassifikation 199
- Komplikationen 199
- konservative Therapie 201
- laterale (extrakapsuläre) 199
- mediale (intrakapsuläre) 199
- Nervenläsion 200
- physiotherapeutische Untersuchung 200
- postoperatives Prüfen 201
- Spätfolgen 199
- Spätphase, Funktionsbefund 201
- Vorerkrankung 200
Scherung 40
Schienen, dynamische und statische 255
Schlaf 68
Schlafapnoe-Syndrom 380
Schlagvolumen 72
Schleimbeutel, Schmerz 62
Schleudertrauma 104, 338
- Aktuphase 343
- Behandlungsphasen, Schwerpunkte 342
- Diagnose 340
- Fallbeispiel 345–346
- Frühphase 343
- Heilungsverlauf 339
- Klassifikation 340
- konservative Therapie 340
- Lagerung 343
- manuelle Lymphdrainage 344
- Mobilisation 344
- operative Therapie 341
- Orthese 343
- Pathologie 338
- Pathomechanik 339
- physiotherapeutische Behandlung 342
- physiotherapeutische Untersuchung 342
- Spätphase 343
- Stabilisation und Kräftigung 344
- Therapie 340
- versicherungsrelevante Probleme 340
- Wärmeanwendungen 344
Schlingentisch 175
Schluckreflex 358
Schlüsselgriff 247
Schmerz 100
- affektive Komponente 56
- atemabhängiger 351
- Grundlagen, neurophysiologische 52
- Lagerung 69
- neurogener 57
- Physiotherapie 62
- Reduktion 69
- Schleimbeutel 62
- sensorische Komponente 56
- strukturell bedingter 52
Schmerzangst 62
Schmerzauslöser, Bewegungssystem 62
Schmerzbahn 59
Schmerzbehandlung 63
Schmerzcharaktere 57
Schmerzgedächtnis 62
Schmerzmanagement 63
Schmerzübertragung 51
Schmerzwahrnehmung 51, 53, 55
- Ebenen 51
- übergeordnete Zentren 55
Schock 360
- hämorrhagischer 96
- hypoglykämischer 77
Schocklunge 373
Schonhaltung 60, 96
Schrägfraktur 92
Schraubenosteosynthese 281
Schreibgriff 247
Schrittlänge 161
Schulter, Ausweichbewegung 234
Schulter-Gürtel-Muskulatur 240
- Kräftigung 251
Schulter-Nacken-Region, Nerven- und Gefäßengpässe 118
Schulterblattmassage 250
Schulterblattmobilisation 268
Schultereckgelenk 237
Schultergelenk
- Abduktion 17
- Abduktion des Armes 238
- Alltagsfunktion, Training 250
- Ausweichbewegung 257
- Behandlungsschwerpunkte 250
- Beweglichkeit 240, 251
- Biomechanik 235
- Extensionstest 258
- funktionelle Anatomie 235
- Funktionsbefund 240
- Innenrotationstest 258
- Mobilisation 249, 269
- Mobilität 236
- Muskelatrophie 240
- Ruhigstellung 234, 249
- Stabilisation 264
- Stabilisationsfähigkeit 235
- Stabilisationsübungen 250
- Stabilität 236
- Traktion 251

- Untersuchung 235
Schultergelenkluxation 104
- Fallbeispiel 259
- Ziele und Maßnahmen 259
Schultergelenksmuskulatur, Stabilisation 266
Schultergürtel
- Funktionsverbesserung 250
- Muskulatur 239
- Protraktion 275
- Untersuchung 235
Schultergürtel-Nacken-Muskulatur, Dysbalance 238
Schulterkomplex 236
Schulterluxation 231, 250, 256
- ärztliche Therapie 256
- Begleitverletzungen 256
- Bewegungsschmerz 257
- Frühphase 258
- Funktionsbefund 257
- Komplikationen 256
- physiotherapeutische Behandlung 258
- physiotherapeutische Untersuchung 256
- Schmerzstärke 257
- Sichtbefund 257
- Spätphase 258
- Tastbefund 257
Schultermuskulatur, Kräftigung 265
Schwann-Zelle 53, 57
Schweißdrüsen 25
Schweißproduktion 25
Schwungphase 161
Sedativa 364
Segmentresektion 387
Sehnen 33
- Aufbau 33
- Kompression 34
- Veränderung durch Immobilisation 34
Sehnenfächer 244–245
Sehnengleitlager 33
Sehnenscheide 33
Sehnenverletzung 286
- Fallbeispiel 287
- Therapie 287
Seilzug 310
Seilzugübung 179
Seitenlage 373
Sekretsammelsystem 357
Sekundärprävention 180
Selbstbewusstsein, mangelndes 148
Selbstversorgung 50
Semitendinosusplastik 209
- Behandlungskonzept 214
Sensorpotenzial 56
Serotonin 54–55, 71
Shaldon-Katheter 361
- Position 361
Sinusknoten 72
Situation, psychosoziale 367
Sitzen, Stabilisationsübung 326
Sitzerhöhung 316
Skapula 238
Skelettmuskulatur 28
SLTx, *siehe* Lungenentransplantation, einseitige (SLTx)
Slump-Test 37
SMI, *siehe* Sustained Maximal Inspiration
SMI-Trainer 378, 380
Smith-Fraktur 281
Sohlendruck 380
Sohlenkontakt 191
Spalt, synaptischer 53
Spalthaut 27
Spannung
- intraneurale 128
- mechanische 41
Spannungspneumothorax 360
Spezialmatratze 380
Spickdrahtosteosynthese 288
Spiegeltherapie 121
Spinalkanal, Einengung 293
Spinalkanal, Einengung 292
Spiralfraktur 93
Spitzfußprophylaxe 372
Spondylodese 321
Spontanatmung 376
Spontanfraktur 92
Sprunggelenk
- oberes 220
- Teilgelenke 220
- unteres 220
Sprunggelenkfraktur 216
- Arthrose 217
- ärztliche Therapie 218
- Fallbeispiel 224
- Gangschulung 223
- Klassifikation nach Weber 217
- konservative Therapie 221
- operative Therapie 222
- physiotherapeutische Behandlung 220
- physiotherapeutische Untersuchung 219
- Ziele und Maßnahmen 223
Spurbreite 162
Stabilisationsübung, Wirbelsäule 318
Stabilisierung, passive 169
Standphase 161
Steh- und Gehtraining, bei alten Patienten 204
Stehbrett 380
Stehhilfe 357
Steißbein 298
Stemmführung nach Brunkow 249
Stepper 178
Sternoklavikulargelenk 237, 305
Sternotomie 384
- mediane 387
Sternum 304
Sternumcerclage 384
Sternumfraktur 296
Steuerungssystem 179
Stiff-Neck 332, 341
Stimmungslage, depressive 148
Stoffwechsel, Labor 357
Strecksehne 286
Stress 367
Stressbelastung 368
Stressbelastungsskala 368
Stressfaktor 368
Strom 64
Stuhlgang 78
Stuhluntersuchung 357
Stumpfbildung 288
Stumpfschmerz 152
Sturz 230
Stützkorsett 294
Stützkraft 165
Stützkrafttraining 188
Subarachnoidalraum 36
Subintima 20
Subkutis 25
Substantia gelatinosa 58
Substanz, vasoaktive 71
Sustained Maximal Inspiration 378
Sutur 306
Sympathikus 60–61
Symphyse 16
Synapse 37
- chemische 54
- hemmende 54
- zentrale 152
Synarthrose 15–16
Synchondrose 16, 299
Syndesmose 16, 220
Syndesmosis tibiofibularis 15
Syndrom, neurostatisches 114
Synergismus, muskulärer 183
Synostose 16
Synovia 18, 22
- Viskosität 22
Synovialmembran 21
Synovialzellen 20
- Schutz 20
Synthese der Neuropeptide 53
System
- aktives 179
- laterales 59
- mediales 59
- passives 179

T

Talgdrüsen 25
Tanzende Patella 157
Tawara-Schenkel 72
Team, therapeutisches 369
Teilbelastung 191
Teilhabe 49
Temperatur 357
Temperatursonde 363
Tenoblast 33
TENS, *siehe* Transkutane Elektrische Nervenstimulation
TENS-Therapie 64
Tetraplegie 131
Theraband 189, 357
Therapieball 310, 357
Thorakotomie 351, 388
Thorax, Verletzungsart 66
Thoraxdrainage 360
Thoraxkompression 349
- manuelle 389
Thoraxmobilität 305, 328
Thoraxorgane, Verletzungen 297
Thoraxsaugdrainage 348, 351
Thoraxstabilität 305
Thoraxverletzung 296
- Bewegungsverhalten 350
- Lagerung 350
- Maßnahmen 349
- Mobilisation 350
- Schmerzlinderung 349
- Therapie 296
Thrombose 78
Thrombose. Risikofaktoren 79
Thromboseprophylaxe 79, 165, 170, 310, 371, 389
- Physiotherapie 79
Tibiaplateau 18
Tiefensensibilität 38
Todesangst 367
Totalendoprothese 266
Training, Atemhilfsmuskulatur 389
Trainingsform 221
Trainingsgerät Boing 261
Trakt, spinothalamischer 59
Traktion 104
Transduktion 56
Transfer
- Aufstehen aus dem Sitz 187
- im Stand 187
- Rückenlage 187
- rückenschonender, Brustkorbverletzung 348
- Seitenlage-Sitz 314
Transkutane Elektrische Nervenstimulation (TENS) 64
Transmitter 53
- inhibierender 58
- vegetatives Nervensystem 61
Transmitterstoff 61
Traumaerlebnis 85
Traumaverarbeitung 84
Trendelenburg-Zeichen 163
Treppengehen 192, 194
Triflo 379
Trigger-Bird 377
Triglycerid 77

Trochlea humeri 241
Trophische Störung 115
Trümmerfraktur 96
Tuberculum
- costae 299
- infraglenoidale 242
Tubusposition 358

U

Überforderungszeichen 385
Übergeordnete Zentren der Schmerzwahrnehmung 55
Übertragung, synaptische 56, 61
Ulmer Platte 226
Ulna 241
- Fraktur 278
- Medialgleiten 276
Ulnarvorschub 243
Ulnaschaftbruch 279
Ulnavorschub, indirekter 277
Ultrareizstrom (nach Träbert) 64
Umbauphase 26, 103
Umweltfaktoren 50
Unterarm, Kompartement 110
Unterarmamputation 138
Unterarmfraktur 278
- ärztliche Therapie 279
- Kinder 278
- konservative Therapie 279
- Lokalisation 278
- operative Therapie 279
- physiotherapeutische Behandlung 279
- physiotherapeutische Untersuchung **279**
Unterarmgehstütze 184
Unterarmknochen, axiale Belastung 279
Unterarmprothese 141
Unterarmschaftfraktur, Fallbeispiel 280
Unterarmschaftfraktur, Fallbeispiel 280
Unterschenkel, Kompartement 111
Unterschenkelamputation 138
Unterschenkelgipsschiene 169, 227
Unterschenkelprothese 139
Unterschenkelschaftfraktur 214
- ärztliche Therapie 215
- Beweglichkeit 215
- Fallbeispiel 216
- Komplikationen 214
- physiotherapeutische Behandlung 215
- physiotherapeutische Untersuchung 215
- Ziele und Maßnahmen 215
Untersuchung, physiotherapeutische 370
Urinausscheidung 78
Urinsammelanalyse 357
USG, *siehe* Sprunggelenk, unteres

V

Vakoped-Schiene 218
VAS, *siehe* Analogskala, visuelle (VAS)
Vasodilatanzien 365
Vasokonstriktion 71
Vater-Pacini-Körperchen 38
Vena(-ae)
- basilica 360
- cava inferior 361
- cava superior 360
- femoralis 361
- jugularis externa 360
- jugularis interna 360–361
- subclavia 360
Venenbypass, aortokoronarer (ACVB) 382
Venendruck, zentraler 359
Venenkatheter, zentraler 359, 386, 392
- Zugangsweg 360
Ventilationsstörung, restriktive 348
Verband 170
- dachziegelförmiger 351
Verdeckungsphänomen 63
Verhalten, rückengerechtes 309
Verhaltensänderung, grundlegende 387
Verhaltenstraining, Brustkorbverletzung 348
Verletzungsmechanismus 92
Verriegelungsschraube 215
Vesikel 56
Vibrax 357
Vier-Punkte-Gang 191
Viszerokranium 306
Viszerosensor 59
Viszerozeption 59
Vitalfunktion
- Beeinträchtigungen 66
- Sicherung 66
- Störung 78
- Störungen 200
Voldyne 378
Volkmann-Fraktur 218
Volkmann-Kontraktur 112
- Symptome 112
- Therapie 113
Volumengabe 74
Volumenregulation 71
Vorfuß 221
Vorfußamputation 138
Vorgänge, nozizeptive 56
VRP1-Desitin 377

W

Waage 181
Wadendehnung 228
Wärmeanwendung 65, 308, 349
Wärmebehandlung 172
Weaning 374
Weaningphase 374
Weber A 217–218, 223
Weber B 217, 223
Weber C 217, 223
- Syndesmosenbeteiligung 219
Weichteile, Beanspruchung 108
Weichteilinfektion 113
Weichteilinfektion, Definition 113
Weichteilschaden 107
- Heilungsmaßnahmen 108
- Physiotherapie 108–109
- primärer 108
- sekundärer 109
Weichteilverletzung 107
Weichteilverletzung, Klassifikation 107
Weiterleitung, saltatorische 52
Weltgesundheitsorganisation (WHO) 14
Whiplash, *siehe* Schleudertrauma
Whipple-Operation, Behandlungsprotokoll 380
WHO, *siehe* World Health Organisation oder Weltgesundheitsorganisation
Widerstand, therapeutischer 45
Willkür 67
Wirbelfraktur 292
- Diagnose 324
- Drei-Säulen-Modell 292–293
- Fallbeispiel 294
- Klassifikation 292–293
- Stabilität 292
- Therapie 293–294
- Verletzungsmechanismus 292
Wirbelkörper
- Aufbau 298
- Bewegungssegmente 299
- Gelenke 299
Wirbelkörperfortsätze, knöcherne 298
Wirbelkörperkompressionsfraktur 293
Wirbelsäule
- aktiv-dynamische Stabilisation 303
- Aufbau und Funktion 297
- Bänder 301–302
- Bewegungssegment 299–300
- funktionelle Anatomie 298
- Mobilisation 327
- monosegmentale Bewegungen 302
- polysegmentale Bewegungen 302
- segmentale Beweglichkeit 300
- Verletzungen 292
Wirbelsäulenabschnitt, versteifter 310
Wirbelsäulenbänder, Spannung 302
Wirbelsäulenfraktur, Fallbeispiel 322
Wirbelsäuleninstabilität 321
Wirbelsäulensyndrome, posttraumatische 322
Wirbelsäulenverletzung
- Aktivitäten des täglichen Lebens 317
- Aktuphase 307
- Aufstehen 313
- Bauchlage, Aufstehen 313
- Becken, Anheben 312
- Beinbewegungen 312
- Besonderheiten, Mobilisation 321
- Bewegungsverhalten 308, 311–312
- Bücktraining 316
- Bücktypen 316
- Drehen en bloc 311–312
- Entlastungsstellungen 317
- Fallbeispiel 315
- Frühphase 307–308
- Grundspannung 318
- Haltungsschulung 309
- Harmonisieren der Bewegungen 321
- Immobilisationsschäden 308
- Kontrakturprophylaxe 310
- Korsett 312
- Korsett-Entwöhnung 318
- Krafttraining 320
- Lagern 311
- Lagerung 308
- Maßnahmen 310
- Mobilisation 309–310, 320
- physiotherapeutische Behandlung 307
- physiotherapeutische Untersuchung 306–307
- Prophylaxe 310
- rückenschonendes Sitzen 315
- Schmerzlinderung 308, 311

- Schmerzursachen 311
- Seitenlage 311
- Seitlage, Aufstehen 314
- Spätphase 307, 309
- Stabilisation 308, 310
- Stabilisationsübungen 309, 319
- Stabilisieren und Kräftigen 318
- Störungen der Beweglichkeit 321
- Stufenlagerung 311
- Wundschmerzen 311

World Health Organisation (WHO) 14
Wulstfraktur 278
Wunde 26
Wundheilung 27
- physiologische 63
- primäre 27
- sekundäre 27

Wundheilungsphasen 26
Wundreinigung 26
Wundverhältnis 63
Wundverschluss, oberflächlicher 26
Wurzelausriss 124

Z

Zahnprothese 78
Zerrung 99
Zervikalstütze 332
Zugbeanspruchung 41
Zuggurtungsosteosynthese 242
Zugschraube 333
ZVD, *siehe* Venendruck, zentraler
ZVK, *siehe* Venenkatheter, zentraler
Zwei-Punkte-Gang 191
Zweibeinbeuge 182
Zweietagenfraktur 93
Zwerchfell 304
Zwerchfellkontraktion 374
Zyanose 358